京津冀一体化协作教材

全国中医药行业高等教育"十三五"创新教材

中医内科学
实用新教程

（供中医学、针灸推拿学、中西医临床医学等专业用）

主　编　赵进喜　李继安

U0273128

中国中医药出版社
·北　京·

图书在版编目（CIP）数据

中医内科学实用新教程 / 赵进喜，李继安主编 . —北京：中国中医药出版社，2018.3（2021.3重印）
全国中医药行业高等教育"十三五"创新教材

ISBN 978 - 7 - 5132 - 4742 - 9

Ⅰ . ①中… Ⅱ . ①赵… ②李… Ⅲ . ①中医内科学—教材 Ⅳ . ① R25

中国版本图书馆 CIP 数据核字（2018）第 008492 号

中国中医药出版社出版

北京经济技术开发区科创十三街 31 号院二区 8 号楼
邮政编码 100176
传真 010-64405721
河北品睿印刷有限公司印刷
各地新华书店经销

开本 787×1092 1/16 印张 26 字数 431 千字
2018 年 3 月第 1 版 2021 年 3 月第 2 次印刷
书号 ISBN 978 - 7 - 5132 - 4742 - 9

定价 85.00 元
网址 www.cptcm.com

社 长 热 线 010-64405720
购 书 热 线 010-89535836
维 权 打 假 010-64405753

微信服务号 zgzyycbs
微商城网址 https://kdt.im/LIdUGr
官 方 微 博 http://e.weibo.com/cptcm
天猫旗舰店网址 https://zgzyycbs.tmall.com

如有印装质量问题请与本社出版部联系（010-64405510）

京津冀一体化协作教材

全国中医药行业高等教育"十三五"创新教材

《中医内科学实用新教程》编委会

主　编

赵进喜（北京中医药大学东直门医院）

李继安（华北理工大学中医学院）

副主编

赵菁莉（天津中医药大学第一附属医院）

丁英钧（河北中医学院中西医结合学院）

王世东（北京中医药大学东直门医院）

董玉山（华北理工大学中医学院）

编　委（以姓氏拼音为序）

蔡冀民（河北中医学院中西医结合学院）　　常静玲（北京中医药大学东直门医院）

储真真（北京中医药大学东直门医院）　　　程　森（北京中医药大学东直门医院）

关秋红（北京中医药大学东直门医院）　　　黄学民（北京大学第一医院）

李　景（首都医科大学附属北京中医医院）　林芳冰（北京中医药大学东直门医院）

潘　莉（河北中医学院中西医结合学院）　　庞　博（中国中医科学院广安门医院）

齐　铮（山西中医药大学中医临床学院）　　曲志诚（首都医科大学附属北京中医医院）

任传云（北京中医药大学东直门医院）　　　申子龙（首都医科大学附属北京中医医院）

孙慧怡（北京中医药大学东直门医院）　　　王继东（北京中医药大学东直门医院）

王　昀（首都医科大学附属北京中医医院）　吴文静（湖北中医药大学附属医院）

肖永华（北京中医药大学东直门医院）　　　闫　昕（华北理工大学中医学院）

朱　立（北京中医药大学东直门医院）

学术秘书（兼）

孙慧怡（北京中医药大学东直门医院）

前 言

中医药学生生不息数千年，在科学昌明的今天，依然能够不断发展壮大，至今还在为中国人民，甚至全世界人民服务，其关键是因为确切的疗效。如何才能进一步提高中医药的临床疗效，关键是人才的培养。如何才能培养出优秀的中医临床人才，编写切合临床实际、教学实用的教材居于重要的地位。近年来，随着中医药高等教育体系不断完善，中医内科学教材建设也取得了不少成绩。但在临床教学中发现尚存在教材内容陈旧、实用性不强、特色不突出等诸多问题。首先，教材普遍对中医经典著作、古今名医学术经验传承不够，与临床基础课，包括《内经》《伤寒论》《金匮要略》《温病学》以及各家学说等衔接不够。其次，教材与临床实际脱节，仅仅局限于知识传授，实用性诊疗技术介绍不够，提高学生解决内科相关病证的实际能力，尤其是中医临床思维能力未被作为重点。第三，教材对不同病证之间以及同一病证不同证候之间的病机联系未能重视。在辨病基础上，分证论治，一证一方，具体应用却语焉未明，未明确处方用药剂量以及煎服法等，缺少可操作性。而且对中医内科学的当代研究成果反映不够，导致教材与中医现代临床实际之间存在严重脱节。所以，老中医不满意，学生不满意，民间医生更是褒贬不一。

我们扎根临床和教学一线，酷爱经典，传承北京中医药大学东直门医院秦伯未教授、董建华院士、印会河教授、焦树德教授、王永炎院士、吕仁和教授、田德禄教授等几代内科大家学术经验，在长期的临床教学工作中，深切体会中医内科学教学必须以培养学生中医临床思维为中心，以提高学生运用中医理论与思维方法，解决中医内科病证实际能力为目标。本次教材编写联合京、津、冀三地专家，突出中医经典与古今名医学术经验传承，重视理论与临床实际相结合，充分体现"古为今用""学以致用"的精神。归纳之，即所谓"更传统""更实用""更现代"。首先，"更传统"强调重视中医经典与古今名医学术经验的传承，强调中医内科学学科独立体系的同时，全面继承传统中医学精粹，以真正起到引导学生从理论与临床基础课走向临床专业课学习的桥梁作用。其次，"更实用"强调密切结合临床实际，重视学生处理临床内科相关病证的实际能力与中医临床思维的培养，避免仅仅停留于"纸上谈兵"，防止脱离实际的空谈。再次，就是"更现代"，即强调为现代临床服务，充分展示中医内科学最新研究成果，为培养现代中医优秀临床人才服务。当然，我们不能完全抛开教学大纲谈中医临床能力培养，所以仍然强调在把握基本知识点的基础上，参考中医执业医师《医师资格考试大纲细则》，系统介绍历代名医经验、展示现代研究成果、开拓临床实用技术。教材所列参考处方包括用药剂量等，也是供学习参考，临床上当根据具体情况加减化裁。

应该指出的是，任何学术观点都是见仁见智的。我们不求所有人都赞赏，但希望能为中医临床教学引入些许新气息，为中医临床优秀人才的培养贡献力量。不当之处，欢迎批评！争议所在，欢迎讨论！

本书编委会
2017 年 10 月

目 录

总 论 ▷▷▷▷

一、《中医内科学》学术内涵及其重要地位

中医学是中华民族先人所创造，基于"天人相应"的整体观念，运用"以外揣内"的基本思维方式，采用天然药物或自然手段，对人体各种疾病进行个体化防治的一门知识体系。既有科学的内涵，又有文化的特质。既是中华民族优秀传统文化的重要组成部分，又是中华传统文化的重要载体，所以被誉为"打开中华文明的钥匙"。

《中医内科学》是基于中医学理论与临床思维方法，系统研究内科病证的病因病机、诊断与鉴别诊断、辨证治疗、选方用药与预防调护的一门临床学科。首先，《中医内科学》是一个临床学科，研究对象是内科疾病，中医习惯称"病证"，或称"病症"，包括内科常见病证、危急重症以及疑难病证，可以归纳为外感病和内伤杂病两大类。因《伤寒论》与《温病学》等临床基础学科，已经对外感病尤其是外感热病有系统论述，而《中医急诊学》目前也已经独立分科，所以，《中医内科学》实际上主要是讨论内科杂病。其次，《中医内科学》必须以中医学理论为指导，通过中医临床思维方式，研究中医内科病证的病因病机、诊断与鉴别诊断、辨证治疗、选方用药与预防调护等。如中医病因学"审症求因"的思想，中医认识疾病"天人相应"的整体观念，中医辨证"以外揣内"的思维特色，中医治病"谨守病机"与重视体质的"个体化"治疗思想，中医诊治疾病先辨病再辨证，辨病与辨证相结合的诊疗模式，中医"治未病"思想等，都应该贯穿于中医诊疗疾病从四诊到辨病、辨证、选方用药以及制定调护措施的全过程。如果背离了中医基本理论，脱离了中医临床思维特点，《中医内科学》则失去了作为一门中医临床学科的基础。

中医内科古称"大方脉"，作为中医临床教学骨干学科，既是临床专业学科之一，还是连接中医基础与临床的一门桥梁课，是学习中医外科、妇科、儿科、骨伤科、眼科、耳鼻咽喉科等临床专业课的基础。首先，学好《中医内科学》，才能培养学生中医临床思维方式，可为学好其他临床专业课奠定基础。其次，许多内科杂病本身是临床常见病或现代难治病，如喘证、哮病、肺胀、心痛、心悸、胃痛、鼓胀、眩晕、中风病、痴呆、水肿、关格、消渴病、痹证等，严重威胁民众生命与健康。而且内科病还常可成为引起临床各科病证病情加重的原因，或本身就是临床各科病证的基础病。如感冒可以引发白疕、阴阳毒等病证或使其病情加重；消渴病可以继发内障眼病、视瞻昏渺、牙宣、妇科阴痒、外科脱疽等。所以，学好《中医内科学》确实是学好其他临床各科的基础。纵览

古今名医成才之路，包括中医外科、妇科、儿科、骨伤科、眼科、耳鼻咽喉科名家，无一不具有良好的内科学基本素养。中医基础理论知识，只有经过《中医内科学》学习包括临床实习，才能够深入理解和真正掌握；而通过《中医内科学》学习，建立中医临床思维方式，又为进一步学习其他临床学科打下良好基础。此也正是《中医内科学》重要性之所在。所以，要成为一个好的中医，就必须下苦工夫学好《中医内科学》。

二、《中医内科学》学术发展史

（一）《中医内科学》理论体系形成阶段

《周礼》分医为四，"疾医"，即内科医生。《内经》论脏腑经络气血阴阳生理病理，论病因病机与四诊、辨证、治疗、预防理论，标志着中医理论体系的基本形成。论及内科病证 200 多种，其中"热论""咳论""痿论""疟论""痹论"等，内容已经相当丰富。而东汉医圣张仲景《伤寒杂病论》以三阴三阳辨证论治外感病，脏腑经络辨证论治杂病，更创立了先辨病，后辨证，辨病与辨证相结合的诊疗模式，初步奠定了《中医内科学》理论体系的基础。《伤寒杂病论》所收载的经典名方，药精效捷，对后世影响深远。《中藏经》论脏腑发病，《诸病源候论》论多种内科疾病病因，也对完善《中医内科学》的理论体系做出了贡献。唐代《备急千金要方》《外台秘要》以及晋代《肘后备急方》等，则收载了大量治疗内科疾病的方剂，许多方剂至今仍为临床家习用。

（二）《中医内科学》理论体系发展阶段

宋代科技与文化昌明，设"太医局九科"，其中"大方脉"，即内科。钱乙《小儿药证直诀》虽为儿科专著，但其论脏腑补泻，更创立了六味地黄丸、七味白术散、泻白散、导赤散等一系列名方，对《中医内科学》理论体系发展有重要影响。陈无择《三因极一病证方论》创立外因、内因、不内外因的三因学说，影响至今。而官修方书《太平圣惠方》，更为中医治疗多种内科疾病的方剂及其制剂提供了规范。金元四大家，刘河间、李东垣、张子和、朱丹溪等名医，传承《内经》以及《伤寒杂病论》学术，立足临床，阐发经旨，所谓寒凉派、补土派、攻下派、滋阴派，形成了百家争鸣的局面，直接推动了《中医内科学》学术的发展。

（三）《中医内科学》理论体系完善阶段

明清之季，名医辈出。陈士铎《石室秘录》、虞抟《医学正传》、薛己《内科摘要》、王肯堂《证治准绳》、张介宾《景岳全书》、李中梓《医宗必读》、赵献可《医贯》、程钟龄《医学心悟》、王清任《医林改错》、林珮琴《类证治裁》等，医学名著涌现。喻嘉言《医门法律》《寓意草》更创"先议病，后议药"的中医议病格式，为当今内科病历书写，提供了重要借鉴。温病名家吴又可、叶天士、薛生白、吴鞠通、王孟英等，论瘟疫、温热、湿温以及卫气营血、三焦辨证方法，理论创新的同时，还创立了一系列传世名方。其他如《名医类案》《续名医类案》《临证指南医案》等医案书，收载了先贤大量实际病例，至今仍有启发临床思路的作用。清代官修丛书、类书，如《医宗金鉴》等，专设《杂病心法要诀》，对后世影响深远，客观上可规范医生的执业行为。

（四）《中医内科学》理论体系在近现代的发展

清末民初，西学东渐，中西汇通思想影响医界。唐容川《血证论》、张锡纯《医学衷中参西录》等，即是其典型代表。虽然难言尽善，但创立新方，疗效确切，促进了《中医内科学》的理论反思。中华人民共和国成立后，中医界多次组织编写《中医内科学》教材，总体是以脏腑辨证为中心，强调四诊合参、分证论治、理法方药一致。随着中医和中西医结合临床与科研工作的深化，当代医家又提出了一系列新理论。如针对多种内科疾病的分型辨证方法和活血化瘀治法，中风病化痰通腑治法，黄疸凉血活血解毒治法，水肿清热解毒、祛风除湿治法，多种络病搜风通络治法等，构成了当代《中医内科学》的学术特色。

三、中医临床思维特色及其重要意义

（一）中医"以外揣内"的基本临床思维方式

古人云"医者，意也"，意思就在于强调临床思维在诊疗过程中的重要地位。那么，中医临床思维有什么特色？我们说中医最基本的思维方式是"以外揣内"的思维方法。即通过症状、体征、五色诊、舌象、脉象等外在的表现，推测内在病变，审症求因，审因论治的方法。正如判断一个西瓜是否成熟，我们可以通过察其皮色、闻其敲击声等来评判。这就是所谓"黑箱"的方式，有学者将其称为"象思维"方式。实际上，与西医学用"探针取出少量瓜瓤，通过分析其含糖量、含水量等以判断西瓜生熟"的方法，存在很大区别。

众所周知，现代中医非常重视辨证论治在中医理论体系中的重要地位。而辨证论治所谓证候的"证"，原始含义是证据，即病生于内，象见于外的证据，实际上就是临床表现，包括症状、体征、舌脉等。而证候的"候"，就有时间的内涵，即所谓随时而变为"候"，提示病变不仅可通过外象表现出来，而且可随时而变。如胃痛肝胃气滞证，可表现为胃脘胀痛，随情绪波动而变化，可伴有忧郁、嗳气、善太息，舌边多浊沫，脉弦。但如果失治误治，肝郁化热，即为胃痛肝胃郁热证，就会表现为胃痛灼热疼痛，胀满，反酸，口苦咽干，舌红，苔薄黄，脉弦数等。临床表现改变，就意味着证候演变，病情变化。所以许多老中医都反感辨证分型的说法，就是因为型是相对固定成型的，而证候是可以随时而变的。当然，古代无"症"字，"症"旧时作"证"，如《伤寒杂病论》"观其脉证，知犯何逆，随证治之"以及"辨某病脉证并治"，此"证"实际上是症状的"症"。

应该指出的是，中医临床思维方法，是以"天人相应"的整体观念作为基础，并受到了中国传统哲学的巨大影响。中医学非常重视气候、地域对人体的影响。如暑期多雨，发病多湿热；秋季燥气为主，发病多为燥邪。东北多寒，风寒湿痹多发，蜀中多湿，湿邪伤人常见。这些认识，皆是以"天人相应"的整体观念为基础。而对于人体本身，也被称为"小宇宙"。体内不同脏腑之间，生理情况下，互相联系；病理情况下，可互相影响。一定条件下，不同脏腑病变还可以互相转化。这也是整体观念在中医认识疾病中的体现。当然，中医临床思维，还受到了中国传统哲学，尤其是阴阳五行学说的影响。所谓肝气犯胃胃痛，肝气乘脾痛泻，木火刑金咳嗽、咳血，水火失济不寐，水不涵木头痛、眩晕等，都体现了五行学说在中医内科病证临床辨证治疗思维过程中的重要价值。而《伤寒论》三阴三阳辨证方法，在辨三阴三阳病变基础上，参照患者体质类型，辨方证，强调有是证用是方，则受到了《道德经》"道生一，一生二，二生三，三生万物"哲学思想的影响。至于中医重视阴阳平衡、气血调和思想等，很多观点都与儒家"中和""中庸"思想密切相关。所以，中医临床思维方式的培养，有赖于熟读经典，多拜名师，多临床，也有赖于加强中国传统文化修养，尤其是中国传统哲学修养。所谓"文是基础医是楼"，就是强调传统文化修养的重要性。事实上，萧龙友、施今墨、秦伯未、任应秋等老前辈，无一不具备深厚的中国传统文化底蕴。

当然，中医临床思维与西医临床思维也不是水火不容的关系。如《金匮要略》所谓："膈间支饮，其人喘满，心下痞坚，面色黧黑，其脉沉紧者，木防己汤主之。"木防己汤药用防己、人参、桂枝、石膏，益气通阳、清热化饮，类似于西医治疗心衰常用的强心、利尿、扩血管、抗感染。而借助西医学的技术手段和理论，有时也可以加深中医对内科病证病因病机的认识，提高临床疗效。如田德禄教授主张把胃镜视为望诊的延伸，提出了慢性胃炎、十二指肠溃疡从"痈"论治思路，明显提高了临床疗效。而针对消渴病继发视瞻昏渺，为微血管病变，应用血栓通等固然有效，但如果基于中医学"五轮学说""肝开窍于目""目病多郁"及"巅顶之上，惟风药可到"等，在传承中医原创临床思维基础上，配合活血凉血止血药物等，即可进一步提高疗效。

（二）中医临床思维贯穿于整个中医诊疗过程

实际上，中医临床思维，并不是仅仅体现在辨证治疗等环节，而是应该贯穿于整个中医临床诊疗活动，从四诊资料搜集，到辨病辨证、选方用药、制定调护措施的全过程，可以说是在临床工作中突出中医药特色、提高中医药临床疗效的基础。因此，重视中医临床思维训练，对保证临床工作中，能够依据中医的基本理论，采用中医临床思维方法，从事临床诊疗活动，认识不同病证病因病机，明确诊断与辨证，制定针对性的治疗与预防调护措施，提高中医师临床诊疗水平，都具有重要意义。

1. 诊法与中医临床思维　诊法，即诊察疾病的方法。具体包括望、闻、问、切四诊，是中医从事治疗活动中，搜集临床资料的过程。实际上，与西医学通过望、触、叩、听，搜集临床资料，并不完全一样。中医不仅有独特的脉诊，且望诊望的内容也不一样，问诊的重点也不完全相同。因四诊所得为正确辨证的基础，所以基于中医学"由外揣内"的思路，把中医临床思维落实到四诊过程之中，具有重要意义。

　　望诊，包括"望神""望形体""望面色""望舌"等。其中，望面色，古称五色诊，古人认为观五色可以辨病情吉凶，并不单单看看脸色好不好。《灵枢·五色》指出"明堂高骨以起，平以直，五脏次于中央，六腑挟其两侧，首面上于阙庭，王宫在于下极，五脏安于胸中……面王以下，膀胱子处也"，正如一个人形趴在面部，强调五脏六腑在人体面部各有分布对应。《素问·脉要精微论》指出"赤如白裹朱，不欲如赭"，则认为五色以光彩润泽为妙。临床上，面色萎黄，则提示脾胃虚弱；面色黧黑，则提示肾虚；面色无华，则提示气血不足，尤其是血虚；颜面虚浮，则提示存在心肾阳虚，或有水气不化。面色不同，主病各异。而"望舌"更包括望舌体、舌质、舌苔、舌下脉络等，舌面不同部位舌质、舌苔表现，则能提示不同脏腑的不同病变。一般说来，舌尖提示心肺病变，风热犯肺咽痛、咳嗽，心火上扰致心烦失眠，就常表现为舌尖红。另外，以心脉系于胞，女子月经期，气血奔涌于胞宫，也可表现为舌尖红。舌边提示肝胆病变，舌边有浊沫，则提示肝气郁结；若舌边有瘀斑，则提示血瘀内结。若兼见舌苔黄或黄腻，就提示肝胆郁热或湿热。舌中心对应脾胃，如舌苔中心厚腻，多食滞脾胃；若中心苔少，甚至无苔表现为"鸡心舌"，则提示胃热伤阴，胃阴不足。舌根对应下焦肾与膀胱，舌根苔腻尤其是黄腻，常提示湿热下注证，可表现为腰腿酸困疼痛，大便不爽，小便黄赤，或妇女白带多，外阴湿痒，脚趾痛风，脚气糜烂等。

　　闻诊，包括听声音和嗅气味，亦"司外揣内"之法。《素问·脉要精微论》指出："五脏者，中之守也。中盛脏满，气胜伤恐者，声如从室中言，是中气之湿也。言而微，终日而复言者，此夺气也。"指出声音窒闷，如从室中言，多脾为湿困，可见于暑夏季节感冒；而声音低微，终日重复，提示气虚，可见于慢性虚损性疾病。另外，《素问·五脏生成》还有所谓"五脏相音，可以意识"的说法，临床上可以通过五音、五声发生异常，早期发现相应的五脏病变。至于嗅气味，包括体气以及呕吐物、便、尿气味等，也很有临床价值。如大便味臭、小便臊者，多热；大便无味、小便清长者，多寒，即为中医所特有。

　　问诊之法，与西医所问内容，实际上也是同中有异。一般来说，参照"十问歌"，并询问患者形、神、纳（饮、食）、眠、便（大、小便）情况，就可以全面了解病情。《素问·疏五过论》指出"凡欲诊病者，必问饮食居处，暴乐暴苦，始乐后苦，皆伤精气，精气竭绝，形体毁沮"，即强调问饮食、七情病因和患者生活状态的变动等，认为这些因素都可直接影响疾病。《灵枢·师传》指出"入国问俗，入家问讳，上堂问礼，临病人问所便"，此所谓"所便"，就是指病人之相宜，如胃虚寒痛，必喜温喜按，得热食则减；胃实热痛，必不喜温按，或按之痛甚，或食后加重。问其"所便"，实际上对判断疾病寒热虚实具有重要意义。而针对胁痛，包括胁痛主症特点，是胀痛、隐痛、刺痛，还是灼热而痛，还有可以诱发胁痛发作或减轻的因素，如随情绪波动而加重，还是遇冷加重，或夜间加重，还是遇热加重，进食油腻食物加重等，旨在为分辨胁痛"寒热虚实""在气在血"提供依据。针对头痛，除了需要问头痛主症特点、诱发因素外还要重点问部位，太阳穴痛、偏头痛，还是巅顶痛，或是前额痛，或是后头痛，牵及颈项，目的是在分辨是何经受邪，为进一步分经用药提供依据。当然，兼症或伴随症以及饮食、睡眠、大小便等情况，也是辨证的重要参考。至于《素问·征四失论》所谓"诊病不问其始，忧患饮食之失节，起居之过度，或伤于毒，不先言此，猝持寸口，何病能中"，则强调问诊与四诊合参的重要，批评了持脉炫技的不良医风。

切诊，包括切脉、按胸腹、切尺肤、切虚里等。其中，切脉与西医学相比，是中医最有特色的诊法，所以万万不可等闲视之。脉诊决不仅限于脉率快慢、节律是否规整，而是要通过脉位、脉率、脉形、脉势等，判断五脏六腑气血盛衰，病势顺逆吉凶。至于五脏六腑在左右手寸口脉的具体分布，《素问·脉要精微论》指出："尺外以候肾，尺里以候腹中，附上左，外以候肝，内以候膈；右，外以候胃，内以候脾；上附上右，外以候肺，内以候胸中；左外以候心，内以候膻中。前以候前，厚衣候后。上竟上者，胸喉中事也；下竟下者，少腹腰股膝胫足中事也。"体现了"上以候上，下以候下"的精神，实践证明很有临床价值。如中年妇女左关脉弦，常见胁痛、月经不调、乳房胀痛，多为肝郁。而绝经期妇女，六脉俱沉，则常见烘热汗出、腰膝酸冷，多为肾虚。再如关脉浮，为胃热，可见于热痞证；右关脉弦，多肝气犯胃，可见于气滞胃痛。临床上必须详加体察。而高年肝阳眩晕患者，脉象弦大而长，若少柔和之象，则可能厥逆、中风之变。而鼓胀患者，常见脉弦，若脉象弦大而数者，则可能有呕血之变。临床上必须详加体察。一般说，先辨浮沉、迟数、虚实六纲脉，分辨表里、寒热、虚实，然后再体验弦滑缓涩、促疾结代等，即能得其要领。初学者既不要怀疑脉证的临床意义，也不可过分盲目夸大其作用。

至于按胸腹，《伤寒杂病论》论之甚详，其临证选方，常常以腹证为依据。如桂枝加芍药汤腹证"时腹自痛"，桂枝加大黄汤腹证"大实痛"；小建中汤腹证"时腹痛，烦而悸"，大建中汤腹证"心胸中大寒痛，出见有头足，上下痛不可触近"；小柴胡汤腹证"胸胁苦满"，大柴胡汤腹证"心下满而痛"；半夏泻心汤腹证"心下痞，按之濡"，旋覆代赭汤腹证"心下痞硬"；大承气汤腹证"腹满痛""绕脐腹痛""胃中必有燥屎五六枚"，小承气汤腹证"腹胀满""腹大满不通"，大黄附子汤腹证"胁下偏痛"；小陷胸汤证腹证为"正在心下，按之则痛"，大陷胸汤腹证是"心下痛，按之石硬"，甚或"从心下至少腹皆硬满，痛不可触近"；桃核承气汤腹证"少腹急结"，抵挡汤腹证"少腹当硬满"，等等，实为张仲景选方用药的重要依据。唯因我国几千年拘于"男女授受不亲"，未能很好传承，而日本学者反而将其发扬光大，成为应用经方的重要指征。值得深思。因腹诊较之脉诊"心中易了，指下难明"，相对更客观，也比较容易掌握，所以应该给予重视。实际上，腹诊在《内经》也有论及。如《素问·平人气象论》指出："胃之大络，名曰虚里，贯膈络肺，出于左乳下，其动应衣，脉宗气也。盛喘数绝者，则病在中；结而横，有积矣；绝不至曰死。乳之下，其动应衣，宗气泄也。"认为虚里，即心尖搏动，是有宗气所主。临床上如果出现大喘、虚里跳动数急，则提示病生于中，可见于心衰等。符合临床实际。

2. 辨病与辨证临床思维 中医重视辨证，但实际上也很重视辨病。尤其是医药产生之初，其实是不懂"辨证"，只知"对症"或"对病"治疗。如《山海经》记载砭石可治痈肿即此。而《内经》论"痹""痿""厥""水"以及论"鼓胀""消渴""肾风"

等，都是病的概念。东汉张仲景《金匮要略》更是以"辨某病脉证并治"名篇，如"辨胸痹心痛脉证并治""辨痰饮咳嗽病脉证并治"等，强调在辨病的基础上，再根据患者具体脉证表现，选方用药。实际上是一种先辨病后辨证、辨病与辨证相结合的诊疗模式。宋代朱肱《南阳活人书》也强调诊治疾病必须"名定而实辨"，认为"因名识病，因病识证，而治无差矣"。清代徐灵胎《兰台规范》更明确指出："欲治病者，必先识病之名，能识病名，而后求其病之所由生，知其所有生，又当辨其生之因各不同，而病状所由异，然后考其治之之法，一病必有主方，一病必有主药。"非常重视辨病的重要性。至于为什么要强调辨病，则主要是因为每一种特定的病证，常存在其基本病机或核心病机。机，本意为机栝，决定了拉开弓弩后箭头射出的方向，可以引申为机要、关键。所以病机应该是指决定病情变化的关键。《内经》非常重视"谨守病机"。因为抓住了病机，就抓住了病情变化的关键。《素问·至真要大论》指出："余欲令要道必行，桴鼓相应，犹拔刺雪污，工巧神圣，可得闻乎？岐伯曰：审察病机，无失气宜，此之谓也。"明确指出严格把握病机，顺应物候变化，是治病取效的关键。那么，如何才能做到"谨守病机"？病机与我们今天所谓的"证候"是不是一回事呢？一般来说，病机是会通过临床症状表现出来，正如《内经》"病机十九条"罗列出的一系列症状，"诸风掉眩，皆属于肝"之类。如有"诸风掉眩"的症状，则提示有肝风内动的病机，所以说病机与证候一样都是通过临床症状来体现的。但是，病机与证候又有区别，病机是贯穿疾病发生发展始终的基本矛盾，而辨证论治所针对的证候，则是特定患者此时此刻需要首先解决的主要矛盾。证候往往是病机在特定患者此时此刻需要的具体体现。而且，临床上更有所谓"无症可变"的情况。如消渴病患者，可表现为烦渴多饮、多尿、体重减轻，我们说存在热伤气阴病机，但也常有缺乏上述典型表现，或仅表现为咽干、乏力者，实际上我们也要抓住"热伤气阴"病机。《素问·至真要大论》所谓"审察病机，无失气宜，有则求之，无则求之"，就是说有典型症状，要抓住病机，没有典型症状，一样要抓住病机。其实，没有典型症状仍能抓住病机，才体现了医者的临床水平。

　　当然，我们强调辨病与"谨守病机"，绝没有淡化辨证论治的意思。当代名医赵锡武教授论病证关系曾指出："有病始有证，而证必附于病，若舍病谈证，则皮之不存，毛将焉附？"强调病规定证，证从属于病，病是整体，证是局部，病与证很难截然分开。若要解决病，要解决发病的基本病机，最终还是要以通过辨证选方解决当下的主要矛盾为前提。所以辨证论治依然是中医临床思维的核心内容。辨证包括辨方证，是决定采用什么治法，选用什么方药的关键。至于中医临床常用的具体辨证方法，各有特色，丰富多彩。所谓辨证实际上就是根据四诊资料，基于中医基础理论与思维方法，采用合适的辨证方法，判断此时此刻病位、病性、病势，为制定治疗措施提供依据的过程。选择合适的辨证方法，会直接影响到辨证结果的准确性。所以对中医多种辨证方法的适应证以及各自特色与优势，应该给予特殊重视。

　　3. 治则治法与中医临床思维　治则是论治疾病的基本原则，治法是治疗疾病具体方法，治则是制定具体治法的基础，治法是治则的具体体现。治则与治法，密切相关。而就中医治疗学思想而言，首先强调治病求因，重视从整体观念出发，以审因辨证为前提，审因论治。《素问·阴阳应象大论》指出："阴阳者，天地之道也，万物之纲纪，变化之父母，生杀之本始，神明之府也，治病必求其本。"可见《内经》所谓"求本"实际上是指明辨阴阳。现代中医学者，认为治病求本是探究疾病的规律与本质，与《内经》明辨阴阳思想并不矛盾。《内经》所谓"反正逆从"以及今天我们常说的"同病异治""异病同治"等，都体现了"治病求本"的精神。而针对体质，辨证用药，也是治病求本的重要内容。《素问·至真要大论》指出："诸寒之而热者，取之阴，热之而寒者取之阳，所谓求其属也。"王冰注曰："无火者，益火之源以消阴翳，无水者，壮水之主以制阳光。"其实，"诸寒之而热者"，乃根据热象用寒药而热象更盛，实为假热真寒，故当针对阴寒证用药，即"取之阴"；"诸热之而寒者"，乃根据寒象用热药而寒象更盛，实为假寒真热，故治当针对阳热证用药，即"取之阳"。实为"热因热用""寒因寒用"，所谓"求其属"与"从治"之意。

其次，重视发挥患者自身正气的重要性，强调务存生生之气，重视顾护胃气，选方用药，强调大毒治病，中病即止，也是顾护胃气之意。《素问·宝命全形论》所谓"一曰治身，二曰知养身，三曰知毒药为真，四曰制砭石小大，五曰知府脏血气之诊。五法俱立，各有所先"。《素问·汤液醪醴论》所谓"病为本，工为标，标本不得，神不使也"。均在强调治病应重视体质，重视调动患者自觉性，发挥人体自身正气的作用。《素问·五常政大论》所谓"病有久新，方有大小，有毒无毒，固宜常制矣。大毒治病，十去其六，常毒治病，十去其七，小毒治病，十去其八，无毒治病，十去其九，谷肉果菜，食养尽之，无使过之，伤其正也。不尽，行复如法"，也是在强调顾护正气。张仲景《伤寒杂病论》更是无处不重视护胃气、存津液，选用麻黄、石膏、大黄、甘遂、葶苈子等，必配合甘草或大枣，皆护胃之意。

再次，重视整体调节，以维持气血阴阳和脏腑功能平衡，总之是"以平为期"。《素问·至真要大论》指出："谨察阴阳所在而调之，以平为期，正者正治，反者反之。"认为疾病是人体平衡失调的结果，因此治疗关键在于找到人体不平衡之所在，使人体恢复到相对平衡的状态。至于求衡的具体方法，包括正面求衡、反面求衡、直接求衡、间接求衡等。其中，正面求衡，适用于平衡失调反映出的寒热虚实证候比较单纯的病证，所谓"寒者热之""热者寒之""虚则补之""实则泻之"。所谓反面求衡，适用于平衡失调反映出的假热、假寒、假虚、假实等比较复杂的病证，所谓"寒因寒用""热因热用""塞因塞用""通因通用"。直接求衡，适用于平衡失调反映出的上下表里病位比较明确的证候，所谓"高者抑之，下者举之"。间接求衡，适用于平衡失调反映出的证候主次难分之虚实并见，或上虚下实者。《素问·至真要大论》指出："辛甘发散为阳，酸苦涌泄为阴，咸味涌泄为阴，淡味渗泄为阳，六者或收或散，或缓或急，或燥或润，或耎或坚，以所利而行之，调其气使其平也。"可见中医治病正是利用药物的偏性，纠正体内的气血阴阳的不平衡，促进建立新的平衡。其实，中医重视平衡，还包括脏腑之间的平衡，所谓"亢害承制"也是求衡之意。

第四，根据疾病的标本缓急，强调"急则治本""缓则治本""标本兼治"的权变性。"标"原指末梢，"本"原为树根，中医学标本的概念十分宽泛。或先病为本，后病为标；或病因为本，病证为标；或正气为本，邪气为标；或病人为病，医生为标等。目前标本更多指本虚证、标实证而言。《素问·标本病传论》所谓"知标本者，万举万当，不知标本，是谓妄行"，即在强调明辨标本。结合临床所见，内科病证本虚标实、虚实夹杂证尤其多。以心悸为例，可见实证，可见虚证，更多本虚标实者。心悸本虚证多见阴虚证、阳虚证、气虚证、血虚证，也可表现为气阴两虚证、气血两虚证，甚至气血阴阳俱虚等。标实证可见痰湿证、血瘀证、心火证、痰火证、水饮证等。再如消渴病，本虚证可表现阴虚证、气虚证、气阴两虚证、阴阳俱虚证，标实证可表现为胃肠结热证、脾胃湿热证、肝经郁热证、痰火内扰证以及气滞证、痰湿证、血瘀证等。临床上，常常是一个本虚证，兼有一个、两个或多个标实证。一般说，病情稳定期，治疗应标本同治，虚实兼顾；而病情急变期，常应该治标为主，兼以治本，或先治标后治本。所以处理好本虚证、标实证的关系，是取得良好疗效的关键。这种明辨标本虚实的临床思维，非常适合于年轻医者临床实践。

　　第五，汗、吐、下治法贵在祛邪，强调因势利导的原则。因势利导是指顺应事物发展的形势加以引导的方法。即《史记·孙子吴起列传》所谓"善战者，因其势而利导之"。《灵枢·逆顺》指出："无迎逢逢之气，无击堂堂之阵。刺法曰：无刺熇熇之热，无刺漉漉之汗，无刺浑浑之脉。"《素问·阴阳应象大论》指出："病之始起也，可刺而已；其盛，可待衰而已。故因起轻而扬之，因其重而减之，因其衰而彰之……其高者，因而越之；其下者，因而竭之；中满者，泻之于内；其有邪者，渍形以为汗；其在皮者，汗而发之。"以上都是强调因势利导，即根据邪气所在的部位、性质而采取相应的治法，以使邪气从最快的速度、最短的捷径排出体外，以防止病邪深入，损伤正气。如感冒邪犯肺卫，或外感咳嗽，表邪不去，重点应遵"其在皮者汗而发之""因起轻而扬之"之法，选用荆防败毒散、银翘散、三拗汤、止嗽散、桑菊饮等，不可妄行收敛、沉降、滋腻之药。而热淋湿热下注，治当清利，不可一见发热，妄行发汗。

　　第六，《内经》尚有异法方宜之论。《素问·异法方宜论》指出："医之治病也，一病而治各不同，皆愈何也？岐伯对曰：地势使然也……故圣人杂合以治，各得其所宜，故治所以宜，故治所以异，而病皆愈者，得病之情，知治之大体也。"认为同一种疾病，治疗方法不同，采用的治疗手段如服药、针刺、砭石、温灸等不同，这才是"同病异治"之本意。其实强调的就是因人制宜、因时制宜、因地制宜，尤其是因地制宜的精神。实际上，中医治病除了内服中药以外，还有中药外治、中药保留灌肠、针灸、推拿等多种手段。中医的不同疗法，各具特色，各有优势。临床上，中医多种疗法相结合，整体治疗与局部治疗相结合，必有利于发挥中医综合治疗的优势，有利于临床疗效提高。

　　另外，中医学自古就非常重视"治未病"，非常重视疾病的预防。《内经》所谓"不治已病治未病"之论，《金匮要略》所谓"上工治未病""见肝之病，知肝传脾，当先实脾"之说，都是在强调预防的重要性。《素问·上古天真论》指出："上古之人，其知道者，法于阴阳，合于术数，饮食有节，起居有常，不妄作劳，故能形与神居，而尽终其天年，度百岁乃去。今时之人不然也，以酒为浆，以妄为常，醉以入房，以欲竭其精，以耗散其真，不知持满，不时御神，务快其心，逆于生乐，起居无节，故半百而衰也。"《素问·四气调神大论》更具体论述了顺四时养生的方法，如论"春三月，早卧早起，披发缓形，广步于庭，冬三月，君子居室，必待日光"，还有"春夏养阳，秋冬养阴"等论述，至今对我们养生保健仍具有重要的指导作用。而《灵枢·官能》所谓"上工之取气，乃救其萌芽；下工守其已成，因败其形"，则强调有病早治，既病防变之理。我们曾针对消渴病及其继发病证发病特点，提出"防治结合，寓防于治，分期辨证，综合治疗"的思路，实际也是基于中医学"治未病"思想。当代学者习惯把中医"治未病"归纳为未病先防、既病防变、病后防复，有非常重要的价值。

4. 选方用药与中医临床思维　方剂学在中医学理论体系中居于重要地位。方剂也是中医理论成果的重要表现形式。西医虽也有配伍，但不讲方剂。而中医学自古就非常重视方剂。《汉书·艺文志》载经方十一家，其经方本为经验方的意思。东汉张仲景《伤寒杂病论》则收载了大量麻黄汤、桂枝汤、大青龙汤、小青龙汤等传世名方，被称为"方书之祖"，所载方剂被称为"经方"，此"经方"是经典方的意思，为后世所尊崇。唐代孙思邈著《备急千金要方》《千金翼方》，王焘著《外台秘要方》，也收载大量治疗内科病证的方剂。至于如何选方？汉唐间主要还是辨方证的思路，强调在辨病的基础上，根据脉证选方，"有是证用是方"。胡希恕教授说"辨方证是中医辨证的捷径"，印会河教授则强调抓主症。刘渡舟教授甚至认为抓主症是辨证论治的最高水平。应用经方，独具巧思。但因目前临床所遇内科杂病，病情很复杂，应用经方常常需要加减，或将两首、三首经方合用。而且，对后世名方，也不可小视。如宋代官修方书《太平惠民和剂局方》收载了参苓白术散、逍遥散、清心莲子饮等诸多名方；金元医家名方，如补中益气汤、升阳益胃汤、半夏白术天麻汤、大补阴丸、越鞠丸等；明清医家论名方有左归丸、右归丸、达原饮、升降散、银翘散、桑菊饮、清营汤、清瘟败毒饮、补阳还五汤、血府逐瘀汤、少腹逐瘀汤等；近现代医家名方有建瓴汤、升陷汤、镇肝熄风汤、菖蒲郁金汤、天麻钩藤饮、过敏煎、二仙汤、星蒌承气汤等，用之得宜，临床均有卓效。其中，不少方剂也可以参考辨方证的思路选方。当然，基于辨证论治的精神，尤其是基于脏腑辨证方法，针对性选用四君子汤、四物汤、八珍汤、参苓白术散、六味地黄丸、二陈汤、柴胡疏肝散等，更是当代中医常用的选方思路。即气虚者选用四君子汤，血虚者选用四物汤，气血两虚者选用八珍汤；脾气虚者选用参苓白术散，肾阴虚者选用六味地黄丸，脾肾气阴两虚者选用参芪地黄汤；肝气郁滞者选用柴胡疏肝散，痰湿阻滞者选用二陈汤，气郁痰阻者选用半夏厚朴汤等。实际上这种思路与辨方证并不矛盾。

另外，对中医制方的原则，即君臣佐使配伍的意义，我们也应该加深理解。《素问·至真要大论》指出："君一臣二，奇之制也；君二臣四，偶之制也；君二臣三，奇之制也；君二臣六，偶之制也。故曰：近者奇之，远者偶之；汗者不以偶，下之不以奇。""补上治上治以缓，补下治下治以急，急则气味厚，缓则气味薄。适其至所，病所远而中道气味之者，食而过之，无越其制度也。"不仅指出方剂之制，有大小奇偶之分，而且明确病在上在外，用奇方，应用气味薄的药物；病在下在里，用偶方，用气味厚的药物。研究发现，学习方剂不仅要理解君臣佐使的配伍，尤其还要理解方剂的特色用药。如归脾汤之木香，银翘散之荆芥、豆豉，苏子降气汤之沉香、当归，芍药汤之肉桂等，我们称之为"方眼"，这些药在方中虽然不是主药，却往往是方剂特色所在，所以不可不知。

应该指出的是，要取得良好的临床疗效，仅仅选对处方是不够的。临床上还需要用对药，包括用对剂量，保证如法煎煮服用，才能取得疗效。临床应用中药，也应该遵从中医临床思维。所谓"用药如用兵"，就是在强调可以参照用兵打仗的思路，指导临床用药。一般说，临床用药还要重视分清标本缓急，合理选择药物。如果不重视病因病机，仅着眼于现代药理研究成果，或拘泥于个人对中医的粗浅认识，一见感染就用金银花、连翘、大青叶、板蓝根、白花蛇舌草等好几味，一见心脑血管病就用桃仁、红花、丹参、赤芍、川芎等一大串，不能称之为中医。而古人所谓"非人参、附子、石膏、大黄，不能起死回生"，则提示对于急症重症，常需要用猛药攻邪，或峻补，剂量可适当加大，即行"霸道"。对于慢性病尤其是内伤杂病，常需要遵从"治内伤如相"的精神，需要缓补微调。如参苓白术散治疗脾虚泄泻，资生丸治肺痨，都是所谓"王道"之法。用药剂量太大，反而可能加重脾胃负担，或生他变。所谓"重剂起沉疴"与"四两拨千斤"，各有各的优势。而所谓"汉方不传之秘，在于药量"，关键在于药物配伍的比例，而不是仅仅强调重用某一味药物。如小柴胡汤原方柴胡、黄芩的比例是 8∶3，如果达不到这个比例，就难以取得汗出热退的功效。另外，吴鞠通《温病条辨》所谓"治上焦如羽，非轻不举""治中焦如衡，非平不安""治下焦如权，非重不沉"，对临床选方用药，决定用药剂量，煎服法武火文火，空腹服药还是饭后服药，都有指导价值。

而就脏腑辨证用药而言，《内经》还有所谓五脏苦欲补泻理论。《素问·脏气法时论》指出"肝主春……肝苦急，急食甘以缓之""心主夏……心苦缓，急食酸以收之""脾主长夏……脾苦湿，急食苦以燥之""肺主秋……肺苦气上逆，急食苦以泻之""肾主冬……肾苦燥，急食辛以润之，开腠理，致津液通气也"，等等，也应该是临床辨证用药临床思维的重要内容，当给予足够重视。

另外，近现代医家还比较重视药对。尤其是施今墨药对最为著名。其实，药对，也称对药，就是两味中药的配对应用，可理解为能针对特定病证的中药配伍的最小单位。"药对"是从提高临床疗效的目的出发，从历代医家用药经验中提炼出来的，并经过临床应用被证明确实行之有效的，有一定的理论依据和一定组合法度的两种药物的配对。并不是两味药物的简单凑合。而药对来源，包括两味药组成的药对方、古代名方的核心配伍以及现代医家创造的经验药对等。其构成与配伍，常是以中药药性理论，即四气五味、升降浮沉、归经、有毒无毒等相关理论为基础，并表现为相须配对、相使配对、气血配对、寒热配对、辛甘配对、酸甘配对、动静配对、刚柔配对、润燥配对、补泻配对、引经配对等配伍形式。较之应用单味中药，可以发挥药物协同作用、调节作用、相辅作用、相制作用、改变单味药功能作用、扩大疗效作用和引药归经等特殊作用。如黄芪、当归，黄芪、白术，白术、茯苓，麻黄、杏仁，桑叶、菊花，金银花、连翘，石膏、知母，苍术、黄柏，黄连、吴茱萸，青皮、陈皮，木香、槟榔，猪苓、茯苓，泽泻、泽兰，陈皮、半夏，芦根、白茅根，枸杞子、菊花，大蓟、小蓟，枳壳、枳实，香橼、佛手，当归、川芎，桃仁、红花，穿山甲、王不留行，蒲黄、五灵脂，三棱、莪术，乳香、没药，丹参、丹皮，赤芍、白芍，苏子、苏梗，荔枝核、橘核，芡实、金樱子，女贞子、旱莲草，黑芝麻、桑叶等。吕仁和教授临床上还常将三味药或四味药一起应用，可称之为"药串"，如荆芥、防风、炒山栀、蝉蜕，金银花、连翘、黄芩，狗脊、木瓜、续断、杜仲，蜈蚣、刺猬皮、土鳖虫等，临床应用，确实可提高疗效，或减少副作用，或扩大适应证。

5. 调护与中医临床思维 临床诊治疾病过程中，制定并落实合理的调养与护理方案，也直接有关疗效。其实，与选方用药需要中医临床思维一样，调养与护理，也应该重视贯彻中医临床思维。总的说来，制定调养、护理措施，应该重视辨证施护，同时也应该强调辨体质，因人制宜，辨病，谨守病机。如胃寒痛，或虚寒胃痛，最重要的忌食生冷；而肝气犯胃胃痛，最重要的是调情志，保持心情舒畅与情绪稳定。如肾风水肿，少阴阴虚体质者，往往因劳累或外感诱发加重，临床上就应该强调避免劳累，忌食辛辣刺激性食物，适当锻炼身体，预防感冒；而太阴脾虚体质者，有腹泻倾向，则应强调忌食生冷，可适当多吃山药、莲子、芡实等，即辨证施护、辨证用膳之意。而就辨病施护而言，应该重视导致特定病证的核心病机。如消渴病应该忌甘肥食醇酒厚味；水肿应该强调却盐味；热淋主张多饮水，每日清水冲洗外阴，保持局部卫生。辨体质施护、辨病施护、辨证施护，都很重要。另外，患者还可以习练传统内养功、太极拳、八段锦等，有助于养正气，祛邪气，调理气机，促进气血流通。其他如冬病夏治等，也应给予重视。

四、中医辨证方法的多样性及其临床意义

辨证论治被认为是中医学的重要特色，而辨证就离不开辨证方法。事实上，自东汉张仲景《伤寒杂病论》提出三阴三阳辨证方法辨伤寒、脏腑经络辨证方法辨杂病以后，历代医家提出了多种辨证方法，包括八纲辨证、脏腑辨证、经络辨证、气血津液辨证、病因辨证、三阴三阳辨证、卫气营血辨证与三焦辨证方法等。当代医家又提出了辨病基础上的分型辨证方法。更有学者主张明辨标本虚实的辨证思路。一般认为，八纲辨证方法是诸种辨证方法的总纲。而其他多种辨证方法也是各有特色优势与最佳适应证。如脏腑辨证方法比较适合于内科脏腑疾病，而卫气营血方法与三焦辨证方法最适合于温热类与湿热类温病。但我们也不能因此狭隘认为三阴三阳辨证方法仅适合于所谓"伤寒"，卫气营血辨证方法仅适合于所谓"温病"。实际上中医多种辨证方法，都有一定的普适性。临床上，究竟应该采用什么样的辨证方法，关键还是看临床具体情况，尤其是具体脉证。中医学的多种辨证方法，正如中国武术有太极拳、八极拳等不同拳种，有少林、武当等不同流派一样。应该说，不同拳种、不同流派，各有特色与优势，各有其一招制敌的最佳对象。同时，无论什么拳种、什么流派，面对不同敌手，都可以给出有战斗力的应对措施。而且不管练好哪个拳种，都可能成为武林高手。当然，如果能融合多个拳种的优势，融汇不同流派众家之长，就可能成为武林第一高手，而独步天下。所以，我

们不应该囿于门户之见，醉心于某一种辨证方法。而应当努力学习多种不同的辨证方法，并在临床实践中，逐渐掌握多种辨证方法的应用技巧。最大程度发挥中医多种辨证方法的特色与优势，必然有利于临床能力提高。

（一）脏腑辨证方法

中医理论体系的形成，既有古代解剖学基础，更受到了中国传统哲学的巨大影响。藏象理论的形成也是如此。古人受五行学说影响，把人体脏腑生理功能及其与内外环境的相关性，划分为五大系统，木、火、土、金、水对应着有肝、心、脾、肺、肾五大系统。此五大系统，生理情况下，各有各的功能，互相之间存在着生克制化关系；病理情况下，则可以互相影响，一定情况下可以互相转化。脏腑辨证方法，实际上就是基于藏象理论，通过外在的表现来推测体内的脏腑病变，进而为治疗提供依据的辨证方法。因藏象理论在中医基础理论体系中，居于特殊重要地位，甚至被认为是核心地位，所以脏腑辨证方法自然也就受到了医家普遍重视。尤其是内科杂病，确实多存在脏腑受邪发病，或脏腑气血阴阳虚损，脏腑功能失司，或五脏之间的生克制化失去制约，或脏腑气血阴阳不平衡，所以临床上，也就比较适合于应用脏腑辨证方法。

1. 心与小肠 内科相关病证：心痛、心悸、不寐、郁证、癫狂、汗证、淋证、尿血、遗精等。

辨证：心之虚证可见心气虚证（气短、乏力，心悸，或心痛，自汗，脉短，或弱）、心阳虚证（畏寒肢冷，气短、乏力，心悸，或心痛，脉弱，或迟，或微）、心阴虚证（咽干、心悸，或心痛，失眠健忘，或盗汗，五心烦热，舌红少苔，脉细或细数）、心血虚证（心悸，或心痛，失眠健忘，头晕眼花，面色无华，唇淡，舌淡，脉细）。临床上，也常有表现为气阴两虚、气血两虚、阴阳两虚者。心之实证，包括热扰心神证（心烦失眠，心悸，烦躁不宁，舌尖红，苔薄黄，脉数）、痰火扰心证（心烦失眠，心胸烦闷，头晕目眩，心悸，躁扰不宁，或如狂发狂，舌尖红，舌苔黄腻，脉滑数）、饮遏心阳证（心悸，心下痞满，气喘息促，头晕目眩，呕吐痰涎，畏寒，舌苔白腻水滑，脉象滑，或沉紧）、心血瘀阻证（心悸，胸部刺痛夜甚，舌质暗，或有紫色瘀点，或面青晦暗，唇甲青紫，脉弦，或涩等）。临床上，也常有表现为痰瘀互结证者。更有虚实互见，如表现为心阳虚兼饮遏心阳证，心阴虚兼热扰心神证，心气阴两虚兼痰瘀互结证，阴阳俱虚兼血瘀饮停证等。

小肠虚证多见小肠虚寒证（小腹隐痛喜按，肠鸣溏泻，尿频，舌淡苔薄白，脉细缓）。小肠实证常见小肠实热证（心烦口疮，小便赤涩，或茎中痛，或尿血，脐腹作胀，矢气后稍快，舌红苔黄，脉滑数）。

而多脏腑同病者，则可见心肾不交（虚烦不眠，夜寐梦遗，潮热盗汗，咽干，目眩，耳鸣，腰酸腿软，夜间尿多，舌红无苔，脉虚数）、心脾两虚证（面色萎黄，食少倦怠，气短神怯，健忘，怔忡，少寐，妇女月经不调，舌淡苔白，脉细无力）等。另外，还有所谓心火下移小肠，为心阴虚，心火下移证（心烦失眠，口舌生疮，咽干口渴，小便赤涩，或茎中痛，或尿血，舌尖红、舌苔黄，脉细数）等。

2. 肝与胆　内科相关病证：头痛、眩晕、中风病、痉证、痫证、厥证、颤证、痿证、胁痛、黄疸、积聚、鼓胀、胃痛、痞满、泄泻、疝气、吐血、衄血、不寐、郁证、癫狂、瘿气、消渴病、遗精、阳痿等。

辨证：肝之虚证，可见肝阴虚证（头痛眼花，耳鸣耳聋，胁肋隐痛，肢体麻木震颤，或雀目，舌质红、苔少，弦细或兼数）、肝血虚证（头晕眼花，面色无华，肢体麻木，失眠多梦，爪甲色淡，舌淡，脉细或细弦）。肝之实证，可见肝气郁结证（胁痛，抑郁，善太息，嗳气，呕逆，少腹胀满，妇女月经不调，经前乳房胀痛，腹痛则泻，积聚，舌苔边多浊沫，脉弦）、肝火上炎证（胁肋胀痛，或灼热疼痛，头痛眩晕，性急易怒，心烦失眠，甚至躁狂不宁，耳聋、耳鸣，面红目赤，吐血衄血，舌红苔黄，脉弦数）、肝阳上亢证（头痛头胀，头晕耳鸣，面部潮红，性急易怒，舌红苔黄，脉弦或弦大而长）、肝风内动证（头晕目眩，头痛窜痛，颈项强直，肢体抽搐，或震颤，筋肉僵直、痉挛，舌体歪斜，或颤动，脉弦）、寒滞肝脉证（形寒肢冷，少腹胀痛，睾丸坠胀，或阴囊收缩，舌苔白润，脉沉弦或迟）。其中，肝气郁结，可郁而化火，化为肝火，实际上，肝气、肝火、肝阳很难截然分割。更有虚实互见者，如肝阴虚兼肝阳上亢证、肝阴虚兼肝火上炎证、肝血虚兼肝风内动证等。

胆之实证，可见胆气实证（目眩耳鸣，头晕，胸满胁痛，口苦，呕吐苦水，心烦易怒，寐少梦多，或往来寒热，舌红苔黄，脉弦数）。胆气虚证，可见胆气不足证（心悸胆怯，头晕欲呕，易惊少寐，视物模糊，舌苔薄滑，脉象弦细）。

而多脏腑同病者，则可见肝胃不和证（胸脘痞闷时痛，走窜两胁，食入不化，嗳气吐酸，舌苔薄黄，边多浊沫，脉弦）、肝脾不和证（忧郁，善太息，不思饮食，腹胀肠鸣，腹痛便溏，舌苔白腻，边多浊沫，脉弦细）、肝胆不宁证（虚烦不眠，或恶梦惊恐，触事易惊或善恐，短气乏力，目视不明，口苦，苔薄白，脉弦细）、肝肾阴虚证（头晕眼花，耳鸣耳聋，腰膝酸软，咽干目干，盗汗，五心烦热，男子遗精，女子经水不调，舌红少苔，脉细或细弦）、心肝血虚证（虚烦不宁，失眠，多梦，健忘，面色无华，舌淡，脉细或细弦）、肝火犯肺证（胸胁刺痛，咳嗽阵作，咳血，鼻衄，急躁易怒，烦热，口苦口干，面红目赤，苔薄舌红，脉弦数）等。

3. 脾与胃　内科相关病证：胃痛、痞满、呕吐、呃逆、泄泻、霍乱、痢疾、便秘、黄疸、积聚、鼓胀、痰饮、水肿、淋证、癃闭、关格、消渴病、吐血、便血、紫斑、头痛、眩晕、痿证等。

辨证：脾之虚证，可见脾气虚证（面色萎黄，乏力体倦，食少纳呆，腹满泄泻，舌淡苔白，脉弱）、脾阳虚证（面色萎黄，脘腹畏寒，或泛吐清水，腹胀腹痛畏寒喜温，食欲不振，喜热饮，便溏泄泻，舌淡苔白，脉沉弱）、脾虚气陷证（声低气短，四肢乏力，食欲不振，肠鸣腹胀，大便溏薄而便意频，或有小腹坠胀，或有脱肛，尿频，尿有余沥，舌淡苔薄白，脉细弱）。脾气虚，进一步发展即为脾阳虚，脾气虚与脾虚气陷，有时也很难截然分开。脾之实证，可见寒湿困脾证（纳食不香，脘腹痞闷，口淡无味，畏寒，头身重困，大便不实，或泄泻，舌苔白腻，脉濡）、湿热困脾证（脘腹痞满，不思饮食，身重体困，口中黏腻，或口甜，或目黄身黄，皮肤发痒，大便黏滞不爽，小便赤涩不利，苔黄而腻，脉濡数，或滑数）。更多虚实互见者，如脾阳虚寒湿内困证、脾气虚湿热困脾证等。

胃之实证，可见胃寒证（胃脘胀满疼痛，喜热饮，泛吐清水，呕吐呃逆，苔白滑，脉迟）、胃热证（口渴思冷饮，消谷善饥，呕吐嘈杂，或食入即吐，口臭，牙龈肿痛、腐烂或出血，舌红苔黄少津，脉滑数）、胃气壅滞证（胃脘痞满，或胀痛，嗳气或得矢气则舒，或恶心呕吐，脉弦）、食滞伤胃证（食滞胃脘，脘腹胀满，大便不爽，口臭嗳腐，或呕吐，舌苔薄黄，脉滑）。胃之虚证，可见胃阳虚证（胃脘痞满，或冷痛喜温，食欲差，时作嗳气，畏寒，大便不稀，苔少，脉弱）、胃阴虚证（胃脘灼热，或隐痛，咽干口渴，或有干呕，舌红少苔，脉细）。

而多脏腑同病者，则可见脾胃不和证（胃脘痞满，隐痛绵绵，食欲不振，嗳气，呃逆，恶心呕吐，大便不实或便次增多，苔薄白，脉细）、脾肾阳虚证（少气懒言，怯寒肢冷，自汗，大便溏泻或五更泄泻，腰膝酸冷，舌胖质淡、苔薄白，脉沉细）以及心脾两虚证等。

4. 肺与大肠　内科相关病证：感冒、咳嗽、哮病、喘证、肺痈、肺痨、咳血、失音、衄血、泄泻、痢疾、便秘、便血、水肿、癃闭、虚劳等。

辨证：肺之虚证，可见肺阴虚证（干咳少痰，痰中带血，潮热盗汗，午后颧红，口干咽燥，或音哑，舌红少苔，脉细或细数）、肺气虚证（咳而短气，痰液清稀，倦怠懒言，声音低怯，面色白，畏风寒，或自汗易感，舌淡苔薄白，脉虚弱）。临床上，也常表现为气阴两虚证。肺之实证，可见痰湿阻肺证（咳嗽气喘，胸闷，喉中痰鸣，咳痰量多，舌苔腻，脉滑）、风寒束肺证（咳嗽痰稀薄，或气喘，或伴见恶寒发热，头痛身楚，无汗，鼻塞流涕，苔薄白，脉浮紧）、风热犯肺证（咳嗽痰黏，或咳痰色黄，可伴见发热恶风，头身不舒，咽干咽痛，舌尖红，苔薄黄，脉浮数）、燥邪伤肺证（干咳少痰，咽干，鼻干，口干口渴，或伴有发热恶风，头身不舒，舌苔少津液，脉浮或细数）、邪热壅肺证（咳声洪亮，气喘息促，痰稠色黄，或咯吐腥臭脓血，咳则胸痛引背，鼻干或鼻衄鼻扇，或流浊涕，呼吸气热，可伴身热，烦渴欲饮，咽喉肿痛，大便干，小便黄，舌质红，苔黄，脉数）、痰热阻肺证（咳喘胸闷，痰多色黄，黏稠，烦热，尿黄便干，舌红苔黄腻，脉滑数）、寒饮阻肺证（咳嗽频剧，气急身重，痰黏色白量多，发热恶寒，苔白滑，脉浮紧）等。临床也有表现为风寒束肺、寒饮中阻证者，更有表现为虚实互见者，如肺气虚风寒外束证、肺阴虚风热外犯证等。

大肠实证，可见寒聚大肠证（腹痛肠鸣，畏寒喜温，大便溏稀，舌苔白，脉紧或弦）、热结大肠证（口燥唇焦，大便秘结，肛门灼热肿痛，便血，小便短赤，苔黄燥，脉滑数）、肠道湿热证（下利赤白脓血，里急后重，或泄泻，肛门灼热，大便黏腻不爽，小便黄，舌苔黄腻，脉滑数）。大肠虚证，可见肠道滑脱证（久痢泄泻，肛门下脱，四肢不温，舌淡苔薄，脉细沉）。

而多脏腑同病者，则可见肺脾气虚证（乏力，自汗易感，纳呆便溏，咳嗽痰多，苔白，脉弱）、肺肾阴虚证（咳嗽夜甚，动则气促，咽干，腰膝酸软，骨蒸潮热，盗汗遗精，舌红苔少，脉细数）以及胃肠热结腑实证（腹满，腹痛拒按，或发热，或呕逆，大便秘结，甚至数日不下，或便而不爽，舌红苔黄，脉沉实）等。

5. 肾与膀胱 内科相关病证：遗精、阳痿、水肿、鼓胀、饮证、淋证、癃闭、关格、腰痛、耳鸣耳聋、消渴病、不寐、健忘、痴呆、头痛、眩晕、鼓胀、喘证、肺胀、肺痨、肺痿、痿证、痹证、内伤发热、虚劳等。

辨证：肾之虚证，可见肾气虚证（面色黧黑，腰膝酸软，听力减退，小便频数色清，甚则失禁，滑精早泄，尿后余沥，舌淡苔薄白，脉沉细）、肾不纳气证（短气喘逆，动则尤甚，咳逆汗出，小便常随咳嗽而出，甚则痰鸣，颜面虚浮，舌淡苔薄，脉虚弱）、肾阳虚证（面色黧黑，神疲乏力，腰膝酸冷，阳痿早泄，头昏耳鸣，形寒尿频，舌淡苔白，脉沉弱）、肾阳虚水泛证（周身浮肿，下肢尤甚，按之如泥，腰腹胀满，尿少，或咳痰稀薄，动则喘息，舌淡苔白，脉沉细）、肾阴虚证（形体消瘦，头晕耳鸣，少寐健忘，腰酸腿软，或有遗精，咽干，舌红少苔，脉细）、阴虚火旺证（颧红唇赤，潮热盗汗，腰脊酸痛，虚烦不寐，梦遗，口干咽痛，舌红少苔，脉细或细数）。临床上，表现为气阴两虚、阴阳俱虚证者也很多。

膀胱虚证，可见膀胱虚寒证（小便频数、淋沥不尽，或遗尿，舌淡苔润，脉沉细）。膀胱实证，可见膀胱实热证（小便短赤不利，尿色黄赤，或浑浊不清，尿时茎中热痛，甚则淋沥不畅，或见尿血砂石，舌红苔黄，脉数）。尤其是膀胱湿热证常见。

而多脏腑同病，则可见脾肾阳虚证（大便溏泄，或五更泄，甚至完谷不化，滑泻难禁，腹胀少食，神疲形寒，腰膝酸冷，小便清长，舌淡苔薄，脉沉细）、心肾阴虚证（心烦失眠，心悸健忘，头晕眼花，五心烦热，腰膝酸软，男子梦遗，小便黄，大便偏干，舌红苔少，脉细数）、心肾阳虚证（畏寒肢冷，颜面虚浮，心悸气短，腰膝酸冷，夜尿频多，或下肢浮肿，舌胖苔白润，脉微细）。

（二）经络辨证方法

经络辨证，是以经络学说为理论依据，通过对临床表现进行分析综合，以判断经络病变所在，为进一步治疗提供依据的过程。因经络是人体经气运行的通道，可分布周身、运行全身气血，联络脏腑肢节，沟通上下内外，所以一旦受邪发病，就可成为疾病发生和传变的重要途径，并表现为相应经络循行部位的症状，或出现皮肤色泽改变以及脱屑、结节、压痛、敏感点等。如《素问·脏气法时论》所谓"肝病者，两胁下痛，引少腹……肺病者，喘咳逆气肩背痛"，即蕴含着经络辨证的精神。其实，经络辨证与脏腑辨证既有联系又有区别，两者应该互为补充，但不能互相取代。如头痛的辨证与用药，多采用经络辨证。一般说，太阳经头痛是后头痛，或连及颈项；少阳经头痛，表现为侧头痛，太阳穴头痛，偏头痛；阳明经头痛，前额痛；厥阴经头痛，巅顶痛。头痛经络辨证与分经用药很有临床价值。

1. 十二经脉病证 十二经脉，包括手、足三阴经和三阳经。它们的病理表现有三个特点：一是经脉受邪，经气不利出现的病证与其循行部位有关。如腰痛、足跟痛，常为足太阳膀胱经受邪。二是与经脉特性和该经所属脏腑的功能失调有关。如胁痛、少腹痛、乳癖，常为足厥阴肝经以及肝胆气血瘀滞所致。三是一经受邪常影响其他经脉。如痛风，常为过嗜醇酒，加以足太阳经络外受寒湿诱发，而表现为肢节肿痛尤其是足太阴脾经络所过部位足跗趾关节红肿热痛。十二经病证的常见表现是判断经络病变的基础。

手太阴肺经病证（肺胀、咳喘、胸部满闷，缺盆中痛，肩背痛，或肩背寒，少气，洒淅寒热，自汗出，臑或臂内前廉痛，掌中热，小便频数或色变）、手阳明大肠经病证（齿痛、颈肿，咽喉肿痛，鼻衄，目黄口干，肩臂前侧疼痛，拇、食指疼痛、活动障碍）、足阳明胃经病证（壮热、汗出、头痛、颈肿、咽喉肿痛、齿痛，或口角歪斜，鼻流浊涕，或鼻衄，惊惕狂躁，或消谷善饥，脘腹胀满，或膝腹肿痛，胸乳部、腹股部、下肢外侧、足背、足中趾等多处疼痛，足中趾活动受限）、足太阴脾经病证（舌本强、食则呕、胃脘痛、腹胀善噫，得后与气则快然如衰，身体皆重，舌本痛，体不能动摇，食不下，烦心，心下急痛、溏泻、瘕瘕、泄、水团、黄疸，不能卧，股膝内肿厥，足大趾不用）、手少阴心经病证（心胸烦闷疼痛、咽干、渴而欲饮、目黄、胁痛、臑臂内侧后缘痛厥，掌中热）、手太阳小肠经病证（耳聋、目黄、咽痛；肩似拔、臑似折，颈项肩臑肘臂外后廉痛）、足太阳膀胱经病证（发热，恶风寒，鼻塞流涕，头痛，项背强痛；目似脱，项如拔，腰似折，腘如结，踹如裂，癫痫、狂证、疟疾、痔疮、腰脊、腘窝、腓肠肌、足跟和小趾等处疼痛，活动障碍）、足少阴肾经病证（面黑如漆柴，头晕目眩，气短喘促，咳嗽咯血，饥不欲食，心胸痛，腰脊下肢无力或痿厥，足下热痛，心烦、易惊、善恐、口热舌干、咽肿）、手厥阴心包经病证（手心热，臂肘挛急，腋肿，甚则胸胁支满，心烦、心悸、心痛、喜笑不休，面赤目黄）、手少阳三焦经病证（耳聋、心胁痛，目锐眦痛，颊部耳后疼痛，咽喉肿痛，汗出，肩肘、前臂痛，小指、食指活动障碍）、足少阳胆经病证（口苦、善太息，心胁痛不能转侧，甚则面微有尘，体无膏泽，足外反热，头痛颔痛，缺盆中肿痛，腋下肿，马刀侠瘿，汗出振寒为疟，胸、胁、肋髀、膝外至胫，绝骨外踝前及诸节皆痛，足小趾、次趾不用）、足厥阴肝经病证（腰痛不可俯仰，面色晦暗，咽干，胸满、腹泻、呕吐、遗尿或癃闭，疝气或妇女少腹痛）。

2. 奇经八脉病证　奇经八脉，除其本经循行与体内器官相连属外，还可通过十二经脉与五脏六腑发生间接联系，尤其是冲、任、督、带四脉与人体的生理、病理更是密切相关。其中，督脉总督一身之阳；任脉总任一身之阴；冲脉为诸脉要冲，源起气冲；带脉状如腰带，总束诸脉；阳跷为足太阳之别脉司一身左右之阳；阴跷为足少阴之别脉司一身左右之阴；阳维脉起于诸阳会，阴维脉起于诸阳交，为全身纲维。病理情况下，奇经八脉有病，则会表现为相应经脉的病变。督脉病证（腰骶脊背痛，项背强直，头重眩晕，大人癫疾，小儿风痫）、任脉病证（脐下、少腹阴中疼痛，男子内结七疝，女子带下瘕聚）、冲脉病证（气逆里急，或气从少腹上冲胸咽、呕吐、咳嗽；男子阳痿，女子经闭不孕，或胎漏）、带脉病证（腰酸腿痛，腹部胀满，赤白带下，或带下清稀，阴挺、漏胎）、阳跷脉和阴跷脉病证（阳跷为病，阴缓而阳急；阴跷为病，阳缓而阴急。阳急则狂走，目不昧；阳跷急则阴厥）、阳维脉和阴维脉病证（阳维为病苦寒热，阴维为病苦心痛。若阴阳不能自相维系，则见精神恍惚，不能自主，倦怠乏力）。而且，奇经八脉有病，还会影响其相关联的脏腑经络发生病变。如督脉有病，常影响肾及足太阳膀胱经络，导致头痛、腰痛、尪痹、大偻等病证，而表现为头痛项强、腰背痛、伸屈不利等。叶天士《临证指南医案》多有论述。

（三）气血津液辨证方法

气血津液是人体生命活动的物质基础。既是脏腑功能维持正常所依赖，又是脏腑功能活动的产物。人体病理变化无不涉及气血津液，所以掌握气血津液辨证方法，对深入理解脏腑病理变化、提高内科杂病临床疗效，具有重要意义。

1.气 气的病证有虚有实，包括气虚、气陷、气滞、气逆等。其中，气的虚证，可见气虚证（头晕目眩，少气懒言，倦怠乏力，自汗，舌淡，脉虚无力）、气陷证（头昏眼花，少气倦怠，腹部有坠胀感，脱肛，苔白舌淡，脉弱）。结合脏腑定位，气虚包括肺气虚、心气虚、脾气虚证等。气虚证与气陷证关系密切，有时很难截然分开。气之实证，可见气滞证（胁腹胀痛，攻窜不定，时轻时重，常随精神情绪因素而增减，苔薄，脉弦）、气逆证（咳嗽喘息，呃逆、嗳气、恶心呕吐，头痛、眩晕，呕血等）。结合脏腑定位，气滞包括肝郁气滞、脾胃气滞、胃肠气滞证等。气逆证包括肺气上逆、胃气上逆、肝气横逆证等。若虚实互见者，如脾气虚兼气滞证，肺气虚兼气逆证等。更有表现为肝胃气滞证、肝胃气逆证等。

2.血 血的病证有虚有实，包括血虚、出血、血瘀等。其中，血之虚证，即血虚证（面色无华，唇舌、爪甲色淡，头晕眼花，心悸怔忡，脉细）。临床上，更多见气血两虚证（面色无华，唇舌、爪甲色淡，头晕眼花，心悸怔忡，气短，疲倦乏力，食少，脉细）。出血包括血热妄行证（咳血、吐血、衄血，或便血、尿血、崩漏，血色鲜红，皮肤紫斑，伴有烦热口渴，舌红绛，脉数或细数）、气不摄血证（咳血、吐血、衄血，或便血、尿血、崩漏，血色暗淡，皮肤紫斑，久治不愈，伴有乏力体倦，舌淡，脉细弱）。而瘀血证（腹内癥积包块，疼痛固定，刺痛夜甚，肌肤甲错，颜面瘀斑，口唇紫暗，舌暗或有瘀斑，脉涩或弦），更有气虚血瘀证（乏力体倦，气短心悸，肢体麻木，刺痛夜甚，肌肤甲错，颜面瘀斑，口唇紫暗，舌暗淡或有瘀斑，脉细缓）、气滞血瘀证（胸胁胀满，疼痛如刺，病情随情绪波动而变化，妇女月经不调，月经色暗有血块，舌暗，有瘀斑，舌苔边多浊沫，脉细弦）、阳虚血瘀证（乏力体倦，形寒肢冷，手足冷凉，肢体麻木，刺痛夜甚，肌肤甲错，舌暗淡或有瘀斑，脉沉细）、寒凝血瘀证（形寒肢冷，肢体麻木、疼痛，肌肤甲错，舌暗或有瘀斑，脉沉迟）。其实，血虚也有因瘀血不去，新血不生，而致血虚者。而且，出血也可以因瘀血内阻、血不归经引发。

3.津液 病证有虚有实，包括津液亏虚以及津液输布失调所致的停饮证、停水证。津液虚证，即津液亏虚证（咽干口渴，鼻干、眼干，大便干燥，甚至可见眼窝塌陷，皮肤干燥，舌红少津液，或舌苔干燥，脉细数）。而津液输布不利，津液不化，可成停饮证（咳喘，咳痰量多清稀，甚至咳逆依息不得卧；或心下痞满，头晕目眩，呕吐痰涎；或腹满，肠鸣，大便不通；或颜面虚浮，肢体肿胀沉重疼痛）、停水证（颜面肢体浮肿，甚至周身水肿，按之陷下不起，甚至出现胸水、腹水）。

（四）病因辨证方法

中医学病因学说的特色是"审症求因"。意思是说病因的判别，也是基于中医学"以外揣内"的基本思维方法，应该通过临床表现具体脉证来判断。所谓风寒、风热感冒，并不等同于吹了寒风，还是吹了热风。临床上，如果表现为自觉发热重，轻微恶风，头目不爽，咽痛咽干，口渴，舌尖红，舌苔薄黄，脉浮数，就提示是风热外感。而如果表现为自觉恶寒突出，发热、头痛、身痛明显，口不渴，咽不痛，舌苔薄白，脉浮紧，就提示是风寒外感。而病因辨证方法，就是要根据临床具体表现，判断病因，为进一步治疗提供依据的过程。因中医学病因，包括内因、外因，外感有六淫致病说，内伤有"内生五邪"的说法，而且痰、饮、瘀血等既可以是病理产物，也常常是致病病因。所以，根据临床表现，判断病因应该包括痰、饮、瘀血等。另外，清代温病学家还发挥了"伏邪致病"学说，对内科病证临床也有重要意义。所以，在此我们重点介绍一下外感六淫、内生五邪与痰、饮、血瘀以及伏邪致病辨证方法。

1.外感六淫　外感六淫，即风、寒、暑、湿、燥、火六种外感病邪的统称。当人体内外环境失调时，感受六淫之邪即可引起发病。风：风为春之主气，风性多动善变，流行最广，常因季节不同，随其气候变化，而有风热、风寒、风暑、风燥之异，又常与其他邪气结合为风湿、风火等，所以古人有"风为百病之长"的说法。寒：寒为冬之主气，寒为阴邪，主凝滞，主痛，性主收引。暑：暑是夏令的主气，容易入心，伤津液，容易夹湿伤脾。湿：湿为长夏主气，为重浊之邪，黏滞难化，容易阻滞气机，阻遏阳气，损伤脾胃。燥：燥为秋季主气，容易伤津液，容易伤肺，有温燥、凉燥之分。火：火为热之极，是阳盛所生，外感诸邪，皆可化火，所以古人有"五气化火"之说，容易上炎，容易动血，容易扰动心神。

结合内科病证，如感冒有风寒、风热、暑湿感冒之分，咳嗽有风寒、风热、燥邪咳嗽之别，头痛有风寒、风热、风湿头痛之异，腰痛有寒湿、湿热、风湿腰痛的不同，这些都是病因辨证方法的应用。他如风湿痹证，其风气胜为行痹，表现为关节疼痛游走不定；其寒气胜者为痛痹，疼痛剧烈，喜温恶寒，得热痛减；其湿气胜者为着痹，表现为关节沉重疼痛，肿胀，屈伸不利；感受风湿热邪或风湿入里化热的湿热痹证，可表现为肢体关节肿胀疼痛，红肿热痛，或伴发热烦渴等。这些都是病因辨证方法的具体应用。

2.内生五邪　内生五邪即内风、内寒、内湿、内燥、内火（内热）的统称，既是脏腑功能失调所产生的病理产物，同时又是致病因素。

（1）内风　多由肝阴虚、肝血虚、肝火、肝阳等变生而成，常可致眩晕、抽搐、昏厥、麻木、角弓反张等。如眩晕、厥证、中风病、痉证、痫证、颤证等，皆存在内风致病。内风证包括热极生风证（高热，神昏，痉厥，肢体抽搐，舌红苔黄，脉弦滑数）、肝风内动证（头晕目眩，肢体抽搐，性急易怒，或卒中、不省人事，肢体震颤，筋脉拘挛，脉弦）、血虚生风证（手足瘈疭，头晕眼花，痉厥，腰酸背痛腿抽筋，舌淡，脉细弦）等。

（2）内寒　多由气虚、阳虚而产生，如心阳虚、脾阳虚、肾阳虚等均可变生相应的病证，如胸痹心痛、胃痛、腹痛、泄泻、痢疾、痹证、鼓胀、水肿等。内寒辨证，可见寒痹心阳证（形寒肢冷，心胸憋闷疼痛剧烈，痛彻肩背，舌淡暗，舌苔白，脉沉迟）、脾胃虚寒证（胃脘冷痛，腹满畏寒，呕吐清水，形寒肢冷，舌淡苔白，脉细弦）、肾阳虚寒凝证（腰痛畏寒，形寒肢冷，腰膝酸冷，舌淡苔白腻，脉沉细弦）等。

（3）内湿　嗜食膏粱厚味，或过食生冷瓜果，或外湿入里，均可使脾气不运，湿浊内生，并引发痞满、呕吐、泄泻、水肿等病证。内湿辨证，可见湿邪困脾证（肢体无力，困倦疲惫，脘闷饱胀，大便溏稀，或见呕逆，苔白滑而腻，脉濡或濡缓）、湿热蕴结证（湿热下注，或为痢疾，或为淋浊、血尿、癃闭，或为带下。湿热浸淫肌肤，则为疥癣疹疮；流注关节，则红肿疼痛）等。

（4）内燥　热病之后，津血耗伤，或过服温热之品，或过用汗、吐、下法，也能伤津亡液，可引起燥证而见皮肤干燥、口唇燥裂、目中干涩、鼻孔燥热、渴饮善饥、咽干、便干等，或变生肺痿、便秘、燥痹、痿躄、痉证等病证。进一步辨证，包括燥邪伤肺证（干咳少痰，鼻干眼干，咽干口燥，舌稍红，舌苔少津液，脉细）、大肠燥结证（大便干燥，咽干口渴，舌红少苔，少津液，脉细或细数）等。

（5）内火　可区分为实火与虚火两类。实火多由五脏功能亢进所生，虚火多由阴血亏损所生，也可由气虚基础上形成阴火。实火证，包括心火炽盛证（面红耳赤，五心烦热，口燥唇裂，口舌生疮，甚则嬉笑无常，谵语，神昏，舌红，脉数）、肝胆火盛证（头痛眩晕，胁痛耳聋，少寐多梦，面红目赤，口苦，或淋浊、溺血，舌红苔黄，脉弦数）、肺热壅盛证（咳吐稠痰，气粗鼻扇，烦渴欲饮，大便燥结，或鼻血、咳血，舌红苔黄，脉数）、胃火炽盛证（烦渴引饮，牙龈腐烂而痛或出血，呕吐嘈杂，消谷善饥，大便干，舌红苔黄，脉数）、大肠火热证（大便秘结不通，或暴泻黄赤，肛门灼热，舌红苔黄，脉滑数）、脾胃积热证（口舌干燥，唇红干裂，烦渴易饥，舌红苔黄，脉数）等。虚火证，包括肾阴虚，相火证（头晕眼花，潮热盗汗，咽干，心烦失眠，腰膝酸软，梦遗，尿黄，舌红少苔，脉细数）；脾气虚，阴火证（乏力气短，渴喜热饮，懒言食少，烦热，口舌生疮，舌淡，脉细弱）等。

3. 痰、饮与瘀血

（1）痰饮　痰与饮，都是脾、肺、肾三脏功能失调、水液代谢障碍的病理产物。古人有"水沸为痰""炼液为痰""饮凝成痰"与"积水成饮""水留为饮"等说法，提示痰易化火、饮为阴邪；痰质黏稠，而饮清稀；痰无处不到，症状多端，而饮则易停留空腔，或组织疏松之处。明代张介宾《景岳全书》更指出："饮惟停积肠胃，而痰则无处不到。水谷不化而停为饮者，其病全由脾胃；无处不到而化为痰者，凡五脏之伤，皆能致之。"明确指出相对于饮停局部而言，痰有"无处不到"的特点。其实，正因为痰这种特点，决定了痰导致的病证特别多，尤其疑难怪症，常常是因痰而生。所谓"百病皆由痰作祟""怪病多痰"，不仅说明痰导致的疾病非常多，而且提示不明原因的怪症或难治病，往往可以从痰论治。但应该指出的是，痰有有形和无形之分。有形之痰，是指经肺咳吐出的痰液；而无形之痰，主要见于癫狂、痫证以及阴疽流注、痰核、瘿瘤、瘰疬等病证。总的说，痰之主证，可见胸部痞闷，咳嗽痰多，恶心呕吐，腹泻，心悸，眩晕，癫狂，皮肤麻木，关节痛或肿胀，皮下结节或结肿，溃破流脓，久不收口，苔腻或滑，脉滑。

痰证辨证，就其性质而言，进一步可分为热痰证（痰色黄，痰质黏稠，或心胸烦闷，或失眠多梦）、湿痰证（咳痰量多，晨起为甚，痰质重浊）、寒痰证（咳痰清稀，或痰色白）、风痰证（头晕目眩，头痛头沉，肢体抽动，或呕吐痰涎，或喉中痰鸣）、燥痰证（痰少黏稠，伴咽干口燥）、顽痰证（久病瘿瘤，癥积，痰核，瘰疬，或顽固眩晕，失眠，或癫狂，或痴呆）等。就痰阻病位而言，进一步可分为痰湿犯肺证（咳嗽痰多，色白质稀，舌淡苔白腻，脉滑）、痰热郁肺证（咳喘，胸闷，痰黏而黄，舌红，苔黄腻，脉滑数）、痰蒙心窍证（猝然昏仆，痰涎壅塞，如癫如狂，呆钝无知，舌苔腻，脉滑）、痰热扰心证（心烦失眠，多梦，恶心，舌尖红，舌苔黄腻，脉滑数）、痰湿阻结证（痰核瘰疬，舌暗苔腻）等。另外，痰瘀互结，久成癥积；或痰阻气郁表现为梅核气，吐之不出，吞之不下者。更有痰阻肢体经脉、络脉者，可表现为肢体顽麻、沉重、疼痛，或为痹，或为厥者，或痰停皮下，或痰留皮里膜外，而表现为阴疽流注，或痰核瘰疬者。

而饮之主证，临床症状多随饮停部位而呈不同表现。若论饮证辨证，主要还是饮留胃肠证（胸脘痞闷，肠中水声漉漉，呕吐清水，苔白，脉弦滑）、饮留胸胁证（咳唾引痛，心下痞硬，发热汗出，苔白或腻，脉弦）、饮留肢体（恶寒无汗，肢体浮肿，身体疼重，苔白或微黄水滑，脉紧）、饮停心肺证（咳逆倚息，短气不能平卧，身体微肿，脉弦细，苔白水滑）。

（2）瘀血　是指血脉中血液流行不畅、停滞，或离经之血停积体内，或久病入络，而导致络脉瘀结者。多由气滞、气虚、血热、阴血不足、阳气不振以及外伤等引起。临床常表现为疼痛如刺、固定不移，肿块，肌肤甲错，唇舌青紫，瘀斑瘀点等。内科病证如肺胀、肺痿、肺积、心痛、心悸、不寐、健忘、癫狂、痫证、头痛、眩晕、中风病、痴呆、胃痛、腹痛、胁痛、黄疸、积聚、鼓胀、水肿、关格、消渴病、瘿病、汗证、血证、痹证、痿证，几乎所有病证都可存在血瘀证。而就血瘀层次而言，可分为寻常血瘀证、络脉血瘀（多见于慢性病，久病入络，络脉瘀组）以及久瘀成积（病程日久，表现为癥积形成，积久成形，固定不移，甚至坚硬成石）。就瘀血形成原因而言，辨证进一步可分为气滞血瘀证、气虚血瘀证、阴虚血瘀证、阳虚血瘀证以及寒凝血瘀证、热结血瘀证等，也有表现为痰瘀互结证、血瘀水停证者。就瘀血阻滞部位而言，辨证进一步可分为脑络痹阻证（头晕，头痛如刺，夜间为甚，失眠，健忘，舌暗，或有瘀斑）、心脉瘀阻证（心悸，心痛，口唇紫绀，舌暗有瘀斑）、胃络瘀阻证（胃痛如刺，夜间为甚，肌肤甲错，舌暗，或有瘀斑）、胞脉瘀阻证（月经不调，经血色暗，或有血块，甚至经闭，或痛经，舌暗，或有瘀斑）等。另外，还有下焦瘀血证（腹痛，尤其是左少腹有局限压痛，面有瘀斑，心烦，健忘），或表现为下焦瘀热互结证（腹痛，心烦失眠，健忘，如狂发狂，少腹急结，或少腹硬满，大便不通）者。更有瘀血阻痹肢体经脉、络脉者，可表现为肢体麻木、刺痛、冷凉者，或为痿，或为痹，或为厥，甚至可变生脱疽等。

4.伏邪　伏邪病因学说源于《内经》，所谓"冬伤于寒，春必病温"等即是论伏邪发病。《素问·热论》指出"凡病伤寒而成温者，先夏至日为病温，后夏至日为病暑"。

王叔和解释说冬受寒邪，"邪伏肌肤"，至夏发为温病与暑病。明代吴又可《瘟疫论》倡导杂气致病，但也曾提出"邪伏膜原"理论，清代叶天士则主张"邪伏少阴，发于少阳"。唯刘宝诒《温热逢源》指出："论邪之伏，在于少阴；论邪之发，则以证候为依据。"观点最为中肯。其实，伏邪发病学说，不过是在临床表现按新感温病发病学说无法解释，基于部分温病，初期无表证，不符合新感温病由表入里，"卫之后方言气，营之后方言血"发病规律，或临床发病与季节、气候特点不相符合的情况下，医家提出的一种病因学理论，目的仍然在于在治疗方面能与新感温病有所区别。至于所伏何邪？邪伏何处？主要还是应以临床表现为依据。如伏暑病秋季发病，却不表现为典型温燥症状，而表现为暑湿证候，不符合暑湿发病的季节、气候特点等，所以治疗应按暑湿温病论治。其实，伏邪也并不限于温病，多种内科杂病，尤其是反复发作性的疾病，也常存在伏邪。如哮病、休息痢、头风、痫证、肾风、阴阳毒、斑毒等，都存在伏邪病机。如哮病，发病"内有胶固之痰"，或有"伏饮"，因外感或情志、饮食失调，诱发急性发作。而休息痢，常为湿毒，或湿热邪毒内伏，或有宿食留邪，平素腹满时痛，大便不调，急性发作时，则表现为腹痛、里急后重、便下脓血等症。头风，常有风邪内伏，间断发生头痛发作。实际上，也有因风痰内伏、沉寒痼冷内伏，或瘀血内伏而致头痛反复发作者，辨证还是应以头痛发作时的具体临床表现为基准。痫证，多责之于痰，发作时，则表现为风阳夹痰，上蒙清窍，横窜经络。其他如阴阳毒、斑毒、肾风等，也常有热毒或湿热邪毒内伏，或素有咽干咽痛，或见乳蛾红肿，而因外感，或进食辛辣、虾蟹等，诱发病情迅速加重。所以通过外在的临床表现，判断伏邪的性质，可为进一步治疗提供依据，也可以理解为病因辨证方法。

（五）三阴三阳辨证方法

三阴三阳辨证方法源于东汉张仲景《伤寒杂病论》。何为三阴三阳？历来争议很大。实际上，三阴三阳不过是古人以《道德经》"道生一，一生二，二生三，三生万物"为哲学基础，对人体生理功能所进行的不同于五脏系统的另一层次的划分，即三阴三阳是人体生理六系统。生理情况下，三阴三阳六系统各有各的功能，病理情况下可以互相影响。同时，人群不同个体，三阴三阳六系统功能与气血阴阳盛衰情况不同，这就决定了人群体质又可分为三阴三阳六大类体质类型。而三阴三阳辨证方法，实际上就是在辨三阴三阳六系统病变的基础上，参照患者体质类型，所进行的方剂辨证，即"辨方证"。

1. 太阳病　太阳系统是人体体表卫外功能的概括。主司调和营卫，正常排汗。与肺、督脉以及足太阳膀胱经经络有关。病理情况下，则可表现为太阳系统病变，主要表现为恶寒发热，头项强痛，汗出异常，或鼻塞、咳嗽，脉浮。而太阳体质分类，根据其卫阳虚实，进一步可分为三类。

（1）太阳伤寒证　太阳卫阳充实体质者，体壮实，腠理致密，汗出少，平素不易感冒。若感受风寒之邪，即表现为所谓风寒表实证。常见恶寒发热，头痛，身痛，腰痛，无汗，脉浮紧。即麻黄汤证。用药得宜，常可一汗而解。

（2）太阳中风证　太阳卫阳不足体质者，体虚，腠理疏松，自汗易感，感冒后容易病情迁延。若感受风寒之邪，即表现为所谓风寒表虚证。常见恶风发热，汗出，头项强痛，脉浮缓。即桂枝汤证。

（3）太阳温病　太阳卫阳太过体质，畏热，易感冒，感冒后常见咽痛，或迅疾出现高热喘嗽。若感受风热之邪，或风寒入里化热。常见发热不恶寒，或微恶寒，头目不爽，咽痛红肿，口渴，舌尖红苔薄黄，脉浮数。即后世银翘散证。风寒外束，入里化热，或见发热咳喘者，即麻杏石甘汤证。

2. 阳明病　阳明系统是人体胃肠通降功能的概括。"胃实则肠虚，肠实则胃虚，更虚更实"，则有赖于阳明系统功能的正常发挥。病理情况下，就会表现为"胃家实"，胃肠通降功能失调，大便不通。而阳明体质分类，根据阴阳多少，进一步可分为三类。

（1）正阳阳明　阳明胃热体质者，体壮实，食欲亢盛，能吃能睡能干，畏热，有大便干倾向。发病常表现为腹胀满，疼痛拒按，燥屎内结，潮热，手足汗出，日晡发热，甚至神昏，大便数日不行，脉沉实，或滑数，即承气汤证。若腹胀满，大便硬，或潮热，汗出，脉滑而疾者，即小承气汤证。若阳明胃热体质，发病症见蒸蒸发热，或心烦，大便不通者，即调胃承气汤证。

（2）太阳阳明　阳明胃热阴虚体质，身体稍弱，畏热，食欲亢进，或有咽干口渴，大便偏干。发病常表现为大便干结，小便频多，或有咽干，即所谓"脾约"，麻子仁丸证。

（3）阳明寒实证　阳明胃寒体质，畏寒，食欲好，大便不稀，或有便秘倾向。发病可表现为食谷欲呕，或兼胃痛，腹满，大便不通，可表现为吴茱萸汤证，或大黄附子汤证。

3. 少阳病　少阳系统是人体调节情志、疏利气机功能的概括，有关肝胆。生理情况下，气机条达，情志舒畅。病理情况下，少阳气郁化热，故可见口苦、咽干、目眩等症。而少阳体质，根据其阳气多少，进一步可分为三类。

（1）少阳气郁证　少阳气郁体质者，体瘦弱，性喜抑郁，爱生闷气，食欲差，大便偏稀，体力差。发病容易表现为胸胁满闷，善太息，嗳气，腹满，泄泻，舌淡，边多浊沫，脉细弦。即逍遥散证。外感风寒，症见恶寒，头晕者，可用正柴胡饮治疗。

（2）少阳郁热证　少阳郁热体质者，性喜抑郁，爱生闷气，有失眠倾向。发病常表现为寒热往来，口苦，咽干，目眩，或有心烦喜呕，胸胁苦满，默默不欲饮食，舌略红，苔腻略黄，脉弦细或滑，即小柴胡汤证。

（3）少阳热结证　少阳热实体质者，体力好，爱生闷气，或心烦易怒，食欲好，有大便干倾向。发病常表现为恶寒发热，口苦、咽干，头晕目眩，腹满，大便干，脉弦数者，即大柴胡汤证。

4. 太阴病　太阴系统是脾胃运化水谷功能概括，与脾胃、大小肠密切相关。生理情况下，脾胃运化水谷，奉养全身，气机升降有序。病理情况下，脾胃运化失职，升降失司，所以可表现为腹满时痛，呕吐，泄泻等。太阴体质分类，根据阳气多少，进一步分为三类。

（1）太阴脾胃阳虚证　太阴脾阳虚体质者，体虚弱，平素畏寒，食欲差，有腹泻倾向。若寒湿内侵，即为脾胃阳虚里寒证。常表现为畏寒肢冷，腹满冷痛，呕吐，泄泻，舌淡苔白，脉沉，即理中汤证。若太阴脾阳虚体质，感受风寒，头身痛，脉浮者，即桂枝汤证。

（2）太阴脾胃气虚证　太阴脾气虚体质者，体虚弱，畏寒不突出，平素食欲差，有腹泻倾向。若发病即为脾胃气虚证。常见乏力体倦，食少纳呆，大便溏稀者，即参苓白术散证。

（3）太阴脾虚湿滞证　太阴脾虚湿滞体质，形体虚胖，平素食欲差，有腹泻倾向。若发病表现为面色萎黄，颜面虚浮，食少呕逆，腹满，便溏，舌苔白腻，脉濡细者，即为胃苓汤证。

5. 少阴病　少阴系统是体内阴阳固秘、水火交济功能的概括，有关心肾。生理情况下，水火交济，阴平阳秘，精气神充足。病理情况下，水火失济，阴脱阳亡，精神衰惫，所以可见脉微细，神疲思睡，但欲睡眠等症。少阴体质分类，根据阴阳多少，进一步可分为三类。

（1）少阴阳气虚衰证　少阴阳虚体质者，体弱，畏寒，神疲，性功能相对弱，有多睡倾向。容易感受寒邪，表现为恶寒发热，脉沉者，即少阴阳虚外感表证，即麻黄附子细辛汤证。若阳气虚衰，症见四肢厥冷，汗出淋漓，脉沉或细微欲绝者，即四逆汤证。若少阴阳虚水泛证，表现为心下悸，头眩，筋肉跳动，全身颤抖，有欲倒于地之势，甚则浮肿，小便不利，或四肢沉重疼痛，或下利，或腹痛等，即真武汤证。若少阴阳虚体质，寒湿阻痹，表现为背恶寒，口中和，腰痛，肢体关节冷痛，脉沉者，即附子汤证。

（2）少阴阴虚内热证　少阴阴虚体质者，形体瘦长，烦热，思维敏捷，有失眠倾向。临床表现为心烦，不得眠，口燥咽干，舌红苔黄，脉细数者，即黄连阿胶汤证。若阴虚水热内停，症见咽干口渴，心烦失眠，或有咳嗽，呕逆，小便不利者，即猪苓汤证。若少阴阴虚体质，咽痛者，即甘草汤或桔梗甘草汤证。若少阴阴虚体质，胃肠结热，症见咽干，腹满，大便不通者，当急用大承气汤下之。

（3）少阴阴阳俱虚证　少阴阴阳俱虚体质，体弱，多见于老年人，易寒易热，体倦神疲，体力不足，精神疲惫。发病表现为腰痛，神疲，畏寒肢冷，腰膝酸冷，小便不利者，即肾气丸证。若阴竭液脱，症见咽干口渴，气短心悸，四肢厥冷，汗出脉微者，即四逆加人参汤证。

6. 厥阴病　厥阴系统是人体控制情绪、潜藏阳气功能的概括，有关于肝肾脾胃。生理情况下，情绪平稳，肝阳潜藏，肝气和顺，脾胃升降有序。病理情况下，阴虚，肝阳不能潜藏，肝气横逆克伐脾胃，所以表现为消渴多饮，自觉气上撞心，心中疼热，饥而不欲食。厥阴体质分类，进一步可分为三类。

（1）厥阴肝阳上亢证　厥阴肝旺体质，体壮，性急易怒，控制情绪能力差，容易冲动。若发病表现为咽干口渴，胃脘热痛，呕逆，气上撞心，舌红中心少苔，脉细弦者，可用经验方百合丹参饮（百合、乌药、白芍、丹参、陈皮、枳壳、白术、茯苓、鸡内金、炙甘草）治疗。若厥阴肝旺体质，发病后症见头晕目眩，头痛头胀，心烦易怒，脉弦大者，即天麻钩藤饮证。若厥阴肝旺体质，外感风热，症见头晕目赤，心烦易怒，发热，咽干，脉细弦数者，可用桑菊饮合翘荷汤加减。

（2）厥阴阴虚阳亢证　厥阴阴虚肝旺体质者，性急易怒，容易冲动，伴见咽干，腰膝酸软，发病常见阴虚阳亢证，而表现为头晕目眩，咽干口渴，心烦易怒，腰膝酸软，脉细弦者，可用建瓴汤治疗。

（3）厥阴虚阳浮越证　厥阴阳虚肝旺体质者，体虚，形寒肢冷，性急易怒，容易冲动，腰膝酸冷，发病常见虚阳浮越证，而表现为头晕目眩，面红如妆，心烦失眠，心烦易怒，腰膝酸冷，脉沉细，或弦大无力者，可用潜阳丸、驯龙汤加减。

三阴三阳辨证方法，重视体质在发病中重要地位。强调因为有这种体质，才容易招惹这种病因，才容易发生这种疾病，并表现为特定方证。实际上，辨体质、辨病、辨证是相统一的，所以我们将其称为辨体质、辨病、辨证"三位一体"诊疗模式。因其辨体质，最能体现"治病求本"的精神；重视辨病，强调"谨守病机"；重视辨方证，强调"有是证用是方"，最能体现中医"个体化"治疗的优势，所以临床行之，切合实用。实践证明，三阴三阳辨证方法并不是仅适合于所谓"伤寒"，"六经钤百病"绝不是一句空话。

（六）卫气营血辨证方法

卫气营血辨证方法，源自温病学家叶天士。吴鞠通《温病条辨》对其传播起到了很好作用。叶天士《温热病篇》指出："大凡看法，卫之后方言气，营之后方言血。"概括了温热病由表入里的邪气传变规律。卫气营血辨证方法，就是根据临床上具体脉证表现，辨别温病卫、气、营、血证候所属，为进一步治疗提供依据。一般认为，最适合于温病辨证。实际上，内科杂病也可以采用卫气营血辨证方法，进行辨证论治。

1.卫分证　卫分证主要见于温热病初起。其中，风温卫分证，为温邪从口鼻或皮毛而入，侵犯肺卫所致。常表现为发热，微恶风寒，头痛，无汗或少汗，咳嗽，口渴，舌边尖红，苔薄白，脉浮数等。秋燥卫分证，常表现为恶寒发热，头痛无汗，咽干唇燥，鼻干，干咳，舌苔薄白而干，脉浮细。秋燥有凉燥与温燥之分。

2.气分证　气分证主要见于温邪由卫分入里化热，病变部位有胃、脾、肠、胆、胸膈等，其中以热盛阳明较为常见。常表现为壮热，不恶寒但恶热，汗多，渴欲冷饮，舌苔黄燥，脉洪大。痰热壅肺证，常表现为发热，痰黄而稠，胸痛气喘，舌红苔黄，脉滑数。阳明腑实证，常表现为身热，腹满，腹痛拒按，大便秘结，或泻下黄臭稀水，舌红、苔黄厚干燥，脉沉实。

3.营分证　多由卫分、气分传来，也有起病即为营分证者，是温热病的严重阶段。营分热盛证，常表现为身热夜甚或身灼热，渴不欲饮或反不渴，心烦不寐，时有谵语，舌质红绛，脉细数。热灼营阴证，身热夜甚，心烦不寐，或神昏谵语，或斑疹隐隐，舌绛无苔，脉细数。热入心包证，常表现为高热，神昏，谵语，或四肢厥冷，抽搐等。热极生风证，常表现为高热，躁扰不宁，抽搐，或四肢拘急，项强，角弓反张，舌颤，舌红或绛，脉弦数。

4.血分证　血分证多从营分发展而来，也有由卫分、气分直入血分的，个别情况也有起病即现血分证者，是温热病的危重阶段。常表现为吐血，衄血，便血，溺血，斑疹密布，身热，或低热，手足心热，口干舌燥，齿枯唇焦，躁扰不宁，或神昏谵语，舌质红绛或光红如镜，或手足抽搐，痉厥。气血两燔证，常表现为壮热口渴，心烦躁扰，甚或昏狂谵妄，吐血，衄血，肌肤发斑，舌绛，苔黄燥，脉数。若热毒充斥表里上下，内侵脏腑，外窜经络，症见寒战高热，大渴饮冷，头痛如劈，烦躁谵妄，神昏，出血等。血热动风证，常表现为壮热神昏，头晕胀痛，手足抽搐，颈项强直，角弓反张，舌干绛，脉弦数。至于血热伤阴证，因邪气的强弱和阴液耗伤程度不同，表现有异。

卫气营血辨证方法，除了可用于温病临床外，斑毒、阴阳毒以及肾风尿血、热盛痉证等也可以采用卫气营血辨证方法进行论治。疫毒痢、急黄等，更可参照温病、瘟疫进行辨证治疗。

（七）三焦辨证方法

三焦辨证方法，源自清代吴鞠通《温病条辨》。吴氏根据古代文献对三焦的论述和外感温病的证候特点，创立了三焦辨证方法。《温病条辨》指出："凡病温热，始于上焦，在于太阴，肺病逆传，则为心包；上焦病不治，则传中焦，脾与胃也；中焦病不治，则传下焦，肝与肾也，始于上焦，终于下焦。"其实，三焦辨证方法，除了可用于温热病，对多种内科病证也很有临床价值。

1. 上焦病证　包括感冒（风寒、风热、暑湿）、咳嗽（风寒、风热、燥邪）、头痛（风寒、风热、风湿）等。病机特点：多见邪犯卫表，肺失清宣之证。常表现为头痛、项强，头晕、头沉，头目不爽，眼干，眼红，目涩，迎风流泪，鼻塞、流涕、喷嚏、鼻干，咳嗽、气喘，咳痰，咽痒、咽干、咽痛、乳蛾红肿，咽堵不利等。治疗应遵从吴鞠通所谓"治上焦如羽，非轻不举"的法则，选用药性轻清灵动，有辛散（麻黄、桂枝、荆芥、防风、羌活、独活、生姜、白芷、柴胡、牛蒡子、葱白）、芳化（香薷、藿香、佩兰、紫苏）、清宣（金银花、连翘、黄芩、薄荷、牛蒡子、芦根、紫菀、款冬花、白前、杏仁、桔梗、前胡、枇杷叶）作用的药物。一般用量不可过重，即"轻可去实"的思路。

2. 中焦病证　包括胃痛（气滞、食滞、湿热、胃寒、胃热、虚寒、阴虚）、痞满（寒湿、湿热、寒热错杂、气滞、食滞、气虚、阳虚）、腹痛（寒聚、热结、湿热、气滞、食滞）、胁痛（湿热、寒湿、气滞）、黄疸（湿热、寒湿）等。病机特点：多见脾胃气机阻滞，升降失司之证。常表现为胃胀、痞满、胃痛、恶心、呕吐、反酸、嘈杂、呃逆、腹痛、腹胀、胁痛、黄疸等。治疗应遵从吴鞠通"治中焦如衡，非平不安"的法则，选用药性平和平稳，有理气（陈皮、枳壳、枳实、木香、苏梗、香附、青皮、香橼、佛手）、消导（神曲、山楂、鸡内金、麦芽、谷芽、稻芽、半夏曲）、健脾（党参、苍术、白术、茯苓、山药、大枣）、和胃（陈皮、半夏、砂仁、生姜）、疏肝（柴胡、香附、枳壳、郁金、川楝子、延胡索）作用的药物，或可养阴（石斛、百合、沙参、麦冬、玉竹）、清热（黄连、黄芩、栀子、石膏、知母、天花粉）、散寒（干姜、高良姜、肉桂、吴茱萸、桂枝、砂仁、肉蔻）、化湿（白蔻仁、藿香、佩兰、砂仁、草豆蔻、草果）作用的药物。一般用量不可过轻，也不可过重。剂量太小，难以取效；剂量太大，可增加脾胃负担，反而可能加重病情。

3. 下焦病证　包括泄泻（寒湿、湿热、寒热错杂、脾胃气虚、脾肾阳虚）、痢疾（湿热、脾肾阳虚）、便秘（结热、气滞、阴虚、血虚、阳虚）、淋证（湿热、阴虚）、尿血（湿热、阴虚）、腰痛（寒湿、湿热、风湿、肾虚）、痹证（风寒湿、风湿热）、痿躄（湿热、肝肾阴虚）、消渴病（肾阴虚、气阴两虚、阴阳俱虚）等。病机特点：多见寒湿、湿热下注、肝肾虚损之证。常表现为腰痛，腰膝酸软，腰膝酸冷，足跟痛，下肢沉重，下肢痿躄，下肢麻木疼痛，下肢浮肿，小便不利，尿少，尿频，尿急，尿痛，尿血，遗尿，夜尿频多，泄泻，便下脓血，便血，大便不通，脱肛，肛门灼热，肛周潮湿，疝气，阴囊湿冷，阴囊湿痒，睾丸坠痛等。治疗应遵从吴鞠通"治下焦如权，非重不沉"的法则，选用药性气厚味重，有散寒（附子、川乌、草乌、肉桂、吴茱萸、肉豆蔻、桂枝、小茴香）、清热（黄连、黄芩、黄柏、苦参、栀子、虎杖、玄参、生地、知母、蒲公英、地丁）、泻下（大黄、芒硝、番泻叶）、滋补（熟地、山茱萸、枸杞子、制首乌、桑椹、黑芝麻、女贞子、沙苑子、鹿茸、鹿角片、鹿角胶、肉苁蓉、锁阳、巴戟天、葫芦巴、杜仲、狗脊、桑寄生、续断、怀牛膝）、固摄（五味子、芡实、金樱子、覆盆子、白果）作用的药物。或可用清利（车前子、土茯苓、石韦、萆薢、萹蓄、瞿麦、海金沙、金钱草、滑石、半枝莲、白花蛇舌草）、顺气（木香、槟榔、炒莱菔子、乌药、橘核、荔枝核）、重镇（磁石、赭石、龙骨、牡蛎、鳖甲、龟板、石决明、珍珠母）作用的药物等。一般用量宜重。用药剂量小，则难以取效。

若以湿热类病证为例，即可见其三焦辨证的重要临床价值。如暑湿感冒，是邪在上焦，邪犯肺卫，方可用新加香薷饮、鸡苏散等。痞满、胃痛、腹痛、胁痛、黄疸，可为湿热在中焦，方可用芩连平胃散、藿香正气散、藿朴夏苓汤、清中汤、龙胆泻肝汤、茵陈蒿汤、甘露消毒丹等。泄泻、痢疾、淋证、血尿、腰痛、痿躄等，可为湿热在下焦，方可用葛根芩连汤、白头翁汤、八正散、萆薢渗湿汤、小蓟饮子、二妙丸、四妙丸等。更有热淋等，湿热弥漫三焦者，更可用三仁汤等。

（八）辨病分型辨证方法

辨病分型辨证方法，是在辨病基础上，根据临床症状、舌脉等，进一步进行分型辨证的方法。具体包括基于中医病证的分型辨证方法与基于西医学疾病的分型辨证方法。如针对消渴病，祝谌予教授主张分为五个证型进行辨证论治。气阴两虚型，治当益气养阴，方用降糖基本方（黄芪、生地、苍术、玄参、葛根、丹参）；阴虚火旺型，治当滋阴清热，方药可用一贯煎、白虎汤加减；燥热入血型，治当清热凉血，方药可用温清饮，即芩连四物汤；气虚血瘀型，治当益气活血化瘀，方药可用补阳还五汤，或配合生脉散；阴阳俱虚型，治当滋阴壮阳，方药可用金匮肾气丸加减。现行《中医内科学》教材，也多是采用在明确中医病证基础上的分证论治方法。其他如《中药新药临床试验指导原则》以及国家中医药管理局医政司发布的中医内科病证临床路径与诊疗方案等，也都采用了这种分型辨证方法。可以说，辨病基础上的分型辨证方法，在具体分型辨证过程中，实际上常融合了脏腑辨证、气血津液辨证、病因辨证等多种辨证方法，所以是当下中医临床常用的主体辨证方法，也是最受重视的辨证方法。但因临床上，同一种疾病的不同证候，并不存在截然的区别，单纯表现为某一证候并不多见，不同证候常可以互相兼夹，或互相转化，所以这种分型辨证方法，也常受到诟病。因此，把辨病基础上的分型辨证论治方法，称为分证论治，即分证候论治比较合适。因为证候可随时而变，不同证候互相兼夹，互相转化，或本虚标实，或由实转虚，如此即可反映出中医证候复杂多变，更有利于突显中医治病的圆机活法，所以也就比较切合临床实用。

五、《中医内科学》的重要知识点

《中医内科学》的重要知识点，包括多种内科病证的概念、病因病机及其演变、诊断要点与类证鉴别诊断、辨证要点、治则治法、分证论治、预防调护等。

（一）病证概念

《中医内科学》的病证概念，病证名最常见的是以主症命名，以主要症状或体征作为病证名，如咳嗽、喘证、心悸、不寐、胃痛、呕吐、泄泻、黄疸、胁痛、头痛、眩晕、水肿、腰痛等。但不是说只要具备这个主症就可以诊断为这个病证。因为每一个病证，都应该有其核心病机，诊断这个病证除了需要具备其主症外，还要参考其常见兼症以及发病特点等。如肺痨、肺痈、肺积等肺系病证，均可以咳嗽为主症，但除了咳嗽外尚兼有咳血、潮热、盗汗，或见咳吐脓痰腥臭、胸痛、发热，或兼气短、消瘦、久治不愈，发病特点或有肺痨接触史，或急性发病、突发寒战高热，或慢性起病、多发于老年男性吸烟者，所以并不诊断为咳嗽。而肺痨、肺痈、肺痿、肺胀、肺积等，实际上以病位结合病机命名。还有感冒、哮病、鼓胀、中风病、消渴病等，其本身就是或者是基本上就是一种具有独立病因、基本病机和特定演变规律的疾病。

（二）病因、病机、病位、病性与病势

中医内科病证的病因，不外体质因素以及外感六淫、疫毒之邪，内伤七情、饮食劳倦，久病或误治，药毒所伤，外伤，跌打闪挫等。但应该指出的是，中医病因学的精髓是"审症求因"。即基于中医学"以外揣内"的基本思维方式，根据临床表现，来判定病因。

病机，即病情变化发生的关键。不同病证以及同一病证不同阶段、同一病证的不同证候，可存在不同的病机。感冒、哮病、肺痨、鼓胀、中风病、消渴病等，作为独立的疾病，必有其形成的基本病机，贯穿于病证发生发展的全过程，并具有特定的演变规律。如消渴病核心病机是热伤气阴，而其继发病证则以络脉瘀结为发病基础。而眩晕形成的病机，则包括风阳、痰火上扰清空，气血不足，肾精亏虚，不能上养清窍，痰湿瘀血阻隔，清阳不升等。所谓"谨守病机""有者求之，无者求之"，就是强调病机的关键地位。临床上，具备典型临床表现者应抓住病机，不具有典型临床表现者也应该详审

病机。

病位，即病之所在，临床上应该从整体中求之。临床观察发现，每一个病证，往往都有一个主病位，或者说中心病位，同时常可以与其他脏腑相关。如咳嗽中心病位在肺，但"五脏六腑皆令人咳"，常有关肝脾。胃痛中心病位在胃，也与肝脾相关。但应该指出的是，我们不能把病位仅仅理解为脏腑定位，更不能脏腑定位，等同于西医的解剖学的脏器病位。如感冒病位是邪在肺卫，而外感头痛，疼痛部位虽然在头，但或为太阳经脉受病，或为少阳经脉受病，或厥阴经脉受病。所谓在表、在里，在太阳、阳明、少阳、太阴、少阴、厥阴，卫分证、气分证、营分证、血分证，上焦病证、中焦病证、下焦病证等，都是病位的概念。

病性，主要是指虚实而言。虚包括气血阴阳之虚，五脏六腑之虚；实包括风、寒、暑、湿、燥、火以及气滞、血瘀、痰湿、水饮等多种邪实。内科病证，初期多实证，久病多虚，更多表现为本虚标实、虚实夹杂。辨虚实常是内科病证的基础，如喘证首当辨虚实，血淋进一步应该分辨实证、虚证即是。而分辨标本虚实，在内科病证辨证论治过程中，更具有普遍的指导意义。如消渴病本虚证包括阴虚、气虚、气阴两虚、阴阳俱虚等，而标实证包括胃肠结热、脾胃湿热、肝经郁热、痰火、瘀热以及肺热、心火、肝火、胃火、肝阳与气滞、痰湿、血瘀等。

病势，体现着病情发展和转化的趋势。临床上应该注意不同疾病之间与同一病证不同证候之间的联系。如胃痛失治，误食辛辣，可成吐血、便血，日久或为反胃顽证。肺痨失治，加以情志失调，肝火犯肺，可成咳血，或生厥脱之变。石淋，若夹湿热下注，或热灼血络，则可继发热淋、血淋。而咳、喘、哮等肺系疾病，肺气受伤，日久痰瘀互结，渐成肺胀；如黄疸、胁痛，肝脾肾受伤，日久气滞、血瘀、水裹，渐成鼓胀；如头痛、眩晕，肝阳亢盛，因郁怒，引发风阳内动，夹痰夹瘀，痹阻脑络，发为中风病；如水肿、淋证，久治不愈，邪毒损伤肾元，湿浊邪毒，阻滞气机升降出入，发为关格等。至若同一病证不同阶段的变化，如消渴病热伤气阴，日久气阴两虚甚至阴阳俱虚；如中风病急性期风痰瘀血痹阻脉络，进入后遗症期，常表现为气虚血瘀络脉痹阻等。明确病势，可了解病情进一步发展趋势，可早期发现疾病，避免漏诊，并可提示我们有病早治，既病防变。

（三）诊断要点与类证鉴别

内科病证的诊断要点，一般包括三个方面：第一是临床表现，尤其是主症表现，是最重要的诊断依据。第二是发病特点，包括起病缓急、常见诱因、预后转归以及好发人群等。第三是西医学相关检查，此点虽不应作为重点要求，但作为四诊的延伸，有时也有利于明确诊断与鉴别诊断。

类证鉴别，包括不同病证之间的鉴别与同一病证不同类证的鉴别。其中，不同病证之间的鉴别，一定是在临床表现或发病特点等方面，存在需要鉴别的情况。类证鉴别的重点是依据临床表现及其发病特点进行鉴别。但基于中医学特点，有时还需要注意区分不同病证，在病因与基本病机的病位、病性、病势等方面的不同特点。如水肿与鼓胀的鉴别，就要求从临床表现、发病特点、病机特点三个方面进行鉴别。而对于同一病证不同类证的鉴别，也很必要。如淋证包括热淋、气淋、石淋、血淋、膏淋、劳淋等，痹证包括风湿痹证、尪痹等，进一步鉴别具有重要意义。

应该指出的是：强调病证诊断，就是强调辨病，所谓"先议病，后议药""为医必先识证"，都是在强调辨病的重要性。李克绍先生曾专门撰文总结胃脘痛伴呕血如黑豆汁状中药治疗经验教训，强调辨病的重要。当然此所谓辨病，主要是指辨中医的病证，但实际上中医的病证也直接相关于西医的疾病。

（四）辨证要点

中医辨证方法丰富多彩，各有最佳适应证。而中医内科病证种类繁多，所以辨证要点也是各有差异。如咳嗽首先应当辨外感、内伤，喘证则强调辨虚实，哮病重视辨发作期、缓解期，而泄泻强调辨暴泻与久泻，着眼点各不相同。但因内科病证初病多实，久病多虚，虚实夹杂、本虚标实者较为多见，所以辨标本虚实、轻重缓急常常是辨证的基本内容。另外，中医的辨证本身就有辨体质、辨病因的内涵，而体质又是内科病证发生的重要基础，不同病证及其不同证候，易发体质不同，所以辨体质也常是中医辨证的重要内容。基于张仲景三阴三阳辨证方法，明辨三阴三阳体质，对临床辨证具有重要价值。

（五）治则治法

中医治则强调治病求本，重视标本缓急，注意脏腑定位，重视根据邪正盛衰、气血阴阳、寒热虚实、体质偏颇，制定针对性治疗措施。治疗能否取效的关键在于如何处理好治标与治本的关系。同时，中医学重视顾护人体正气，强调护胃气的思想；重视"天人相应"整体观，因时制宜，因地制宜与重视体质，因人制宜"个体化"治疗的思想；重视扶正祛邪、因势利导的思想；重视分层次、分阶段辨证治疗的思想；重视有病早治、既病防变、病后防复的"治未病"思想，也应该深刻领会。至于具体治法，则应该在以上重要治则的指导下，根据辨病辨证的结果，针对性地确立相应措施。如眩晕肝阳上亢证，具体治法应该是平肝潜阳；而阴虚阳亢证，具体治法就应该是滋阴潜阳。总的来说就是要求理法方药环环相扣。

（六）分证论治

分证论治是《中医内科学》的核心内容，因为其他内容最终都要通过分证论治来体现。我们把一个病证，分成几个不同的证候，明确其临床表现、治法、主方、参考处方等，并不是说这个病证临床上仅仅就是单纯以这几个证候的形式出现，临床上如法辨证选方用药就可以了。因为临床实际，更多见不同证候互相兼夹或互相转化的情况，常表现为本虚标实、虚实夹杂，所以应该灵活看待这些不同的证候。当然，掌握这些证候的治法、主方，还是必要的，但如果仅仅局限于这些，尤其是将其划成线路图，或采用表格化形式死记硬背，那就只能是应试考高分，临床却手足无措，非常不利于突出中医临床的圆机活法，可直接影响临床疗效的提高。事实上，张仲景《伤寒杂病论》以及后世医家，包括明清温病学家，在内科病证治疗方面都积累了丰富经验，形成了一系列有效方药，非常值得学习。我们在学习不同证候主方的同时，应该进一步理解其加减法度，包括认真学习相关附方，对全面继承中医学精粹、应对复杂临床问题具有重要意义。如针对感冒，风寒感冒——荆防败毒散，风热感冒——银翘散，暑湿感冒——新加香薷饮，仅仅这些是远远不够的。仅就风寒感冒而言，除了荆防败毒散以外，备选的方剂还有麻黄汤、桂枝汤、葛根汤、大青龙汤、小柴胡汤、防风通圣散等，这些方剂各有特色，各具其最佳适应证。临床上仅仅靠一首荆防败毒散，不可能解决风寒感冒相关的多种复杂证候。

（七）预防与调护

内科病证的预防，体现了中医学"治未病"思想，具体应该包括未病先防、既病防变、病后防复等。未病先防，无外乎顺应四时、饮食有节、起居有常、劳逸结合、心情舒畅等，但也包括针对体质偏颇制定饮食、运动、心理调理措施等。有些特殊疾病如哮病等，还需要采取"冬病夏治"穴位贴敷等特殊预防措施。总的说，不同病证，"治未病"的措施也存在不同。如消渴病，积极治疗，防治络脉瘀结，就有利于减少继发病证，如中风病、胸痹心痛、水肿关格、视瞻昏渺、脱疽等发病危险，既病防变很重要。而中风病，最怕复中，长期坚持治疗，就是着眼于病后防复。

至于调护措施的制定，也应该包括避风寒、饮食调护、心理调摄、适当运动等多方面。但实际操作过程中，也应该根据具体病情，注意调护措施的针对性。不同的病证，不同的证候，不同的体质，调护措施也应该不同。如水肿、鼓胀应强调低盐饮食，消渴病应该忌食甘肥醇酒；肝气犯胃的胃脘痛应该调情志，风寒湿痹应该注意避风寒、避免居处潮湿阴冷；阳明胃热体质者应适当多吃水果、蔬菜，太阴脾虚体质者应忌食生冷、少吃油腻醇酒，可适当多吃山药、莲子、芡实等。

六、关于病历书写

病历，又称病案、脉案，是诊疗过程的记录，包括了患者的基本情况，主症、兼症与舌脉，病证诊断，辨证立法，选方用药以及调护措施等。《史记·扁鹊仓公列传》记载了汉代名医淳于意的"诊籍"，实际上就是病历。明代喻嘉言《寓意草》作为个人自订医案，详细记录了自己以内科杂病为主的疑难医案 60 余例，详录病因和病情，明晰辨证分析，指出每案的关键之处和疑难之点，见解独到。尤其是书前有医论二篇，强调"先议病，后用药"的诊疗程序，其自订议病格式对后世影响深远。清代叶天士、薛生白、吴鞠通、王孟英、尤在泾、王旭高、丁甘仁等名医，都留存了大量医案，其中不乏义理精妙、文采飞扬之作，颇能启发临床思维，并为我们今天书写中医病历提供了范例。

中医病历的内容，包括一般情况、主诉、病史（包括现病史、既往病史、个人史、过敏史、家族史、妇女经带胎产史等）、体格检查、舌脉、实验室辅助检查、诊断、辨病辨证分析、治法、方药与调护措施等。其中，体格检查与实验室辅助检查不是中医内科学病历书写教学重点。

其中，一般情况除了姓名、性别、年龄、职业、婚况以外，还包括发病节气，因为中医基于"天人相应"的整体观，重视气候变化对人体疾病的影响。

主诉：本是指患者最突出、最迫切需要解决的主症，包括主要症状或体征，再加上出现了多长时间。如果实在没有症状或体征，有时也可以是发现某项检查指标异常多长时间。

病史：现病史首先应叙述主诉症状或体征出现的时间或时刻以及诱因，其后诊疗过程、诊疗结果以及为什么再次来诊。尤其要注意目前接受的治疗方案以及对进一步诊治有借鉴意义的病史资料。其后为刻下症，即目前的临床表现，或现症。具体内容应该包括主症及其临床特点，兼症或者说伴随症，还有有鉴别意义的症状，一般症即饮食、睡眠、大小便等。而既往病史，即既往曾患过的疾病，尤其是应注意与现症相关的疾病以及其他慢性病、传染病史等。与现症无关而且已经治愈的急性病如感冒、肺炎、泄泻、痢疾等，未必需要写出。其他，如个人史、过敏史、妇女经带胎产史、家族史等，也是应该以与现症相关的情况包括家族病史等为重点。应注意做到言之有物。

舌脉：作为中医望诊、切诊的重点内容，舌象、脉象必须给予充分重视。传统医案甚至有把脉象置于案首的习惯，实际上就是强调脉诊的重要性，其实这也是病历被称为脉案的重要原因。一般说，论脉象，对脉位、脉率、脉势以及寸关尺、浮中沉所见，都应该尽量表述清楚。而论舌象，对舌体、舌质、舌苔、舌下脉络也应该尽量进行全面观察。如此才可为正确辨证提高依据。其他如望形体、望神、望面色以及腹证所见，也有重要的临床价值。

诊断：包括中医病证名以及具体中医证候诊断。病证诊断可以是一个，也可以是两个、三个，但证候诊断应该是一个。因为证候体现的是此时此刻急需解决的主要矛盾。中医病历在诊断中要求明确中医证候，体现了中医重视辨证论治的精神。

辨病、辨证分析：中医病证诊断，主要是以临床表现、发病特点为依据，也可参考体格检查以及实验室辅助检查结果进行。而辨证分析，则应该从生理推及病理，从主症分析推及兼症，然后综合舌脉确立证候诊断，并明确病位、病性、病势。比如长期心情不好所致的肝气犯胃胃痛，可作以下辨证分析：肝主木，主气机疏泄；胃主阳土，以通降为顺（此论脏腑生理）。情志抑郁，肝气郁结，肝气犯胃，肝胃不和，气机阻滞，不通则通，故见胃脘胀痛，随情绪波动而加重（此论脏腑病理，论主症发生机制）。胃失和降，故见恶心；肝郁化热，故见心烦口苦（此由主症发生机制，论及兼症发生机制）。综合舌脉，舌苔边多浊沫，脉弦，乃肝气犯胃之证（综合舌脉，归纳证候诊断）。病位在胃，有关于肝，病性为实，肝气郁结，胃失和降，失治误治，气郁化热伤阴，则病情进展，甚至可有吐血、便血之变（明确病位、病性、病势）。但应再次指出的是，病位并不限于脏腑定位，也可以是表里、气血津液、三阴三阳、卫气营血、三焦定位等。论生理也不限于脏腑生理，也可以从气血生理、三阴三阳生理等入手，进行辨证分析。

治法：包括治则层面的标本同治、扶正祛邪以及先治标、后治本之类，更多是指具体的治法，如清热解毒、益气养阴、活血通络等。确立治法主要是以辨病、辨证为依据。

方药：包括主方以及具体处方用药、煎服法等。一般要选择一首主方，或几首主方，并在主方基础上加减化裁。应该注意尽量不要根据辨证结果胡乱堆药。提起清热解毒，就写金银花、连翘、板蓝根、大青叶一大堆；提起益气养阴，就写黄芪、党参、生地、玄参、石斛一大堆；提起活血化瘀，就写桃仁、红花、当归、川芎、丹参一大堆。这样叫"有药无方"，显示出医者对中医方剂学传承不够，会直接影响临床疗效。具体处方用药，应注意君臣佐使配伍，注意用药剂量恰当，煎服法合理。中药煎煮，如龙骨、牡蛎、珍珠母、石决明、石膏、滑石、鳖甲、龟板等，当先煎就先煎；如砂仁、薄荷、钩藤等，当后下就后下；如阿胶、龟板胶、鹿角胶等，当烊化就烊化；如炮附子、制川乌、制草乌等，该久煎就久煎；如三七粉、珍珠粉、琥珀面、羚羊角粉以及甘遂粉、芦荟面等，应装胶囊或冲服。还有服药时间，桑菊饮、止嗽散等，一般主张餐后服药；参苓白术散、六味地黄丸等，一般主张空腹服药。任何一个环节执行不到位，均可能影响临床疗效。

调护：应注意不考虑病证与证候诊断，简单说避风寒、节饮食、戒劳欲等，不能反映中医理法方药一致与个体化治疗的精神。调护措施的制定，也应该综合考虑患者是什么体质、患了什么病、目前表现出的是什么证候，应该在辨体质、辨病、辨证的基础上，制定针对性的调护措施。

应该指出的是，中医病历既是一个诊疗活动的记录，同时也是一个可作为法律依据的文件。而且，一份好的病历，实际上就可以理解为一个医学论文。论文的论点就是病证诊断与证候诊断，而主诉、病史甚至体格检查、实验室辅助检查等，都是用于论述论点的论据。而辨病、辨证分析，就是一个根据主诉、病史等，基于中医理论与临床思维方法，利用中医学多种辨证方法，对论点进行论证的过程。所以，病历书写既要求客观全面，也要求对相关资料进行理性思考。病历作为医疗文献，决不应该是记流水账。

七、《中医内科学》的学习方法

（一）重视经典多读书

经者，常也。经典是几千年来长期影响中医学术发展最基本的大道，至今还在指导临床的大道，是具有普适性的大道。中医学的学科特点，决定了学习中医一定要溯本求源，必须熟读经典。《内经》是经中之经，系统学习《内经》，并结合《易经》《论语》《道德经》《庄子》《孙子》等，才能全面理解中医"天人相应"的整体观、"以外揣内"的思维方式以及"因势利导"治疗思想，还有"治未病"思想等。此有关世界观、方法论，是理解后世百家著作的依归。《伤寒论》成书于汉末乱世瘟疫流行的背景之下，创三阴三阳辨证方法，重视辨方证，为处理外感病以及相关杂病，包括表里同病、虚实夹杂、寒热错杂病证的处理建立了规范，强调护胃气、存津液，所载方剂应用指征包括症状、腹证、脉象等，指示明确，临床应用千年，卓有疗效，所以被称为"方书之祖"，被历代医家所推崇。《金匮要略》创脏腑经络辨证方法论治杂病，强调在辨病的基础上辨方证，建立起先辨病、后辨证、辨病与辨证相结合的治疗模式，是《中医内科学》的基础，必须给予充分重视。至于后世百家，如金元四大家刘完素、李东垣、张子和、朱丹溪，清代温病四大家叶天士、薛生白、吴鞠通、王孟英，还有陈士铎、薛己、张景岳、赵献可、吴又可、杨栗山、王清任、唐容川、张锡纯等，名医名著，各有特色，都非常值得学习。另外，还有所谓口袋书，即内容简明扼要，朗朗上口，便于日夜诵读的医书，日日诵读，常读常新。董建华院士当年就要求王永炎院士把《医家四要》作为口袋书，至今王永炎院士仍将其置之案头，坚持日日诵读。大型类书如清代官修《医宗金鉴——杂病心法要诀》，实际上也是凝聚着当时众多名医的智慧，要言不烦，值得重视。当代名家秦伯未教授著《谦斋医学讲稿》论脏腑病证尤其是对发热、胃脘痛、水肿、虚劳等有系统论述。黄文东、方药中教授等主编的《实用中医内科学》纵览古今，全面总结了内科病证的学术沿革、病因病机与辨证论治等。董建华、王永炎院士等先后主编《中国现代名中医医案精华》与《中国现代名中医医案精粹》（丛书），荟萃现代名家医案，丰富了中医医案学宝库，许多思路值得临床借鉴。印会河教授著《中医内科新论》，提出抓主症治疗内科病的思路，确有实效。焦树德教授著《用药心得十讲》《方剂心得十讲》，则分享了临床选方用药的经验，弥足珍贵。我们主编《四大经典与中医现代临床》（丛书），明辨经典理论尤其是三阴三阳辨证与脏腑经络辨证方法对内科临床的指导作用，以及经方与温病名方临床应用技巧等，足可启发临床思维。读书是一种素质，读书是一种信仰。只有多读书，才能够拓宽视野，才不会为眼下纷繁复杂、光怪陆离的所谓"新观点""新见解"所迷惑。学术期刊也是获取知识尤其是新知识的重要手段，其中有一些名中医经验很值得学习。

（二）重视实践勤临床

《中医内科学》是临床专业课，要学好这门课程应该着眼于提高应用中医基础理论与临床思维方法解决内科病证的临床实际诊治能力。遵照"古为今用，洋为中用"的精神，我们应该强调学以致用。因为真正的知识，不是用来讲的，而是用来指导实践的，所以必然是有实用价值的。因此，在重视读书的同时，还要重视在实践中学习。通过辨病、辨证分析，可以训练中医"以外揣内"临床思维，包括从主症入手进行诊断和鉴别诊断，从主症特点结合兼症、舌脉，分析病机特点，明确病位、病性、病势的临床思维方式。通过学习制定治法、处方用药，可以培养中医据证立法、以法处方、随方加减用药的治疗思路。我们只有做到眼勤、腿勤、手勤、笔勤，早临床、多临床，早跟师，多跟师，才能学到灵活有用而且能用的知识。图表式学习，是应试教育的产物，对真正掌握知识非常不利。当然，通过实践学习，应该是一个循序渐进的过程。所谓"三段法"，即见诊、侍诊、试诊。第一阶段老师诊病，学员观察学习老师获取四诊资料、辨病辨证、选方用药的实践过程，即见诊。第二阶段，老师诊病为主，学员辅助实施诊治过程，具体包括配合老师收集四诊资料、书写门诊病历、协助抄写处方等，即侍诊。第三阶段，学员诊病为主，负责收集四诊资料，初步提出辨病、辨证分析以及处方用药意见，由老师审查、修改、补充、讲解，即试诊。扎根临床一线，边临床、边读书，循序渐进，必受其益。此即吴鞠通《温病条辨》序言所谓"进与病谋，退与心谋，十月春秋，必有所得"。所谓"熟读王叔和，不如临证多"，就是强调扎根临床学中医的重要意义。其实，分析古今医案，尤其是结合《中医内科学》相关知识，组织师生共同讨论，也有利于提高我们把知识用于实践的能力，提高我们分析问题、解决问题的临床思维能力。

（三）重视师承多体悟

近代中医学高等院校教育，主要采用课堂教学与临床实习相结合的中医人才培养模式，为中医人才培养、中医学术传承做出了不可磨灭的贡献。王永炎院士、石学敏院士等大师，都是中医学高等院校教育培养出的优秀人才的杰出代表。但应该指出的是，千百年来，师承教育确实始终是历代名医成才的成功途径。张仲景曾从师同郡张伯祖，识用精微过其师；李东垣曾师事易水学派开山鼻祖张洁古，而成为补土派之中流砥柱；叶天士曾辗转求师十数位，终成温病学派一代宗师。因此，把中医学普通高等教育与师承教育相结合，具有重要意义。因为中医学的学术特色，决定了特别重视传承。作为老师，或禀家传，或经师授，在多年临床实践中，积累了丰富经验，形成了各自的学术特色。这些特色经验，是老师个人智慧的体现，甚至是几代人集体智慧的结晶，所以弥足珍贵。通过师承，学习老师间接经验，正所谓"站在巨人的肩膀上"，比自己在实践中慢慢摸索效益更高。我们应该擅于通过课堂学习，全面掌握教学大纲要求的基本知识点以及重点、难点。同时，重视向古人学习，向名医学习，向老师学习，向同学学习，向民间医生学习，向病人学习，总之就是多学习他人的间接经验。但学习他人间接经验，并不那么简单。常听人说经验不能重复。实际上这种情况，不是学的东西不是真经验，就是没有真正掌握老师的经验。因此，我们认为不能仅仅局限于形式上跟师抄方，而是应该认真体悟老师辨病辨证、选方用药的临床思维，以提高自己的悟性。而要提高自己的悟性，还是应该多读书、勤临床、多拜名师。我们提倡熟读经典，同时也非常提倡创造性学习。线路图式理解病因病机、图表式学习辨证论治，纯属应试教育的产物，可培养出高分的考生，而培养不出高能力的临床优秀人才。创造性学习，强调发挥学习者的主动性，建议平常多撰写学习心得，主动总结临床医案，主动学习撰写学术论文与科普文章。总的说，就多思考，多动笔。如学习中医方剂学，背方歌固然重要，而通过归纳类方，辨析同类方剂功效与适应证的异同，就可有更大收获。如桂枝汤类方，包括桂枝汤、桂枝加桂汤、桂枝加芍药汤、桂枝加大黄汤、桂枝加葛根汤、桂枝加附子汤、桂枝加厚朴杏子汤、桂枝去芍药汤，甚至小建中汤、黄芪建中汤、当归建中汤、当归四逆汤等；承气汤类方，包括大承气汤、小承气汤、调胃承气汤、麻子仁丸、桃核承气汤、增液承气汤、宣白承气汤、导赤承气汤、新加黄龙汤等；柴胡汤类方，包括小柴胡汤、大柴胡汤、柴胡桂枝汤、柴胡桂枝干姜汤、柴胡加龙骨牡蛎汤、柴胡加芒硝汤等；二陈汤类方，包括二陈汤、温胆汤、黄连温胆汤、导痰汤、涤痰汤、十味温胆汤、半夏白术天麻汤、顺气导痰汤等；四君子汤类方，包括四君子汤、五味异功散、六君子汤、香砂六君子汤、七味白术散、参苓白术散、补中益气汤、归脾汤、人参健脾丸等；四物汤类方，包括四物汤、胶艾汤、桃红四物汤、补阳还五汤、血府逐瘀汤、复元活血汤、八珍汤、十全大补汤、人参养荣汤等；六味地黄丸类方，包括六味地黄丸、七味都气丸、麦味地黄丸、知柏地黄丸、杞菊地黄丸、明目地黄丸、耳聋左慈丸、滋水清肝饮、金匮肾气丸、济生圣气丸、左归饮、右归饮、左归丸、右归丸等。把这些类方药物组成、功效、适应证搞清楚，就会对这些方剂加减应用的技巧有更深刻的认识。学中医就像学语言一样，非下苦功不可。

八、继承、学习、实践与创新

近年来，随着中国社会经济的发展，民族传统文化回归已成潮流。中医学界也不断掀起读经典、用经方的热潮。其实，学习《伤寒论》应该分有四个境界。

第一个境界，就是学会用经方。熟读原文，遵照原文所述，选用经典原方，往往就可取得良好疗效。类比联想，比如半夏泻心汤治疗心下痞，用于胃脘痛，也常可取效。归纳证候群，比如想到麻黄汤证，就是恶寒发热、头身疼痛、无汗、脉浮紧；想到桂枝汤证，就是恶风发热、汗出、脉浮缓；想到小柴胡汤证就是寒热往来、心烦喜呕、胸胁苦满、默默不欲饮食、口苦，咽干，目眩；想到大柴胡汤证，就是头晕口苦、咽干、腹满、便秘等。按证候群用方，也常可取效。其他如抓病机用方，辨方证用方，识腹证用方，甚至结合西医学研究成果用方，都是应用经方的常用临床思维方法。

第二个境界，就是掌握张仲景《伤寒论》理法，如表里先后治疗策略，汗吐下因势利导治疗思路，护胃气、存津液治疗理念，营卫同调、表里同治、攻补兼施、寒热同用的调和大法，三阴三阳辨证方法，辨体质、辨病、辨证"三位一体"诊疗思维等。遵其理法，而不拘其方，有利于提高临床疗效。

第三个境界，就是学会张仲景的治学方法。

第四个境界，也是学习《伤寒论》的最高层次，就是学习张仲景不谋虚名、唯求博济、悲天悯人、爱己及人的圣贤情怀。唯这种情怀，虽然心向往之，但毕竟非普通人所能达及。所以，我们在此强调一定要学习张仲景的治学方法。这实际上也是古今名医成才的共同途径，甚至说是必由之路。那么，张仲景的治学方法又是什么呢？《伤寒论》原序曾明确指出："勤求古训，博采众方，并平脉辨证，撰用《素问》《九卷》《胎胪药录》，为《伤寒卒病论集》一十六卷。"实际上就是在示人以治学门径。即：全面继承中医学精粹，充分学习一切有利于人类健康事业的知识、经验、方法与成果，密切联系实际，理论与实践相结合，提出创新性见解，促进学术进步，提高临床疗效。我们将其归纳为"继承，学习，实践，创新"八字方针，愿与中医同道与杏林学子共勉。

各 论 ▷▷▷

感 冒

感冒，是指感受风邪或时行疫毒导致肺卫失和，以鼻塞、流涕、喷嚏、头痛、恶寒、发热、全身不适等为主要临床表现的外感疾病，又称"伤风"。其中，病情重者多为感受非时之邪，称为"重伤风"。感受时行疫毒所致者，常可在一个时期广泛流行，症状多相类似，称为"时行感冒"。因发病季节不同，感受外邪不同，患者体质不同，感冒临床上可表现风寒、风热、暑湿等不同。西医学的上呼吸道感染、流行性感冒，可以参照本病进行诊治。

【沿革】

《内经》有关感冒的论述，重视外感风邪。《素问·骨空论》说："风从外入，令人振寒，汗出，头痛，身重，恶寒。"汉《伤寒论》则创立了三阴三阳辨证方法，所列桂枝汤、麻黄汤、麻杏石甘汤、葛根汤、大青龙汤、小柴胡汤等名方，至今为临床常用。隋《诸病源候论·风热候》指出"风热之气，先从皮毛入于肺也……其状使人恶风寒战，目欲脱，涕唾出"，对风热病邪所致感冒进行了比较系统的论述。其论"时气病"实际应包含"时行感冒"。北宋《仁斋直指方·诸风》更提出"感冒"一词，此后感冒始常与伤风互称。《太平惠民和剂局方》则传承唐代孙思邈《千金翼方》，采用藿香正气散治疗外感风寒内伤暑湿之证，采用香薷饮治疗夏季感冒夹湿，至今指导临床。金元刘完素《宣明论方·风论》更创立防风通圣散治疗感冒，治疗外感风寒内有郁热者，表里双解，别开生面。元《丹溪心法·伤风》明确指出感冒病位在肺，治疗"宜辛温或辛凉之剂散之"。明《万病回春·伤寒附伤风》指出"四时感冒风寒者，宜解表也"。清代李用粹《证治汇补·伤风》更对虚人感冒有深刻认识，提出了扶正祛邪的治疗原则。林珮琴《类证治裁·伤风》更提出"时行感冒"病名，清代医家普遍比较重视外感时疫邪毒病因。

【病因病机及其演变】

感冒的病因，包括体质因素以及外感六淫邪气或时行疫毒。①体质因素，各种体质均可发生感冒，当然太阳卫阳不足，或卫阳太过体质者，最容易发病。而外感暑湿者，则多见于太阴脾虚体质者。②外感六淫与时行疫毒，包括风寒、风热、暑湿、燥邪等，因"风为百病之长",所以以风邪外袭最为常见,而且寒邪、热邪、暑湿、燥邪等,也常以风邪为先导,与风邪相兼为病。但应该指出的是,所谓风寒、风热等,不能等同于寒风、热风,而应该以临床症状为依据,以"审症求因"。至于感冒发病的内因,主要是正气虚弱,肺卫功能失常。外邪侵袭人体是否发病,关键在于卫气的强弱,也与感邪轻重有关。所谓正气虚也是相对而言,如天气变化,起居不时,睡眠不足,劳倦过度,汗出减衣以及妇女月经期,正气一时性相对不足,就很容易诱发感冒发生。

感冒病位主要在肺卫。其基本病机是邪犯肺卫,卫表不和。风性轻扬,多犯上焦。肺为五脏之华盖,居胸中,属上焦,主气,司呼吸,开窍于鼻,主宣发肃降,外合皮毛,司卫外,且为娇脏,不耐邪扰。外邪侵袭,肺卫首当其冲,卫阳被遏,营卫失和,正邪相争而发病。由于感受四时之气的不同以及体质有别,临床证候表现有风寒、风热以及夹暑、夹湿、夹燥、夹虚的不同。应该指出的是,感冒虽可自愈,但失治误治,却可能成为多种疾病发生的原因。如感冒风寒可以入里化热,感冒风热更可直接入里犯肺,肺热壅盛则成肺热喘嗽重症。时行感冒,邪毒更容易内传,引起多种复杂证候。而且,感冒不愈,邪毒内陷,还可以影响心肾多脏。或因肺失清宣,不能通调水道,而为风水;或因邪毒伤阴耗气,心神失养,而为心悸。更有风热夹湿,或热破血溢而为紫斑,或湿热阻痹经络气血则可成热痹。种种变证,不一而足。

【诊断要点】

1. 临床表现 感冒初起多见鼻窍和卫表症状。先见鼻咽不适、鼻塞、流清涕、喷嚏、声重而嘶、头痛、恶风等,继而恶寒发热、咳嗽、咽痛、肢节酸重不适等。部分患者病及脾胃,而表现胸脘痞闷、恶心、呕吐、食欲减退、大便稀溏等症发病特点。时行感冒多呈流行性,同一时期病人数剧增,症状相似,多突然起病,恶寒发热(多为高热)、周身酸痛,疲乏无力,病情较重。

2. 发病特点 普通感冒四季皆可发病;时行感冒发病不限季节,可广泛传染流行。普通感冒病程较短,一般 3 ~ 7 日可愈。普通感冒一般不传变;时行感冒则可传变入里化热,合并他病。

3. 相关检查 血常规、胸部 X 射线摄片以及咽拭子病原学检查等有利于诊断与鉴别诊断。

【类证鉴别】

1. 感冒与风温初期鉴别 感冒表现为肺卫表证,而风温等多种温病初期,也常表现为肺卫表证,所以风温初期需要与感冒尤其是风热感冒相鉴别。风热感冒为感受风热之邪所致,主要表现为鼻塞、流涕、喷嚏、恶风、头痛、咽痛、咳嗽等,可不发热,或无高热,发热服用发散药常常可汗出热退身凉,病程较短,容易迅速治愈,一般不传变。风温是温邪上受,主要典型表现为发热、恶风、咳嗽、气喘、胸痛,常见高热,服用发散药常见汗出而热不减,病程可以较长,重症患者难以迅速治愈,常可传变,可以由表入里,由卫分内迫营血,或内陷心包,神昏、惊厥,甚至导致心阳虚衰危证。

其他如悬饮、热淋等病证早期，也可表现为恶寒、发热等，但悬饮常见咳嗽引痛、胸胁憋闷等症，而热淋常见腰痛、腹痛、尿频、尿急、尿痛等症。

2. 普通感冒与时行感冒鉴别 感冒包括普通感冒与时行感冒，二者具有不同的临床特点，也需要鉴别。普通感冒以感受风邪为主，冬春多发，病情较轻，一般发热不高，或不发热，全身症状轻，多散发，不会传变；时行感冒为感受时疫邪毒，病情重，常表现为高热，全身症状较重，可在一个时期广泛流行，常可传变。

【辨证要点】

感冒除了应首辨普通感冒与时行感冒外，还需辨实证与虚人感冒，以及风寒、风热、暑湿感冒等。

1. 辨体质 太阳卫阳不足者，体质较弱，腠理疏松，喜自汗，容易感冒风寒，表现为鼻塞流涕，或变生喘哮等。太阳卫阳太过者，平素畏热，也容易感冒风热，感冒后容易发生高热、咽痛，或变生肺热喘嗽。太阳卫阳充实者，身体强壮，腠理固密，平素不喜汗出，一般感冒很少，感风寒后，也容易速愈。阳明畏热体质者，身体壮实，肌肉丰满，如关云长，能吃能睡能干，食欲好，有便秘倾向，一般感冒较少。少阳气郁体质，身体较弱，如林黛玉，敏感，性喜抑郁，爱生闷气，感冒后容易化为郁热。太阴脾虚体质，体弱乏力，如刘备，食量不大，或有腹泻倾向，容易感受暑湿，或风寒夹湿。少阴阳虚体质者，体弱畏寒，神疲，性功能较差，自觉腰膝酸冷，容易感受风寒。少阴阴虚体质者，体力差，精力充沛，思维敏捷，有失眠倾向，性功能偏亢盛，容易感受风热、温燥等。厥阴肝旺体质，如张飞，性格暴躁，急躁易怒，容易感受风热之邪。不同体质，有其相对易感的外邪。感受外邪后，不同体质对外邪反应不同，可表现为不同的证候。

2. 辨风寒风热 风寒感冒者，冬季为多，以恶寒重，发热轻，头痛，身痛，鼻塞，流清涕，口不渴，咽痒，咽不痛不肿，舌苔白，脉浮紧为特征。风热感冒者，春季易发，以发热重，恶寒轻，鼻塞，流黄涕，口渴，咽痛，舌苔白少津或薄黄，脉浮数为特征。

3. 辨兼夹证 夹湿者，江南梅雨季节多见，临床以身热不扬，头胀如裹，骨节疼痛，胸闷，口淡或黏为特征。夹暑者，长夏多见，临床以身热有汗，心烦口渴，小便短赤，舌苔黄腻为特征。夹燥者，秋季多见，临床以身热头痛，鼻燥咽干，咳嗽无痰或少痰，口渴，舌红为特征。夹食者，则多见于小儿，或饮食不节病史，以身热，脘胀纳呆，恶心腹泻，舌苔腻等为特征。至于夹虚者，多见体质虚弱，或妇女产后等，进一步可分为气虚、血虚、阴虚、阳虚等。

4. 辨发病季节 春季风为主气，初春多风寒，晚春多风热。夏季暑为主气，发病多见暑湿外感，夜卧贪凉，也常见外受风寒，内有湿滞。江南梅雨季节，也多夹湿。秋季燥为主气，早秋多见温燥，晚秋多见凉燥。冬季以寒为主气，风寒感冒多见，也有表现为"寒包火"者。

【治则治法】

感冒的病位在肺卫，遵《素问·阴阳应象大论》所谓"其在皮者，汗而发之"，治疗应因势利导，以解表达邪为基本治疗原则。风寒治以辛温解表，风热治以辛凉解表，暑湿当清暑祛湿、芳化宣通。夹食者，兼以消食导滞。而虚人外感则当扶正以解表，扶正与祛邪兼顾。具体应该根据临床脉证，参照患者体质类型，结合发病季节气候特点，制定针对性的治疗方案。时行感冒多属风热重症，治疗除辛凉解表外，一般主张重视清热解毒之法。如果有传变入里趋势者，更表里同治，重视截断扭转其病势。

【分证论治】

1. 风寒感冒

临床表现：恶寒重，发热轻，无汗，头痛，肢节酸痛，鼻塞声重，时流清涕，咽痒，咳嗽，痰吐稀薄色白，口不渴或渴喜热饮。舌苔薄白而润，脉浮或浮紧。

治法：辛温解表，宣肺散寒。

方药可用荆防败毒散或荆防达表汤加减。参考处方：荆芥6~9g，防风6~9g，羌活6~9g，生姜3片，柴胡6~9g，前胡6~9g，川芎6~9g，桔梗6~9g，枳壳6~9g，茯苓9~12g，甘草6g。

若外感风寒夹湿化热，症见恶寒身热，无汗，头痛如裹，头身酸痛，微渴，舌苔白或稍黄，脉浮者，可用九味羌活汤加减。若秋季感冒，风寒加燥，症见恶寒无汗，头微痛，咳嗽痰稀，鼻塞咽干，舌苔白，脉弦者，此为"凉燥"，方可用杏苏散加减。若外受风寒，内有脾胃气滞，症见恶寒身热、头痛无汗，或有咳嗽，脘腹痞闷，食少，舌苔白略腻者，可用香苏散加味。若外感风寒，症见恶寒发热，头痛身痛，腰痛，无汗，脉浮紧者，即太阳病伤寒，可用麻黄汤发汗透邪。若项背强几几者，则可用葛根汤。多见于太阳卫阳充实体质的外感风寒表实证，用药得宜，常可一汗而解。若为外感风寒，症见恶风发热，头痛身痛，自汗出，脉浮缓或浮弱者，即太阳病中风，可用桂枝汤调和营卫。若兼项背强几几者，则可用桂枝加葛根汤。多见于太阳卫阳不足体质的外感风寒表虚证，服药后注意喝热稀粥，温覆取微汗。更有外感风寒，寒闭阳郁，症见恶寒发热、身疼痛、无汗而烦躁、脉浮紧者，更可用大青龙汤发汗，注意不可汗出太过。

若太阳卫阳太过体质者，感受风寒之邪，外寒里热，表现为恶寒，身热不甚，咳嗽咳痰，或有气促，鼻塞，鼻流浊涕，舌略红，脉滑数者，可用麻杏石甘汤加味，此即所谓"寒包火"感冒。临床常用经验方——清宣解表方，处方组成：麻黄9~12g，杏仁9~12g，生石膏30g（先煎），黄芩6~9g，辛夷花9~12g，甘草6g。适合于外寒内热，恶寒发热、头身痛、无汗、鼻塞流浊涕，数日不愈者，北京地区冬季感冒多见。若为阳明胃热体质，感受风寒，内有里热，症见恶寒发热、头身痛，无汗身痒，大便干，小便黄，脉紧者，方可用防风通圣散。若为少阳气郁体质，外受风寒表证，症见恶寒、发热，胸胁满闷，舌苔薄白，脉浮或兼弦者，方可用正柴胡饮。若少阳郁热，表证不解，里有内热，症见寒热往来，心烦喜呕，默默不欲饮食，胸胁苦满，或口苦咽干、目眩，舌苔薄腻略黄，脉细弦者，即所谓"半在里，半在外"，方可用小柴胡汤加减。临床常用经验方——柴胡解热方，处方组成：北柴胡 12g，银柴胡 12g，黄芩 9g，沙参 9~12g，清半夏 9~12g，荆芥 6g，防风 6g，生姜 3 片，大枣 5 枚（擘开），炙甘草 6g。主要用治少阳气郁体质外感风寒，症见发热不退，伴恶心、头晕、口苦咽干者，屡用屡验。对妇女月经期外感，寒热往来，或入夜谵语如见鬼状者，也可用小柴胡汤治之。

2. 风热感冒

临床表现：发热，微恶风，汗出不畅，头胀痛，咳嗽，痰黏或黄，咽痛，或乳蛾红肿疼痛，鼻塞，流黄浊涕，口渴欲饮。苔薄白微黄，边尖红，脉浮数。

治法：辛凉解表，清肺透邪。

方药可用银翘散或葱豉桔梗汤加减。参考处方：金银花 9~15g，连翘 9~15g，薄荷 6~9g，荆芥 6g，豆豉 6g，牛蒡子 6~15g，淡竹叶 6~9g，芦根 9~12g，桔梗 6~9g，甘草 6g。一般不宜久煎，餐后服药。其中，辛凉药中配合荆芥、豆豉辛温透邪，体现了"发汗不远温"的精神。

若身热数日不退者，可加用丹皮 9~15g，丝瓜络 9~15g，忍冬藤 15~30g；高热者，甚至可加用生石膏 30g，蝉蜕 9~12g，僵蚕 9~12g。若秋季感冒，风热夹燥，症见恶风、发热，鼻干，咽干，咳嗽少痰者，可用桑菊饮。而典型"温燥"，则可用桑杏汤加减。若太阳卫阳太过体质，感受风热，症见发热、恶风，咳嗽痰黄，气促者，方可用麻杏石甘汤加连翘、芦根、薄荷、桔梗等。若阳明胃热体质，感受风热之邪，症见发热恶风，头痛头晕，咽痛，汗出不畅，心胸烦热，腹满或痛，大便秘者，方可用升降散加金银花、连翘等。若发热恶风，头痛，咽痛，面红唇干，或鼻衄，汗出不畅，胸膈烦热，腹满，大便干，小便黄赤，舌尖红，舌苔黄，脉滑数者，方可用凉膈散加减。

3. 暑湿感冒

临床表现：发热，汗出热不解，肢体酸重或疼痛，头昏重胀痛，咳嗽痰黏，鼻塞流浊涕，心烦，口渴，或口中黏腻，渴不多饮，胸闷，泛恶，小便短赤。舌质红，苔薄黄而腻，脉濡数。

治法：清暑解表，芳化湿邪。

方药可用新加香薷饮加减。参考处方：香薷 9~12g，金银花 12~15g，连翘 9~12g，扁豆花 6~9g，厚朴 6~9g，桔梗 6~9g，甘草 6g。该方适用于暑期外感，暑热夹湿者。

若湿邪困表为主，症见身热不扬，恶风，肢体酸困倦怠，舌苔腻者，可加藿香、佩兰、紫苏叶、大豆卷等。若暑热夹湿，症见身热，尿赤者，可用鸡苏散，或加荷叶、芦根、西瓜翠衣、丝瓜络等。鸡苏散，即薄荷加六一散，方中有滑石、薄荷，有较好清宣、透表的退热作用。若为太阴脾虚体质，长夏时节，暑湿外受，症见四肢困倦，精神短少，懒于动作，胸满气促，肢节沉痛，身热而烦，心下膨痞，小便黄而少，大便溏而频，或渴或不渴，不思饮食，自汗体重，或汗少，舌苔腻，脉洪或濡缓者，方可用李东垣清暑益气汤加减。若暑期贪凉饮冷，或进食不洁，外受风寒，内有湿滞，俗称"伤暑"，症见恶寒、头痛、肢体酸困，兼有恶心呕吐，脘腹痞满，泄泻，舌苔白腻，脉濡细者，更可用藿香正气散加减。另外，临床上还有外感时疫邪毒夹湿，邪伏膜原，症见憎寒壮热，或一日3次，或一日1次，发无定时，胸闷呕恶，头痛烦躁，脉弦数，舌边深红，舌苔垢腻，或苔白厚如积粉者，可用达原饮加味。临床经验方——加味柴胡达原饮，处方组成：柴胡12g，银柴胡12g，黄芩9g，姜半夏9～12g，知母9～12g，白芍12～15g，厚朴9～12g，槟榔9～12g，草果9～12g，连翘12～15g，薄荷6～9g（后下），甘草6g。该方用治流行性感冒等传染病，屡有佳效。若外受风寒者，可加用荆芥6～9g，防风6～9g，紫苏叶6～9g；若热毒者，可加用金银花15～30g，板蓝根15～30g，牛蒡子9～12g等。

4. 虚人感冒

（1）气虚感冒

临床表现：恶寒发热，无汗，头痛鼻塞，倦怠无力，气短懒言，反复发作，稍有不慎则发病，咳痰色白，胸脘痞闷。舌质淡，苔薄白，脉弱。

治法：益气解表。

方药可用参苏饮加减。方中以苏叶、葛根、前胡疏风解表，行气宽中；人参、茯苓益气健脾，扶正祛邪；半夏、桔梗、枳壳、陈皮宣肺理气、化痰止咳；茯苓健脾消痰；甘草调和诸药。该方适用于气虚外感风寒，内有痰湿者。而与该方相类似者，还有人参败毒散，即荆防败毒散加人参，则适用于气虚之人外感风寒湿邪，症见恶寒发热，肢体酸痛，无汗，脉浮按之无力者。若肺脾气虚，外感风寒，或误汗，更伤卫表之气，导致反复感冒，恶风，自汗，舌苔薄白，脉浮弱者，可用玉屏风散加味。若太阴脾气虚体质，久病气虚，阳气下陷，症见乏力气短，恶风头痛，或有低热，咳嗽痰白，动则气促，或脘腹、少腹坠胀，脉细弱或芤者，方药可用补中益气汤加防风、白芷等。若太阴脾阳虚体质，外受风寒，症见头痛，恶风发热，自汗，或腹痛畏寒、大便溏稀，脉浮弱者，方药可用桂枝汤加味。

（2）血虚感冒

临床表现：头痛，头晕，身热，微恶寒，无汗，面色无华，或见头晕，心悸。舌淡，脉细。

治法：养血解表。

方药可用葱白七味饮加味。方中以葱豉汤配合生姜可辛温散邪，加用葛根解表邪、致津液，加麦冬、生地可以养阴血、生津液。该方主要适用于阴血虚外感风寒表证，可随方加入当归、川芎等。若产后血虚，外感风寒，或体虚感冒，误汗，症见头痛身痛，肢节疼痛，舌淡，脉沉迟者，方可用桂枝新加汤加味。

（3）阴虚感冒

临床表现：头痛，身热，微恶风，无汗或微汗，口干不欲饮，心烦，手足心热，干咳少痰，或痰中带血丝。舌质红，苔少，脉细数。

治法：滋阴解表。

方药可用加减葳蕤汤加味。葳蕤即玉竹，可滋阴润燥，以助汗源；葱白、豆豉、薄荷解表散邪；白薇清热养阴、清而能透，大枣甘润和中；甘草调和诸药。若咽干咽痛者，可加连翘、牛蒡子、桔梗等。若少阴阴虚体质，肺肾阴虚，外感风热，症见者，方药可用银翘散去荆芥加细生地大青叶玄参方加减。

（4）阳虚感冒

临床表现：恶寒发热，寒重热轻，无汗，肢冷，倦怠嗜卧，面色苍白。舌淡苔白，脉沉无力或浮而无力。

治法：扶阳益气解表。

方药可用再造散加减。方中黄芪、人参益气扶正；附子扶阳，配合桂枝、白芍、细辛、羌活、防风、川芎、生姜、大枣祛风散寒、调和营卫；甘草调和诸药。若少阴阳虚体质，外感风寒，症见恶寒、发热、肢体冷凉、脉沉者，可用麻黄附子细辛汤助阳解表。汗出，病仍不解者，可予麻黄附子甘草汤和之。

【其他疗法】

针灸疗法：风寒感冒，取大椎、风池、风门、列缺、合谷穴，毫针刺，用泻法，每日 1 次，每次留针 20 ~ 30 分钟。风热感冒，取大椎、曲池、外关、合谷、印堂、太阳穴，毫针刺，用泻法，每日 1 次，每次留针 20 ~ 30 分钟。大椎可用刺络拔罐法。对感冒发热不退者，更可针刺耳尖放血。也可配合推拿风池、风府以及足太阴膀胱经经穴。

药膳疗法：民间广为流传的"神仙粥"歌诀："一把糯米煮成汤，七根葱白七片姜，熬熟对入半杯醋，伤风治感冒保安康。"此粥主治外感风寒引起的头痛、恶寒、发热、浑身酸懒、乏力、发热等，特别是患病 3 天内服用，有助于温散风寒。风热感冒，可以水煮薄荷当茶饮用。

【预防调护】

预防感冒，应重视锻炼身体，增强体质，并做到起居有时，劳逸结合，顺应四时气候变化，适时增减衣被，尽量减少引起感冒的诱因。时行感冒流行期间，则应该减少到人员密集的处所，及时对患者进行隔离与治疗。必要时可以服用中药以预防发病。常用处方：金银花 6 ~ 9g，大青叶 9 ~ 12g，薄荷 3 ~ 6g（后下），甘草 6g。水煎可当茶频饮。

感冒患者，应该注意充分休息，多饮热水，清淡饮食，保证充足睡眠。治疗用药，不宜发散太过。而在服药后一定要注意避风，温覆取汗，或饮热粥，以助药力。以全身微微汗出为佳，注意不可过汗，甚至汗出淋漓。服药出汗后尤其应该重视避风寒，以免复受外邪。同时，不宜早用收敛固涩之药，以免留邪。而且，也不宜过用清热解毒寒凉之药，以防冰伏邪，变生咳嗽，使病归缠绵。

【病案举例】

案 1 赵某，男，47 岁。2012 年 10 月 22 日初诊。主因恶寒发热头身酸痛 2 天来诊。自述素体易感，此次又因天气变化为诱因，恶寒，发热，体温 38.5℃，曾用西药解热镇痛药，汗出而症状未减。刻下症：仍述恶寒发热，头痛，颈项不舒，周身酸痛，有汗出，鼻塞，喷嚏频频，自觉有气上冲之感，舌淡红，舌苔薄腻，脉浮弱。

中医诊断：感冒（外感风寒表虚证）。

辨证分析：太阳主表，为一身之藩篱；肺主气，外合皮毛，开窍于鼻。患者素体太阳卫阳不足，风寒外受，营卫失和，所以表现为肺卫表证，故见恶寒发热、头身痛等。因存在表虚，故见汗出；肺气不利，故见鼻塞、喷嚏连连。以邪气在表，正邪交争，邪有向外向上之势，故有自觉气上冲之感。综合舌脉证，舌淡红，舌苔薄腻，脉浮弱，即风寒外感表虚证，即《伤寒论》所谓"太阳病中风"也。病位在肺卫，即太阳表证。病性以实证为主，有卫阳不足的发病基础。失治误治，可更伤卫阳，或导致风邪留恋，而成咳喘诸疾。

治法：辛温解表，调和营卫。

方药：桂枝加葛根汤加味。

处方：葛根30g，桂枝12g，赤芍6g，白芍6g，生姜12g，大枣12枚，桔梗6g，炙甘草6g。3剂。要求首次服药，喝稀米粥，温覆取微汗。

服药后随即汗出热退，遂得以安睡一夜，翌日头痛身痛诸症若失。（赵进喜医案）

[**按语**]《伤寒论》太阳病有中风、伤寒之分，注家多认为太阳病中风风邪为主，太阳病伤寒寒邪为主，其实二者均属感受风寒。唯素体卫阳充足者，感受风寒，正邪交争，营卫郁闭，则表现为恶寒、发热、无汗、身痛的风寒表实证；而素体卫阳不足者，感受风寒，营卫失和，故见恶风、发热、汗出的风寒表虚证。本例患者素体卫阳不足，反复感冒，今又因天气变化，而诱发风寒表虚证，所以投以桂枝加葛根汤应手而瘥。

案2 曹某，男，52岁。眼科医生。1998年11月26日初诊。主诉：发热恶寒2日。感冒流行期间，接触流感患者，继而出现恶寒发热并见，体温波动38.2～39.0℃。自服院内感冒中药制剂无效，遂来求诊。刻下症：恶寒发热，伴有恶心，心胸满闷，饮食减退，口苦、咽干、目眩，咳嗽痰白，小便黄，大便调。舌略红，而苔薄黄而腻，脉弦细数。

中医诊断：时行感冒（外感风寒，少阳郁热）。

辨证分析：太阳主表，为一身之藩篱；少阳主疏泄气机，敷布阳气；而肺主气，司呼吸，外合皮毛。该患者于冬季感冒流行期间，感受时行之邪，外有风寒，内有郁热，少阳郁热不解，所以表现为恶寒发热、口苦咽干、目眩。郁热内扰，胃失和降，故见恶心欲吐。郁热犯肺，肺失清宣，故见咳嗽痰白。综合舌脉证，舌略红，而苔薄黄而腻，脉弦细而数，乃少阳郁热不解，肺失清宣之证。病位在肺卫，为肺卫表证，少阳郁热，累及于胃。病性以实为主，以少阳郁热为中心。失治误治，或可有烦悸等变证。

治法：清解少阳郁热，解表清里。

方药：小柴胡汤合麻杏石甘汤加减。

处方：北柴胡12g，银柴胡12g，黄芩9g，清半夏12g，沙参12g，炙麻黄9g，杏仁9g，生石膏25g（先煎），荆芥6g，防风6g，薄荷6g（后下），桔梗6g，甘草6g。3剂。

二诊：1998 年 11 月 27 日。服药 1 次，体温即降至正常，诸症尽失。所以曹先生一早就来报喜，叹为神奇。（赵进喜医案）

[按语] 本例即感冒风寒，外有表证，内有郁热，以少阳郁热不解为中心，所以治疗应该以清解少阳郁热为主，用柴胡透邪解表，黄芩清解郁热。更有麻杏石甘汤，用麻黄可以解表散寒，兼可宣肺止咳；用生石膏以辛凉透表，兼可清热。所以用荆芥、防风、薄荷者，以邪在卫表，用以透邪解表也。

咳 嗽

咳嗽，是指外邪犯肺，或内伤脏腑功能失调内邪干肺，导致肺失宣降，肺气上逆，以咳嗽，或伴咳痰为主症的病证，又称咳证。古人有"有声无痰为咳，有痰无声为嗽"的说法。实际上咳与嗽很难分开，故常并称。咳嗽既可作为一个独立性的病证，可见于西医学上呼吸道感染、咽喉疾病、急慢性气管炎等。而作为肺系疾病的一个常见症状，可见于肺部感染、肺结核、肺癌、肺纤维化等多种呼吸系统疾病。

【沿革】

早在《内经》对咳嗽就有论述，如《素问·宣明五气》指出"肺为咳"。《素问·咳论》指出"五脏六腑皆令人咳，非独肺也"，强调肺脏受邪，其他脏腑功能失调影响及肺，皆可导致咳嗽。所以提出肺咳、心咳、胃咳、膀胱咳等名。东汉张仲景所著《伤寒论》收载了麻杏石甘汤、小柴胡汤、四逆散等止咳有效方剂。《金匮要略》更设"痰饮咳嗽病"专篇，指出"咳而脉浮者，厚朴麻黄汤主之""脉沉者，泽漆汤主之"，实际上奠定了咳嗽分外感新病、内伤久病的基础。隋代《诸病源候论·咳嗽候》更论及风咳、寒咳等不同咳嗽证候。唐代《备急千金要方》与《外台秘要》以及宋代《太平惠民和剂局方》则收集了众多治疗咳嗽的方剂。明代张介宾《景岳全书》更明确将咳嗽分为外感、内伤两类，王伦《明医杂著》论咳嗽"治法须分新久虚实"，至此认识渐趋完善。

【病因病机及其演变】

咳嗽的病因包括外感、内伤两大类。各种体质均可发病。①外感包括风寒、风热、燥邪等，以"风伤于上"，常以风为先导。风寒束肺，肺失宣降；风热犯肺，肺失清宣；燥邪伤肺，肺失清润。皆可导致肺气上逆，发为咳嗽。②内伤饮食失节，过嗜生冷，或醇酒厚味，水饮伤肺，酿生痰湿，痰湿壅肺，或痰湿化火，痰火壅肺，肺气上逆，则为咳嗽。③情志失调，肝郁化火，木火刑金，肝火犯肺，即成咳嗽。④久病体虚，肺阴亏虚，肺失清肃，或劳倦伤气，肺气不足，肺不敛降，肺气上逆，则可发为咳嗽。

咳嗽的病位在肺，与肝脾有关，久则及肾。主要病机是外感诸邪犯肺，或内伤诸邪干肺，肺失宣降，肺气上逆。外感咳嗽属于邪实，为六淫外邪犯肺，肺气壅遏不畅所致。内伤咳嗽，病理因素主要为"痰"与"火"，而痰有寒热之别，火有虚实之分。发病除与肺有关外，重点在于肝脾功能失调，即《素问·咳论》所谓"五脏六腑皆能令人咳，非独肺也"。当然，咳嗽为病毕竟也不离乎肺，即《景岳全书·咳嗽》所谓"咳证虽多，无非肺病"。而且，外感咳嗽与内伤咳嗽可以互相影响。如内有寒饮，最容易外受寒邪，即所谓"形寒饮冷则伤肺"。而外感风热，或寒郁化热，或燥邪伤阴，可致阴虚，久咳伤气，则可表现为气虚，甚或气阴两虚，则成顽固性咳嗽，久治不愈。

【诊断要点】

1. 临床表现 具有咳嗽，或咳痰主症。

2. 发病特点 外感咳嗽，起病急，病程短，常伴恶寒发热等肺卫表证；内伤咳嗽，常反复发作，病程长，迁延不已，常兼他脏病证。

3. 相关检查 如血常规、胸部 X 射线、CT、痰培养、肺功能检查等，有助诊断与鉴别诊断。

【类证鉴别】

1. 咳嗽与肺痨、肺痈、肺积、喘证、哮病、肺胀、肺痿鉴别 咳嗽是肺系疾病最常见的临床症状，肺痨、肺痈、肺积、喘证、哮病、肺胀、肺痿等均可表现为咳嗽，甚至以咳嗽为主症。所以咳嗽病证需要与以上具备咳嗽症状的肺系疾病进行鉴别。肺痨除了咳嗽以外，还常表现为咳血、潮热、盗汗、消瘦等，是一种传染性肺系虚损疾病，多阴虚基础上，痨虫感染所致。肺痈除了咳嗽以外，还常表现为发热、胸痛，甚至咳吐脓血腥臭，为热毒壅郁气血，肺生痈疡。肺积也常见咳嗽阵发，但多发于老年吸烟者，咳嗽，常伴有痰中带血，或有胸闷或痛，进行性体重减轻，为痰瘀邪毒凝结于肺，预后不良。喘证也可见咳嗽、咳痰，但以气喘息促、呼吸困难为主症，多肺气不利或肾不纳气所致。哮病也可见咳嗽、咳痰、气喘等，但哮病作为一种发作性疾病，病有宿根，为外邪引动宿痰，痰阻气道所致，咳喘的同时，必有喉中痰鸣。而肺胀是多种慢性肺系疾病发展到晚期的共同结局，除可见咳嗽、咳痰外，还常见气喘、胸闷、胸膺饱满，甚或咳逆依息不得卧，或见心悸、气短、肢体浮肿、口唇紫暗等，多肺脾同病，累及心肾。肺痿也是一种慢性肺系顽证，除可表现为咳嗽外，常见咳唾浊唾涎沫，或伴有胸闷气短等，病情反复发作，病情不断加重，多预后不良。

2. 外感咳嗽与感冒鉴别 感冒也可以表现为咳嗽症状，外感咳嗽也常有外感表证表现，所以需要鉴别。咳嗽以咳嗽或伴咳痰为主症，全身症状不突出；而感冒虽然也可以见咳嗽，但主要表现为外感风邪、邪犯肺卫的一系列表现如恶寒发热、头痛、周身不适、鼻塞、喷嚏、流涕、咽痛等全身外感表证症状比较突出。

【辨证要点】

1. 辨外感内伤 外感咳嗽，多为新病，起病急，病程短，常伴恶寒、发热、头痛等肺卫表证。内伤咳嗽，多为久病，常反复发作，病程长，常伴见肝脾等脏功能失调症状。

2. 辨标本虚实 实证咳嗽，常见于外感风寒、风热、风燥证等，也可见于内伤咳嗽痰湿、痰火以及肝火犯肺证。虚证咳嗽，常见于肺阴虚证、肺脾气虚证。其实，虚实夹杂证也很多见，如肺脾气虚与痰湿并见，肺阴虚证与风热、燥热、痰热证并见等，皆本虚标实之证。

3. 辨咳嗽咳痰特点　咳嗽一般从时间、节律、性质、声音以及诱发加重因素等方面进行鉴别。辨痰则可从痰色、痰质、痰量、痰味等方面着眼。

4. 辨体质　太阳卫阳充实体质，体壮，腠理致密，汗出少，很少感冒；太阳卫阳不足者，体弱，腠理疏松，自汗易感冒；太阳卫阳太过体质，畏热，易感冒，容易咽痛，或见高热喘嗽。阳明胃热体质者，身体壮实，食欲亢进，有便秘倾向。太阴脾虚体质，体弱，食欲差，有腹满腹泻倾向。少阳气郁体质，性喜抑郁，爱生闷气。厥阴肝旺体质，性格暴躁，容易冲动。少阴肾虚体质，体弱，或烦热，精力充沛，有失眠倾向；或神疲，畏寒，多睡眠。

【治则治法】

咳嗽的治疗当分清邪正虚实。外感咳嗽，多为实证，应祛邪利肺，按病邪性质分风寒、风热、风燥论治。内伤咳嗽，多属邪实正虚，标实为主者，治以祛邪止咳；本虚为主者，治以扶正补虚。并按标本虚实的主次酌情兼顾。同时还应从整体出发，注意治脾、治肝、治肾等。初咳祛邪为主，治宜宣散，不可早用收敛。久咳伤正，治宜补益，可兼以敛肺止咳。内伤咳嗽与肝脾肾相关者，还应重视治肝、治脾、治肾。

【分证论治】

1. 外感咳嗽

（1）风寒袭肺证

临床表现：咳嗽声重，咽痒，咳痰稀薄色白，常伴鼻塞，流清涕，头痛，肢体酸楚，或见恶寒发热，无汗等表证，舌苔薄白，脉浮或浮紧。

治法：疏风散寒，宣肺止咳。

方药可用三拗汤合止嗽散加减。三拗汤以炙麻黄宣肺止咳，杏仁宣肺降气，甘草调和药性，适用于风寒闭肺咳嗽。止嗽散以荆芥、陈皮、桔梗、甘草疏风宣肺，利咽止咳，紫菀、百部润肺止咳，白前降气祛痰，主要适用于外感咳嗽反复不愈者。临床常用经验方——疏风止嗽汤，处方组成：荆芥 3 ~ 6g，防风 3 ~ 6g，桔梗 6 ~ 9g，甘草 6g，薄荷 6 ~ 9g（后下），钩藤 12 ~ 15g，白前 9 ~ 12g，陈皮 9 ~ 12g，枳壳 9 ~ 12g，蝉蜕 8 ~ 12g，僵蚕 9 ~ 12g。主要适用于外感病，过用寒凉药物，或进食生冷，风邪内伏，表现为咽痒咳嗽、头目不爽者。体现了吴鞠通《温病条辨》"治上焦如羽，非轻不举"的精神。应用质地轻，药性轻灵，具有升散宣发作用的药物，用量不宜太大。首次服药，可以温服取微汗，以散风邪。若风邪夹寒，症见咳嗽白痰，遇寒诱发者，可以加生姜、紫菀、款冬花等。若风邪化热，症见咽干，咳痰黏稠，舌尖红苔薄黄者，可加用黄芩、连翘、牛蒡子、芦根等。屡有佳效。

（2）风热犯肺证

临床表现：咳嗽频剧，或咳声嘶哑，痰黏稠或色黄，喉燥咽痛，咳痰不爽，咳时汗出，常伴鼻流浊涕，口微渴，或伴恶风，身热不突出，舌苔薄白或略黄，脉浮数。

治法：疏风清热，宣肺止咳。

方药可用桑菊饮。参考处方：桑叶6~9g，菊花6~9g，桔梗6~9g，连翘9~12g，杏仁9~12g，陈皮6~9g，蝉蜕9~12g，薄荷6~9g（后下），芦根9~12g，甘草6g。若肺热内盛，咳痰黏稠或色黄，口渴喜饮者，加黄芩、知母；若兼咽痛者，可加射干、马勃、牛蒡子；若热伤肺津，咽燥口干，舌质红者，可加沙参、麦冬等。若外受风热，肺热壅盛，或外受风寒，入里化热，症见咳嗽气促，咳痰色黄，心烦口渴，身热不甚，舌红苔腻黄，脉滑数者，可用麻杏石甘汤加地龙、前胡、枇杷叶、浙贝母、桔梗等。

（3）风燥伤肺证

临床表现：干咳，连声作呛，喉痒，无痰或痰少而黏，不易咯出，或痰中带有血丝，口干，咽喉干痛，唇鼻干燥，初起或伴鼻塞，头痛，微寒，身热等表证，舌质红干而少津，苔薄白或薄黄，脉浮数或小数。

治法：疏风清肺，润燥止咳。

方药用桑杏汤加减。参考处方：桑叶9~12g，杏仁9~12g，浙贝母9~12g，栀子6~9g，黄芩6~9g，沙参9~12g，麦冬9~12g，牛蒡子9~12g，桔梗6~9g，甘草6g。该方主要适用于温燥伤肺咳嗽。若肺络受损，痰中夹血者，可加芦根、白茅根、侧柏叶等。若温燥咳嗽重症，症见咳喘无痰，或咳吐白色泡沫，质轻而黏，甚难咳出，咽干口燥，颧热面赤，口渴思饮，舌质红，舌苔少，脉细数。治当清肺润燥，方药可用清燥救肺汤加减。此方源于喻嘉言《医门法律》，当代名医印会河教授将其作为抓主症的名方。处方组成：桑叶10g，桑白皮15g，杏仁10g，麦冬12g，阿胶珠10g，枇杷叶10g，沙参15g，黑芝麻10g，生石膏30g（先煎），石斛10g。选方关键着眼点在在于咳喘少痰，咳吐白沫。其白沫，中间不带痰块，胶黏难出，白沫之泡，小于粟粒，轻如飞絮，结如棉球，难以咯出，同时伴有口燥咽干。临床上，凡急、慢性支气管炎等多种肺系疾病，用之得宜，皆有佳效。若兼鼻塞流涕、咽痛，可加山豆根、鱼腥草；咳喘阵作者，可加僵蚕、地龙等。若为凉燥咳嗽，多发生于晚秋，症见咳嗽痰少色白，恶风，头身不舒，舌苔白少津液，脉细者，治当疏风散寒、宣肺润燥，方药可用杏苏散加减。杏苏散出自吴鞠通《温病条辨》，原为治疗凉燥伤肺名方，临床也有用此方加减治疗风寒咳嗽者，常有较好疗效。

2. 内伤咳嗽

（1）痰湿蕴肺证

临床表现：咳嗽反复发作，咳声重浊，痰多，因痰而嗽，痰出咳平，痰黏腻或稠厚成块，色白或带灰色，每于早晨或食后则咳甚痰多，进甘甜油腻食物加重，胸闷脘痞，呕恶食少，体倦，大便时溏，舌苔白腻，脉象濡滑。

治法：燥湿化痰，理气止咳。

方药可用二陈汤合三子养亲汤加减。河北民间流传的所谓死囚犯临刑所献慢性支气管炎免死秘方——死囚化痰咳喘方，就是以上方为基础。处方组成：苏子9~15g，紫菀9~12g，款冬花9~12g，当归9~12g，陈皮9~12g，半夏9~12g，茯苓9~12g，芦根9~12g，川贝母6~9g，牛蒡子9~15g，桔梗6~9g，甘草8g。功能宣降肺气，化痰止咳，适用于慢性咳喘稳定期咳嗽痰多、舌苔腻者。若兼脾虚，症见乏力体倦，食少便溏者，可加党参、白术等；若痰多色白清稀，畏寒者，可加干姜、五味子等。若高年肾虚，阴血不足，症见咳嗽痰多，痰有咸味，伴咽干口燥，舌苔薄腻，脉细滑者，可用金水六君煎加味。此方即二陈汤加熟地、当归，可化痰止咳、补益肺肾。

（2）痰热郁肺证

临床表现：咳嗽，痰多质黏厚或稠黄，咯吐不爽，或咯血痰，胸胁胀满，面赤，或有身热，口干口渴，欲饮水，舌质红，舌苔薄黄腻，脉滑数。

治法：清热肃肺，豁痰止咳。

方药可用清金化痰汤加减。参考处方：桑白皮13~30g，知母9~12g，黄芩9~12g，山栀6~9g，浙贝母9~12g，瓜蒌12~30g，麦冬9~12g，橘红9~12g，茯苓9~12g，桔梗6~9g，甘草6g。若痰热壅盛，腑气不通，症见胸闷，咳逆痰多，便秘者，可加葶苈子、桃仁、杏仁、大黄等，或配合《千金》苇茎汤加减。若痰热伤津，症见咽干口渴，舌红少津者，可加沙参等。

（3）肝火犯肺证

临床表现：上气咳逆阵作，咳时面赤，咽干口苦，常感痰滞咽喉而咯之难出，量少质黏，或如絮条，胸胁胀痛，咳时引痛，症状可随情绪波动而增减，舌红或舌边红，舌苔薄黄少津，脉弦数。

治法：清肺泻肝，顺气降火。

方药可用黛蛤散合泻白散加减。参考处方：桑白皮12~30g，地骨皮12~30g，黄芩9~12g，知母9~12g，浙贝母9~12g，杏仁9~12g，桔梗6~9g，甘草6g，黛蛤散（即青黛、海蛤壳粉，冲服，每次6~9g）。若少阳体质，郁热犯肺，症见头晕目眩，口苦咽干，咳嗽声哑者，可用小柴胡汤加连翘、蝉蜕、僵蚕、杏仁、薄荷、钩藤等。其中，薄荷6~9g（后下），钩藤12~15g，为祝谌予教授常用药对，尤其适合于咽痒呛咳者。若胸闷憋气突出者，可加瓜蒌、枳壳、旋覆花或金沸草；若胸痛突出者，可加郁金、丝瓜络等。

（4）肺阴亏耗证

临床表现：干咳，咳声短促，痰少黏白，或痰中带血丝，或声音嘶哑，口干咽燥，或低热，盗汗，舌质红少苔，脉细数。

治法：滋阴润肺，化痰止咳。

方药可用沙参麦冬汤加减。参考处方：沙参9~12g，麦冬9~12g，桑叶9~12g，天花粉9~12g，玉竹9~12g，杏仁9~12g，前胡9~12g，枇杷叶9~12g，桔梗6~9g，甘草6g。若咳嗽日久，伤阴耗气，气阴两虚，症见咳嗽声哑，痰少而黏，气短或喘，乏力体倦，自汗，咽干，或有心悸，舌少苔，脉细数者，治当益气养阴、润肺止咳，方药可用九仙散加减。九仙散处方：人参、款冬花、桑白皮、桔梗、五味子、阿胶、乌梅、贝母、罂粟壳。敛肺止咳治法，药用诃子、乌梅、五味子、罂粟壳、白果等，主要适用于久咳正虚无邪者。

【其他疗法】

针灸疗法：外感咳嗽，选穴列缺、肺俞、合谷。外感风寒可加刺风门，风热加刺大椎，咽喉痛则加少商放血。毫针浅刺，用泻法。内伤咳嗽，选穴太渊、三阴交、肺俞。若痰多配丰隆、阴陵泉，肝火可加行间，肺阴亏虚可加膏肓。毫针刺法，平补平泻。

【预防调护】

预防咳嗽，日常应注意防寒保暖，节制饮食，戒烟限酒，锻炼身体，增强体质，保持心情舒畅。外感风寒者，尤其不可进食生冷，或过用寒凉药物，以免留邪。咳嗽调护，饮食宜清淡，应该避免甘肥、辛辣以及咸味品。并注意保暖，多饮热水，重视防止复感外邪。

【病案举例】

案1 马某，女，7岁。2010年3月21日初诊。主因感冒后遗留咳嗽月余不解来诊。其母述1个月前因感冒咽痛，应用某含片与双黄连口服液治疗，后出现咳嗽，咽痒则咳，夜间睡前为甚，咳痰不多，色白而黏，查咽略红，舌尖红，舌苔薄黄，脉细。

中医诊断：咳嗽（风邪恋肺）。

辨证分析：肺为清虚之脏，不容受邪，主气，司呼吸，外合皮毛，开窍于鼻。皮毛或口鼻受邪，最容易伤肺。但皮毛受邪，当汗而发之，若饮冷，或用寒药，即容易冰伏邪气，而成"风嗽"，而表现为咽痒咳嗽不止。风邪留恋，化热，即可见咳痰色白而黏。综合舌脉证，舌尖红，舌苔薄黄，脉细，乃风邪恋肺之证。病位在肺，病性以实证为主，风邪为主。失治误治，可化热伤阴，则病归缠绵。

治法：疏风散邪，宣肺止咳。

方药：止嗽方加减。

处方：荆芥6g，防风6g，桔梗6g，甘草6g，薄荷6g（后下），钩藤15g，紫菀9g，款冬花9g，黄芩6g，陈皮9g，枳壳9g，蝉蜕12g，僵蚕12g。5剂。每日1剂，水煎服。要求首次服药，温覆取微汗。

3天后其母打电话回告，服药3剂咳嗽已愈。（摘自《赵进喜临证心悟》）

[**按语**]"风嗽"多继发于外感病，尤其多见于外感过用寒凉，冰伏邪气，导致风邪留恋，肺气失宣者。此例即感冒咽痛，而应用寒凉药物，所以导致风邪留恋伤肺。临床常用疏风止嗽方加减，即轻宣之法，为止嗽散加减方。可以疏风散邪，宣肺止嗽，主要适用于风邪外犯或风邪留恋伤肺表现为咽痒咳嗽、久治不愈者。体现了"治上焦如羽，非轻不举"的精神。此例所以加黄芩，清肺热而止咳也。咳嗽痰黄者，还可加用桑叶、菊花、连翘等。临床体会：即使用凉药，也不可失轻宣之旨。

案 2 门某，男，53 岁。2002 年 6 月 18 日初诊。患者有糖尿病病史 14 年，近期发现咽干咽痒、咳嗽少痰，日久不愈，伴有双下肢水肿，视物模糊，肢体麻木，化验尿糖（+），尿蛋白（++++），查眼底提示糖尿病视网膜病变Ⅲ期。西医诊断为糖尿病肾病、糖尿病视网膜病变、糖尿病周围神经病变、高血压病。转求中医治疗。查舌质暗红，苔薄腻略黄，脉沉细略弦。

中医诊断：咳嗽（风热恋肺），消渴病肾病。

辨证分析：肺为清虚之脏，不容受邪，主宣降，司呼吸。患者消渴病日久，继发肾病，正气不足，最容易感受风热诸邪，而且发病后更容易导致邪气留恋，以致病情迁延。此例即痼疾加以猝病，风热外犯，留恋于肺卫，肺失宣降，故见咽干咽痒、咳嗽少痰。以本有肾病，气阴两虚，血瘀水停，故见双下肢浮肿，视物模糊，肢体麻木。综合舌脉证，舌质暗红，苔薄腻略黄，脉沉细略弦，乃痼疾加以风热恋肺之复杂证候。病位在肺肾，多脏相关。并虚实夹杂，目前实证有血瘀、水停，风热之邪较为突出，本虚包括气虚、阴虚。失治误治，则久咳难治，或生他变，肾元虚衰，不断加重，终可成关格危证。

治法：当先予疏风清热、宣肺止嗽为主，再拟益气养阴、活血通络、化瘀利湿。

处方：桑叶 10g，菊花 10g，荆芥 3g，防风 3g，桔梗 6g，甘草 6g，黄芩 6g，薄荷 6g（后下）、钩藤 15g，连翘 12g，当归 12g，川芎 12g，石韦 30g，土茯苓 30g。每日 1 剂。

二诊：2002 年 7 月 16 日。服药后咳嗽消失，饮食睡眠情况良好，复查尿蛋白（++++），舌暗红苔腻，脉沉。改益气养阴、活血通络、化瘀利湿之方。处方：生黄芪 15g，当归 10g，生地 15g，沙参 15g，鬼箭羽 15g，川芎 12g，夏枯草 15g，薏苡仁 30g，水蛭 12g，土鳖虫 9g，地龙 12g，石韦 25g，土茯苓 30g。每日 1 剂。

三诊：2002 年 8 月 13 日。患者因受风再次引起咳嗽，夜间为甚，舌尖红，舌苔薄黄略腻，脉沉细滑。查尿蛋白（++）。改方仍以桑菊饮化裁。处方：桑叶 10g，菊花 10g，蝉蜕 9g，僵蚕 9g，桔梗 6g，甘草 6g，苏叶 6g，薄荷 6g（后下），钩藤 15g，姜黄 9g，当归 12g，川芎 12g，生薏苡仁 25g，石韦 30g，土茯苓 30g。每日 1 剂。加减出入。

四诊：2002 年 10 月 22 日，病情稳定，复查尿蛋白（++），无浮肿，偶有咳嗽，大便每日 6～7 次，血色素 123g/L。舌暗红，苔黄腻，脉沉，改二诊方出入。其后病情持续稳定，无浮肿，肢体麻木消失，多次复查尿蛋白（++），血色素 133g/L。（摘自《温病学与中医现代临床》）

[按语] 该病例为糖尿病肾病大量蛋白尿，本身是下焦病，但始兼有外感久嗽，多曾经外感，用凉药太早、太过，风邪被郁，留恋不去所致，病又关乎下焦。为"痼疾加以猝病"，下焦病基础上，上焦猝病，故而治疗"当先治其猝病"，遵"治上焦如羽"之旨，选用桑菊饮加减方。药用薄荷、钩藤，乃祝谌予教授治疗咽痒咳嗽经验，体现着肝肺同治，内风、外风同治之意。后方加用蝉蜕、僵蚕者，即取法杨栗山升降散方义，疏

风、息风的同时可解痉止嗽。得效后则重点针对糖尿病肾病用药，遵"治下焦如权"之旨，而用黄芪、生地等滋补之剂，共成益气养阴、活血通络、化瘀利湿之方，更重用了通络的虫类药物和土茯苓、石韦、薏苡仁等祛湿利水的药物，意在标本同治，邪正两顾。

喘 证

喘证，指因肺失宣降，肺气上逆，或气无所主，肾失摄纳，引发的以气喘息促、呼吸困难，甚则张口抬肩，鼻翼扇动，不能平卧等为主要临床特征的病证。严重者可由喘致脱出现喘脱危候。古代亦称"上气""逆气""鼻息""肩息"等。喘作为临床常见症状，可见于多种急、慢性疾病，如急、慢性支气管炎、肺炎、肺气肿以及心源性哮喘等，以喘为临床特征者，皆可参照本病证进行诊治。

【沿革】

《内经》对喘证论述较多。《灵枢·五阅五使》指出"故肺病者，喘息鼻张"，《灵枢·本脏》指出"肺高则上气肩息咳"，《灵枢·五邪》指出"邪在肺，则病皮肤痛，寒热，上气喘，汗出，喘动肩背"，《素问·举痛论》指出"劳则喘息汗出"，提示喘证主要病位在肺，外感、内伤皆可致病。而《素问·痹论》所谓"心痹者，脉不通，烦则心下鼓，暴上气而喘"，则为心痹变证。《素问·经脉别论》所谓"有所坠恐，喘出于肝"，提示喘证发病与心肝等脏也有关系。《难经·四难》所谓"呼出心与肺，吸入肝与肾"，更为后人喘证责之肺肾提供了经典依据。《伤寒杂病论》论喘内容甚多，《金匮要略》更有"上气病"专论，经方麻黄汤、桂枝加厚朴杏子汤、麻杏石甘汤、小青龙汤、射干麻黄汤、越婢加半夏汤等，至今为临床常用。金元以后，医家论内伤致喘者甚多。元《丹溪心法·喘》指出："六淫七情之所感伤，饱食动作，脏气不和，呼吸之息，不得宣畅而为喘急。亦有脾肾俱虚体弱之人，皆能发喘。"明代张介宾《景岳全书·喘促》更指出："实喘者有邪，邪气实也；虚喘者无邪，元气虚也。"明确了喘证的虚实辨证的纲领。清叶天士《临证指南医案·喘》指出"在肺为实，在肾为虚"。林珮琴《类证治裁·喘证》指出"喘由外感者治肺，由内伤者治肾"，认识日臻完善。

【病因病机及其演变】

喘证的病因很复杂，体质因素、外邪侵袭、饮食不当、情志失调、劳欲久病等均可成为喘证的病因，引起肺失宣降，肺气上逆，或气无所主，肾失摄纳，而为喘证。①体质因素，太阳卫阳不足或太过体质最为常见，其他如太阴脾虚体质、少阴肾虚体质以及少阳气郁、厥阴肝旺体质皆可发病，阳明胃热体质也可发病。②外邪侵袭，太阳卫阳不足者，易受风寒，太阳卫阳太过体质易受风热，或外受风寒入里化热，邪壅肺气，肺气不宣，或清宣失职，皆可为喘。③饮食失节，过嗜生冷，或醇酒厚味、甘肥油腻，尤其是太阴脾虚体质，容易内生痰湿、痰饮，或变生痰热，邪壅肺气，肺气上逆，即为喘证。④情志失调，尤其是少阳气郁体质者，忧思气结，肝失调达，气失疏泄，肺气痹阻；或厥阴肝旺体质，郁怒伤肝，肝气上逆于肺，肺气不得肃降，气逆而喘。⑤劳倦内伤，或久病致虚，尤其是少阴肾虚、太阴脾虚体质，劳欲伤肾，劳倦伤脾，肺肾阴虚，或肺脾气虚，最终可因肺虚气失所主，肾虚不能纳气，而引发喘证。

喘证的病位，主要在肺和肾，与肝、脾等脏有关。核心病机是肺失宣降，肺气上逆，或肺肾亏虚，肺不主气，肾不纳气。因肺为气之主，司呼吸，外合皮毛，内为五脏之华盖，若外邪袭肺，或他脏病气上犯，皆可使肺气壅塞，肺失宣降，呼吸不利而致喘促，或使肺气虚衰，气失所主而喘促。肾为气之根，肾元不固，摄纳失常，则气不归元，也可为喘。而脾虚痰浊饮邪上扰，或脾虚土不生金，肝肺气郁，或肝经郁热犯肺，皆可致喘。

喘证的证候有虚有实，也常见表现为虚实夹杂。实喘在肺，为外邪、痰浊、肝郁气逆，邪气壅肺，肺气宣降不利所致；虚喘当责之肺、肾两脏，因精气不足，气阴亏耗而致肺不主气、肾不纳气所致。而喘证病情复杂者，更可表现为下虚上实，虚实夹杂。而且本虚证与标实证，还可互相转化。如肺病及脾，则为脾虚，而脾虚失运，聚湿生痰，上犯于肺，肺气壅塞，气津失布，血行不利，又可形成痰湿血瘀等标实证。而肺病及肾，肾虚不能蒸化水液，水饮内生，更可上凌心肺，又可形成水饮血瘀等标实证。因心主血脉，肺主治节，肾主气化，宗气贯心脉而维持呼吸，喘证日久，肺气不能调节心脉，肺气不能布散津液，常因喘而致痰瘀阻痹，痰瘀阻痹又加重喘证，久可转成肺胀。而喘证日久，肺肾气衰，宗气虚陷，心肾阳衰，临床表现为喘促持续不解，咳喘胸闷，不能平卧，或伴有面唇紫暗，心悸，肢冷汗出，则成喘脱危候。

【诊断要点】

1. 临床表现　以喘促气逆，呼吸困难，甚至张口抬肩，鼻翼扇动，不能平卧，口唇紫暗为临床特征。

2. 发病特点　多有慢性咳嗽等病史，常因外感，或因劳累而诱发。

3. 相关检查　血常规、胸部 X 射线摄片、CT 以及肺功能检查等，有助于诊断与鉴别诊断。

【类证鉴别】

1. 喘证与气短鉴别　两者同为呼吸异常，但喘证以气喘息促，呼吸困难，张口抬肩，甚至不能平卧为特征。气短又称"少气"，呼吸微弱而浅促，或短气不足以息，不似喘证呼吸困难为甚。《证治汇补·喘病》所谓："若夫少气不足以息，呼吸不相接续，出多入少，名曰气短，气短者，气微力弱，非若喘证之气粗迫也。"唯气短进一步加重，即虚喘之类。

2. 喘证与哮病鉴别　哮病也可表现为气喘息促、呼吸困难，所以需与喘证鉴别。哮病是一种发作性疾病，特点是气喘息促、呼吸困难的同时，更表现为喉中痰鸣。一般说，哮必兼喘，喘未必兼哮。至于少数虚喘，伴见喉中痰鸣者，多为心肾阳衰，水饮内停，上凌心肺所致，与肺系疾病有别，临床特征、发病特点以及病因病机均有不同。

【辨证要点】

喘证的辨证，首当辨虚实，实喘当辨外感内伤，虚喘应分辨脏腑定位。

1. 辨虚实 可以从呼吸、声音、脉象、病势等方面分辨虚实。呼吸深长有余，呼出为快，气粗声高，伴有痰鸣咳嗽，脉象有力者为实喘；呼吸短促难续，深吸为快，气怯声低，少有痰鸣咳嗽，脉象微弱者为虚喘。实证多因为外感，或饮食失节、情志失调，而表现为风寒、肺热、痰热以及痰湿、气郁、郁热、水饮、血瘀证等。

2. 辨病位 感受外邪、痰湿、痰火、气郁、气逆所致喘证，病位在肺，为邪壅肺气。若兼有抑郁、口苦、心烦、易怒者，是肝肺同病。久病劳欲所伤，久病虚损所致喘证，病位在肺肾，或为肺虚不能主气，可伴自汗、易感等，或为肾虚不能纳气，可伴腰膝酸软、夜尿频多等。若兼有食少腹满者，是兼有脾虚。若久病肺肾俱虚者，出现心悸、面唇紫暗者，则已累及于心。

3. 辨体质 太阳卫阳不足者，体质多虚，腠理疏松，自汗出，容易感冒；太阳卫阳太过者，平素畏热，感冒后容易咽痛，高热，或变生肺热喘嗽。太阴脾虚体质，食欲差，有腹满腹泻倾向。少阳气郁体质，性喜抑郁，悲观敏感。厥阴肝旺体质，性急易怒，容易冲动。少阴阴虚体质者，体力差，思维敏捷，咽干，烦热，有失眠倾向；少阴阳虚体质者，体力不足，精力差，神疲多睡，畏寒肢冷，性功能差。

4. 辨痰 喘证常伴有咳嗽、咳痰，痰色白清稀，或白色泡沫痰，多寒，或兼水饮。若痰湿重浊，咳痰量多者，多为痰湿。若痰色黄，或色白黏稠者，多火，或为肺热，或为痰火，也可见于郁热犯肺喘证。

【治则治法】

喘证的治疗原则是明辨虚实辨证论治。实喘治肺，治以祛邪利气。应区别寒、热、痰、气的不同，分别采用温宣、清肃、祛痰、利气、降气等法。治肺为主，或兼以理脾，或疏肝、平肝。虚喘治在肺肾，治以培补摄纳。应区分气虚、阴虚、阳虚之异，分别采用益气、养阴、温阳、收敛、固脱等法。治肾为主，或兼以补肺，或兼以健脾。至于喘证辨证为虚实夹杂，下虚上实者，当分清主次，权衡标本，制定针对性的治法。一般说来，实喘病程短者，治当祛邪为主，不可早用收涩，以免留邪。而喘证病程长，尤其是纯虚无邪者，应重视敛肺、固肾治法。同时，因多种疾病皆可导致喘证，所以临床上应该重视治疗原发病。

【分证论治】

1. 实喘

（1）风寒闭肺证

临床表现：喘息，呼吸气促，胸部胀闷，咳嗽，痰多稀薄色白，兼有头痛，鼻塞，无汗，恶寒，或伴发热，口不渴，舌苔薄白而滑，脉浮紧。

治法：散寒宣肺。

方药可用麻黄汤。该方适用于太阳卫阳充实体质壮实，风寒束肺喘证。若太阳卫阳不足体质，或素有喘疾，感受风寒，诱发喘证发作者，方可用桂枝加厚朴杏仁汤。若素有寒饮内伏，复感风寒而引发喘证，症见咳喘，咳吐白色清稀痰涎，或白色泡沫痰多者，方可用小青龙汤加减。若为太阳卫阳太过体质。外受风寒，寒邪束表，内有郁热，或表寒未解，内已化热，热郁于肺，症见喘逆上气，息粗鼻扇，咯痰黏稠，伴形寒身热，烦闷口渴，有汗或无汗，舌质红，苔薄白或黄，脉浮数或滑者，方可用麻杏石甘汤加味。临床常用经验方——清宣平喘汤，方药组成：炙麻黄 6～12g，杏仁 9～12g，桃仁 9～12g，生石膏 15～30g（先煎），车前子 12～15g（包煎），黄芩 9～12g，桑白皮 15～30g，炒葶苈子 12～15g，地龙 9～15g，桔梗 6～9g，甘草 6g。若表证不解，恶寒突出者，可加用荆芥、防风等；若咽痛者，可加用射干、连翘、牛蒡子等。若发热突出，大便干者，可加用蝉蜕、僵蚕、大黄，或配合升降散。

（2）痰热壅肺证

临床表现：喘咳气涌，胸部胀痛，痰多黏稠色黄，或夹血色，伴胸中烦热，面红身热，汗出口渴喜冷饮，咽干，尿赤，或大便秘结，苔黄或腻，脉滑数。

治法：清泄痰热。

方药可用桑白皮汤加减。参考处方：桑白皮 15～30g，黄芩 9～12g，黄连 6～9g，栀子 6～9g，桃仁 9～12g，杏仁 9～12g，浙贝母 6～12g，半夏 9～12g，苏子 9～15g，桔梗 6～9g，甘草 6g。该方适用于外感肺热痰盛或痰湿化热、痰热犯肺喘证。若痰多黏稠，可加瓜蒌、黛蛤散；若咳喘不得卧，痰涌便秘，咳加用葶苈子、大黄涤等；若身热突出者，可加生石膏、知母，或配合白虎汤方。若心胸满闷，心下按之窒闷或痛，舌红苔黄腻，脉浮滑，可加用黄芩、半夏、瓜蒌，或方用小陷胸汤加味。若痰有腥味，大便干者，可加用鱼腥草、金荞麦根、蒲公英、冬瓜仁等，或用《千金》苇茎散加减。

（3）痰湿阻肺证

临床表现：喘而胸满闷窒，甚则胸盈仰息，咳嗽痰多黏腻色白，咯吐不利，兼有呕恶纳呆，口黏不渴，苔厚腻色白，脉滑。

治法：化痰降逆。

方药可用二陈汤合三子养亲汤加减。临床常用经验方——死囚化痰咳喘方，方药组成：苏子 9～15g，紫菀 9～12g，冬花 9～12g，当归 9～12g，陈皮 9～12g，半夏 9～12g，茯苓 9～12g，芦根 9～12g，川贝 6～9g，牛蒡子 9～15g，桔梗 6～9g，甘草 6g。功能：宣降肺气，化痰止咳。适用于慢性咳喘稳定期咳嗽、气喘，痰多，舌苔腻者。若兼脾虚，症见乏力体倦，食少便溏者，可加党参、白术等；若痰多色白清稀，畏寒者，可加干姜、五味子等。若痰浊挟瘀，症见喘促气逆，喉间痰鸣，面唇青紫，舌质紫暗，苔腻浊者，方可用涤痰汤加桃仁、红花、赤芍等涤痰祛瘀。

（4）肝气乘肺证

临床表现：每遇情志刺激而诱发，发病突然，呼吸短促，息粗气憋，胸闷胸痛，咽中如窒，咳嗽痰鸣不著，喘后如常人，或失眠、心悸，平素常多忧思抑郁，苔薄，脉弦。

治法：开郁降气。

方药可用五磨饮子加减。临床常用经验方——平肝宁喘汤，参考处方：沉香面3g（冲服），槟榔9~12g，乌药6~9g，木香6~9g，枳实9~12g，陈皮9~12g，清半夏9~12g，旋覆花9~15g（包煎），代赭石9~15g（久煎），桃仁9~12g，杏仁9~12g，桔梗6~9g，甘草6g。该方以五磨饮子合旋覆代赭汤加减而成，适用于厥阴肝旺体质，情志郁结，肝肺气滞喘证。若少阳气郁体质，性情抑郁，症见咳喘，口苦咽干，心烦，恶心呕吐，舌苔腻略黄，边多浊沫者，方可可加用柴胡、黄芩等，或配合小柴胡汤加减。若气滞腹胀，大便秘者，可加用熟大黄、瓜蒌，或用六磨汤方。若气郁痰阻，症见咳喘多痰，咽中不舒，心悸、失眠者，可加制远志、茯神、酸枣仁、合欢花、夜交藤等。妇人脏燥，症见气喘息促，精神恍惚，喜悲伤欲哭，方药可配合甘麦大枣汤。

2. 虚喘

（1）肺气虚证

临床表现：喘促短气，气怯声低，喉有鼾声，咳声低弱，痰吐稀薄，自汗畏风，极易感冒，舌质淡红，脉软弱。

治法：补肺益气。

方药可用生脉散合补肺汤或玉屏风散加减。临床常用经验方——屏风克敏汤，方药组成：黄芪12~30g，白术9~15，银柴胡6~9g，防风6~9g，乌梅6~9g，五味子6~9g，白芍12~30g，蝉蜕9~12g，桔梗6~9g，甘草6g。该方适用于慢性咳喘，肺气不足，表气不固，症见乏力体倦，恶风，自汗易感者，为祝谌予教授过敏煎与玉屏风散加减方。若兼肝郁化热，症见口苦咽干，心烦眠差，胸胁苦满者，可加用柴胡、黄芩、清半夏等，或配合小柴胡汤加减。若恶寒甚，头痛，汗多者，可加桂枝、生姜、大枣，或配合桂枝汤加减。若脾虚食少，腹满腹泻者，可加用炒苍术、炒薏苡仁、山药等；若寒痰内盛，症见咳喘，痰白清稀者，可加钟乳石、苏子、款冬花等，或加干姜、细辛等。若久病鼻鼽，症见鼻塞，晨起或与冷空气，喷嚏阵阵者，可加用辛夷花、白芷等。若久病气虚，肺脾同病，症见咳喘气短，神疲乏力，腹满下坠者，可加用党参9~12g或生晒参3g（另煎兑），或用补中益气汤配合治疗。若宗气虚陷，症见气短，努力呼吸似喘，脉短甚至三五不调者，方可用升陷汤加味。临床常用经验方——益气升陷汤，处方组成：黄芪12~30g，知母12~15，柴胡3~6g，升麻3~6、g，桔梗3~6g，炒牛蒡子12~30g，苏子12~15g，桃仁9~12g，杏仁9~12g，丹参15~30g，桑白皮12~30g，陈皮9~12g，半夏9~12g，伏苓9~15g，甘草6g。该方适用于慢性咳喘，宗气虚陷者。若若气阴两虚，症见咳呛气喘，痰少质黏，烦热口干，面色潮红，舌红苔剥，脉细数，方可用生脉散加沙参、玉竹、百合、川贝母、牛蒡子等。

（2）肾气虚证

临床表现：喘促日久，气息短促，呼多吸少，动则喘甚，气不得续，小便常因咳甚而失禁，或尿后余沥，形瘦神疲，面青肢冷，或有跗肿，舌淡苔薄，脉微细或沉弱。

治法：补肾纳气。

方药可用金匮肾气丸合参蛤散加减。参考处方：肉桂 3～9g，炮附子 3～9g（久煎）、熟地 12～30g，山茱萸 12～15g，山药 12～15g，茯苓 9～12g，泽泻 9～12g，丹皮 9～12g，当归 9～12g，五味子 9～12g，人参 3～6g（另煎兑），蛤蚧面 1～3g（冲服），紫石英 15～30g（先煎），沉香面 1～3g（冲服）。若肺肾阴虚，症见喘咳，口咽干燥，颧红唇赤，舌红少津，脉细或细数，治当滋阴纳气，方可用七味都气丸合生脉散加减。若肾阳虚，痰浊壅肺，症见喘咳痰多，气急满闷，腰膝酸冷，舌苔腻，脉沉细滑者，此为"上实下虚"证，治宜化痰降逆，温肾纳气，可用苏子降气汤加减。方中最妙在用肉桂或沉香，有引火归元之意；更有当归既可养血活血，又可润肠通便，兼可止咳。若肾虚喘促，兼血瘀，症见面、唇、爪甲、舌质黯黑，舌下青筋显露者，可酌加桃仁、红花、川芎等。若心肾阳衰，水饮不化，饮邪上凌心肺，症见喘咳气逆，倚息难以平卧，咯痰稀白，心悸，面目肢体浮肿，小便量少，怯寒肢冷，面唇青紫，舌胖黯，苔白滑，脉沉细。治法当温阳利水，泻肺平喘。方药可用真武汤合葶苈大枣泻肺汤，并酌情加用丹参、桃仁、红花、猪苓、桑白皮、车前子等。泽兰、益母草活血祛瘀。若气喘胸闷，心下痞坚，面色黧黑，平卧困难，或心悸，或下肢浮肿，脉沉紧或沉滑而数者，方可用木防己汤加猪苓、茯苓、桑白皮、炒葶苈子等。

另外，咳喘重症，肺肾气脱，心肾阳衰，临床表现为喘逆甚剧，张口抬肩，鼻翼扇动，端坐不能平卧，稍动则喘剧欲绝，或有痰鸣，咳吐泡沫痰，心慌动悸，烦躁不安，面青唇紫，汗出如珠，肢冷，脉浮大无根，或见歇止，或模糊不清者，此为"喘脱"危候。治法当扶阳固脱，镇摄肾气。方药可用参附汤合黑锡丹急救。但应该指出的是，黑锡丹今已少用。一般可用参附龙牡汤加味，或用参附注射液静脉输注。如应用大剂量山茱萸 15～30g 或更大剂量，或加用蛤蚧粉 3g、沉香面 3g 冲服，以纳气定喘。若气阴两虚，液竭气脱，症见呼吸微弱，间断难续，或叹气样呼吸，汗出如洗，烦躁内热，口干颧红，舌红无苔，或光绛而紫赤，脉细微而数，或散或芤，则治当益气救阴固脱，可急用生脉散加生地、山茱萸、龙骨、牡蛎，或用生脉注射液、参麦注射液以益气救阴固脱。

【其他疗法】

针灸疗法：实喘选穴膻中、肺俞、天突，风寒加风池，肺热加尺泽，痰阻加丰隆，肝郁加期门。毫针针刺，用泻法。肺俞穴，针后可加拔罐。天突穴先直刺至触及气管外壁后，循外壁向下刺 1 寸左右，以基本手法先激发出咽部发紧阻塞不适样针感，再施泻法。可留针至喘平或明显好转，留针期间反复给予间断运针。虚喘用膏肓俞、肺俞、肾俞、气海、足三里、太渊、太溪，毫针针刺，用补法，也可以针刺加灸。

【预防调护】

喘证的预防，顺应四时，避风寒最为重要。同时，应重视戒烟酒，饮食清淡，保持心情舒畅。对于冬季多发的喘证，可基于"冬病夏治"的思路，三伏天采用穴位贴敷法。外敷中药，可用生半夏、甘遂、细辛、白芥子等研末，以姜汁调成膏状，酌情取天突、膻中、风门、天柱、定喘、肺俞、膈俞、曲池、丰隆等穴，伤湿止痛膏固定，敷贴6～8小时，三伏各用1次。以减少喘证冬季发作危险。

喘证既成，应避免劳累，或取半卧位休息，充分吸氧，并密切观察病情变化。饮食应清淡而富营养，避免食用辛辣刺激及甜黏肥腻等。重视防寒保暖，消除紧张情绪。必要时更需积极给予中西医综合救治。

【病案举例】

案 1 苏某，男，60岁。1993年12月27日初诊。主诉：咳喘伴发热9日不退，体温波动38.5～39.5℃，发热伴有恶寒，午后尤甚。患者神识恍惚，咳喘有痰难以咳出，心胸满闷，默默不欲饮食，心烦，恶心欲吐，并见口苦、咽干、目眩，小便黄，大便4日未行。西医诊断为"双肺感染"收住急诊科重症监护病房，"三代头孢抗生素"静点无效。遂请中医会诊。诊查：舌暗红，而苔薄黄而腻，脉弦细而滑数。

中医诊断：喘证（少阳郁热，肺失清宣）。

辨证分析：太阳主表，为一身之藩篱；少阳主疏泄气机，敷布阳气；阳明主胃肠通降；肺主气，司呼吸，外合皮毛。该患者即外感咳喘，是肺热内郁，肺失清宣，故见咳喘咳痰。而按三阴三阳辨证方法来理解，则属伤寒三阳合病，少阳郁热不解，累及太阳、阳明系统功能，故见发热恶寒，心胸满闷，默默不欲饮食，心烦，恶心欲吐，口苦、咽干、目眩，小便黄，大便不畅诸症同见。综合舌脉证，舌暗红，而苔薄黄而腻，脉弦细而滑数，乃少阳郁热不解，肺热壅盛，肺失清宣之证。病位虽在肺，与太阳、少阳、阳明胃肠多系统相关。病性以实为主，表现为少阳郁热、肺热壅盛，累及胃肠。失治误治，或可有高热神昏、喘脱之变。

治法：清解少阳郁热，清宣肺气，清泄邪热。

方药：小柴胡汤合麻杏石甘汤加减。

处方：北柴胡12g，银柴胡12g，黄芩9g，清半夏12g，沙参12g，炙麻黄9g，杏仁9g，生石膏25g（先煎），金银花25g，连翘15g，薄荷6g（后下），桔梗6g，甘草6g。3剂。

二诊：1994年1月1日。服药1剂，体温即降至38℃以下，食纳改善，3剂药尽，体温降至正常，诸症好转，大便通畅，唯仍诉咳嗽、痰黏。改投清肺化痰止嗽之剂。

处方：炙麻黄9g，杏仁9g，生石膏25g（先煎），桑叶9g，菊花9g，蝉蜕9g，僵蚕9g，连翘9g，前胡12g，炙枇杷叶12g，桔梗6g，甘草6g。3剂。另用鲜竹沥水60mL兑服。

调治1周后，痊愈出院。（摘自《中国当代名中医医案精粹》第6集）

[**按语**] 本例为肺部感染患者，应用抗生素治疗无效，或为细菌病毒混合感染，表现为发热伴有恶寒，咳喘有痰，心胸满闷，默默不欲饮食，心烦，恶心欲吐，口苦、咽干、目眩，小便黄，大便不畅，虽可以诊断为喘证，中心病位在肺，但如果按三阴三阳辨证方法理解，即为太阳、阳明、少阳系统病变的症状同时存在。而细分析其病机，则

是以少阳郁热为主，郁热充斥表里，太阳、阳明系统功能俱受其累。故治疗当以清解少阳郁热为主，三阳并治，小柴胡汤和麻杏石甘汤、银翘散三方合和，效如桴鼓。二诊，患者热退而咳喘仍在，余热未尽，故处方用麻杏石甘汤加味，重在清肺热、宣降肺气、化痰止嗽。方中桑叶、菊花合用，蝉蜕、僵蚕合用，前胡、炙枇杷叶合用，融合了桑菊饮、升降散方义，有肝肺同治、肺胃同治之意。桔梗、甘草合用，即桔梗甘草汤，可利咽喉，有助于排痰。而连翘清热解毒可散结，鲜竹沥尤善于化黏痰，故随方加入。终使病归痊愈，或为菌毒合治之效。

案 2 刘某，男，53 岁。2008 年 5 月 11 日初诊。患慢性支气管炎 10 年，常因感染，或接触油漆、天气变化、空调制冷等诱发病情加重，每年都需住院治疗。近期天气变化，咳喘再次加重，咳嗽痰多，气喘息促，痰色灰黑，大便偏干，怕冷，咽干不爽，舌质暗、苔腻，脉细滑。

中医诊断：喘证（痰湿阻肺）。

辨证分析：脾主土，肺主金，脾为生痰之源，肺为贮痰之器。患者为久病咳喘，痰湿阻肺，肺气不利，肺气上逆，故见咳喘痰多。久病伤阴，肺与大肠相表里，累及大肠传导，故见大便干。久病伤气，故见气短畏寒。综合舌脉证，舌质暗、苔腻，脉细滑，乃痰湿阻肺之证。病位在肺，与脾肾相关。病性虚实夹杂，以实为主，虚在阴虚、气虚，实在痰湿。失治病情迁延，则为肺胀顽疾，或生喘脱之变。

治法：化痰润肺，止咳平喘。

方药：金水六君煎合三子养亲汤加减。

处方：熟地 12g，当归 12g，陈皮 9g，清半夏 12g，桔梗 6g，甘草 6g，桃仁 12g，杏仁 12g，牛蒡子 12g，川贝母 9g，紫菀 9g，款冬花 9g，苏子 12g，白芥子 6g，莱菔子 15g。14 剂，每日 1 剂。

二诊：2008 年 5 月 30 日。咳喘减轻，仍述痰多色黑，舌苔略腻，脉沉。原方去白芥子、莱菔子、川贝母，加芦根 12g、生薏苡仁 25g、黄芩 6g 清热化痰。14 剂。

2011 年 10 月 30 日因胃痛来诊，告服药后，咳喘症状消失，3 年间病情平稳，未在住院。（摘自《赵进喜临证心悟》）

[**按语**] 慢性咳喘，宿痰、伏饮是其发生发展的内在基础，因此化痰、消饮治法应给予足够重视。此例即痰湿阻肺咳喘，特点咳痰较多，而咽干，大便干，乃为阴虚，所以应用经验方——化痰咳喘方，更用熟地、当归，即金水六君煎之意。后咳喘减轻，更加芦根、薏苡仁、黄芩，乃因痰阻日久，已有化热之机，故芦根、薏苡仁、桃仁、杏仁同用，所谓"攻表清里"，即有《千金》苇茎散方意。

哮 病

哮病由于宿痰伏肺，由外感等诱发，以致痰阻气道，肺失肃降，痰气搏击所引起的以痰鸣气喘为临床特征的发作性疾病。发作时，以喉中哮鸣有声，气喘息促，呼吸困难，甚至喘息不能平卧为主要表现。古称"喘鸣""齁喘"。相当于西医学的支气管哮喘，其他以气喘痰鸣为主症的疾病也可参照哮病进行诊治。

【沿革】

早在《内经》就有"喘鸣"的记载。东汉张仲景《金匮要略》曾论"上气"，不仅具体描述了本病发作时"喉中水鸡声"的典型症状与"伏饮"病机，还提出了射干麻黄汤等有效方剂。隋《诸病源候论》称本病为"呷嗽"，明确指出其病理为"痰气相击，随嗽动息，呼呷有声"，治疗"应加消痰破饮之药"。元朱丹溪才首创"哮喘"病名，阐明病机"哮病专主于痰"，并提出了"未发以扶正气为主，既发以攻邪气为急"的治疗原则。明代虞抟《医学正传》更对哮与喘进行了鉴别。明张介宾《景岳全书·喘促》指出："扶正气者，须辨阴阳，阴虚者补其阴，阳虚者补其阳。攻邪气者，须分微甚，或散其风，或温其寒，或清其火。然发久者，气无不虚……若攻之太过，未有不致日甚而危者。"明确了本病治疗原则。秦景明《症因脉治·哮病》指出："哮病之因，痰饮留伏，结成巢臼，潜伏于内，偶有七情之犯，饮食之伤，或外有时令之风寒束其肌表，则哮喘之证作矣。"明确指出哮病的病理因素是以痰为主，因七情、饮食、外感诱发而为哮。清李用粹《证治汇补·哮病》指出："因内有壅塞之气，外有非时之感，膈有胶固之痰，三者相合，闭拒气道，搏击有声，发为哮病。"明确指出哮病发作时的病理环节为痰阻气闭。尤在泾《金匮翼·齁喘》更指出："齁喘者，积痰在肺，遇冷即发，喘鸣迫塞，但坐不得卧，外寒与内饮相搏，宜小青龙汤主之；若肺有积热，热为寒束者，宜越婢汤主之……丹溪治齁喘之症，未发，以扶正气为主，八味、肾气，温肾行水之谓也；已发，用攻邪气为主，越婢、青龙，泄肺蠲饮之谓也。"至今仍指导临床。

【病因病机及其演变】

哮病的发生，为宿痰内伏于肺，每因外感、饮食、情志、劳倦等诱因而引触，以致痰阻气道，肺气上逆，痰气搏击所致。①体质因素，特禀体质是哮病发生的基础。《临证指南医案·哮》所谓"幼稚天哮"即此。太阳卫阳不足，或太阳卫阳太过者，最容易发生哮病。其次如少阳气郁体质以及太阴脾虚、少阴肾虚体质等，也可以发生哮病。②感受外邪，尤其是太阳卫阳不足，或太阳卫阳太过之人，最容易感受风寒、风热之邪，引动伏痰，即可导致哮病的发作。③饮食失宜，误食海膻鱼蟹虾等发物，可致脾失健运，饮食不归正化，内生痰湿引发哮病。所以古有"食哮""鱼腥哮""卤哮""糖哮"等名。④情志失调，尤其是少阳气郁体质者，肝肺气郁，或肝郁化火犯肺，引动伏痰，也可发为哮病。⑤劳倦内伤，或久病体虚，太阴脾虚或少阴肾虚体质，劳倦内伤，脾肾不足，可内生痰湿、痰饮，而痰湿、痰饮内伏，即为哮病发病的基础。其他如吸入花粉、烟尘、异味气体等，也都可以影响到肺气的宣发，引发哮病的发生。

哮病的病位在肺，与脾肾关系密切。实际上，与肝也有关。其病机即内有"伏痰"，偶遇特殊病因，邪气触动停积之痰，痰随气升，气因痰阻，痰阻气道，痰阻气闭，气道挛急，痰气相互搏击而致气喘痰鸣。但由于病因不同，体质差异，哮病临床又有寒哮、热哮、气哮之分。哮因寒诱发，素体阳虚，痰从寒化，属寒痰为患则发为冷哮；若因热邪诱发，素体阳盛，痰从热化，属痰热为患则发为热哮。或由痰热内郁，风寒外束，则为寒包火证。寒痰内郁化热，寒哮亦可转化为热哮。也有因情志失调，肝肺气滞，或肝火犯肺诱发者，则为气哮，寒热证候多不甚突出。若哮病反复发作，寒痰伤及脾肾之阳，痰热伤及肺肾之阴，证候更可从实转虚。

哮病的病理性质，发作时痰阻气闭，以邪实为主，可分为寒痰、热痰。长期反复发作，寒痰伤脾肾之阳，痰热伤肺肾之阴，则可由实转虚。哮病的证候特点，初期多实，久病多虚，更多为本虚标实、虚实夹杂之证。标实证为痰阻，本虚为肺脾肾亏虚。本虚与标实互为因果，相互影响，常使哮病更趋难以速愈和根治。哮病发作时，一般以标实为主，表现为痰鸣气喘，或为寒哮，或为热哮，或为气哮；在间歇期以肺、脾、肾等脏器虚弱之候为主，表现为短气、疲乏等，或为肺虚，或为脾虚，或为肾虚。若哮病日久，肺脾肾虚损，痰瘀互阻，心肾同病，即渐成肺胀顽疾。若哮病大发作，或发作呈持续状态，邪实与正虚错综并见，肺肾两虚而痰浊又复壅盛，严重者因不能治理调节心血的运行，命门之火不能上济于心，则心阳亦同时受累，甚至可变生"喘脱"危候。

【诊断要点】

1.临床表现 喉中哮鸣有声，呼吸急促困难，甚则喘息不能平卧等，是哮病的基本证候特征。发作前或有鼻痒、咽痒、喷嚏、流涕、咳嗽、胸闷等先兆症状。发作时病人突感胸闷窒息，咳嗽，迅即呼吸气促困难，呼气延长，伴有哮鸣，为减轻气喘，病人被迫坐位，双手前撑，张口抬肩，烦躁汗出，甚则面青肢冷。发作可持续数分钟、几小时或更长。

2.发病特点 哮病有发作性，平时一如常人，常突然发作，迅速缓解。一般以傍晚、夜间或清晨为最常见，多在气候变化，由热转寒，以深秋、冬春寒冷季节发病率高。每因气候变化、饮食不当、情志失调、疲乏等因素而诱发。但也有常年反复发作者。

3.相关检查 血常规，血嗜酸性粒细胞计数，痰液涂片，胸部 X 射线检查以及肺功能检查，有助于本病诊断与鉴别诊断。

【类证鉴别】

1.喘证与哮病鉴别 两者皆可表现为气喘息促、呼吸困难，所以需要鉴别。喘以气息言，以呼吸急促困难为主要特征；哮以声响言，以发作时气喘伴有喉中哮鸣有声为主要临床特征。哮为一种反复发作的独立性疾病，而喘证可见于多种急慢性疾病过程之中。喘证的病机是诸邪犯肺，肺气上逆，或肺肾亏虚，肺不主气，肾不纳气所致。而哮病是内有伏痰，外邪等引发伏痰，痰阻气道、气道挛急所致。

2.支饮与哮病鉴别 两者都可以表现痰鸣气喘。但支饮常是多种慢性咳喘经久不愈，逐渐加重而成，病势时轻时重，发作与间歇界限不清，咳喘重于哮鸣，多心肾阳衰，水饮内停，上凌心肺所致。而哮病病有宿根，常间歇发作，突然发病，迅速缓解，哮吼声重而咳喘轻，或无咳嗽，多外邪等复杂病因因动伏痰，痰阻气道，气道狭窄所致。

【辨证要点】

哮证的辨证应首辨发病特点，同时应注意辨寒热偏盛以及肺脾肾之虚等。

1. 辨发作期与缓解期 哮病发作期，表现为气喘息促、呼吸困难、喉中痰鸣，而缓解期多气喘不明显，或有气短，并伴有肺脾肾亏虚的表现。

2. 辨寒哮与热哮 哮病发作期，应重视分辨寒哮与热哮。寒哮多表现为突然发作，呼吸急促，喉中哮鸣有声，胸膈满闷如窒，咳不甚，痰少咳吐不爽，白色黏痰，口不渴，或渴喜热饮，天冷或遇寒而发，形寒怕冷，或有恶寒，喷嚏，流涕等表寒证，舌苔白滑，脉弦紧或浮紧。热哮多表现为气粗息涌，喉中痰鸣如吼，胸高胁胀，张口抬肩，咳呛阵作，咯痰色黄或白，黏浊稠厚，排吐不利，烦闷不安，汗出，面赤，咽干口苦，口渴喜饮，舌质红，苔黄腻，脉弦数或滑数。其实，哮病发作期，还有表现为气哮，因情绪波动诱发加重，气喘痰鸣，常不具备明显寒热证候。

3. 辨证候虚实 哮病多本虚标实，发作时多以邪实为主，未发时以正虚为主。而久病正虚者，多虚实错杂，临床上可根据病程新久及全身症状，以明辨标本缓急、虚实主次。实证以伏痰为主，或加风寒，或存在肺热，或夹气郁，或加血瘀，更可内夹痰饮；虚证有气虚、阴虚、阳虚，或气阴两虚，甚或阴阳俱虚。若论脏腑定位，则有肺虚、脾虚、肾虚以致肺脾两虚、肺肾两虚、心肾两虚，以致多脏同虚。

4. 辨体质 特殊禀赋体质，接触花粉、烟尘甚至冷空气，即可表现为哮病发作，或鼻痒、鼻塞、喷嚏连连，或皮肤瘾疹瘙痒等。太阳卫阳不足体质者，腠理疏松，体弱恶风，汗多，容易感冒；太阳卫阳太过体质，平素怕热，容易感冒，感冒后多咽痛，容易发生高热喘嗽等。少阳气郁体质，悲观敏感，爱生闷气。太阴脾虚体质，体弱食少，有腹满腹泻倾向。少阴肾虚体质，体弱腰酸，或烦热有失眠倾向，或畏寒肢冷，神疲思睡。

【治则治法】

哮病的治疗，以发作期治标，平时治本为原则。发作时痰阻气道为主，治以祛邪治标，豁痰利气，但应分清痰之寒热，寒痰则温化宣肺，热痰则清化肃肺。外感诱发，表证明显者，治以解表散邪；兼肝气郁结者，治以调肝利肺。平时正虚为主，治以扶正固本，但应分清脏腑气血阴阳之虚，阳气虚者治以温补，阴虚者治以滋养，气阴两虚者治以益气养阴，阴阳俱虚者滋阴温阳，肺虚者补肺，脾虚者健脾，肾虚者益肾，或脾肺两补，或肺肾同治，甚至多脏并治。至于病深日久，虚实兼见者，又不可拘泥于祛邪治标，常需要标本兼顾，攻补兼施，温清并用。

【分证论治】

1. 发作期

（1）寒哮

临床表现：呼吸急促，喉中哮鸣有声，胸膈满闷如窒，咳不甚，痰少咳吐不爽，白色黏痰，口不渴，或渴喜热饮，天冷或遇寒而发，形寒怕冷，或有恶寒、喷嚏、流涕等表寒证，舌苔白滑，脉弦紧或浮紧。

治法：温肺散寒，化痰平喘。

方药可用射干麻黄汤加减。参考处方：射干9~12g，炙麻黄6~12g，紫菀9~12g，款冬花9~12g，细辛3g，半夏9~12g，生姜9g，大枣5~12枚，五味子9g，炙甘草6g。该方适用外受风寒引动伏痰所致的寒哮。若痰盛，症见咳喘胸闷不能平卧者，可加葶苈子、苏子、杏仁等。若外寒里饮，表寒明显，症见恶寒、身痛，咳嗽、气喘，咳痰清稀，或白泡沫痰，脉弦滑者，方可用小青龙汤。若痰稠胶固难出，哮喘持续难平者，更可加猪牙皂、白芥子等。若哮喘甚剧，恶寒背冷，痰白呈小泡沫，舌苔白而水滑，脉弦紧有力，体无虚象，为典型寒实证，可服紫金丹。本方由主药砒石配豆豉而成，有祛痰定喘之功，对部分患者奏效较快，每服米粒大5~10粒（<150mg），临睡前冷茶送下，连服5~7日；有效需续服者，停药数日后再服。由于砒石大热大毒，热哮、有肝肾疾病、出血者及孕妇忌用；服药期间忌酒，并须严密观察毒性反应，如见呕吐、腹泻、眩晕等症立即停药；再者本药不可久用，且以寒冬季节使用为宜。若哮病日病阳虚，喘疾发作频繁，发时喉中痰鸣如鼾，声低，气短不足以息，咯痰清稀，面色苍白，汗出肢冷，舌淡苔白，脉沉细者，当标本同治，温阳补虚，降气化痰，方可用苏子降气汤加减。可酌加黄芪、山茱萸、紫石英、钟乳石、沉香、诃子等。

（2）热哮

临床表现：气粗息涌，喉中痰鸣如吼，胸高胁胀，张口抬肩，咳呛阵作，咯痰色黄或白，黏浊稠厚，排吐不利，烦闷不安，汗出，面赤，口苦，口渴喜饮，舌质红，苔黄腻，脉弦数或滑数。

治法：清热宣肺，化痰定喘。

方药可用定喘汤。参考处方：炙麻黄9~12g，杏仁9~12g，黄芩9~12g，桑白皮12~30g，半夏9~12g，款冬花9~12g，苏子9~15g，白果9~12g，炙甘草6g。该方适用于风热外犯，引动伏痰，或外感风寒，内有痰热的热哮。其中，外寒内热哮病，恶风身热，或有汗，或汗出不畅，咳喘痰黄者，也可用麻杏石甘汤加瓜蒌、半夏、黄芩、地龙、蝉蜕、鱼腥草、炒葶苈子等。寒包热哮证，喉中哮鸣，气喘息促，痰黏色黄，或黄白相间，烦躁，发热恶寒无汗身痛，舌苔白腻，舌尖红，脉弦紧者，可用小青龙加石膏汤或厚朴麻黄汤加减。若伏痰化热，症见痰稠胶黏，可加用知母、浙贝母、海蛤粉、胆南星等。若大便秘结者，可配合《千金》苇茎散，甚至加用大黄、芒硝等。若病久热盛伤阴，痰热不净，虚实夹杂，气急难续，咳呛痰少质黏，口燥咽干，烦热颧红，舌红少苔，脉细数者，则当养阴清热，敛肺化痰，方可用麦门冬汤加味。肺肾阴虚气逆者，可用麦味地黄丸加味，可酌加胡桃肉、紫石英、诃子等。

（3）气哮

临床表现：气喘痰鸣，心胸憋闷，发作与情绪波动有关，伴有胸胁胀痛，嗳气，善太息，咽中痰窒，情志抑郁，脘腹痞闷，舌边多浊沫，脉细弦，或弦滑。

治法：疏肝解郁，降逆平喘。

方药可用四磨饮子合过敏煎加减。参考处方：柴胡 9～12g，白芍 12～30g，蝉蜕 9～12g，防风 6g，乌梅 6～9g，五味子 6～9g，沉香面 3g（冲服），陈皮 9～12g，姜半夏 9～12g，木香 6～9g，槟榔 9～12g，旋覆花 12～15g（包煎），代赭石 15～30g（先煎），茯苓 9～12g，杏仁 9～12g，桔梗 6～9g，甘草 6g。该方适用于少阳气郁体质，气郁痰阻哮病。若外有风寒，内有痰阻气机，症见恶寒，气喘痰鸣，咳嗽痰多，胸闷腹满，大便不畅者，临床常用经验方——麻杏六子汤加减。处方组成：炙麻黄 9～12g，杏仁 9～12g，桃仁 9～12g，紫苏子 9～30g，炒葶苈子 12～30g，炒莱菔子 9～13g，冬瓜仁 15～30g，桔梗 6～9g，甘草 6g。若风痰哮病，痰阻气壅实证，发作时无明显寒热表象，症见哮鸣喘咳甚剧，胸高气满，但坐不得卧，痰涎壅盛，喉如拽锯，咯痰黏腻难出，发作前鼻痒鼻塞流涕，喷嚏连连，舌苔厚浊，脉滑实者，治当涤痰除壅，降气利窍，方可用三子养亲汤加葶苈子、厚朴、杏仁，另吞皂荚丸以利气涤痰，必要时可加大黄、芒硝，腑气通则肺气平。若久病正虚，发作时邪少虚多，肺肾虚衰，痰浊壅盛，气喘息促，持续不解，甚至见张口抬肩，鼻扇气促，面青，汗出，肢冷，脉浮大无根者，为喘脱危候，当急以中西医综合救治方法，不可疏忽。

2. 缓解期

（1）肺虚证

临床表现：气短声低，动则尤甚，或喉中有轻度哮鸣声，咳痰清稀色白，颜面色白，常自汗畏风，易感冒，每因劳倦、气候变化等诱发哮病，舌淡苔白，脉细弱或虚大。

治法：补肺固卫。

方药可用玉屏风散。临床常用经验方——屏风定哮汤：生黄芪 12～30g，白术 9～15g，防风 6g，银柴胡 9～12g，陈皮 9～12，半夏 9～12g，杏仁 9～12g，乌梅 6～9g，五味子 6～9g，桔梗 6～9g，甘草 6g。若内有郁热，症见口苦咽干，心烦失眠者，可加黄芩、连翘等，或配合小柴胡汤加减。若怕冷畏风明显，可加桂枝、白芍，或配合桂枝汤。若风盛，伴发鼻衄，症见鼻痒，喷嚏连连者，可加用辛夷花、白芷、藿香、鹅不食草等。若阳虚畏寒甚者，可加附子、肉桂等。若气阴两虚，症见咳呛，痰少质黏，口咽干，舌质红者，可用生脉散加北沙参、阿胶、黄芪、女贞子等。

（2）脾虚证

临床表现：平素痰多气短，倦怠无力，面色萎黄，食少便溏，或食油腻易于腹泻，每因饮食不当则易诱发哮病，舌质淡，苔薄腻或白滑，脉细弱。

治法：健脾化痰。

方药可用六君子汤加减。若形寒肢冷便溏者，可加干姜、桂枝以温脾化饮。若脾肺两虚，乏力，食少，自汗，易感者，可配合玉屏风散。若脾虚气陷，或宗气虚陷，症见胸闷气短，努力呼吸似喘，脉短者，可用升陷汤，或补中益气汤加减。

（3）肾虚证

临床表现：平素短气息促，动则尤甚，吸气不利，或喉中有轻度哮鸣，腰膝酸软，脑转耳鸣，劳累后易诱发哮病。或畏寒肢冷，面色苍白，舌淡苔白，质胖嫩，脉象沉细。或颧红，烦热，汗出黏手，舌红苔少，脉细数。

治法：补肾摄纳。

方药可用金匮肾气丸温肾阳，或七味都气丸滋肾阴。若阳虚明显，症见畏寒肢冷，腰膝酸冷者，可加沉香、紫石英、钟乳石、鹿角片等。若阴虚明显，症见咽干，烦热，腰膝酸软者，可加麦冬、沙参、核桃仁等。若肺肾俱虚，肾不纳气，气短症状突出者，可配合人参蛤蚧散，或用冬虫夏草为细末冲服。其他如党参、黄芪、五味子、胡桃肉、冬虫夏草、紫河车之类，并可酌配化痰之品。

【其他疗法】

针灸疗法：寒哮选穴肺俞、膻中、中脘、列缺，肺俞毫针针刺补法，而后雀啄灸，其他穴位用泻法。热哮选穴定喘（大椎穴旁开 0.5 寸）、璇玑、丰隆、鱼际，璇玑穴针刺平补平泻法，其他用泻法。定喘穴可持续运针 2～3 分钟，直至气喘缓解。

中药雾化吸入：处方药用苏子、白芥子、莱菔子、葶苈子、细辛、麻黄、天竺黄、胆南星、陈皮、丹参、甘草等，水煎液，雾化吸入，有利于排痰平喘。

白芥子敷贴法：方法是将白芥子、延胡索（各）20g，甘遂、细辛（各）10g，共为末，加麝香 0.6g，和匀，夏季三伏分 3 次用姜汁调敷肺俞、膏肓、百劳等穴，敷贴 1～2 小时，每 10 日敷 1 次。有利于减少和控制哮病发作。

【预防调护】

哮病经常反复发作，除青少年会随着年龄逐渐长大可终止发作外，多病情顽固，迁延难愈，或渐成肺胀。必须重视日常预防。首先，应该顺应气候变化，做好防寒保暖，避免外感诱发。其次，应避免接触刺激性气体及易致过敏的灰尘、花粉、食物、药物等。戒烟酒，清淡饮食，避免进食生冷、肥甘、辛辣、海膻发物等。同时，注意防止过度疲劳和情志刺激。鼓励患者锻炼身体，选择练习太极拳、内养功、八段锦、散步或慢跑等，增强体质。

哮病发作期间，应密切观察病情变化，痰多、痰声漉漉，或痰黏难咯者，应予拍背，或雾化吸入，以助排痰。喘息哮鸣而心悸突出者，更应限制活动，谨防喘脱。

【病案举例】

案1　李某，男，50 岁。1990 年 11 月 19 日入院。自诉哮喘病史 20 余年，近 3 年来加重，尤以冬季为甚，发时呼吸迫促，胸闷气喘，咳嗽，痰白量多，甚则头面汗出，难以平卧。症见：呼吸困难，喉有痰声，颜面浮肿，目闭难张，纳差，小便如常，舌苔白腻，脉象滑而兼数。

中医诊断：哮病（寒邪犯肺，痰饮互结）。

辨证分析：此为寒邪客肺，痰饮互结，肺气上逆，病发咳喘。

治法：温肺化饮，化痰平喘。

处方：射干9g，五味子15g，麻黄9g，制半夏9g，细辛3g，干姜9g，茯苓15g，杏仁9g，贝母9g，炒莱菔子9g，厚朴9g，生赭石9g（研末）。连服5剂，喘定咳轻，咯痰减少，已能卧睡，饮食量增。方中去赭石，加炒神曲、炙桑白皮（各）9g，再服4剂，诸症基本解除。后以牡荆油胶丸调理数月，4年未见复发。（摘自《〈金匮要略〉与中医现代临床》）

[**按语**]《金匮要略》指出："咳而上气，喉中水鸡声，射干麻黄汤主之。"药用射干十三枚、麻黄四两、生姜四两，细辛、紫菀、款冬花（各）三两，五味子半升、大枣七枚、半夏（大者，洗）八枚—法半升，煎服法要求"上九味，以水一斗二升，先煮麻黄两沸，去上沫，内诸药，煮取三升，分温三服"。此方与小青龙汤相比，散寒作用稍弱，而化痰止咳、利咽喉作用更强，所以更适合于内有伏痰、外邪引动伏痰所致的痰哮。可广泛应用于治疗哮喘、喘息性支气管炎等病以咳喘喉中痰鸣、咳痰色白为特征者。此例即典型哮病，所以选用射干麻黄汤，温肺化痰，宣肺平喘，取得了较好疗效。

案2 许某，女，64岁，退休公务员。2003年7月1日初诊。病史：患者既往有高血压病病史，发现慢性肾功能不全3年，化验血肌酐243.2μmol/L，血色素108g/L，尿蛋白（＋）。血压130/90mmHg。主诉：咳嗽，鼻痒，喷嚏连连，时时喘，喉中痰鸣，夜间为甚。西医诊断为过敏性哮喘。刻下症：咳喘夜甚，喉中痰鸣，鼻塞，食欲不振，胃脘胀满，睡眠不佳，舌体胖大，舌苔中心厚腻，脉细而略滑。

中医诊断：哮病（肝肺不和，风邪内伏）。

辨证分析：肝为风木之脏，肺主金，主气，司呼吸。患者久肾劳关格痼疾，存在肾元亏虚、湿浊不化核心病机。若内有伏邪，或有伏痰，或有伏饮，或有伏风，加以外感，或情志失调，则内外合邪，可发为哮喘。其肝肺不和，肝风内扰，木叩金鸣，即可引起咳喘、鼻痒、喷嚏发作。因肾劳痼疾，肾元虚衰，湿浊内停，脾胃不和，故可见食欲不振、胃脘胀满、睡眠不安。综合舌脉证，舌体胖大，舌苔中心厚腻，脉细而略滑，乃肾虚湿浊内停、肝肺不调、脾胃不和之证。病位在肾与肺，与肝胃多脏有关。病性虚实夹杂，虚证为肾气虚、脾气虚，气血不足，实证为湿浊、肝气、风邪等。失治误治，则可导致反复发作，渐成肺胀，或成喘脱，并可加重肾元虚衰痼疾，以致发生关格危证。

治法：益气血，顺升降，和脾胃，调肝肺，疏风定喘，泄浊排毒。

方药：当归补血汤、升降散、过敏煎加减。

处方：生黄芪15g，当归10g，蝉蜕9g，僵蚕9g，姜黄9g，川芎12g，熟大黄15g，薏苡仁25g，柴胡9g，白芍15g，地龙12g，白术9g，防风6g，乌梅6g，五味子6g，薄荷6g（后下），钩藤15g。每日1剂。

二诊：2003 年 8 月 12 日。服药后诸症减轻，大便每日 2 次，鼻塞喷嚏减少，仍有咳喘痰白，饮食略增，睡眠情况良好。舌苔腻，脉沉。仍宗原方方义。处方：生黄芪 15g，当归 10g，川芎 12g，陈皮 9g，半夏 12g，苏子 9g，苏叶 9g，枳壳 9g，香橼 6g，佛手 6g，蝉蜕 9g，僵蚕 9g，姜黄 9g，熟大黄 15g，生薏苡仁 30g，六月雪 9g。每日 1 剂。

三诊：2002 年 9 月 24 日。患者病情平稳。复查血肌酐 186.0μmol/L，血压 120/90mmHg，自述口苦，偶有咳喘，舌胖，苔薄腻，脉弦。提示少阳郁热存在，改方小柴胡汤加减。处方：柴胡 12g，黄芩 9g，夏枯草 15g，生黄芪 15g，当归 10g，川芎 12g，陈皮 9g，半夏 12g，车前子 15g，炒莱菔子 15g，炒葶苈子 25g，桃仁 9g，杏仁 9g，蝉蜕 9g，僵蚕 9g，姜黄 9g，熟大黄 15g，生薏苡仁 30g，六月雪 9g。每日 1 剂。其后，坚持服用当归补血汤合升降散方加减，病情尚属稳定。2004 年 7 月 13 日复查血肌酐 177.0μmol/L，血色素 112g/L。

随访 10 余年，长期坚持服用中药，病情持续稳定，肌酐波动在 167.0 ~ 210μmol/L。（摘自《温病学与中医现代临床》）

[按语] 此例患者慢性肾衰与过敏性哮喘并见，长期应用当归补血汤益气养血，二陈汤和胃降逆，升降散升清降浊、泄浊解毒。更因其有过敏性鼻炎、哮喘病史，症见口苦等肝经郁热症状，基于风邪致病理论，采用了肝肺同治之法。配合祝谌予教授过敏煎，最终取效。药用六月雪者，以其能清热利湿解毒故也，升降散配合六月雪，或加用土茯苓、萆薢等，有前后分消湿浊之意。

肺 胀

肺胀是多种慢性肺系疾病反复发作，迁延不愈，肺、脾、肾三脏虚损，导致痰瘀阻结，气道不畅，胸膺胀满，不能敛降，以喘息气促，咳嗽，咳痰，胸部膨满，憋闷如塞，或唇甲发绀，面色晦暗，心悸浮肿，脘腹胀满，烦躁不安等为主要表现的病证，严重者出现神昏、痉厥、出血、喘脱等危重症。西医学的慢性阻塞性肺气肿、肺心病等，可参照本病证进行诊治。

【沿革】

肺胀在《内经》就有论述。如《灵枢·胀论》指出"肺胀者，虚满而喘咳"，《灵枢·经脉》"肺手太阴之脉……是动则病肺胀满膨膨而喘咳"指出肺胀病位在肺，本质为虚。东汉张仲景《金匮要略·痰饮咳嗽上气病脉证并治》还观察到肺胀可出现浮肿、烦躁、目如脱状等，指出本病与痰饮有关，名方越婢加半夏汤、小青龙加石膏汤等，至今为临床常用。隋代巢元方《诸病源候论·咳逆短气候》记载肺胀的发病机理是因为"肺虚为微寒所伤则咳嗽，嗽则气还于肺间则肺胀，肺胀则气逆，而肺本虚，气为不足，复为邪所乘，壅否不能宣畅，故咳逆短乏气也"。强调肺气虚为基础，肺气上逆、肺气壅塞是其重要发病环节。元代朱丹溪《丹溪心法·咳嗽》指出："肺胀而嗽，或左或右不得眠，此痰夹瘀血碍气而病。"认为痰瘀阻碍肺气是肺胀发病的重要病机。清代张璐《张氏医通·肺痿》指出"盖肺胀实证居多"，亦强调肺胀标实证突出。李用粹《证治汇补·咳嗽》论肺胀治疗，更指出"又有气散而胀者宜补肺，气逆而胀者宜降气，当参虚实而施治"，强调肺胀治疗应该明辨虚实。

【病因病机及其演变】

肺胀的病因是久病肺虚，反复感受外邪，使肺之体用俱损，痰瘀阻结，肺气胀满，不能敛降所致。当然与体质也有关系。①体质因素，以太阳卫阳不足、太阳卫阳太过体质最多，太阴脾虚体质、少阴肾虚体质、少阳气郁体质等，也可发病。②感受外邪，最常见者为风寒、风热等邪。太阳卫阳不足体质，容易感受风寒，而太阳卫阳太过体质，易感受风热，或感受风寒，也容易入里化热。正虚之下，反复感受外邪，则会引起咳喘反复加重，终可成肺胀顽证。③久病体虚，肺脾肾受损，痰湿、血瘀互结，肺气不利，即可渐成肺胀。

肺胀病位在肺，常肺脾肾同病，后期累及于心。病理因素主要为痰浊、水饮、血瘀互结。病性属本虚标实，病情急变期常以标实为主。本虚早期多属气虚、气阴两虚，由肺而及脾肾；晚期气虚及阳，可表现为阳虚，或阴阳两虚，病变以肺脾肾同病，常累及于心。应该指出的是，本病多慢性咳喘积渐而成，正虚与邪实常互为因果，虚实证候常夹杂出现。病情愈发愈频，甚至可持续不已。尤其是老年患者，发病后若不及时救治，极易发生变证。如气不摄血，则见咳吐泡沫血痰，或吐血、便血；若痰迷心窍，肝风内动，则谵妄昏迷，震颤、抽搐；若心肺气脱，甚至可发生神昏、喘脱、汗出、肢冷、脉微欲绝等危候。

【诊断要点】

1.临床表现　以喘息气促、咳嗽、咳痰、胸部膨满、憋闷如塞等为主要表现。病久可见面色、唇甲发绀，心悸，脘腹胀满，肢体浮肿，甚至喘脱等危重症候。严重者可见神昏、抽搐或出血等症。

2.发病特点　老年人多发。常有慢性肺系疾患病史，或有长期大量吸烟史、粉尘接触史。多由外感诱发，其次过劳、暴怒、炎热也可诱发。病程缠绵，时轻时重。

3.相关检查　胸部 X 射线、心电图、超声心动图、血气分析等有助于诊断和类证鉴别。

【类证鉴别】

1.肺胀与哮病、喘证鉴别　肺胀为多种慢性肺系疾病日久积渐而成，临床表现除咳喘外，尚有心悸、唇甲紫绀、胸腹胀满、肢体浮肿等症状。哮病是一种反复发作性的独立病证，临床表现以喉中哮鸣有声为特征。喘证作为多种急慢性疾病的一个症状，临床以气喘息促、呼吸困难为主要表现。哮病、喘证久治不愈，可渐成肺胀。

2.肺胀与心痹鉴别　肺胀是多种肺系疾病反复发作，迁延不愈，肺脾肾虚，痰瘀互结，肺气胀满，不能敛降所致，临床表现为喘、咳、痰、满、闷为先，继而出现悸、肿、绀、昏、脱等证。心痹为风湿痹证，日久不愈，复感于邪，内舍于心，心气、心阳受损，心血瘀阻所致，临床表现为心悸、胸闷气短，病情加重可见心下痞满，急性发作者可见呼吸困难、气喘息促等证。

3. 肺胀与支饮鉴别 肺胀为多种慢性肺系疾病日久积渐而成，肺脾肾虚，痰瘀互结，肺气胀满，不能敛降所致，临床表现为咳嗽、气喘，心悸，唇甲紫绀，胸腹胀满，肢体浮肿等症状。支饮为饮邪内停胸肺所致，临床表现为咳逆依息不得卧，或伴有颜面虚浮，下肢浮肿，或面色黧黑，心下痞坚，小便不利，脉沉紧等。其实，支饮也可以继发于慢性咳喘，常可为肺胀发病过程中的一组特定证候。

【辨证要点】

1. 辨标本虚实 感受外邪，急性发作时偏于标实，平时偏于本虚。标实为外邪、痰浊、瘀血，外感者伴恶寒发热、头身疼痛、脉浮等表证；以痰浊为主者见咳嗽痰黏，浊痰壅塞，不易咯出；夹血瘀者伴面色晦暗，唇甲青紫，舌下青筋暴露等。早期以痰浊为主，渐而痰瘀并重，并可兼见气滞、水饮内停。本虚为肺、脾、肾三脏虚损，但有偏重主次之不同。后期正气虚衰，痰壅血瘀，本虚与标实并重。

2. 辨脏腑 肺胀以肺、脾、肾虚损为本，早期以气虚或气阴两虚为主，见气短，少气懒言，倦怠，纳差，便溏，腰膝酸软，或伴口干咽燥，五心烦热，舌红苔少或少津，脉细数等，病位在肺、脾、肾，后期气虚及阳，则可见怯寒肢冷，心悸，小便清长或尿少，舌淡胖，脉沉迟等，或可出现阴阳两虚，或阴竭阳脱之证，以肺、脾、肾同病，累及于心。

3. 辨痰浊、水饮与血瘀 咳逆上气，痰涎壅盛，属痰浊；咳逆倚息不得平卧，面浮肢肿，心悸，尿少，属水饮；咳逆胸闷，面色紫暗，唇舌发绀，为瘀血；咳逆喘息，胸膺膨满，为气滞，也为临床常见。

4. 辨体质 太阳卫阳不足体质，腠理疏松，体虚汗多，容易感冒；太阳卫阳太过体质，烦热，容易感冒，感冒后容易咽痛、高热等。太阴脾虚体质，体弱，食欲差，有腹满腹泻倾向。少阴肾虚体质，体弱，或烦热，有失眠倾向；或畏寒，神疲多睡。少阳气郁体质，性喜抑郁，爱生闷气。

【治则治法】

肺胀为本虚标实、虚实错杂之证，急则治标，缓则治本，标本同治，扶正祛邪为基本治疗原则。标实者，以外邪、痰浊、水饮、瘀血等为主，分别可采取祛邪宣肺（辛温、辛凉）、降气化痰（温化、清化）、温阳利水（通阳、淡渗）、活血祛瘀，甚或开窍、息风、止血等法。本虚者，当以补肺健脾、益肾养心为主，或气阴两益，或阴阳双补。正气欲脱时，更应扶正固脱，救阴回阳。处理好治本与治标的关系，酌情选用扶正与祛邪治法，是取效的关键。

【分证论治】

1. 外寒里饮证

临床表现：胸膺膨满，气短气急，咳逆喘满不得卧，咳痰白稀量多，呈泡沫状。口干不欲饮，面色青暗，周身酸楚，头痛，恶寒，无汗。舌胖暗淡，苔白滑，浮紧。

治法：温肺散寒，化痰降逆。

方药可用小青龙汤加减。参考处方：炙麻黄9~12g，桂枝6~9g，干姜6~9g，细辛3g，清半夏9~12g，五味子6~9g，白芍12~30g，炙甘草6g。全方辛开苦降，散收相配，散寒蠲饮，以复肺之宣降之功。若饮郁化热，症见烦躁而喘，脉浮者，可用小青龙加石膏汤。若表寒不著，症见咳而上气，喉中如水鸡声者，可用射干麻黄汤加减。若肺肾气虚，症见呼吸浅短难续，甚则张口抬肩，动则尤甚，倚息不能平卧者，可加人参、黄芪、蛤蚧、沉香、紫石英等。若瘀血阻络，症见面色青暗，唇甲青紫，舌质紫暗者，可加桃仁、红花、丹参、当归、赤芍、地龙等。

2. 痰浊阻肺证

临床表现：胸满憋气，短气喘息，动则加重，咳嗽痰多，色白质黏，畏风易汗，脘腹痞满，纳呆，泛恶，便溏，倦怠乏力，或面色紫暗，唇甲发绀。舌质偏淡或淡胖，或舌质紫暗，舌下青筋显露，苔白厚腻或浊腻，脉细滑。

治法：宣肺健脾，化痰降逆。

方药可用苏子降气汤合三子养亲汤加减。临床常用经验方——加味麻杏桃红七子汤，处方组成：炙麻黄9~12g，杏仁9~12g，桃仁9~12g，红花9~12g，丹参15~30g，枳壳9~12g，清半夏9~12g，陈皮9~12g，茯苓12~15g，炒葶苈子12~15g，苏子9~15g，白芥子6~9g，莱菔子9~15g，紫菀9~12g，款冬花9~12g，当归9~12g，芦根9~12g，川贝母6~9g，牛蒡子9~15g，桔梗6~9g，甘草6g。该方为二陈汤、三子养亲汤加麻黄、杏仁、桃仁、红花等组成，适用于慢性咳喘痰瘀互结、肺气宣降不利者。若痰浊中阻，症见脘腹痞胀，泛恶，纳呆者，可加瓜蒌皮、白豆蔻、砂仁、炒枳实、法半夏、焦三仙等。若脾胃虚弱，症见倦怠乏力，纳差，便溏，面色萎黄者，可加党参、黄芪、茯苓、白术等。若肺虚卫表不固，症见畏风易感者，可合用玉屏风散。若痰浊夹瘀，症见面唇晦暗，舌质紫暗，舌下脉络迂曲，舌苔浊腻者，可加丹参、丹皮、地龙、桃仁、红花、赤芍、水蛭等。

3. 痰热壅肺证

临床表现：胸满气促，咳逆喘息，咳痰黄或白，黏稠难咳，身热，烦躁，口渴欲饮，目睛胀突，溲黄，便干，或发热微恶寒，咽痒疼痛，身体酸楚，出汗。舌质红或边尖红，舌苔黄或黄腻。脉滑数或浮滑数。

治法：清肺化痰，降逆平喘。

方药可用桑白皮汤或越婢加半夏汤加减。前方适用于痰热内盛证，方中桑白皮、黄芩、黄连、栀子清泻肺热，杏仁、浙贝母、清半夏、苏子化痰降逆。后方适用于饮热郁肺，外有表邪者，长于清宣肺气，解表化饮，方中炙麻黄、石膏辛凉配伍，辛能宣肺散邪，凉能清泄内热；清半夏、生姜化痰散饮以降逆；生甘草、大枣扶正祛邪。若痰热内盛，症见胸满气逆，痰胶黏不易咳出者，可加鱼腥草、黄芩、全瓜蒌、浙贝母等。若痰热闭肺，腑气不通，症见腹满便秘者，可加大黄、芒硝、厚朴、炒枳实等，或配合栀子厚朴汤。若咳痰黄稠带腥味者，可加鱼腥草、蒲公英、野菊花、金荞麦根、连翘、漏芦等。若痰热伤津，症见口干咽燥者，可加天花粉、知母、芦根、麦冬等。若表邪不解，枢机不利，症见发热，口苦咽干，可加柴胡、黄芩、清半夏、连翘，或配合小柴胡汤加减。临床常用经验方——麻杏柴芩汤，处方组成：炙麻黄9～12g，杏仁9～12g，柴胡9～12g，黄芩9～12g，清半夏9～12g，陈皮9～12g，茯苓12～15g，炒葶苈子12～15g，苏子9～15g，莱菔子9～15g，蝉蜕9～12g，地龙9～12g，当归9～12g，芦根9～12g，连翘9～12g，鱼腥草12～15g，牛蒡子9～15g，五味子6～9g，乌梅6～9g，桔梗6～9g，甘草6g。该方为麻杏石甘汤、小柴胡汤、过敏煎等方加减化裁而来，主要适用于慢性哮病反复发作所致的肺胀，郁热犯肺，症见咳喘痰黄、胸闷、口苦咽干者。

4. 痰蒙神窍证

临床表现：意识蒙眬，表情淡漠，嗜睡，或昏迷，或烦躁不安，谵妄，撮空理线，或肢体瞤动，抽搐，咳逆喘促，咳痰黏稠或黄黏不爽，或伴痰鸣，唇甲青紫。舌质暗红或淡紫，或紫绛，苔白腻或黄腻，脉细滑数。

治法：涤痰，开窍，息风。

方药可用涤痰汤加减。参考处方：黄芩9～12g，连翘12～15g，橘红9～12g，清半夏9～12g，茯苓12～15g，石菖蒲9～12g，郁金12～15g，鲜竹沥水30～50mL（兑服），胆南星9～12g，瓜蒌12～15g，竹茹9～12g，枳实9～12g，芦根12～15g，桃仁9～12g，杏仁9～12g，桔梗6～9g，生甘草6g。该方主要适用于痰热壅实证。若痰热内盛，症见身热，烦躁，谵语，神昏，舌质红，苔黄者，可加黄芩、桑白皮、葶苈子、天竺黄、竹沥、浙贝母等。若肝风内动，症见肌肉瞤动，肢体抽搐者，可用紫雪丹加用钩藤、全蝎、羚羊角粉等。若热结大肠，腑气不通症见大便燥结难解者，可加大黄、芒硝，或配合宣白承气汤加减。若痰血明显，症见唇甲发绀者，可加丹参、红花、桃仁、水蛭、地龙等。若热伤血络，症见皮肤紫斑，咯血，便血色鲜者，可加水牛角、生地、丹皮、紫珠草等，或配合犀角地黄汤加减。

5. 肺肾气虚证

临床表现：呼吸浅短难续，甚则张口抬肩，咳逆倚息不能平卧，痰白如沫，咳吐不利，胸满闷窒，声低气怯，心慌，形寒汗出，面色晦暗，或腰膝酸软，小便清长，或尿后余沥，或咳则小便自遗。舌淡或黯紫，苔白润，沉细虚数无力，或有结代。

治法：补肺纳肾，降气平喘。

方药可用平喘固本汤合补肺汤加减。临床常用经验方——加味升陷益肺汤，处方组成：生黄芪18～30g，太子参12～15g，知母12～15g，升麻3～6g，柴胡3～6g，炒葶苈子12～15g，苏子12～15g，桃仁9～12g，杏仁9～12g，丹参12～30g，猪苓12～30g，茯苓12～30g，陈皮9～12g，清半夏9～12g，桔梗6～9g，甘草6g。该方为张锡纯升陷汤合二陈汤加减方，可益气升陷，活血化瘀，化痰利水，适用于肺胀，辨证属于宗气下陷、痰瘀互结、水饮内停，症见气短胸闷，动则气喘，咳痰色白，舌暗苔薄腻，脉细或短，甚至三五不调者。可随方加用敛肺之五味子，或加蛤蚧粉 1 ~ 3g（冲服）。若肾不纳气，症见喘逆甚，动则加重者，可加补骨脂、灵磁石、沉香面（冲服）、紫石英等。若肺虚有寒，症见怕冷，舌质淡者，可加桂枝、细辛、钟乳石等。若肺肾阴虚，症见低热，舌红苔少者，可加麦冬、玉竹、生地、知母，或用生脉散合麦味地黄丸加减。若气虚瘀阻，症见颈脉动甚，面唇青紫明显，舌紫暗者，可加当归、丹参、桃仁、地龙等。若心气虚，症见心动悸，脉结代，可合用炙甘草汤加减。如见喘脱危象，可急用参附汤送蛤蚧粉或黑锡丹救治。

6. 阳虚水泛证

临床表现：喘咳不能平卧，胸满憋气，咳痰清稀，面浮，下肢肿，甚则一身悉肿，腹部胀满，尿少，脘痞，纳差，心悸，怕冷，面唇青紫，舌胖质暗，苔白滑，脉沉细滑或结代。

治法：温肾健脾，化饮利水。

方药可用真武汤合五苓散加减。参考处方：红参 6 ~ 15g（另煎兑）或红参粉 3g（冲服），炮附子 9 ~ 12g，肉桂 3 ~ 6g，白芍 12 ~ 30g，白术 9 ~ 15g，茯苓 15 ~ 30g，猪苓 15 ~ 30g，炒葶苈子 12 ~ 15g，车前子 12 ~ 15g（包煎），桑白皮 15 ~ 30g，丹参 15 ~ 30g，生姜 3 片为引。该方适用于肺胀日久不愈，心肾阳衰，血瘀水停者。若咳痰量多，舌苔水滑者，可加干姜、细辛、五味子等。若血瘀甚，症见发绀明显者，可加桃仁、红花、丹参、赤芍、泽兰、北五加皮等。若表现为支饮，症见气喘胸闷，心下痞坚，面色黧黑，脉沉紧者，可用木防己汤加茯苓、车前子、炒葶苈子、丹参等。若水肿势剧，上凌心肺，症见心悸喘满，咳逆倚息不得卧者，可用桑苏桂苓饮，加沉香粉（冲服）、椒目、葶苈子等。

【其他疗法】

针灸疗法：喘息难以控制时，取肺俞、列缺、心俞、内关、气海、足三里穴；痰多不易咳出者，取足三里、丰隆、天突穴。针用平补平泻法。外寒内饮、阳虚水泛证，平素可艾灸大椎、肺俞、肾俞、命门、足三里、三阴交。

【预防调护】

平素坚持锻炼身体，以增强体质，注意保暖，平衡膳食，以预防感冒。禁烟，并避免进食辛辣、生冷，或过咸过甜。若伴水肿者，则应减少盐的摄入。急性发病期，应积极治疗。冬季发病者，可采用冬病夏治穴位贴敷疗法，于每年三伏取细辛、甘遂、白芥子等，外敷肺俞、脾俞、肾俞。3 年 1 个疗程，或可减少咳喘发作。

【病案举例】

案 1　宋某，男，72 岁。1992 年 11 月初诊。患咳喘病 20 年。西医诊断为肺气肿、肺心病合并感染，近因受寒而加重，咳喘不得平卧，咯吐白痰黏稠，胸中窒闷，心烦心悸，上腹部胀满，大便秘结，小便不利，双下肢浮肿，舌暗红有紫斑，苔腻略黄，脉浮滑数，腹诊上腹部有压痛。

中医诊断：肺胀（痰热中阻，肺失清宣，气滞血瘀）。

辨证分析：肺主气，主宣肺肃降，心主血，主藏神，心肺气血相关，而肺又与大肠相表里。咳喘久病，久则由气及血，心肺同病，复感外邪，即会引发病情加重。痰热阻肺，肺失宣降，故见咳喘、痰黏、胸闷。痰热扰心，心烦心悸。肺气不宣，大肠传导受累，故见腹满便秘。血瘀水停，故见浮肿、小便不利。综合舌脉证，舌暗红有紫斑，苔腻略黄，脉浮滑数，乃痰热阻肺、血瘀水停之证。病性以实为主，实在痰热、血瘀、气滞、水停，必有本虚。失治误治，病情迁延，或为悸脱、喘脱之变。

治法：化痰清热，宣肺平喘，利肺活血。

方药：小陷胸汤合麻杏石甘汤加味。

处方：瓜蒌15g，清半夏12g，黄连6g，炙麻黄9g，杏仁9g，生石膏30g（先煎），石韦15g，桑白皮15g，桃仁9g，红花9g，枳壳15g。3剂大便畅行，尿量增多，咳喘减而能平卧，双下肢浮肿减轻，再进5剂，咳喘竟平。（摘自《〈伤寒论〉与中医现代临床》）

[按语] 久病咳喘，则成肺胀。病机多虚实夹杂，缓解期以本虚为主，发作期以标实为主。治疗缓解期应补虚，健脾、益肺、固肾；发作期应法邪，宣肺、化痰、利气。因为肺与大肠相表里，故通腑治法也当重视。腹诊上腹部有压痛，符合小陷胸汤"正在心下，按之则痛"腹证特点，所以选用小陷胸汤清热化痰，利气通腑，更配合麻杏石甘汤清解肺热、宣降肺气，应手取效。

案2　魏某，男，67岁。2016年9月11日初诊。患慢性支气管炎10年，常在冬季发作。近期咳喘加重，动则气喘，遂来求诊。刻下症：气短胸闷，动则气喘，咳嗽，咳痰色白，畏寒，食少，双下肢浮肿，夜尿频多，大便偏干。查桶状胸，口唇紫暗，舌质暗，苔腻，脉细滑。

中医诊断：肺胀（气虚血瘀，痰湿阻肺）。

辨证分析：肺主气，司呼吸，而宗气出于胸中，贯心脉而行呼吸。久病咳喘，肺气损伤，宗气虚陷，故见气短胸闷，动则气喘。痰阻肺气，肺气不利，故见咳嗽痰白。肺病日久，由气及血，累及于心，血不利则为水，故可见水肿。综合舌脉证，乃气虚血瘀痰湿互结之证。病位在肺，有关心脾肾多脏。病性虚实夹杂，虚为气虚，宗气虚陷，实为痰湿、血瘀、水停。失治误治，进一步进展，则为心悸、喘脱之变。

治法：益气升陷，化痰平喘，活血利水。

方药：升陷汤合三子养亲汤加减。

处方：生黄芪30g，知母12g，升麻6g，柴胡6g，当归12g，陈皮9g，清半夏12g，猪苓15g，茯苓15g，炒葶苈子15g，苏子15g，炒莱菔子15g，桃仁12g，杏仁12g，桔梗6g，甘草6g。14剂，每日1剂。

二诊，2016年9月25日。气短胸闷明显好转，咳喘减轻，下肢浮肿消失，嘱原方

继续服用月余，诸症近愈。此年冬日未发作。（赵进喜医案）

[按语] 慢性咳喘，久治不愈，心肺同病，渐成肺胀。以肺主气，肺病日久，必有气虚。若宗气虚陷者，则可用升陷汤加味。而针对肺胀标实诸症，痰湿可用二陈汤，饮停可用桂苓剂、葶苈子、桑白皮，血瘀可用当归、丹参、桃仁、红花、地龙，水停可用猪苓、茯苓、车前子，气滞可用炒莱菔子、陈皮、枳壳等。同时基于肺与大肠相表里的认识，治疗肺胀还应重视通便治法，宽肠即所以利肺。

肺　痈

肺痈是指因热毒瘀结于肺，以致肺叶生疮，肉败血腐，形成脓疡，以发热，咳嗽，胸痛，咳吐腥臭浊痰，甚则咯吐脓血痰为典型临床表现的病证。属内痈之一，临床较为常见。西医学的肺脓肿、化脓性肺炎、肺坏疽以及支气管扩张等伴化脓性感染者，均可参照本病证诊治。

【沿革】

《内经》对痈疡病机有系统论述。东汉医圣张仲景《金匮要略·肺痿肺痈咳嗽上气病脉证并治》指出："咳而胸满振寒，脉数，咽干不渴，时出浊唾腥臭，久久吐脓如米粥者，为肺痈。""风伤皮毛，热伤血脉；风舍于肺，其人则咳，口干喘满，咽燥不渴，多唾浊沫，时时振寒。热之所过，血为之凝滞，蓄结痈脓，吐如米粥，始萌可救。"对肺痈不同阶段病机与证候特点以及预后等，均有论述，并提到早期治疗。隋代巢元方《诸病源候论·肺痈候》指出："肺痈者……寒乘虚伤肺，寒搏于血，蕴结成痈，热又加之，积热不散，血败为脓。"指出肺痈可有风寒诱发。认为风寒化热亦可为痈，并强调正虚是发病的重要原因。唐代孙思邈《备急千金要方》苇茎汤以清肺排脓、活血消痈，至今为临床常用。明楼英《医学纲目·卷十九》指出"肺痈者，由食啖辛热炙煿，或醋饮热酒，燥热伤肺"，认为饮食失节有关肺痈发病。陈实功《外科正宗·肺痈论》则对肺痈初起、已成、溃后不同阶段临床表现，均有论述，而且提出了初起在表者，宜散风清肺，已有里热者，宜降火益阴，脓成则平肺排脓，脓溃正虚者，宜补肺健脾，很有临床价值。清代喻嘉言《医门法律·肺痿肺痈门》指出"五脏蕴祟之火，与胃中停蓄之热，上乘于肺"可导致肺痈，"凡治肺痈病，以清肺热，救肺气，俾其肺叶不至焦腐，其生乃全。故清一分肺热，即存一分肺气，而清热必须涤其壅塞，分杀其势于大肠，令秽浊脓血日渐下移为妙"，值得重视。张璐《张氏医通·肺痈》治疗肺痈主张"初起时，极力攻之""慎不可用温补保肺药，尤忌发汗伤其肺气"。强调勿用温补或因发热妄行发汗。林珮琴《类证治裁·肺痈》指出："肺痈毒结有形之血，血结者排其毒。""肺痈由热蒸肺窍，致咳吐臭痰，胸胁刺痛，呼吸不利，治在利气疏痰，降火排脓。"认识日益深化。

【病因病机及其演变】

肺痈病因与体质因素以及感受外邪、饮食失节或肺系久病有关。①体质因素，以太阳卫阳太过体质以及少阴阴虚体质者较为多见。其他如阳明胃热体质等人群，有时也可发病。②感受外邪，以感受风热、热毒多见。但也有风寒外犯，入里化热所致者。③饮食失节，尤其是过嗜煎炸辛辣、甘肥醇酒等，可内生痰热，如此则易招引外邪来犯。④肺系久病，新感外邪，或素体肺热内蕴，内生热毒，皆可引发肺痈。

肺痈病位在肺，病性属实属热。核心病机是外邪内犯，热壅于肺，或痰热素盛，蒸灼肺脏，以致热壅血瘀，蕴酿成痈，血败肉腐化脓。热壅血瘀是肺痈成痈化脓的病理基础。其病机演变，可随着病情的发展，邪正的消长，而表现为初期、成痈期、溃脓期、恢复期等不同阶段。初期，风热外犯，或风寒化热，内郁于肺，或内外合邪，肺卫同病，蓄热内蒸，热伤肺气，肺失清肃，出现恶寒、发热、咳嗽等肺卫表证。成痈期，邪热壅肺，蒸液成痰，气分热毒浸淫及血，热伤血脉，血为之凝滞，热壅血瘀，蕴酿成痈，表现高热，振寒、咳嗽、气急、胸痛等痰瘀热毒蕴肺的证候。成痈化脓的病理基础主要是血瘀。溃脓期，为痰热与瘀血壅阻肺络，肉腐血败化脓，肺损络伤，脓疡溃破，排出大量腥臭脓痰或脓血痰。恢复期，脓疡内溃外泄，邪毒渐尽，病情趋向好转，但因肺体损伤，故可见邪去正虚，阴伤气耗的病理过程，继则正气逐渐恢复，痈疡渐告愈合。若溃后脓毒不尽，邪恋正虚，每致迁延反复，日久不愈，病势时轻时重，而转为慢性，则病归缠绵。

【诊断要点】

1. 临床表现 高热，咳嗽，胸痛，咳吐黏稠浊痰，甚至咯吐大量腥臭脓痰。其中，脓血浊痰吐入水中，常会下沉水底。初起可表现为突然寒战高热，咳嗽胸痛，咳吐浊痰，10 天左右，开始咯吐大量腥臭脓血痰，脓痰入水，则沉于水下。其后身热降，再经数周可逐渐恢复。如脓毒不净，持续咳嗽，咯吐脓血腥臭痰，低热，消瘦，则转成慢性，则病归缠绵。有时还可见杵状指。

2. 发病特点 急性起病，外感诱发，或素有肺系疾病，复因新感外邪诱发。部分患者可以慢性化，缠绵不愈，或反复发作。

3. 相关检查 血常规、X 射线胸片、胸部 CT 检查及痰培养等，有助于诊断与鉴别诊断。

【类证鉴别】

1. 肺痈与风温肺热鉴别 两者初期皆可表现为以发热、咳嗽等。而肺痈急性起病，常突然寒战高热、胸痛、咳吐浊痰，其后即咳吐腥臭脓血痰，是热毒郁肺，热壅血瘀，血败肉腐成脓所致。风温肺热以身热、咳嗽、烦渴，或伴气喘、胸痛为主要表现，可咳吐黄痰黏稠，但不会有腥臭脓血痰，为风热袭肺，肺热壅盛，肺失宣降所致。

2. 肺痈与肺痨鉴别 两者皆可表现为咳嗽、咳血、发热等。而肺痈急性起病，发热常为高热，或表现为突然寒战高热、胸痛、咳吐腥臭脓血痰，为热毒郁肺，热壅血瘀，血败肉腐成脓所致。肺痨多慢性起病，发热多为午后低热，或表现为骨蒸潮热，可兼见盗汗、消瘦等，咳血表现为痰中带血，甚至大口咳血，虽有血腥味，而非腥臭脓血痰，正虚瘵虫感染，阴虚火旺，热灼肺络所致。

【辨证要点】

1. 辨病期　初期、成痈期、溃脓期、恢复期，证候表现与病机特点不同。初起及成痈阶段症见高热、咳嗽气急、咯痰黏稠量多等，乃热毒瘀结在肺，成痈酿脓。后期溃脓之后，大量腥臭脓痰排出，身热渐退，咳嗽减轻，常表现为痰热久蕴，耗伤气阴。恢复期，则表现为阴伤气耗为主，余毒不净。

2. 辨虚实　实热证多见。初期、成痈期多实证，而溃脓期、恢复期多虚实夹杂。初期可表现为热犯肺卫；成痈期可表现为热毒血瘀；溃脓期，多热毒蕴结，气阴不足；恢复期，即气阴两虚，余毒留恋。

3. 辨转归　溃脓期是病情转归的关键点。溃脓后声清气朗，痰质变稀，气味渐淡，热退脉缓者，向愈。溃脓后，声哑无力，脓血如败卤，腥臭异常，喘促胸痛，食少，热不退，爪甲青紫带弯，脉短涩或弦急者，为肺叶腐败恶候。

4. 辨体质　太阳卫阳太过体质，畏热不畏寒，咽干口渴，容易外感，而表现为咽痛、高热喘嗽等。少阴阴虚体质者，形体多瘦长，畏热，思维敏捷，有失眠倾向。其他如阳明胃热体质，体壮实，畏热，食欲亢盛，有大便干倾向。

【治则治法】

肺痈的基本治疗原则是清热解毒、化瘀排脓。其中，脓未成者，应着重清肺消痈；脓已成者，则应以排脓解毒为要。临床可根据具体病情、分阶段辨证论治。初期风热侵犯肺卫，治当清肺散邪；成痈期热壅血瘀，治当清热解毒，化瘀消痈；溃脓期血败肉腐，治当排脓解毒；恢复期阴伤气耗，治当养阴益气，兼去余毒。若久病邪恋正虚者，则应扶正祛邪。当时时以清肺热、补肺气为念。

【分证论治】

1. 初期

临床表现：发热微恶寒，咳嗽，咯黏液痰或黏液脓性痰，痰量由少渐多，胸痛，咳时尤甚，呼吸不利，口干鼻燥，舌苔薄黄或薄白，脉浮数而滑。

治法：清热散邪。

方药可用银翘散加减。参考处方：金银花 15~30g，连翘 12~15g，芦根 12~15g，竹叶 9~12g，薄荷 6~9g（后下），蒲公英 15~30g，紫花地丁 15~30g，野菊花 12~15g，鱼腥草 15~30g，牛蒡子 12~15g，桔梗 6~9g，甘草 6g。该方适用于太阳卫阳太过之热，风热外犯，或热毒郁肺者。若痰热盛，症见咳嗽痰多者，可加浙贝母、杏仁、冬瓜仁等。若肺气壅滞，症见胁痛，呼吸气急者，可加用瓜蒌、丹皮、郁金、丝瓜络等。若风寒外感，入里化热，症见咳嗽痰多者，可用麻杏石甘汤加黄芩、鱼腥草、连翘、漏芦等。

2. 成痈期

临床表现：身热转甚，时时振寒，继则壮热不寒，汗出烦躁，咳嗽气急，胸满作痛，转侧不利，咳吐浊痰，呈现黄绿色，自觉喉间有腥味，口干咽燥，舌苔黄腻，脉滑数。

治法：清肺化瘀消痈。

方药可用《千金》苇茎汤合如金解毒散加减。参考处方：芦根 12~15g，桃仁 9~12g，杏仁 9~12g，冬瓜仁 15~30g，薏苡仁 15~30g，黄芩 9~12g，山栀 9~12g，鱼腥草 15~30g，败酱草 15~30g，大青叶 12~15g，金银花 15~30g，甘草 6g。临床可配合西黄丸。若大便干者，可加用大黄等。若肺气不利，症见咳而喘满，咳痰浓浊痰，不得平卧者，可加用炒葶苈子、桑白皮等。若胸闷疼痛，转侧不利者，可加用浙贝母、制乳香、制没药等。

3. 溃脓期

临床表现：突然咯吐大量血痰，或痰如米粥，腥臭异常，有时咯血，胸中烦满而痛，甚则气喘不能平卧，仍身热面赤，烦渴喜饮，舌质红，苔黄腻，脉滑数或数实。

治法：排脓解毒。

方药可用加味桔梗汤加减。参考处方：桔梗 6~9g，薏苡仁 15~30g，浙贝母 12~15g，陈皮 9~12g，炮山甲 9~12g，皂角刺 12~15g，天花粉 12~15g，白芷 6~9g，黄芩 9~12g，连翘 12~15g，金银花 15~30g，甘草 6g。若热灼血络，症见咳脓血量多者，可加丹皮、山栀、蒲黄、藕节、三七粉（冲服）。若热伤津液，症见咽干口燥者，可加用生地、玄参等。若热伤气阴，症见乏力、咽干者，可加用生黄芪、当归、生地、玄参等。

4. 恢复期

临床表现：身热渐退，咳嗽减轻，咯吐脓血渐少，臭味亦减，痰液转为清稀，或见胸胁隐痛，难以久卧，气短乏力，自汗，盗汗，低热，午后潮热，心烦，口干咽燥，面色不华，形瘦神疲，舌质红或淡红，苔薄，脉细或细数无力。

治法：益气养阴清肺。

方药可用沙参清肺汤或桔梗杏仁煎加减，或用竹叶石膏汤加减。参考处方：生黄芪 15~30g，太子参 12~15g，北沙参 12~15g，麦冬 9~12g，竹叶 9~12g，生石膏 15~30g（先煎），知母 12~15g，金银花 12~15g，连翘 9~12g，黄芩 9~12g，姜半夏 9~12g，杏仁 9~12g，薏苡仁 15~30g，冬瓜仁 15~30g，鱼腥草 15~30g，桔梗 6~9g，甘草 6g。若余热未尽，症见低热者，可加用地骨皮、白薇、功劳叶、仙鹤草等。若咳嗽，脓血痰，日久不净者，可加用金荞麦、败酱草等。若脾虚，症见食少便溏者，可加用炒白术、山药、茯苓、炒麦芽等。

【其他疗法】

中药单方：金荞麦，或鲜芦根，或三青叶，皆有疗效。其他如鲜鱼腥草 100g，捣烂取汁，用热豆浆冲服，每日 2 次。可促进排出脓痰。中药外敷，可用大黄粉、芒硝粉，局部外敷，或湿敷肺俞穴，有一定疗效。恢复期，可针刺足三里，促进肺痈康复。

【预防调护】

素有肺系疾病者，当注意顺应四时增减衣物，饮食有节，起居有节，远离烟酒及辛辣烧烤等，减少可能诱发肺痈的因素。肺痈一旦发病，即当及早治疗，力求在未成痈前能得到控制。应注意卧床休息，密切观察体温变化以及脓痰色、质、量、味等。溃脓期可根据内痈具体病位，合理放置引流管。如大量咯血，还应警惕脓血阻塞气道导致窒息。发病期间，饮食应以清淡而富有营养为宜，不可进食过咸以及油腻厚味，远离辛辣刺激食物以及海鲜等发物。

【病案举例】

周某，男性，年近花甲，恶寒发热，胸痛不适，咳嗽咯脓腥臭痰旬余，某地医院抗生素、体位引流等法常规治疗月余，虽症情缓解好转，但终久不愈，要求手术切除局部残肺，患者畏惧不肯，家人迫于无奈，于1997年7月21日正值盛夏，邀中医诊治：发热38℃，咳嗽气喘，纳谷欠佳，体瘦弱，舌淡红，苔薄黄，脉细数。

中医诊断：肺痈（热毒留恋，气阴两虚）。

辨证分析：肺主气，司呼吸，为清虚之脏，不容受邪。患者患病咳吐脓痰腥臭旬余，气阴已伤，仍有发热是余邪未尽，肺不主气，肺气不利，故见咳喘。气阴不足，故见体瘦，纳谷不馨。综合舌脉证，舌淡红，苔薄黄，脉细数，乃气阴两虚、热毒留恋之证。病位在肺，病性虚实夹杂，虚为气阴两虚，实为热毒。失治误治，迁延不愈，久咳成痿，或有喘脱之变。

治法：解毒排脓，益气养阴。

方药：桔梗汤加味。

处方：桔梗30g，甘草20g，枳壳20g，连翘20g，杏仁10g，阿胶（烊化）10g，浙贝母15g，黄芪40g，金银花40g，夏枯草25g，败酱草30g。取服5剂，症情渐轻好转。效不易方，依照上方，增减变通用药迭进38剂，热退咳止，病除恙瘥。尔后休息数天恢复正常工作，随访1年无变化。（摘自《〈金匮要略〉与中医现代临床》）

[**按语**]《金匮要略》指出："咳而胸满，振寒，脉数，咽干，不渴，时出浊唾腥臭，久久吐脓如米粥者，为肺痈，桔梗汤主之。"桔梗汤者，药用桔梗一两、甘草二两组成，煎服法要求"上二味，以水三升，煮取一升，分温再服。则吐脓血也"。提示用桔梗汤之意，全在于促进脓液排出。临床多配合《千金》苇茎汤加鱼腥草、败酱草、金银花、蒲公英等清热排脓之品，可提高疗效。此例即肺痈恢复期患者，发热咳喘仍在，提示余邪未尽，所以应用桔梗汤解毒排脓，并随方加入了益气养阴、清热解毒之品。适合于高年体弱，或肺脓疡恢复期气阴受伤者。

肺　痨

肺痨是因劳伤正气、痨虫伤肺所致，以咳嗽、咯血、潮热、盗汗以及身体逐渐消瘦等为典型表现，而且具有传染性的慢性消耗性疾病，又称"痨瘵"。西医学肺结核就可以参照本病证进行诊治。

【沿革】

肺痨在春秋战国到两汉时期，常混杂于虚劳、虚损等病证。《金匮要略·血痹虚劳病脉证并治》论虚劳就有"马刀夹瘿者，皆为劳使然"，就是肺结核并发淋巴结核。晋代葛洪《肘后备急方》提出"尸注"等病名，指出"死后复传之旁人，乃至灭门"，已经认识到本病具有传染性。唐代孙思邈《备急千金要方》将"尸注"列入肺病篇，明确病因"劳热生虫在肺"。王焘《外台秘要》更指出本病有骨蒸、烦躁、食无味、消瘦、盗汗、咳嗽、两颊如胭脂色以及"腹中有块，或脑后近下两边有小结"等症状。宋代陈无择《三因极一病证方论》始以"痨瘵"定名，并提出"予事而忧则肺劳"。杨仁斋《仁斋直指方》更提出肺痨"治瘵疾，杀瘵虫"的观点。元代葛可久《十药神书》作为我国现存第一部肺痨专著，论述较多。朱丹溪《丹溪心法·痨瘵》更提出了"痨瘵主乎阴虚"之说，重视滋阴降火治法。明代李梴《医学入门·痨瘵》指出"潮、汗、咳嗽、见血，或遗精、便浊，或泄泻，轻者六症间作，重者六症兼作"，归纳出了肺痨六大主症。汪绮石《理虚元鉴·虚症有六因》指出"因境遇者……贫贱而窘迫难堪"，明确肺痨发病有社会因素。虞抟《医学正传·劳极》则提出了肺痨治疗杀虫与补虚两大治则，至今指导临床。

【病因病机及其演变】

肺痨的病因包括体质因素、劳倦内伤、久病体虚、瘵虫伤肺等。①体质因素，最多见的是少阴阴虚体质，尤其是青年读书人。其他如少阳气郁体质等，有时也可发病。②劳倦内伤，尤其是少阴阴虚体质者，劳心太过，或色欲房劳，或饥饱适宜，营养不良，或少阳气郁体质，情志失调，忧郁伤气，可成为肺痨发病的基础。③久病体虚，如消渴病，日久热伤气阴，可表现为阴虚、气虚或气阴两虚，容易导致肺痨发病。④瘵虫伤肺，这才是主因，因为正气虚，招致瘵虫伤肺，才会发生肺痨。痨虫虽是肺痨病因，但正虚是发病基础。而且正气不足的程度，还会影响肺痨预后转归。

肺痨的病位在肺，与脾肾等脏相关，同时也涉及心肝。肺主金，脾主土，肾主水，肺痨日久，子盗母气，或金不生水，即可见脾气虚，或肾阴虚，或表现为气阴两虚，甚至阴阳俱虚，甚至可见肺脾肾三脏同病。肺主金，肝主木，若郁怒，肝火偏旺，木火刑金，可见胁痛咳血。肾主水，心主火，若劳损，肾水不足，心火自旺，可见不寐、心悸。若肺虚制节失司，血脉运行不畅，病及于心，甚至可见气喘、心悸、水肿、紫绀等，则病归难治。

肺痨的基本病机为体虚瘵虫蚀肺，阴虚火旺。肺痨之初，以肺喜润恶燥，痨虫蚀肺，肺阴受损，阴虚则火旺，常见阴虚肺燥之证。肺痨日久，阴伤及气，阴损及阳，阴虚火旺，可渐成气阴两虚，甚或阴阳俱虚。一般说来，初起病变在肺，肺体受损，肺阴亏耗，肺失滋润，表现为肺阴亏损之候。继则肺肾同病，兼及心肝，而致阴虚火旺，热灼血络，则成咳血，若失治误治，则可有厥脱之变。若肺痨病久，肺脾同病，则常见气阴两虚之证；后期肺脾肾三脏同病，渐成阴阳俱虚之证。若肺痨日久不愈，肺脏虚损渐及脾肾心肝，五脏虚损，阴阳俱虚，则病情趋于恶化。病情迁延日久，身体羸弱者，预后较差。即《明医杂著·劳瘵》所谓"此病治之于早则易，若到肌肉消铄，沉困着床，脉沉伏细数，则难为矣"。

【诊断要点】

1. 临床表现　以咳嗽、咯血、潮热、盗汗等为主症。肺阴受损咳嗽，常表现为干咳，少痰，伴咽燥口干，颧红，唇赤，舌红少津，脉细数；脾虚生痰，痰湿阻肺，常表现为咳嗽痰多，痰呈泡沫状，伴身重疲乏，胃纳不振，舌苔白腻等症；热伤肺络咳血，常表现为痰中带血，或咯血量多，血色鲜红。阴虚内热发热，多表现为午后发热，低热（38.5℃以下），或自觉五心烦热，或骨蒸潮热，面颧红赤，间也有高热者。发热时间多从午后开始，夜热早凉，发作有时，故称潮热。阴虚火旺，内热蒸腾，逼津外出，盗汗，常表现为睡中汗出，醒后汗止。肺痨日久，气阴两虚，或阴阳俱虚者，还可表现为形寒乏力，易汗肢冷，饮食减少，体重减轻，肌肉瘦削，晚期则形消骨立，可见男性遗精，女性月经不调甚或闭经等。

2. 发病特点　有与肺痨患者密切接触史。或有长期烦劳过度，情志忧郁，饥饱失宜，营养不良病史。青年以及老年消渴病患者多发。

3. 相关检查　血常规、血沉、痰涂片或结核菌培养、结核菌素试验、X射线胸片检查等，有助于诊断与鉴别诊断。

【类证鉴别】

1. 肺痨与虚劳鉴别　两病都具有消瘦、疲乏、食欲不振等虚证特征，且有一定联系，肺痨可发展为虚损，故《金匮要略》将之列为虚劳范畴，但两者是有区别的。肺痨主要病变在肺，具有传染性，以阴虚火旺为病理特点，以咳嗽、咯血、潮热、盗汗、消瘦为主要临床症状；而虚劳则由多种原因所导致，病程较长，病势缠绵，病变为五脏虚损而以脾肾为主，一般不传染，以气、血、阴、阳亏虚为病理特点，是多种慢性虚损病证的总称。

2. 肺痨与肺痿鉴别　两者病位均在肺，但肺痿是多种肺部慢性疾患后期的转归，如肺痈、肺痨、咳嗽日久等，若导致肺叶痿弱不用，俱可成肺痿。肺痨晚期，如出现干咳、咯吐涎沫等症者，即已转属肺痿，故《外台秘要》称肺痨为肺痿疾。

【辨证要点】

肺痨的辨证要点，包括辨脏腑定位，肺脾肾所在，虚损性质是阴虚、气阴两虚还是阴阳俱虚，以及是否夹火、夹痰、夹瘀。

1. 辨脏腑定位　肺痨中心病位在肺，可累及脾肾，并与肝心相关。肺虚多表现为肺阴虚，脾虚多表现为脾气虚，肾虚多表现为肾阴虚或肾阳虚，肺脾同病常表现为气阴两虚，肺肾同病常表现为肺肾阴虚，日久多脏同病，可表现为阴阳两虚。病及肝者，肝火可以犯肺；病在心者，心火可下汲肾水。

2. 辨虚实　肺痨本虚为主，也常表现为虚实夹杂。本虚证最常见为阴虚，气阴两虚，阴阳两虚；标实证为热，可表现为肝火、心火，或可兼痰，兼瘀。

3. 辨主症　咳嗽、咯血、潮热、盗汗为肺痨四大主症，辨别四大主症轻重主次，有利于在治本的基础上，给予针对性治疗措施。

4. 辨体质　少阴阴虚体质者，多体形瘦长，畏热心烦，思维敏捷，有失眠倾向。少阳气郁体质，性喜抑郁，爱生闷气。

【治则治法】

补虚培元、抗痨杀虫为治疗肺痨的基本原则。补虚培元，旨在增强正气，以提高抗病能力，促进疾病的康复。补虚以滋阴为主，气阴两虚者，治当益气养阴；阴阳两虚者，治当滋阴壮阳。补虚以补肺为主，肺脾两虚者，治当健脾益肺；肺肾两虚者，治当滋肾益肺。至于抗痨杀虫，旨在针对肺痨的病因进行治疗。即《医学正传·劳极》所谓"治之之法，一则杀其虫，以绝其根本；一则补虚，以复其真元"。另外，肝火犯肺者，治当清肝泻火；心火内扰者，治当清心安神。若夹痰者，化痰；夹瘀者，活血。咳血症状突出者，又当重视凉血止血治法。

【分证论治】

1. 肺阴亏虚证
临床表现：干咳，咳声短促，或咯少量黏痰，或痰中带血丝或血点，血色鲜红，胸部隐隐闷痛，午后手足心热，皮肤干灼，口干咽燥，或有轻微盗汗，舌边尖红苔薄，脉细或细数。

治法：滋阴润肺，杀虫止咳。

方药可用月华丸加减。参考处方：北沙参9～15g，麦冬9～12g，天冬9～12g，生地12～15g，熟地12～15g，百部9～12g，川贝母9～12g，黄芩9～12g，桑叶9～12g，白菊花9～12g，阿胶9～12g（烊化），三七3～6g（冲服），茯苓9～12g，山药9～12g，炙甘草6g。该方适用于少阴阴虚体质，肺痨肺阴虚为主者。若夹痰，症见咳嗽频繁而痰少质黏者，可加百合、杏仁、炙枇杷叶等。若痰中带血丝较多者，可加白及、仙鹤草、白茅根、蛤粉等。若潮热骨蒸甚者，可加银柴胡、地骨皮、功劳叶、青蒿等。

2. 阴虚火旺证
临床表现：呛咳气急，痰少质黏，或吐稠黄痰，量多，时时咯血，血色鲜红，午后潮热，骨蒸，五心烦热，颧红，盗汗量多，口渴，心烦，失眠，性情急躁易怒，或胸胁掣痛，男子可见遗精，女子月经不调，形体日渐消瘦，舌红而干，苔薄黄或剥，脉细数。

治法：滋阴降火。

方药可用百合固金汤合秦艽鳖甲散加减。临床常用经验方——清补咳血方，处方组成：生地 25g，玄参 15g，百合 25g，沙参 15g，麦冬 12g，知母 15g，川贝母 9g，黄芩 9g，生白芍 25g，藕节 15g，侧柏叶 12g，芦根 12g，白茅根 30g，地骨皮 25g，桑白皮 25g，丹参 12g，三七粉 6g（冲服），夏枯草 15g，百部 12g，仙鹤草 30g。该方适用于少阴肺肾阴虚体质，热灼肺络，络破血溢者。由河北馆陶民间中医武书海祖传肺痨咳血验方加味而来，可滋阴补肾、润肺止嗽、凉血止血。最妙在应用黄芩、生白芍，一可清肺，兼以凉血，一可柔肝，其性收敛，乃肝肺同治之旨。更加用地骨皮、桑白皮者，旨在清肺热、降肺气，即泻白散之意。而加用丹参、三七则旨在活血止血，并可防其留瘀之弊。而夏枯草、百部可以抗痨止咳，为治疗肺痨咳嗽之效药。原方要求配合鲜藕汁频饮，治疗肺痨咳血屡取奇效。若少阳气郁体质，或肝经郁热，症见口苦咽干，或兼低热者，可加用银柴胡、鳖甲、丹皮、青蒿等。若骨蒸劳热，日久不退者，可合用清骨散加减。若阴虚火旺突出，热势明显升高者，可酌加胡黄连、黄芩、黄柏等。若痰热蕴肺，症见咳嗽痰黄稠浊者，可加桑白皮、知母、金荞麦根、鱼腥草等。若阴虚火旺，盗汗突出者，可选加乌梅、煅牡蛎、麻黄根、浮小麦等，或用当归六黄汤加味。

3. 气阴两虚证

临床表现：咳嗽无力，气短声低，咯痰清稀色白，偶或痰中夹血，或咯血，血色淡红，午后潮热，伴有畏风，怕冷，自汗与盗汗并见，面色㿠白，颧红，纳少神疲，便溏，舌质嫩红，或舌淡有齿印，苔薄，脉细弱而数。

治法：益气养阴。

方药可用保真汤或参苓白术散加减。参考处方：党参 9～12g，黄芪 15～30g，白术 9～12g，茯苓 9～12g，甘草 6g，天冬 9～12g，麦冬 9～12g，生地 12～15g，熟地 12～15g，当归 9～12g，白芍 12～15g，地骨皮 12～15g，黄柏 9～12g，知母 9～12g，柴胡 9～12g，莲子心 9～12g，厚朴 9～12g，陈皮 9～12g，白及 12～15g，黄芩 9～12g，百部 9～12g，仙鹤草 15～30g。若咳嗽痰稀痰多者，可加紫菀、款冬花，或加陈皮、半夏等。若咯血量多者，可加花蕊石、蒲黄、仙鹤草、三七粉（冲服）。若为太阴脾虚体质，或久病及脾，症见纳少腹胀，大便溏薄者，可加炒薏苡仁、炒麦芽、莲子肉、山药等。注意慎用地黄、阿胶、麦冬等。若久病虚损，症见声音嘶哑或失音者，可加诃子、木蝴蝶、凤凰衣、胡桃肉等。

4. 阴阳两虚证

临床表现：咳逆喘息少气，咯痰色白，或夹血丝，血色暗淡，潮热，自汗，盗汗，声嘶或失音，面浮肢肿，心慌，唇紫，肢冷，形寒，或见五更泄泻，口舌生糜，大肉尽脱，男子滑精、阳痿，女子经少、经闭，舌质淡或光嫩少津，脉微细而数，或虚大无力。

治法：滋阴补阳。

方药可用补天大造丸加减。参考处方：党参 9～12g，黄芪 15～30g，白术 9～12g，山药 9～12g，茯苓 9～12g，白芍 12～15g，熟地 12～15g，当归 9～12g，枸杞子 9～12g，龟板 15～30g（先煎），鹿角胶 9～12g（烊化），紫河车粉 3g（冲服），酸枣仁

12～15g，远志9～12g，阿胶9～12g（烊化），炙甘草6g。该方适用于肺痨久病阴阳俱虚者。若肾虚气逆，症见气喘息促者，可加用胡桃仁、冬虫夏草、蛤蚧、五味子等。若阳虚血瘀水停，症见形寒肢冷，水肿者，可用真武汤合五苓散加减。若脾肾阳虚，症见畏寒泄泻，或见五更泻者，可加用煨肉豆蔻、补骨脂，或用四神丸加减。注意此时忌用地黄、阿胶、当归等。

【其他疗法】

膏剂：葎草合剂（《实用中医内科学》）：葎草1500g，百部500g，白及500g，夏枯草250g，白糖2000g，反复加水蒸馏浓缩成膏，每日分3次分服用。

针灸疗法：针灸选穴以气海、关元、膏肓、足三里、内关为主穴，若病程较长者，可艾灸足三里。若腰背强直疼痛酸胀者，可加腰眼穴。若肺气虚者，可加肺俞、中府；脾气虚者，可加脾俞、章门；肾气虚者，可加肾俞、京门；痰多者，可加支沟、丰隆；燥咳者，加照海、列缺；虚火旺者，可加太冲、太溪；胸痛者，可加膻中；胸闷者，可加天突、厥阴俞；咯血者，可加孔最、间使；易疲乏者，可加百会、中脘。

【预防调护】

加强营养，劳逸结合，定时作息，远离肺痨患者，是预防本病发生的关键。青少年应按规定进行灭活卡介苗预防接种。平素重视加强体育锻炼，提高抗御疾病能力。

既病之后，应积极治疗，注意戒酒色，节起居，禁恼怒，息妄想，慎寒温，适当进行体育锻炼。饮食治疗，可进食甲鱼、母鸡、老鸭、牛羊乳、蜂蜜，或猪羊肺以脏补脏，适当进食白木耳、百合、山药、梨、藕、枇杷之类，以补肺润肺生津。忌食辛辣刺激动火之物。

【病案举例】

杜某，女，37岁，内蒙古赤峰市某医院医生。2002年4月12日初诊。主因发现肺结核咳血1年余而来。患者有糖尿病病史，长期应用胰岛素降糖和多种抗结核药抗痨，疗效不好，借来京学习之机求诊。刻下：胸闷，咳嗽，时有咳血，痰中带血丝，咽干，疲乏无力，腰膝酸软，小便尚调，大便偏干，诊见体形消瘦，面色黧黑，舌质暗红而瘦，苔薄黄，脉象弦细而略数。X射线摄片示空洞性肺结核。

中医诊断：肺痨咳血（肺肾阴虚，热灼肺络）。

辨证分析：肺主金，肾主水，金水母子相生。患者有消渴病史，素体为少阴阴虚体质，阴虚之下，复感痨虫，即成肺痨，可表现为咳嗽少痰等。阴虚火旺，或加以肝火犯肺，热灼肺络，络破血溢，则可见咳血，或表现为痰中带血。肺肾阴虚，故见咽干疲乏，腰膝酸软。综合舌脉证，乃肺肾阴虚、热灼肺络之证。病位在肺，与肾以及肝相关。病性为虚实夹杂，虚证为肺阴虚、肾阴虚，实证为肺热、肝火等。失治误治，则成咯血重症，或生厥脱之变。

治法：滋阴润肺，凉血活血止血。

方药：百合固金汤加味。

处方：生地 25g，玄参 15g，百合 25g，沙参 15g，麦冬 12g，知母 15g，川贝母 9g，黄芩 9g，生白芍 25g，藕节 15g，侧柏叶 12g，芦根 12g，白茅根 30g，地骨皮 25g，桑白皮 25g，丹参 12g，三七粉 6g（冲服），夏枯草 15g，百部 12g，仙鹤草 30g。30 剂。嘱其频饮鲜藕汁至血止。

二诊：2002 年 4 月 12 日。患者电话述服药后胸闷、咳嗽已减，咳血已止，体力和精神均有明显好转。嘱进一步治疗，原方去藕节、川贝母，30 剂。滋阴润肺，缓缓收功。

三诊：2002 年 5 月 15 日。服药 30 剂，胸闷、咳嗽、咳血症状消失，精神状态良好，已经能正常门诊上班。复查 X 射线摄片示空洞已明显好转，病灶缩小。仍用原剂量胰岛素，血糖控制较以前为好。嘱其原方继续服用。1 年后来京复诊见患者面色有光泽，舌淡红，脉细和缓。（摘自《内分泌代谢病中西医诊治》）

[按语] 肺结核近年发病率有所提高，原因除与人群生活压力加大、耐药结核菌株增多有关外，与糖尿病发病率日益提高也有关系。因为糖尿病患者正气不足，消渴内热可伤阴耗气，而正虚之处便是容邪之处，所以极容易感染痨虫而成肺痨。治疗首先必须控制血糖，应用胰岛素可做到增加营养而不增高血糖，故为首选。在此基础上，当然还应积极给予抗痨治疗。本病例即进行了以上规范治疗。但疗效并不十分满意。所以我们推荐中西医结合治疗方案。以中医辨证为少阴肺肾阴虚之体，热灼肺络，络破血溢。故治当滋阴润肺、凉血活血止血，以标本同治。选方是河北馆陶民间中医武书海祖传肺痨咳血验方加味，可以滋阴补肾、润肺止嗽、凉血止血，用之疗效佳。其后，继续投以滋阴补肾、润肺抗痨之方，确实取得了单纯西药起不到的良好疗效。说明即使在肺结核这种公认西药有特效药，而传统中医药治疗困难的疾病，中西医结合也仍然有其独特作用。

肺　痿

肺痿是指肺病日久、气虚津伤、肺叶痿弱不用所致的以咳喘气短、咳吐浊唾涎沫为典型表现的病证。西医学的肺间质纤维化、矽肺等，可参照本病证进行诊治。

【沿革】

肺痿，首见于东汉张仲景《金匮要略·肺痿肺痈咳嗽上气病脉证治》，指出："热在上焦者，因咳为肺痿，肺痿之病，从何得之？师曰：或从汗出，或从呕吐，或从消渴，小便利数，或从便难，又被快药下利，重亡津液，故得之。"提示肺痿病在肺，病因咳嗽引发，可有热在上焦，肺津受伤，或因过用汗吐下，或因消渴病，津液受伤引发。清尤在泾《金匮要略心典》释曰："痿，萎也。如草木之枯而不荣。"提示肺痿是肺津不足，痿弱不用所致。名方麦门冬汤、干姜甘草汤，药用人参、麦冬、半夏、干姜等，体现了益气、养阴、降逆、化痰、散结、温阳以及肺胃同治的思想。隋代巢元方《诸病源候论》强调肺痿病因"伤于风邪""劳役大汗之后，或经大下而亡津液"，指出肺痿"欲咳而不能咳，唾干沫而小便不利者，难治"，并提出气功导引之法。唐代孙思邈《备急千金要方·肺痿门》分为热在上焦及肺中虚冷，分别治以生姜甘草汤与炙甘草汤，重视针灸、气功疗法。王焘《外台秘要·咳嗽门》认为肺痿为肺系病久咳不愈所致。明代喻嘉言《医门法律·肺痿肺痈门》指出："肺痿者，其积渐已非一日，其寒热不止一端，总由肾中津液不输于肺，肺失所养，转枯转燥，然后成之。"提示肺痿发病与肺肾相关，为久积而成。清代张璐《张氏医通·肺痿》归纳肺痿治疗要点为"缓而图之，生胃津，润肺燥，下逆气，开积痰，止浊唾，补真气，散风热"等，"以通肺之小管""以复肺之清肃"。李用粹《证治汇补·胸膈门》指出："久嗽肺虚，寒热往来，皮毛枯燥，声音不清，或嗽血线，口中有浊唾涎沫，脉数而虚，为肺痿之病。因津液重亡，火炎金燥，如草木亢旱而枝叶萎落也。治宜养血润燥，养气清金，初用二十二冬汤以滋阴，后用门冬清肺饮以收功。"认识日趋完善。叶天士《临证指南医案·肺痿门》指出："肺痿一症，概述津枯液燥，多由汗下伤正所致。夫痿者，萎也，如草木之萎而不荣，为津亡气竭也。"重视津伤、气虚病机。当代医家武维屏教授等，更提出"肺痹"病名，认为肺痿多因痹而痿，治疗强调活血化瘀治法。

【病因病机及其演变】

肺痿的病因，包括体质因素、肺系病邪热伤阴以及久病体虚，或经误治耗气伤津所致。久病损肺是关键。①体质因素，太阳不足与卫阳太过体质、少阴阴虚、少阴阳虚体质以及太阴脾虚体质等，均可能发生肺痿。②肺系病邪热伤阴，如痰热咳嗽，病情迁延，或肺痨久病不愈，或肺痈余毒未尽，可伤阴耗气，津伤气虚，可发为肺痿。或大病久病，如消渴病，热伤气阴，可导致肺痿。而久哮不愈，肺虚久喘，耗气伤阳，导致气虚阳衰，可发为肺痿。其实，肺痿也有因为阴损及阳，阴阳俱病者。③患病误治，如过用吐下，或汗出太多，可重伤津液，或肺气亦伤，也可导致肺痿不用。

肺痿的病位在肺，与脾胃及肾密切相关。其发病为久病伤肺，气虚津伤，或气虚日久而为阳虚，或阴损及阳，引发肺脏虚损，津伤气耗，肺失濡养肺叶痿弱不用所致。常为多种肺系疾病，不断进展，耗气伤津，或气虚阳衰，导致肺失濡养，或肺失温润，所以可引发肺叶痿弱不用，即为肺痿。肺痿为病，多虚证，但更多虚中夹实者。虚证，或表现为阴虚夹热，或表现为阳虚夹寒，气虚津伤是本病共同发病基础。实证，或表现为邪热，或表现为寒凝，更多夹痰、夹饮，或痰瘀互结。其中，痰瘀痹阻肺络，应该说是肺痿发病的重要环节。多种肺系疾病，肺失宣降，气滞痰阻，加之久病入络，久病多瘀，痰瘀互结，则肺络痹阻，久痹不已，因痹成痿，即成肺痿。此时若失治误治，肺痿进一步必然不断加重，肺病及肾，可致肺肾虚损。其后，虚损劳衰不断加重，肺之脏真之气大伤，最终则可有喘脱之变。

【诊断要点】

1.临床表现 以咳喘气短，咳吐浊唾涎沫为典型症状。浊唾细沫稠黏，或白如雪，或带白丝，咳嗽，或不咳，自述气短，或动则气喘。常伴有面色㿠白，或面色苍白，形体瘦削，神疲，头晕，或时有寒热等全身症状。

2. 发病特点　慢性起病，常有多种慢性肺系疾病史，久病体虚所致。

3. 相关检查　胸部 X 射线检查、肺功能检查、血气分析等，有利于诊断与鉴别诊断。动态观察肺功能，有利于了解病情进展和判断预后。其他如肺核素扫描、支气管肺泡灌洗、CT、核磁共振成像（MRI）等检查也有助于明确原发病。

【类证鉴别】

1. 肺痿与肺痈鉴别　肺痿临床以咳喘气短、咳吐浊唾涎沫为典型表现，而肺痈以咳而胸痛，吐痰腥臭，甚则咳吐脓血为主症。肺痈属实，肺痿属虚。而肺痈失治，久治不愈，也可转为肺痿。

2. 肺痿与肺痨鉴别　肺痿临床以咳喘气短、咳吐浊唾涎沫为典型表现，而肺痨临床以咳嗽、咳血、潮热、盗汗等为典型表现。肺痨失治误治，迁延不愈，也可以转为肺痿。

【辨证要点】

1. 辨虚热与虚寒　虚热证多为邪热伤阴，火逆上气，常伴见咳逆喘息；虚寒证多为阳虚寒盛，上不制下，常伴有小便频数或遗尿。虚证包括气虚、阴虚、阳虚，或气阴两虚，甚或阴阳俱虚；实证包括邪热、痰热、寒凝、寒饮，或痰瘀互结，或痰瘀痹阻肺络。

2. 辨脏腑定位　肺痿中心病位在肺，与脾胃及肾相关。肺胃阴虚，或肺胃气阴两虚证多见。肺脾阳虚，或肺脾阳虚饮停证多见。肺胃阴虚，日久及肾，可表现为肺肾阴虚。肺脾阴虚，日久及肾，可表现为肺肾阳虚。临床上，更有表现为肺脾肾阴阳俱虚者。

3. 辨体质　太阳卫阳不足体质，腠理疏松，自汗易感；太阳卫阳太过体质，畏热，易感冒，感冒后容易咽痛，或见高热喘嗽。少阴阴虚体质，烦热，思维敏捷，有失眠倾向；少阴阳虚体质形寒肢冷，神疲多睡。太阴脾虚体质，食欲差，有腹满腹泻倾向。

【治则治法】

肺痿的治疗总以补肺益气生津为原则。虚热证，治当清热益气、补肺润肺；虚寒证，治当温阳益气、降肺敛肺。临床以虚热证为多见，但久延伤气，亦可转为虚寒证。治疗应时刻注意保护津液，在强调补肺的同时，应该重视补脾肾。脾胃为后天之本，肺金之母，培土可以生金；肾为气之根，司摄纳，温肾可以纳气。

【分证论治】

1. 虚热证

临床表现：咳吐浊唾涎沫，其质较黏稠，或咳痰带血，咳声不扬，甚则音哑，气息喘促，口渴咽干，午后潮热，皮毛干枯，舌红而干，脉虚数。

治法：滋阴清热，润肺生津。

方药可用麦门冬汤合清燥救肺汤加减。参考处方：太子参15~30g，麦冬9~12g，姜半夏9~12g，桑叶9~12g，石膏15~30g（先煎），阿胶9~12g（烊化），胡麻仁12~15g，杏仁9~12g，枇杷叶9~12g，浙贝母9~12g，桔梗6~9g，甘草6g。若偏热盛，症见虚烦、咳呛、呕逆者，可加竹茹、芦根、栀子等。若偏痰盛，症见咳吐浊黏痰，口干欲饮者，可加天花粉、知母、川贝母等。若阴虚内热，症见潮热者，可加银柴胡、地骨皮、丹皮、青蒿、鳖甲等。若气虚突出，症见气短，动则喘甚者，可用生晒参，或西洋参6~15（另煎兑）。若阴虚突出，肺肾阴虚者，可配合麦味地黄丸加减。若痰湿壅盛，症见咳喘痰多、黏稠者，可加用胆南星、瓜蒌、皂荚子、红景天等，或配合鲜竹沥水（兑服）。若久病夹瘀，症见唇舌紫暗者，可加用当归、桃仁、丹参、地龙等。临床常用经验方——加味升陷抗纤汤，处方组成：生黄芪18~60g，太子参15~30g，或生晒参3~6（另煎兑），知母12~15g，升麻3~6g，柴胡3~6g，山茱萸12~15g，麦冬9~12g，陈皮9~12g，姜半夏9~12g，当归9~12g，桃仁9~12g，杏仁9~12g，丹参15~30g，红景天12~30g，浙贝母9~12g，五味子9~12g，桔梗6~9g，甘草6g。该方为升陷汤、二陈汤、麦门冬汤、生脉散加减化裁而来，有益气升陷、养阴润肺、化痰祛瘀的功效，适用于肺痿气阴两虚证，症见久病咳喘，气短，动则尤甚，咽干，或咳唾浊沫，舌暗苔薄腻，脉短或细弱者。若阴损及阳，症见形寒肢冷者，可配合炙甘草汤加减。若表气不固，症见自汗易感恶风者，可配合玉屏风散加味。

2. 虚寒证

临床表现：咯吐涎沫，其质清稀量多，不渴，短气不足以息，头眩，神疲乏力，食少，形寒肢冷，面白虚浮，小便数，或遗尿，舌质淡，脉虚弱。

治法：温肺益气。

方药可用甘草干姜汤或生姜甘草汤加减。参考处方：甘草6~9g，干姜9~12g，人参3~15g（另煎兑），白术9~12g，茯苓9~12g，大枣5~12枚。若阳虚，内有寒饮，症见咳吐痰涎清稀量多，胸闷畏寒者，可加用细辛、五味子、姜半夏等。若久病血瘀，症见唇舌紫暗者，可加用当归、川芎、丹参等。若肺虚失约，症见唾沫多而尿频者，可加煨益智仁、乌药、鸡内金等，若脾肾同病，肾虚不能纳气，症见喘息，短气者，可配钟乳石、五味子，或蛤蚧粉（冲服）、冬虫夏草粉（冲服），即人参蛤蚧散之意。若上热下寒，喘促短气，咳痰浊沫，咽干，泄泻，形寒肢冷者，可用麻黄升麻汤加减。若肾虚血瘀，咳喘短气，动则尤甚，舌暗红或有瘀斑，唇舌青紫者，可用七味都气丸合柴胡疏肝散加减。

【其他疗法】

针灸疗法：肺痿咳喘痰多，可针刺天突、定喘、丰隆穴。辨证属阳虚者，可取肺俞、膏肓、足三里穴艾灸，或取关元、气海隔姜灸。

中药外治法：可取足太阴肺经、足太阳膀胱经穴位以及督脉的五脏俞穴，穴位贴敷，或做穴位拔罐。

另外，还可采用冬病夏治穴位敷贴疗法，以预防咳喘急性发作。

【预防调护】

肺痿的关键是积极治疗咳喘等肺系疾患。平素应适当加强运动锻炼；慎起居，节饮食，顺应四时变化，随时增减衣服。外感时病流行期间，应尽量减少外出，避免接触病人。另外，本病根治困难，常需要长期坚持治疗。应注意劝说患者安心养病，避免急躁情绪。并强调戒烟，清淡饮食，避免进食生冷以及辛辣油腻，避免烟尘刺激，尽量避免引发病情加重的各种诱因。

【病案举例】

时某，女，74岁。2011年1月29日初诊。既往有肾脏病史。近期西医诊断为肺间质纤维化，伴有腋下淋巴结肿大，胸闷气短，动则尤甚，咳嗽，咳痰色白，食欲差，舌暗红苔腻，脉细弦。

中医诊断：肺痿（气虚痰瘀互结）。

辨证分析：肺主呼气，肾主纳气，而宗气出于胸中，贯心脉而行呼吸。久病肺肾不足，肺不主气，肾不纳气，宗气虚陷，不能维持呼吸，故见胸闷气短，动则尤甚。加以痰浊瘀阻肺络，肺气上逆，故见咳嗽、咳痰。综合舌脉证，乃宗气虚陷，痰郁阻肺之证。病位在肺，与肾以及心脾等脏相关。病性虚实夹杂，虚证是肺气虚、肾阴虚、宗气虚陷，实证为痰湿、瘀血。失治误治，则成肺痿顽证，或为喘脱危证。

治法：益气升陷，化痰活血，利肺。

方药：升陷汤合生脉散、二陈汤等方加减。

处方：生黄芪30g，知母12g，升麻6g，柴胡6g，黄芩9g，连翘12g，当归12g，陈皮9g，清半夏12g，桃仁12g，酸枣仁12g，牛蒡子12g，灵芝15g，浙贝母9g，太子参15g，生薏苡仁30g，丹参15g，麦冬12，山茱萸15g，五味子9g，丹参25g，生龙骨30g，生牡蛎30g。每日1剂。配合虫草菌丝体胶囊，每次5粒，每日3次。

复诊：2011年5月25日。自述服药月余，症状明显减轻；服药两个月，诸症基本消失；遂自行停药。近期又出现气短，咳嗽，动则尤甚，咳喘，食欲差，不食油腻，舌暗红、苔腻，脉细弦。故仍总原法，处方：生黄芪30g，知母12g，升麻6g，柴胡6g，连翘12g，当归12g，陈皮9g，桔梗6g，甘草6g，黄芩9g，清半夏12g，桃仁12g，杏仁12g，牛蒡子12g，灵芝15g，浙贝母9g，太子参15g，生薏苡仁30g，北沙参15g，麦冬12g，山茱萸15g，丹参25g，五味子15g，生龙骨30g，生牡蛎30g。服药月余后，症状又有所减轻。惜未能坚持服药，1年后某日因外感诱发呼吸衰竭，终归不治。（摘自《赵进喜临证心悟》）

[按语] 肺痿是疑难痼疾，不能速效，病性多虚，尤其是宗气不足，但同时常有痰阻、气滞、血瘀。所以临床上益气升陷与化痰、活血、利肺诸法结合，可望症状改善。但应该指出的是，中医益气升陷、化痰活血治疗，虽然有效，但必须守方，正如肺系疾

病之终归"鼓胀",肾系疾病之终归"关格",守方服药,带病延年可也,如欲治愈并且停药,则实为难也。

肺 积

肺积是指正气不足,痰瘀邪毒蕴结积聚,肺气不利所致的以咳嗽阵发、咳痰带血、胸闷胸痛,或气急息促、呼吸困难,或发热,或伴有胸水等为典型表现的病证。老年人,尤其是男性吸烟多发。发病率高,严重威胁人群健康。西医学的肺癌等可参考本病证进行诊治。

【沿革】

本病在《内经》就有论及。《素问·奇病论》指出:"病胁下满气上逆……病名曰息积,此不妨于食。"《灵枢·邪气脏腑病形》指出:"肺脉……微急为肺寒热,怠惰,咳唾血,引腰背胸。"《素问·玉机真脏论》指出:"大骨枯槁,大肉陷下,胸中气满,喘息不便,内痛引肩项,身热脱肉破䐃。"《难经·论五脏积病》指出:"肺之积曰息贲……久不已,令人洒淅寒热,喘热,发肺壅。"所论症状皆肺积相关临床表现。东汉张仲景《金匮要略·肺痿肺痈咳嗽上气病脉证并治》论咳,"脉浮者,厚朴麻黄汤主之;脉沉者,泽漆汤主之"。泽漆汤中有紫参,有认为是石见穿,配合泽漆、半夏、白前、人参、黄芩、桂枝等,可用于肺积咳嗽治疗。金元李东垣治疗肺积的息贲丸,体现了寒温并用、攻补兼施的组方思路。明代张介宾《景岳全书·虚损》指出:"劳嗽,声哑,声不能出或喘息气促者,此肺脏败也,必死。"这种情况可见于肺积晚期患者。清代沈金鳌《杂病源流犀烛·积聚癥瘕痃癖痞源流》指出:"邪积胸中,阻塞气道,气不宣通,为痰,为食,为血,皆得与正相搏,邪既胜,正不得而制之,遂结成形而有块。"提示肺积发生与正虚邪侵,气滞痰血瘀结所致。为今天认识肺积病机提供了文献依据。

【病因病机及其演变】

肺积的病因包括体质因素、外邪内犯、高年劳损、情志失调以及雾霾、吸烟等有关。①体质因素,太阳卫阳不足与卫阳太过体质、少阳气郁体质、少阴阴虚与太阴脾虚体质等均可发病。其中高年男性抽烟者,尤其多发。②外邪内犯,客邪留滞不去,阻滞肺气,气滞痰阻血瘀,可致肺积。③劳倦内伤,脾肾不足,累及于肺,聚湿生痰,或情志失调,肝肺郁痹,气郁痰阻血瘀互结,日久可成肺积。其他,如雾霾、吸烟等,可直接伤肺,耗气伤阴,更可羁留肺窍,阻塞气道,而致痰湿瘀血邪毒蕴结,也可成为影响肺积发病重要因素。

肺积的病位在肺,与肝脾肾相关。核心病机是因正气虚损,阴阳失调,邪毒乘虚入肺,邪滞于肺,导致肺脏功能失调,肺气不利,血行瘀滞,津聚为痰,痰凝气滞,瘀阻络脉,瘀毒胶结,日久而形成肺部积块。因此,肺积是因虚而得病,因虚而致实,整体属虚,局部属实,虚实夹杂,本虚标实证最为多见。本虚证以阴虚、气阴两虚为多见,也有表现为阳虚，或阴阳俱虚者，标实证包括气滞、血瘀、痰凝、毒聚、饮停等。其病位在肺，但因肝主疏泄，脾主运化水湿，肾主水之蒸化，故与肝脾肾关系密切。肺积病情缠绵，若痰瘀蕴结，郁而化热者，或外感导致邪热内陷，则可见咳痰色黄黏稠，或伴高热等，常可引发病情加重。肺积久病不已，邪毒或流窜于皮下肌肤，或流注于脏腑筋膜，或着于肢节骨骼，淫髓蚀骨，或邪毒上扰清窍，甚至可蒙蔽清窍，则变证丛生。至于肺积晚期，邪毒耗气伤血，伤阴损阳，虚损不断加重，若表现为面削形瘦，"大肉尽脱"者，则病势危急，随时可危及患者生命。

【诊断要点】

1. 临床表现　呛咳、顽固性干咳持续数周不愈，或反复咯血痰，或见不明原因的顽固性胸痛、气急、发热，或伴消瘦、疲乏等。其中，咳嗽是最为常见的早期症状，多见阵发性呛咳，或呈高音调金属音的阻塞性咳嗽，无痰或仅有少量白色黏液痰。咯血时作时止，量可多可少，色或鲜红，或深暗，多兼泡沫，或痰中带血互不相混，甚至伴腐肉而出。胸痛，早期不明显，晚期疼痛夜甚，固定不移，如锥如刺，甚至终日不休，痛不可耐，甚则破骨坏肉，痛不可按，不得转侧。发热多见午后或夜间发热，或手足心热等，也有表现为高热不退者。或表现为息高声粗，胸憋气急，或少气不足以息，动则尤甚。静而喜卧不耐劳作，气息低微，此为邪实而正虚。

2. 发病特点　年龄在40岁以上，有长期吸烟史的男性多发。

3. 相关检查　痰脱落细胞学检查、胸部X射线、CT检查、支气管碘油造影，尤其是纤维支气管镜检查等，有助于诊断与鉴别诊断。

【类证鉴别】

1. 肺积与咳嗽鉴别　两者均可以咳嗽为主症。肺积好发于40岁以上的中老年男性，尤其是长期吸烟者，咳嗽多表现为呛咳，咯痰不爽，或痰中带血，伴见神疲乏力、消瘦等症状，预后不良。咳嗽可发生于各个年龄段，起病可急可缓，急性发病者，常伴有恶寒发热等外感症状，预后相对较好。

2. 肺积与肺痨鉴别　两者均有咳嗽、咯血、胸痛、发热、消瘦等症状，容易混淆，需要鉴别。肺积好发于40岁以上的中老年男性，尤其是长期吸烟者，咳嗽多表现为呛咳，咯痰不爽，或痰中带血，伴见神疲乏力、消瘦等症状，无传染性，抗痨治疗病情无好转，预后不良。肺痨多发生于青壮年，典型表现为咳嗽、咳血、潮热、盗汗等，有传染性，经抗痨治疗有效，预后相对较好。但也有部分肺痨恶变而为肺积者。

3. 肺积与肺痈鉴别　两者均可见发热、咳嗽、咯痰等。肺积发病较缓，热势一般不高，常表现为呛咳，咯痰不爽或痰中带血，伴见神疲乏力、消瘦等症状，治疗困难。肺痈是急性发病，临床表现为高热，寒战，咳嗽，咳吐大量脓臭痰，痰中可带血，可伴有胸痛，经治疗可以痊愈。

4. 肺积与肺胀鉴别　肺积起病较为隐匿，典型表现为呛咳、咯血、胸痛、发热、气急，常伴见消瘦乏力等全身症状。而肺胀作为多种慢性肺系疾患反复发作、迁延不愈所致的慢性肺部疾病，病程长达数年、十数年，可因为外感等诱发急性发作，临床常以咳嗽、咯痰、喘息、胸部膨满，或心悸、唇紫、浮肿为主症。

【辨证要点】

1. 辨证候虚实　肺积证候特点是虚实夹杂、本虚标实。早期可表现为实证，多见气滞血瘀，痰湿毒蕴，邪实为主；晚期多虚证，多见阴虚，气阴两虚，或阴阳俱虚，以正虚为主。更多虚实互见者。

2. 辨邪正盛衰　肺积病发展快，容易恶化，应重视邪正盛衰、病势顺逆。一般说来，症状明显，而形体尚丰，生活、活动、饮食等尚未受阻，多提示邪气盛而正气未衰，病势为顺。若肺积症状以外，累及多脏或全身多个部位，整体情况较差，消瘦、乏力、衰弱、食少，生活行动困难，症状复杂多变者，多提示邪毒内盛而正气不支，则病势为逆，预后不良。

3. 辨体质　太阳卫阳不足，腠理疏松，平素自汗易感；卫阳太过体质，畏热，感冒后容易发生咽痛、高热喘嗽。少阳气郁体质，性喜抑郁，爱生闷气。少阴阴虚体质，形体瘦长，思维敏捷，有失眠倾向。太阴脾虚体质，食欲差，或有腹满腹泻倾向。

【治则治法】

扶正祛邪、标本兼治是治疗肺积的基本原则。本病整体属虚，局部属实，正虚为本，邪实为标。早期，以邪实为主，治当行气活血、化瘀软坚和清热化痰、利湿解毒；晚期，以正虚为主，治宜扶正祛邪，分别采用养阴清热、解毒散结及益气养阴、清化痰热等法。部分表现为阳虚饮停或阴阳俱虚者，治当温阳化饮，或阴阳两补。临床应根据虚实的不同，结合患者体质的具体情况，处理好本虚与标实的关系。因肺积患者正气内虚，抗病能力低下，虚损情况突出，因此，治疗始终都应强调顾护正气，保护胃气，贯穿扶正固本思想，并可在辨证论治的基础上，酌情选加解毒散结药物。

【分证论治】

1. 标实证

（1）气血瘀滞证

临床表现：咳嗽不畅，胸闷气憋，胸痛有定处，如锥如刺，或痰血暗红，口唇紫暗，舌质暗或有瘀斑，苔薄，脉细弦或细涩。

治法：活血散瘀，行气化滞。

方药可用血府逐瘀汤加减。参考处方：柴胡9～12g，枳壳9～12g，桃仁9～12g，红花9～12g，当归9～12g，川芎9～12g，赤芍12～30g，白芍12～30g，莪术9～12g，浙贝母9～12g，芦根12～15g，薏苡仁15～30g，杏仁9～12g，石见穿15～30g，七叶一枝花6～9g，桔梗6～9g，甘草6g。该方适用于少阳气郁体质，忧郁日久，气滞血瘀者。若胸痛明显者，可加用香附、瓜蒌、延胡索、三七以等。若反复咯血，血色暗红者，可减桃仁、红花等活血药，加用蒲黄、三七、藕节、仙鹤草、茜草根等。若瘀结成毒者，可加用龙葵、土茯苓、白花蛇舌草、败酱草等。若瘀热伤阴，症见口干、舌燥者，可加沙参、麦冬、天冬、石斛等。若肺脾气虚，症见食少、乏力、气短者，可加黄芪、党参、白术、炒麦芽等。

（2）痰湿蕴肺证

临床表现：咳嗽，咯痰，气憋，痰质稠黏，痰白，或黄白相兼，胸闷胸痛，纳呆便溏，神疲乏力，舌质淡，苔白腻，脉滑。

治法：行气祛痰，健脾燥湿。

方药可用二陈汤合瓜蒌薤白半夏汤加减。参考处方：陈皮9～12g，半夏9～12g，茯苓12～15g，瓜蒌12～30g，薤白9～12g，灵芝12～15g，浙贝母9～15g，芦根12～15g，桃仁9～12g，杏仁9～12g，薏苡仁15～30g，桔梗6～9g，炙甘草6g。该方适用于少阳气郁体质和太阴脾虚体质，痰湿内生，阻滞肺气者。若见胸脘胀闷、喘咳较甚者，可加用葶苈大枣泻肺汤。若痰郁化热，症见痰黄稠黏难出者，可加海蛤壳、鱼腥草、金荞麦根、黄芩、栀子、石见穿、藤梨根、龙葵，或用黛蛤散冲服。若兼气滞血瘀，症见胸痛突出，唇舌紫暗者，可加当归、川芎、郁金、延胡索等。若肺脾气虚，症见神疲、纳呆者，可加党参、白术、鸡内金等。临床经验经验方——加味泽漆汤，处方组成：生晒参3～15（另煎兑），生黄芪15～30g，女贞子9～12g，当归9～12g，石见穿15～30g，藤梨根15～30g，鱼腥草15～30g，龙葵12～15g，白前9～12g，半夏9～12g，浙贝母12～15g，连翘12～15g，黄芩9～12g，泽漆3～9g，茯苓12～30g，猪苓12～30g，桂枝6～12g，生姜9～12g，芦根12～15g，薏苡仁15～30g，桃仁9～12g，杏仁9～12g，灵芝12～18g，仙鹤草15～30g，桔梗6～9g，甘草6g。该方适用于肺积气虚、痰瘀邪毒蕴结或加阳虚饮停咳嗽脉沉者。

2.本虚证

（1）肺阴亏虚证

临床表现：咳嗽无痰或少痰，或痰中带血，甚则咯血不止，胸痛，心烦寐差，低热盗汗，或热势壮盛，久稽不退，口渴，大便干结，舌质红，舌苔黄，脉细数或滑数。

治法：养阴清热，解毒散结。

方药可用沙参麦冬汤合五味消毒饮加减。参考处方：沙参12～15g，玉竹12～15g，麦冬9～12g，天冬9～12g，芦根12～15g，桃仁9～12g，杏仁9～12g，薏苡仁15～30g，金银花12～15g，连翘12～15g，石见穿12～30g，龙葵12～15g，七叶一枝花6～9g，浙贝母12～15g，桔梗6～9g，甘草6g。该方适用于少阴阴虚体质，或久病伤阴者。若热灼血络，症见咯血不止者，可加用白及、白茅根、仙鹤草、茜草根，或加三七粉（冲服）。若阴虚夹热，症见低热盗汗者，可加用丹皮、地骨皮、白薇、五味子。若腑气不通，症见大便干结者，可加用全瓜蒌、火麻仁等。

（2）气阴两虚证

临床表现：咳嗽痰少，或痰稀而黏，咳声低弱，气短喘促，神疲乏力，面色㿠白，形瘦恶风，自汗或盗汗，口干少饮，舌质红或淡，脉细弱。

治法：益气养阴。

方药可用生脉饮合百合固金汤加减。其中，生脉饮中人参大补元气，麦冬养阴生津，五味子敛补肺津，三药合用，共奏益气养阴生津之功。百合固金汤用生地、熟地、玄参滋阴补肾；当归、芍药养血平肝；百合、麦冬、甘草润肺止咳；桔梗止咳祛痰。临床常用经验方——清补肺积方，处方组成：生黄芪 15～60g，知母 12～15g，太子参 12～15g，麦冬 9～12g，天冬 9～12g，升麻 3～6g，柴胡 3～6g，陈皮 9～12g，半夏 9～12g，茯苓 12～15g，丹参 15～30g，当归 9～12g，芦根 12～15g，浙贝母 12～15g，杏仁 9～12g，桃仁 9～12g，薏苡仁 15～30g，石见穿 15～30g，藤梨根 15～30g，龙葵 12～15g，穿山龙 15～30g，灵芝 12～18g，仙鹤草 15～30g，桔梗 6～9g，甘草 6g。该方是升陷汤、生脉散、二陈汤、《千金》苇茎汤加减方，适用于少阴阴虚体质、太阴脾虚体质，或肺积久病气阴两虚者。若气虚突出，症见气短或喘者，可加生晒参或西洋参 3～15g（另煎兑）、白术、山药等。若痰湿内盛，症见咯痰不利，痰少而黏者，可加用川贝母、瓜蒌等，或用鲜竹沥水 30～60mL（兑服）。若肺肾同病，阴损及阳，阳气虚衰，症见形寒肢冷，腰膝酸冷，尿有余沥者，可配合右归丸加减。若阳虚饮停，症见咳喘胸闷，咳吐清稀痰涎者，可加用干姜、细辛、五味子等。至于肺积晚期重症，气虚血瘀水停，症见颜面、胸前青紫水肿，声音嘶哑，头痛晕眩，呼吸困难者，方可用通窍活血汤、五苓散、五皮饮、真武汤等，药可酌用葶苈子、猪苓、茯苓、生麻黄、杏仁、桃仁、车前子、桑白皮、当归、丹参、龙葵、泽漆等。其严重者，甚至可出现昏迷症状，常可在短期内危及患者生命。

【其他疗法】

中药敷熨法：药物可选用川芎、细辛、木香、艾叶、石菖蒲、生大黄、生栀子等，共研细末，密封备用。取药末 250g，用纱布包好，放入开水内浸泡，待微温时提出，行胸、背部体表敷熨，由轻至重，由上至下，由左至右。

耳针疗法：取肿瘤区、肺、肾、脾、胃，用王不留行子贴穴。

中药雾化吸入：选用半夏、陈皮、细辛、石菖蒲、生大黄、栀子、半枝莲、白花蛇舌草等，浓煎后，予雾化吸入，每日 2 次。

另外，嘱患者习练内养功，也有利于稳定病情，缓解胸痛与呼吸困难症状。

【预防与调护】

戒烟，并加强个人防护，避免或减少接触苯并芘、石棉、煤焦油、电离辐射等，有利于肺积预防。而肺积患者，更应该强调戒烟，定时作息，保持室内空气新鲜，保持心情舒畅，增强战胜疾病的信心。平素应该注意防寒保暖，以防止外邪袭肺造成肺部继发感染。饮食宜少吃黏腻、辛辣刺激之物，多吃香菇、薏苡仁、海带等食物。病情严重者，应注意观察体温、血压、呼吸、脉搏的情况以及痰量、痰质等，注意保持呼吸道通畅。

【病案举例】

李某，男，43岁，农民。2009年3月21日初诊。患肺癌3年，曾经化疗等，病情不断加重。刻下症：咳嗽有血丝痰，胸闷气短，消瘦，大便每日1次，舌暗、苔腻，脉细弦。

中医诊断：肺积（气阴两虚、邪毒结聚）。

辨证分析：肺主气，司呼吸。肺积久病，气阴不足，加以邪毒结聚，肺气上逆，故见咳嗽咳痰。邪毒损伤肺络，络破血溢，故可见咳痰带血。肺气虚，故见胸闷气短。综合舌脉证，乃气阴两虚、邪毒结聚之证。病位在肺，病性虚实夹杂，虚证为气虚、阴虚，实证为邪毒、血瘀、血热等。失治误治，则可有大量咯血，甚至厥脱之虞。

治法：解毒散结，凉血止血。

方药：《千金》苇茎散合消瘰丸加减。

处方：芦根12g，桃仁12g，杏仁12g，龙葵15g，连翘12g，玄参12g，夏枯草15g，生薏苡仁30g，败酱草15g，桔梗6g，甘草6g，浙贝母15g，侧柏叶15g，半边莲25g，仙鹤草30g，三七粉6g（冲服），白花蛇舌草25g。14剂，每日1剂，水煎服。

复诊：2009年4月18日。咳血丝痰消失，精神好，梦多，原方去侧柏叶，加陈皮9g，清半夏12g，莪术9g，生黄芪30g，女贞子12g。14剂，每日1剂，水煎服。

三诊：2009年6月27日。咳嗽消失，自觉右侧胸部发紧，舌暗，苔薄腻，脉沉细。

处方：生黄芪30g，女贞子12g，莪术9g，玄参12g，白芍25g，芦根12g，桃仁12g，杏仁12g，生薏苡仁30g，桔梗6g，甘草6g，浙贝母15g，连翘12g，夏枯草15g，半枝莲25g，龙葵15g，仙鹤草25g，白花蛇舌草25g。

四诊：2009年10月17日。咳血病情已经稳定半年，舌暗苔腻，脉沉。原方继用。随访至2010年1月9日，病情持续稳定。（摘自《赵进喜临证心悟》）

[**按语**] 肺癌中医称"肺积"，发病常有正虚基础，所以治疗重在扶正祛邪，临床应用贞芪合剂配合《千金》苇茎汤加减，益气养阴扶正，化痰散结解毒，外加侧柏叶、仙鹤草、三七粉等凉血活血止血，治疗肺癌咳血常有佳效。而针对咳血，首当止血。止血有凉血止血、活血止血、收敛止血之分，临床将侧柏叶、藕节、黄芩、三七粉、白茅根、旱莲草、仙鹤草多药合用，常有疗效。如兼有肝火犯肺病机者，则更当重用生白芍、黛蛤散等，以敛肝、凉肝，肝肺同治。此例即肺癌咳血患者，首诊重点止血，复诊血止后改用贞芪合剂、《千金》苇茎散、消瘰丸等加减，乃扶正祛邪、邪正两顾之意。

心　痛

心痛，又称胸痹心痛，是邪痹胸阳，胸阳不振，心脉挛急或痹阻所致的以心胸憋闷疼痛发作为典型表现的病证。轻者仅感胸闷，呼吸欠畅；或表现为心胸憋闷疼痛，时有发作，休息或用药后可以缓解，称为"厥心痛"；重症则疼痛剧烈，持续不解，可伴有面色苍白，心悸，四肢厥冷，大汗淋漓等，病情急重，预后差，称"真心痛"。西医的冠心病心绞痛以及心肌梗死等，可以参考本病证进行诊治。

【沿革】

心痛早在《内经》就曾论及"厥心痛""真心痛"等，认为其病位在心，发病与寒邪、血凝涩等有关。《金匮要略》则对胸痹心痛给予专篇论述，建立了胸痹心痛先辨病后辨证、辨病与辨证相结合的诊疗模式，提出了其"阳微阴弦"病机，收载了瓜蒌薤白白酒汤、瓜蒌薤白半夏汤、枳实薤白桂枝汤、人参汤、乌头赤石脂丸、薏苡附子散等一系列名方，至今为临床习用。宋代《太平惠民和剂局方》用苏合香丸治疗猝心痛，开创了心痛芳香温通治法。其后，明代虞抟《医学正传》明辨心痛与胃痛之异，李梴《医学入门·寒类》更明确指出："真心痛，因内外邪犯心君，一日即死。厥心痛，因内外邪犯心之包络，或他脏邪犯心之支脉。"论厥心痛、真心痛发病独具慧眼。清代陈修圆《时方妙用》创立丹参饮方，心胃同治。王清任《医林改错》创立血府逐瘀汤等，奠定了心痛活血化瘀治疗的基础，影响深远。

【病因病机及其演变】

心痛的发生与体质、寒邪外受、饮食失节、情志失调、久病劳损等有关，常因受寒、劳累与突然用力、情绪波动、饱食等诱发。①体质因素包括少阴阳虚、阴虚体质，太阴脾虚体质、少阳气郁体质、厥阴肝旺体质以及阳明胃热体质，均可发生胸痹心痛。②外受寒邪，尤其是少阴阳虚、太阴脾虚体质者，气候变化，寒邪更容易外侵，胸阳不展，心脉挛急，可致心痛。②饮食失节，过嗜醇酒厚味，尤其是太阴脾虚体质，容易内生痰湿、痰饮，或进一步化生痰热、湿热，若为阳明胃热体质，就更常见痰热、湿热、痰湿、痰饮痰热、湿热痹阻胸阳，心脉挛急或痹阻，则可成胸痹心痛。过分饱食，气血奔涌于胃，更可成为心痛发作的诱因。③情志失调，尤其是少阳气郁与厥阴肝旺体质，心情抑郁，或恼怒，可导致气郁，或郁而化热，或肝气乘脾，进一步内生痰湿、痰火、湿热，气滞血瘀，痰湿、痰火、湿热阻痹，可发生胸痹心痛。④素体虚弱，或久病劳损，如消渴病等久治不愈，气虚、阳虚、气阴两虚甚或阴阳俱虚，宗气虚陷，气虚帅血无力，阴虚液亏，或心脉失于温通，可导致心脉痹阻，发为心痛。气虚基础上，若突然用力，劳则气耗，更常称为心痛发病的常见诱因。

心痛的病位在心脉，与肝脾肾多脏相关。主要病机是胸阳不展，心脉痹阻。劳倦饮食伤脾，情志不遂伤肝，年老体衰肾亏，加之痰湿、痰饮、痰热、湿热、气滞、瘀血等病理产物阻痹胸阳，胸阳不展，心脉挛急或痹阻，甚至心脉闭塞，则发为"胸痹心痛"以致"真心痛"。作为临床常见痛证之一，同样具有不通则痛、不荣则痛以及脉络拘急而痛之机。唯其证候特点，多本虚标实、虚实夹杂。初病多实，久病多虚实夹杂。实证常见寒邪、痰湿、血瘀，或为痰饮、痰火、湿热，或兼气滞，血瘀普遍存在。虚证包括阳虚、气虚、阴虚，也常表现为气阴两虚，甚至阴阳两虚。重症患者气虚、阳虚、气阴两虚甚至阴阳俱虚，或痰湿、痰饮等邪，痹阻心脉，心神失养，或痰热诸邪扰动心神，心神不宁，则可变生"心悸怔忡"，气虚阳脱，更可发生"厥脱"之变，而危及患者生命。

【诊断要点】

1. 临床表现　心胸憋闷疼痛，典型表现为膻中及左胸膺部突发憋闷而痛，也可见灼痛、绞痛、刺痛、隐痛等，疼痛常可窜及肩背、前臂、咽喉、胃脘部等，甚至可沿手少阴、手厥阴经循行部位窜至中指或小指，可伴有心悸气短，自汗，甚则喘息不得卧。常突然发病，时作时止，反复发作。严重者疼痛剧烈，汗出肢冷，面色苍白，唇甲青紫，发作欲死，芳香温通药物不能缓解，可发生心悸怔忡以及厥脱危候。一般轻者持续几秒至数十分钟，经休息或服用芳香温通药物后可迅速缓解。

2. 发病特点　多发于中年以上，常因情志波动、寒冷刺激、饱餐之后、劳累过度而诱发。

3. 相关检查　心电图、运动平板实验、心肌酶、心肌钙蛋白、冠脉 CT、冠脉造影等检查，有助于诊断与鉴别诊断。

【类证鉴别】

1. 心痛与胃痛鉴别　心痛也有表现为心下即胃脘疼痛者，所以需与胃脘痛鉴别。心痛典型表现为心胸憋闷疼痛，可表现为心痛牵掣肩背，多疼痛剧烈，常阵发，因受寒、劳累、情绪波动、饱食等诱发，常伴有心悸、气短、汗出，甚至可见冷汗淋漓、面色苍白、口唇紫绀等症。胃痛可表现为胃脘疼痛，多表现为胀痛、冷痛、灼痛、隐痛，疼痛程度相对较轻，或饥饿时疼痛，或进食后疼痛，可持续疼痛，常伴有烧心、反酸、呕吐、食欲不振、大便不调等症。

2. 胸痹与悬饮鉴别　二者皆可见胸闷疼痛，应予鉴别。悬饮多表现胸胁胀痛持续不解，咳嗽，转侧，呼吸加重，咳唾引痛，肋间饱满，可伴有发热、咳嗽、咳痰、呼吸困难等肺系症状。

3. 厥心痛与真心痛鉴别　心痛有厥心痛、真心痛之分，主症特点与预后不同，需要鉴别。厥心痛病情较轻，疼痛程度轻，阵发，发作持续时间短，经休息或服用芳香温通药物可以缓解，多心脉挛急所致，预后好。真心痛病情急重，疼痛剧烈，心胸憋闷疼痛常持续不解，休息或服用芳香温通药物不能缓解，常伴有四肢不温、舌青气冷、面白唇紫、大汗淋漓，脉微欲绝，为心脉闭塞所致，预后差。《素问·厥论》所论"真心痛，手足青至节，心痛甚，旦发夕死，夕发旦死"提示真心痛心痛剧烈，预后不良。

【辨证要点】

胸痹心痛应注意辨病情轻重，并明晰标本虚实。

1. 辨病情轻重　心痛经休息、含化芳香温通药物，疼痛不缓解，或加重者，提示病情较重，或病情进展；如经治疗，疼痛逐渐缓解者，提示病情好转。如病程中出现躁动不安者，病情重，多预后差；患者不躁不烦者，提示病情稳定，预后较好。如临床出现心悸、喘憋、不能平卧、双下肢浮肿、四肢厥冷、冷汗淋漓等，提示病情不稳定，预后差；如不存在心悸、喘憋、不能平卧、双下肢浮肿、四肢厥冷、冷汗淋漓等，说明病情稳定，预后较好。

2. 辨标本虚实　心痛标实证包括寒凝、痰湿、气滞、血瘀，也有夹痰热，或痰瘀互结者。本虚证包括气虚、阴虚、阳虚，也有气阴两虚或阴阳俱虚者。

3. 辨疼痛性质　心痛以心胸憋闷疼痛为特点。临床表现为刺痛，或夜间发作者，多为血瘀，或痰瘀互结；兼灼痛者，多为阴虚或痰火所致；抽掣而痛，绞痛者，多为阳虚阴寒凝滞；胀痛，或兼胸胁胀满、善太息者，多属气滞；闷痛，或兼咳痰，阴天易发作，苔腻者为痰湿；胸闷气短，动则气喘者为心气不足所致。

4. 辨体质　少阴阳虚体质，形寒肢冷，神疲，多睡；少阴阴虚体质，思维敏捷，烦热，有失眠倾向。太阴脾虚体质，食欲差，有腹满腹泻倾向。阳明胃热体质，体壮，食欲亢盛，有便秘倾向。少阳气郁体质，性喜抑郁，爱生闷气。厥阴肝旺体质，性情暴躁，容易冲动。

【治则治法】

心痛常猝然发病，治疗需分清标本缓急，发作期和缓解期分别治之。总以急则治其标、缓则治其本为原则。标实证，分清寒凝、气滞、痰浊、血瘀以及郁热、痰饮、痰热、湿热等；本虚证要分清气、血、阴、阳亏虚，或为气阴两虚，甚或阴阳俱虚。治标常以通阳散寒、化痰除湿、行气解郁、活血化瘀，或兼以清解郁热、通阳化饮、清热化痰、清化湿热。其中，活血化瘀治法最为常用。急性发作者，则常用芳香温通药物，如苏合香丸、麝香保心丸、速效救心丸等。扶正常用益气、温阳、养阴以及益气养阴、滋阴助阳等法。总不外通、补二字，心脉拘急而痛，更当配合缓急止痛之药。

【分证论治】

1. 标实证

（1）寒凝心脉证

临床表现：猝然心痛如绞，形寒，天气寒冷或迎寒风则心痛易作或加剧，甚则手足不温，冷汗出，短气心悸，心痛彻背，背痛彻心。苔薄白，脉紧。

治法：温经散寒，宣痹通阳。

方药可用当归四逆汤配合瓜蒌薤白白酒汤加减。参考处方：当归9~12g，桂枝9~12g，赤芍12~30g，白芍12~30g，细辛3g，瓜蒌12~30g，薤白9~12g，炙甘草6g。米酒为引。此瓜蒌薤白白酒汤的白酒，实际上并非现代意义上的蒸馏酒白酒，应该是传统的米酒、浊酒，以色白而名之。临床上也有用黄酒、米醋代之者。若疼痛剧烈，心痛彻背，背痛彻心者，可用乌头赤石脂丸；心痛急性发作者，可用薏苡附子散缓急止痛。或舌下含化苏合香丸、麝香保心丸，芳香开窍止痛。

（2）痰湿痹阻证

临床表现：胸闷重而心痛轻，形体肥胖，痰多气短，遇阴雨天而易发作或加重，伴有倦怠乏力，纳呆便溏，口黏，恶心，咯吐痰涎，苔白腻或白滑，脉滑。

治法：通阳宽胸，化痰散结。

方药可用瓜蒌薤白半夏汤加减。参考处方：瓜蒌 15～30g，薤白 9～12g，清半夏 9～12g，枳壳 9～12g，丹参 15～30g，赤芍 12～30g，白芍 12～30g，茯苓 9～12g，甘草 6g。主要适用于痰湿阻痹胸阳，心脉阻痹，表现为胸痹心痛、睡眠不安者。方中清半夏化痰散结，和胃安神。临床上，更有痰湿化热，痰热阻痹胸阳，心脉痹阻者，常表现为心胸憋闷疼痛，心胸烦闷，失眠多梦，心下按之则痛，舌暗红，苔黄腻，脉浮滑，方可用小陷胸汤、黄连温胆汤加减。临床常用经验方——清化胸痹汤，处方组成：瓜蒌 15～30g，黄连 9～12g，清半夏 9～12g，枳壳 9～12g，丹参 15～30g，桃仁 9～12g，红花 9～12g，赤芍 12～30g，白芍 12～30g，甘草 6g。此方名加味小陷胸汤，临床用治冠心病，包括糖尿病伴发冠心病心绞痛辨证属于痰热痹阻心脉者，屡有佳效。若为湿热内阻，表现为心胸憋闷疼痛，脘腹痞满，头晕头沉，口中黏腻，腰腿酸困，大便不爽，小便黄赤，舌红苔黄腻者，可用三仁汤或平胃散加黄芩、黄连、丹参等。若为饮邪内停，心胸憋闷疼痛，或有气上冲之感，或心下痞满，或咳吐痰涎清稀，舌暗舌苔白水滑，脉细滑或弦滑者，可用苓桂术甘汤加味。刘渡舟教授苓桂茜红汤即此方加茜草、红花，治疗冠心病心绞痛辨证属于饮邪内停、痹阻胸阳者，确有佳效。

（3）气滞心胸证

临床表现：心胸满闷，隐痛阵发，痛无定处，时欲太息，遇情志不畅时容易诱发或加重，或兼有脘腹胀闷，得嗳气或矢气则舒，或自觉咽中窒塞不畅。舌苔薄或薄腻，舌边多浊沫，脉细弦。

治法：疏调气机，理脾和血。

方药可用柴胡疏肝散、大七气汤加减。参考处方：柴胡 9～12g，陈皮 9～12g，苏梗 9～12g，香附 9～12g，厚朴 9～12g，清半夏 9～12g，茯苓 9～12g，川芎 9～12g，白芍 12～30g，炙甘草 6g。若少阳气郁体质，或气郁化热，症见心胸满闷疼痛，口苦咽干，头晕，心烦失眠，舌红苔薄黄，舌边多浊沫，脉弦细者，治当清解郁热，方药可用小柴胡汤加减。少阳郁热内结，心胸满闷疼痛，头晕目赤，口苦咽干，大便干，舌红苔黄，脉弦滑或弦数者，方可用大柴胡汤加减。若胸膈郁热，心胸灼热，窒闷疼痛，心烦懊侬，舌尖红，舌苔厚腻者，方可用栀子豉汤加味。

（4）瘀血痹阻证

临床表现：心胸疼痛剧烈，如刺如绞，痛有定处，伴有胸闷，日久不愈，可因暴怒而疼痛加剧。舌质暗红，或紫暗，或有瘀斑，舌下血脉青紫，苔薄，脉弦涩或结代。

治法：活血化瘀，通脉止痛。

方药可用血府逐瘀汤加减。参考处方：柴胡 9～12g，赤芍 12～30g，白芍 12～30g，枳壳 9～12g，桃仁 9～12g，红花 9～12g，当归 9～12g，川芎 9～12g，生地 12～15g，桔梗 6～9g，川牛膝 9～12g，甘草 6g。该方即四逆散、桃红四物汤合方加桔梗、牛膝，体现着气血并治的思路。若心胃同病，心胸憋闷刺痛，或伴胃胀畏寒，食欲差者，则可用丹参饮行气血，心胃同治。更可随方加入香附、乌药、甘松等药物。若瘀热互结，心胸憋闷疼痛，心烦失眠，健忘，少腹急结，拒按有压痛，大便干，舌暗红或有瘀斑者，方可用桃核承气汤泄热活血祛瘀。

2. 本虚证

（1）心气不足证

临床表现：心胸阵阵隐痛，胸闷气短，动则喘息，心中动悸，倦怠乏力，神疲懒言，面色㿠白，或易出汗，舌质淡红，舌体胖且边有齿痕，苔薄，脉虚细缓或结代。

治法：补养心气，振奋胸阳。

方药可用保元汤加味。该方由人参、黄芪、肉桂、炙甘草组成，补气兼可温阳。若久病气虚，宗气下陷，临床表现为胸闷气短，动则气喘，脉短或弱，甚至三五不调者，更可用升陷汤加味益气升陷。临床常用经验方——升陷通脉汤，方药组成：生黄芪18～60g，知母12～15g，升麻3～6g，柴胡3～6g，桔梗3～6g，丹参15～30g，枳壳8～9g，甘草6g。临床用治冠心病包括糖尿病伴发冠心病心绞痛以及心功能不全者，常有卓效。汗出多者，可加人参3～6g（另煎兑）、山茱萸15～30g；胸闷气短，咳逆依息不得卧，或兼肢体浮肿者，可加用炒葶苈子、桑白皮、车前子、石韦、猪苓、茯苓（各）15～30g等泻肺利水。

（2）心阴不足证

临床表现：心胸疼痛时作，或灼痛，或兼胸闷，心悸怔忡，心烦不寐，头晕，盗汗，口干，便秘，或伴有面赤。舌红少津，苔薄或剥，脉细数，或结代。

治法：滋阴养心，活血清热。

方药可用天王补心丹合炙甘草汤加减。参考处方：生地12～30g，玄参12～15g，天冬9～12g，麦冬9～12g，人参3～6g（另煎兑）或太子参12～15g，茯苓9～12g，柏子仁12～15g，酸枣仁12～15g，五味子9～12g，远志9～12g，丹参12～30g，当归9～12g，桔梗6～9g，甘草6g，朱砂面0.5g（冲服）。天王补心丹，若作汤剂，应该注意朱砂只能小剂量研末冲服，一般不直接入水煎剂。若阴不敛阳，虚热扰动心神，虚烦不得寐者，可用酸枣仁汤。若气阴两虚，气虚比较突出，胸闷气短，乏力汗出，或有心悸者，则可用生脉散加味，以益气养阴复脉。若肾阴虚突出，头晕耳鸣，腰膝酸软者，更可配合六味地黄丸、左归丸等。若兼风阳上扰头晕眼花，面红目赤，烦躁易怒者，可加珍珠母、石决明、磁石等。

（3）心阳亏虚证

临床表现：心悸动而痛，胸闷，神倦怯寒，遇冷则心痛加剧，气短，动则更甚，四肢欠温，自汗。舌质淡胖，苔白或腻，脉虚细迟或结代。

治法：补益阳气，温振心阳。

方药可用人参汤加减。参考处方：人参3～6g（另煎兑）或党参9～12g，白术9～12g，干姜9～12g，炙黄芪15～30g，茯苓9～12g，丹参15～30g，砂仁6～9g（后下），炙甘草6g。人参汤即理中汤，体现着心脾同治的精神。若心痛剧烈，舌质紫暗者，可配合活络效灵丹，或加用沉香面1.5～3g（冲服），延胡索12～30g，乳香6～12g，没药6～12g等。若心肾阳虚，心胸闷痛，心悸气短，畏寒肢冷，面白神疲，脉沉细而迟者，方用参附汤合右归饮加减。若心胸闷痛，伴有畏寒肢冷，心悸喘促，或有水肿尿少者，可用真武汤加人参、丹参等温阳益气利水。若心痛剧烈，心悸喘促，冷汗淋漓，脉微欲绝者，则当用四逆加人参汤，或参附龙牡汤加山茱萸等以回阳固脱。或用参附注射液静脉点滴。若阴阳俱虚，胸闷心悸，心烦神疲，头晕耳鸣，腰膝酸冷，脉沉细者，可用生脉散合金匮肾气丸加味。

【其他疗法】

针灸取穴：可以膻中、内关、郄门为主穴。寒凝心脉证，加厥阴俞、气海，毫针刺，平补平泻法，每日1次，每次留针20～30分钟。气滞心胸证，可加阳陵泉、太冲，毫针刺，配穴用泻法，主穴用平补平泻法，每日1次，每次留针20～30分钟。痰浊闭阻证，可加丰隆、足三里，毫针刺，平补平泻法，每日1次，每次留针20～30分钟。瘀血痹阻证，可加膈俞、血海，毫针刺，平补平泻法，每日1次，每次留针20～30分钟。

【预防调护】

饮食有节，起居有常，劳逸结合，是预防心痛的关键。既病之后，则当分发作期、急性期，采用相应调护措施。

急性期应注意绝对卧床，避免搬动；饮食宜清淡，以流食为主，避免过饱；同时应注意保持大便通畅，避免用力排便；防止褥疮；密切注意神志、呼吸、脉率的变化，时刻防止发生厥脱之变。缓解期则应注意休息，适度运动，清淡饮食，适当多食用水果蔬菜，力戒烟酒和肥甘厚味。同时，保持心情平静，注意防寒保暖，避免诱发心痛发作的各种诱因。

【病案举例】

案1 李某，男，47岁。主因心胸憋闷时痛，伴心烦心悸入院。查心电图提示：心肌缺血，偶发室性早搏。腹诊心下部按之窒闷更甚，大便不畅。舌暗红、苔薄腻略黄，脉滑有弦意，时一止。

中医诊断：胸痹心痛（痰热痹阻心脉）。

辨证分析：胸中为清旷之域，心君居之，心主血脉。痰热痹阻胸阳，胸阳不展，则见心胸憋闷，心脉阻痹，故见时有心痛发作。痰热扰心，心神不宁，故见心烦心悸；热结胃肠，大便不畅。综合舌脉证，舌暗红、苔薄腻略黄，脉滑略弦，时一止，乃痰热痹阻胸阳、心脉阻痹之证。病位在心，病性以实为主，痰热血瘀并见，失治误治，则有真心痛或悸脱之变。

治法：清热化痰，宽胸理气，活血通脉。

方药：小陷胸汤加味。

处方：瓜蒌18g，黄连9g，清半夏12g，桃仁10g，红花10g，枳壳10g，丹参18g，5剂。

复诊：服药后诸症减轻，大便通畅。再投5剂，心胸憋闷症状消失。原方出入共治疗月余，病情稳定出院。复查心电图：窦性心律，大致正常心电图。（摘自《〈伤寒论〉

与中医现代临床》)

[**按语**] 此冠心病心绞痛即中医学胸痹心痛，若论治法，通阳为先。盖胸中为清旷之域，寒凝、痰阻、血瘀，皆可痹阻胸阳，阻滞气血而发病。而痰热痹阻胸阳而成病者恒多，所以投用清化痰热、宽胸之小陷胸汤可谓对证。所谓"通阳不在温，而在去其邪"，即此意也。小陷胸汤方由瓜蒌大者一枚、黄连一两、半夏半升组成，为治疗小结胸病之主方，药用瓜蒌理气宽胸、化痰开痹，半夏可消痞散结、化痰和中，黄连动擅清热，共奏清热化痰、理气宽胸、消痞散结之功，所以《伤寒论》第138条原治"小结胸病，正在心下，按之则痛，脉浮滑者"。明确小陷胸汤腹证特点为以心下部位为中心，按之疼痛，或自觉心胸窒闷不舒。临床上无论是胃病，还是肺系疾病、心系疾病、肝胆疾病，如慢性胃炎、肝炎、冠心病、乳腺炎等，凡具备该方证腹证特点，或具有痰热阻滞气机病机者，则可选用小陷胸汤。

案2 周某，男，66岁。2004年9月8日初诊。主诉：疲乏伴胸闷阵发1年余。1年前患者因冠心病急性心肌梗死接受支架植入手术，术后发现血糖升高，诊断为2型糖尿病，口服格列齐特、二甲双胍、拜糖平，血糖控制尚可，但患者时有胸闷，疲乏少力，遂来请中医诊治。刻下症：疲乏少力，时有胸闷，偶有胸痛，动则气短，饮食尚可，睡眠可，二便自调。诊查：面色黧黑，唇舌紫暗，舌质暗有瘀斑，苔腻，脉象细。化验空腹血糖 6.0mmol/L。

中医诊断：胸痹心痛（宗气虚陷，气滞血瘀）。

辨证分析：气为血之帅，血为气之母，气行则血行，气虚则血瘀。而宗气出于胸中，"贯心脉而行呼吸"，宗气虚陷，则不能贯通心脉，心脉痹阻，气血循行不畅，则可见胸闷时痛，动则气短。以气虚较为突出，故疲乏少力明显。综合舌脉证，唇舌紫暗，舌质暗有瘀斑，苔腻，脉象细，乃气虚气陷、气滞血瘀之证。病位在心，病性虚实夹杂，虚为宗气虚陷，实为血瘀、气滞。失治误治，可再次发生真心痛，或有心悸、喘脱、厥脱之变。

治法：益气升陷，理气活血。

方药：升陷汤合血府逐瘀汤加减。

处方：生黄芪18g，知母12g，柴胡9g，桔梗5g，生苡仁25g，葛根25g，丹参15g，当归12g，川芎12g，鬼箭羽15g，桃仁12g，红花12g，赤芍25g，白芍25g，益母草12g，枳壳9g，甘草6g。每日1剂。西医降血压、扩血管对症治疗同前。降糖药停用格列齐特、二甲双胍，中成药给予金芪降糖片，5片，每日3次。

二诊：2004年12月15日。坚持服中药以来，胸闷气短明显减轻，胸痛发作次数明显减少，舌暗脉细。查空腹血糖7.2mmol/L。仍宗原方意，更加益气养阴之品。

处方：生黄芪18g，知母12g，柴胡9g，升麻5g，桔梗5g，生薏苡仁25g，太子参15g，沙参15g，地骨皮25g，荔枝核15g，仙鹤草30g，葛根25g，丹参15g，当归12g，川芎12g，鬼箭羽15g，桃仁12g，红花12g，赤芍12g，白芍12g，川牛膝12g，怀牛膝12g，枳壳9g，甘草6g。每日1剂。

三诊：2005 年 1 月 13 日。胸闷已经不发作，达美康、二甲双胍已停用，化验糖化血红蛋白 4.8%。改方以益气养阴为重点。

处方：生黄芪 30g，生地 25g，玄参 25g，葛根 25g，苍术 15g，白术 15g，生苡苡仁 25g，丹参 25g，鬼箭羽 15g，黄连 9g，地骨皮 25g，桑白皮 25g，荔枝核 15g，仙鹤草 25g。每日 1 剂。

其后，长期坚持服用中药，随访 1 年血糖稳定在正常水平。（摘自《国家中青年名中医——赵进喜》）

[按语] 患者是冠心病急性心肌梗死支架植入术后患者，住院期间发现糖尿病，用多种口服降糖西药，血糖可以控制在正常范围。但考虑到其血糖升高有应急因素，出现胸闷时痛，气短乏力，说明心肌缺血尚未完全纠正，或存在心功能不全。中医辨证乃虚实夹杂之证，虚为心气不足，宗气虚陷，实为气滞血瘀。所以治疗当标本同治、虚实兼顾。升陷汤是近代名医张锡纯《医学衷中参西录》名方，血府逐瘀汤是清代名家王清任《医林改错》名方，两方相合，益气的同时，可以理气活血，可谓对证。加葛根、丹参、鬼箭羽、益母草者，加大活血化瘀之力也，葛根、丹参对药，为当代名医祝谌予"活血药对"，治疗糖尿病多种并发症每有卓效。而其后改用的益气养阴方，实际上就是在祝谌予降糖基本方基础上加味而成，所以对稳定血糖取得了良好作用。

心　悸

心悸是因气血阴阳亏虚，或痰饮瘀血阻滞，心脉不畅，心神失养，或热扰心神，心神不宁引起的以心中悸动，心慌不安，不能自制为主症的病证。其中，因惊恐、劳累而发，时作时止，病情较轻者，为惊悸；若终日悸动，稍劳尤甚，全身情况差，病情较重者，为怔忡。西医学心脏病心律失常以及神经官能症、贫血等以心悸为主症的多种疾病，皆可参照本病证进行诊治。

【沿革】

《内经》虽无心悸之名，但类似论述不少。《素问·举痛论》指出："惊则心无所依，神无所归，虑无所定，故气乱矣。"《素问·三部九候论》指出："参伍不调者，病。"《素问·平人气象论》指出："脉绝不至曰死，乍疏乍数曰死。"已经认识到本病为心脉病证，常有受惊等诱因。东汉张仲景《伤寒杂病论》论惊悸、心动悸、心下悸等，《金匮要略·惊悸吐衄下血胸满瘀血病脉证并治》指出"寸口脉动而悸，动则为惊，弱则为悸"。以脉领证，论惊与悸，类似后世所谓惊悸与怔忡。名方小建中汤、桂枝甘草汤、桂枝加龙骨牡蛎汤、炙甘草汤、五苓散、苓桂术甘汤、半夏麻黄丸以及麻黄附子细辛汤等，至今为临床常用。宋代严用和《济生方·惊悸怔忡健忘门》首先提出"怔忡"病名，对惊悸、怔忡进行了辨析。元代朱丹溪《丹溪心法·惊悸怔忡》则提出心悸"责之虚与痰"言简意赅。明代虞抟《医学正传·惊悸怔忡健忘证》详细论述了惊悸与怔忡的区别和联系。张介宾《景岳全书·怔忡惊恐》更指出怔忡为阴虚劳损所致，"虚微动亦微，虚甚动亦甚"，所以主张"速宜节欲节劳，切戒酒色""速宜养气养精，滋培根本"。清代王清任《医林改错》则指出瘀血内阻可导致心悸怔忡，血府逐瘀汤治疗心悸确有佳效。

【病因病机及其演变】

心悸的病因包括体质因素、外感邪毒、饮食失节、情志失调以及久病、劳倦、药毒所伤等。①体质因素，少阴阴虚、阳虚、阴阳俱虚体质，最易发病。其次，少阳气郁、太阴脾虚以及太阳卫阳太过体质，比较常见。其他体质，实际上也可能发病。②外感邪毒，尤其太阳卫阳太过体质、少阴阴虚体质，感受风热、温热邪毒，或外受风寒，入里化热，邪毒内陷，即可引发心悸。③饮食失节，过嗜辛辣醇酒厚味，或生冷，尤其是太阴脾虚体质，容易内生痰湿、饮邪，或痰火，阻痹心脉，或扰动心神，均可引发心悸。④情志失调，尤其是少阳气郁体质，或太阴脾虚体质，郁怒伤肝，忧思伤脾，气郁痰阻，或郁而化热，或气血不足，可发为心悸。⑤久病体虚，或劳倦所伤，思虑伤及心脾，心脾气血亏虚，或烦劳气有余便是火，心火自旺，或心阴暗耗，下汲肾阴，也可发为心悸。更有久病血瘀，心脉痹阻，或饮邪凌心，心脉痹阻，心神失用者，也可导致心悸。至于药毒所伤，常是因为过量用药，或妄行毒性药物，如乌头、附子，或西药洋地黄、奎尼丁、肾上腺素、阿托品等，常可直接引发心动悸、脉结代等。

心悸的病位主要在心，但其发病与脾肾肺肝等多脏相关。核心病机是气血阴阳亏虚，心神失养，或邪扰心神，心神不宁。其实，痰饮瘀血阻滞，心脉不畅，也可致心神失养，而热扰心神，心神不宁，皆可导致心悸。如脾不生血，心血不足，心神失养，即为心悸。脾失健运，痰湿饮邪内生，痰阻心脉，心神失养，或饮凌心肺，扰动心神，心神不宁，可为心悸。而肾阴不足，不能上制心火，心神被扰，或肾阳亏虚，心阳失于温煦，心神失养，心神不宁，则为心悸。肺卫受邪，失治误治，邪毒内陷，阻痹心脉，或伤阴耗气，心神失养，心神不宁，即为心悸。肝气郁滞，气郁痰阻，气滞血瘀，气郁化火，热扰心神，或心脉不畅，心神不宁，也可引发心悸。

心悸病性有虚有实，实证可表现为心火、郁热、痰火、痰湿、血瘀、饮邪、热毒等。虚证可表现为气虚、阴虚、阳虚、血虚、气血两虚、气阴两虚，甚至气血阴阳俱虚。虚证实证常可相互夹杂，或相互转化。如心火、郁热、痰火、热毒等，可以伤阴耗气，所以可兼见阴虚、气虚、气阴两虚等虚证。而阴虚生内热，阴虚可兼夹内热、痰火；阳虚生内寒，阳虚可兼夹痰湿、水饮、血瘀等。临床表现多为虚实夹杂、本虚标实之证。一般说来，病程短者，多惊悸，常见心胆气怯、心脾血虚、阴虚火旺，也有表现为痰火等。病程长者，多怔忡，多虚实夹杂，本虚证常兼夹痰湿、痰火、饮邪、血瘀等实证。怔忡为病，失治误治，或因劳倦，或因情绪波动，或天气变化，或因外感邪毒，都可能诱发病情加重。若气虚血瘀，瘀血痹阻脑络，可变生中风急病。若气脱阴虚阳衰，甚至可继发厥脱危候。若心悸兼见浮肿尿少，动则气喘，脉疾数微者，为心肾阳虚、水饮凌心重症。若心悸突发，喘促，不得卧，咯吐泡沫痰，或为粉红色痰涎，或夜间阵发咳嗽，尿少肢肿，脉数细微，则为水饮上凌心肺危证。若心悸突发，伴见面色苍白，大汗淋漓，四肢厥冷，喘促欲脱，口唇紫绀，突发意识丧失，肢体抽搐，脉象散乱，或脉微欲绝者，则为厥脱危候，随时可危及患者生命。

【诊断要点】

1. 临床表现　自觉心慌不安，心跳剧烈，神情紧张，不能自主，心搏或快速，或心跳过重，或忽跳忽止，呈阵发性或持续不止。常兼见胸闷气短，神疲乏力，头晕喘促，甚至不能平卧，以至出现晕厥。其脉象表现或数或迟，或乍疏乍数，或见结脉、代脉、促脉、涩脉等。

2. 发病特点　常由情志刺激、惊恐、紧张、劳倦过度、饮酒饱食等诱发。部分患者可迁延不愈，并反复因劳累等诱发病情加重。

3. 相关检查　心电图、血压、X射线胸部摄片等检查有助于诊断与鉴别诊断。

【类证鉴别】

1. 惊悸与怔忡鉴别　惊悸发病，多与情绪有关，可由骤遇惊恐，忧思恼怒，悲哀过极或过度紧张而诱发，多为阵发性，病来虽速，病情较轻，多心脾血虚、阴虚火旺、痰火扰心、心胆气怯引起，病势轻浅，可自行缓解，不发作时可如常人。怔忡多由久病体虚、心脏受损所致，发病可没有明显诱因，常表现为持续心悸，心中惕惕，不能自控，活动后加重，病情较重，常属实证，或虚中夹实，常有痰湿阻痹、心脉痹阻、气阴两虚、心阳不振、饮邪上犯等证夹杂，多渐积而成，不发作时也可见多种复杂症状。

2. 心悸与胸痹心痛鉴别　而胸痹心痛也可伴见心悸而表现为心慌不安，脉结或代，所以应予心悸鉴别。心悸是以心悸为主症，而心痛以胸闷心痛为主症。

3. 心悸与奔豚气、卑惵鉴别　奔豚气发作也自觉心胸憋闷，烦躁、惊恐，自觉有气上冲胸咽，发作欲死，复还止。卑惵是胆怯不喜见人，常喜自藏暗室，遇人惊恐不安，即社交恐惧症。

【辨证要点】

1. 辨虚实　心悸多为虚实夹杂，辨证首当辨虚实。虚证可表现为阴虚、阳虚，气阴两虚、气血两虚，或阴阳俱虚；实证可表现为心火、郁热、痰热、热毒、血瘀、痰湿、饮邪等证。

2. 辨脉象　脉分阴阳，数脉、促脉为阳脉，迟脉、缓脉、结脉为阴脉。阳脉多见阴虚火旺，或痰热、郁热、热毒等阳热证候。阴脉多见阳虚阴寒，或痰湿、饮邪、血瘀等阴寒证候。一般认为，阳盛则促，数为阳热，若脉促、脉数，而沉细、微细，或伴有面浮肢肿，动则气短，形寒肢冷，舌淡者，则为虚寒之象。阴盛则结，迟为阴寒，若脉象迟、缓、结、代者，虽多属虚寒，而结脉也可见于气血凝滞，代脉常为元气虚衰、脏气衰微。久病体虚而脉弦滑搏指者为逆，病情重笃而脉象散乱者为病危。临床辨证常需要结合病史、症状，认真推断脉症从舍。

3. 辨病情　胸痹心痛、心痹以及外感邪毒继发心悸，具体病机有别，应该注意分辨。胸痹心痛多胸阳痹阻，心脉不畅，或表现为气虚血瘀，或痰瘀互结。心瘅多继发于痹证，复感于邪，心脉痹阻。外感邪毒所致者，为邪毒外侵，内舍于心，常见气阴两虚，瘀阻络脉证。

4. 辨体质 少阴阴虚体质者，畏热，思维敏捷，有失眠倾向；少阴阳虚体质者，畏寒，神疲乏力，多睡眠；少阴阴阳俱虚体质，易寒易热，神疲乏力。少阳气郁体质者，性喜抑郁，爱生闷气。太阴脾虚体质，体弱，食欲差，有腹满腹泻倾向。

【治则治法】

心悸应在明辨虚实基础上，补虚泻实，安神定悸。虚证治当补益。心胆气怯者，治当益气养心，安神定志。阴虚者，治当滋阴养心；阳虚证，治当温阳益气；气阴两虚者，治当益气养阴；气血两虚者，治当益气养血；阴阳俱虚者，治当滋阴助阳。总当重视养心安神治法。实证治当祛邪。心火内扰者，治当清心安神；肝经郁热者，治当清解郁热；痰热扰心者，治当清心化痰；痰湿阻痹者，治当化痰除湿；饮邪内停者，治当通阳化饮；血脉瘀阻者，治当活血化瘀。临床上，常可以配合重镇安神治法。至若本虚标实、虚实夹杂者，又当根据虚实多少，标本缓急，攻补兼施，或以攻邪为主，或以扶正为主。

【分证论治】

1. 心虚胆怯证

临床表现：心悸不宁，善惊易恐，坐卧不安，少寐多梦而易惊醒，食少纳呆，恶闻声响，苔薄白，脉细略数或细弦。

治法：镇惊定志，养心安神。

方药可用安神定志丸加减。参考处方：人参 3～6g（另煎兑）或党参 9～12g，龙齿 15～30g（先煎），朱砂面 0.5g（冲服），当归 9～12g，茯神 9～12g，石菖蒲 9～12g，远志 9～12g，酸枣仁 12～30g，炙甘草 6g。该方适用于惊悸心胆气虚者。若夹痰湿，症见头晕头沉，脘腹痞闷，舌苔白腻者，可加用陈皮、清半夏，或配合温胆汤加减。

2. 心脾两虚证

临床表现：心悸气短，头晕目眩，少寐多梦，健忘，面色无华，神疲乏力，纳呆食少，腹胀便溏，舌淡红，脉细弱。

治法：补血养心，益气安神。

方药可用归脾汤加减。参考处方：黄芪 15～30g，人参 3～6g（另煎兑）或党参 9～12g，白术 9～12g，当归 9～12g，龙眼肉 9～12g，茯神 9～12g，远志 9～12g，酸枣仁 12～30g，炙甘草 6g。若血虚突出，症见面色无华，爪甲色淡，舌淡脉细者，可加当归、熟地、阿胶等。若血虚阳浮，症见自汗、盗汗者，可配合甘麦大枣汤，或更加麦冬、五味子、生龙骨、生牡蛎等。

3. 阴虚火旺证

临床表现：心悸易惊，心烦失眠，五心烦热，口干，盗汗，思虑劳心则症状加重，伴有耳鸣，腰酸，头晕目眩，舌红少津，苔薄黄或少苔，脉细数。

治法：滋阴清火，养心安神。

方药可用天王补心丹合朱砂安神丸加减，《伤寒论》黄连阿胶汤也可酌情应用。参考处方：黄连9～12g，黄芩9～12g，阿胶9～12g（烊化），白芍12～15g，沙参12～15g，麦冬9～12g，五味子6～9g，鸡子黄1枚（另兑）。该方适用于少阴阴虚体质，烦劳过度，阴虚火旺者。若心肾阴虚，火热不明显，症见头晕耳鸣，心悸，失眠，多梦，腰膝酸软，舌苔少，脉细数者，方可用天王补心丸。若肾阴亏虚、相火妄动，症见遗精、腰酸者，可加熟地、知母、黄柏、龟板，或加服知柏地黄丸。

4. 痰火扰心证

临床表现：心悸时发时止，受惊易作，胸闷烦躁，失眠多梦，口干，小便短赤，舌红苔黄腻，脉弦滑。

治法：清热化痰，宁心安神。

方药可用黄连温胆汤加减。参考处方：黄连9～12g，陈皮9～12g，清半夏9～12g，茯苓9～12g，枳壳9～12g，竹茹9～12g，炙甘草6g，生龙牡（各）15～30g（先煎）。该方适用于少阳气郁体质，或太阴脾虚体质，痰热扰心心悸。若少阳气郁体质，气郁化热痰阻，症见头晕、口苦、咽干，心烦心悸，胸胁满闷，舌苔黄腻，脉弦或兼滑数者，可用小柴胡汤加味。若太阴脾虚，症见食少，腹满，大便稀者，可加炒苍术、炒白术、炒麦芽，或配合平胃散加减。若阳明胃热体质，症见心胸烦热，心悸不安，腹满，大便干者，可去黄连，加栀子、大黄，或配合栀子豉汤加味。若痰热伤阴，症见头晕目眩，咽干，大便干者，可加用生地、玄参，或配合增液汤加味。

5. 气阴两虚证

临床表现：心悸，气短，乏力体倦，咽干，舌略红、苔少，脉细数无力。

治法：益气养阴，宁神复脉。

方药可用生脉散加味。临床常用经验方——加味五参汤，处方组成：太子参12～30g，沙参12～15g，玄参12～15g，丹参15～30g，苦参9～15g，麦冬9～12g，五味子6～9g，茯苓9～15g，炙甘草6g。该方适用于气阴两虚，夹热夹瘀，症见心悸，乏力，气短，烦热，舌暗，脉细数或脉促，甚至三五不调者，尤其是心率快者。若血瘀突出，症兼心胸闷痛，舌暗有瘀斑者，可加丹参、赤芍、丹皮等。若夹有痰热，症兼心胸烦闷，舌苔黄腻者，可配合小陷胸汤加减。若气虚突出，宗气虚陷，症见气短胸闷，心悸不安，脉短或细弱，甚至三五不调者，可用升陷汤加味。若外感病后，气血阴阳受伤，症见心动悸，气短，神疲乏力，自汗盗汗，面色无华，舌淡暗，脉结或代者，方可用炙甘草汤加减。该方重用超大剂量生地可滋阴养血，配合炙甘草、人参、大枣、麦冬、阿胶、麻子仁、生姜、桂枝，更用清酒煎药，用之得宜，常有卓效。

6. 心阳不振证

临床表现：心悸不安，胸闷气短，动则尤甚，面色苍白，形寒肢冷，舌淡苔白，脉虚弱，或沉细无力。

治法：温补心阳，安神定悸。

方药可用桂枝甘草龙骨牡蛎汤合参附汤加减。方中桂枝、炙甘草温补心阳；生龙骨、生牡蛎安神定悸。若阳气不固，症见大汗出者，重用人参、黄芪、山茱萸等。更有临床常用经验方——加味麻黄附子细辛汤，处方组成：炙麻黄9～12g，炮附子6～9g（久煎），细辛3g，黄芪15～30g，党参9～12g，淫羊藿9～15g，丹参12～30g，茯苓9～15g，炙甘草6g。该方适用于心阳不振，阴寒凝滞，症见心悸，乏力，气短，胸闷或痛，形寒肢冷，舌淡暗、苔白，脉沉迟或缓，或见结脉者。若夹痰湿阻痹，症见胸闷，舌苔白腻者，可去炮附子，加用陈皮、清半夏等，即《金匮要略》半夏麻黄丸方意。若夹有瘀血，症见心痛夜甚，肌肤甲错，舌质暗者，可加用赤芍、桃仁、红花等。

7. 水饮凌心证

临床表现：心悸，胸闷痞满，渴不欲饮，下肢浮肿，形寒肢冷，伴有眩晕，恶心呕吐，流涎，小便短少，舌淡苔滑，脉沉细而滑。

治法：振奋心阳，化气利水。

方药可用苓桂术甘汤加减。参考处方：茯苓12～30g，桂枝6～12g，炙甘草6g，白术9～15g，茜草12～15g，红花9～12g。该方适用于心阳不足，饮邪内停者。若气虚突出，症见气短乏力，心悸，动则尤甚者，可配合升陷汤加味。若兼见恶心呕吐，可加半夏、陈皮、生姜皮等。若水湿内停，症见咳喘胸闷，不得平卧，尿少肢肿者，可加用炒葶苈子、桑白皮、石韦、泽泻、猪苓、防己、大腹皮、车前子等。若兼瘀血，症见心痛，唇舌紫暗者，可加当归、川芎、丹参等。若少阴阳虚体质，心肾阳衰，水气不化，水饮凌心，症见心悸，咳喘，不能平卧，浮肿，小便不利者，方可用真武汤加味。

8. 心血瘀阻证

临床表现：心悸，胸闷不适，心痛时作，痛如针刺，唇甲青紫，舌质紫暗或有瘀斑，脉涩或结或代。

治法：活血化瘀，理气通络。

方药可用桃仁红花煎合桂枝甘草龙骨牡蛎汤加减。参考处方：桃仁9～12g，红花9～12g，丹参12～30g，生地12～15g，当归9～12g，赤芍9～15g，川芎9～12g，甘松9～15g，延胡索9～12g，香附9～12g，青皮9～12g，茯苓9～12g，炙甘草6g。若少阳气郁体质，气滞血瘀，症见胸部窒闷时痛，情绪波动可诱发加重者，方可用血府逐瘀汤加减。若胸痛甚，可加乳香、没药、三七粉等。若气虚血瘀，症见乏力体倦，心悸胸痛者，可加用黄芪、党参等。若兼血虚，症见咽干口渴者，可加生地、沙参、麦冬等。若兼阳虚，症见形寒肢冷者，可加附子、肉桂、淫羊藿等。若痰瘀互结，症见胸满闷痛，舌暗苔腻者，可配合瓜蒌薤白半夏汤合丹参饮等方加减。

应该指出的是，心悸重症，随时可能有厥脱之变，所以应予心电监护，并积极给予中西医综合抢治措施。中药注射液如生脉注射液、参麦注射液、参附注射液，在辨证基础上，静脉滴注，对重症心悸也常有疗效。

【其他疗法】

针灸主穴：内关、郄门、神门、厥阴俞、巨阙。若心胆虚怯者，可加胆俞；心脾两虚者，可加脾俞、足三里；阴虚火旺者，可加肾俞、太溪；水气凌心者，可加膻中、气海；心脉瘀阻者，可加膻中、膈俞；善惊者，可加大陵；多汗者，可加膏肓；烦热者，可加劳官；耳鸣者，可加中渚、太溪；浮肿者，可加水分、中极。常规毫针刺法，采用平补平泻针法。

【预防调护】

情志调畅，饮食有节，增强体质，避免感冒，是预防本病的关键。积极治疗胸痹心痛、肺胀、消渴病、痹证等，也可以防止其进一步变生心悸。

心悸既病，则应注意保持情绪稳定，坚定治疗信心。应该避免惊恐刺激及忧思恼怒，避免劳累过度。应注意生活作息有规律，饮食有节制，注意低脂低盐饮食，适当进食营养丰富而易消化吸收的食物，忌用烟酒、浓茶。

【病案举例】

案1 沈某，男，68岁，离休干部。2000年9月16日初诊。主诉：心悸半年余。半年前无明显诱因出现心悸气短，活动后尤甚，心动图检查提示快速心房纤颤，西医治疗无显效，而来我院。刻下症：心悸气短，胸闷，腰腿酸痛，疲乏，咽干，大便不畅，数日一行，舌质暗、舌苔腻，脉三五不调。

中医诊断：心悸（气阴两虚，夹热夹瘀）。

辨证分析：心主血脉，主藏神。患者气阴两虚，心神失养，心神不宁，故见心悸。心气虚，故见心悸伴见气短，活动后加重，疲乏。阴虚夹热，故见咽干，大便不畅。综合舌脉证，舌暗苔腻，脉三五不调，乃为气阴两虚、夹热夹瘀之证。病位在心，病性本虚标实，本虚为气虚、阴虚，标实为热郁、心脉瘀阻。失治误治，久病血瘀，则病归缠绵，或生中风之变。

治法：益气养阴，清热，活血通脉。

方药：五参汤加味。

处方：太子参15g，沙参15g，玄参15g，丹参15g，苦参12g，熟大黄12g，苏梗6g，香橼6g，佛手6g，甘菘10g。每日1剂。

二诊：2000年9月28日。服药后心悸气短明显减轻，大便每日1次，饮食睡眠情况良好。舌苔腻，脉转缓。原方继用。

三诊：2000年10月14日。患者病情平稳，偶有胸闷。心电图检查为窦性心律。继续应用上方，加瓜蒌15g，枳壳9g。每日1剂。

其后，多次复查心电图均正常，患者称奇。随访4年，未复发。（摘自《国家中青年名中医——赵进喜》）

[按语] 慢性房颤是一种常见的心律失常。西医学对此非常重视。认为房颤常是中风病等严重疾病的基础病，所以必须治疗。那么，中医药是否可以治疗房颤呢？许多学者对此持否定态度。我们认为，包括所谓"不治之症"，都是相对的，"不治"只不过是我们目前尚无法治疗。而我们治不了的病，不能就说中医治不了。该例患者就是一例经

西医学多方治疗无效的病例。我们根据辨证选用了《道藏》"五参汤"的变通方，一方面益气养阴，养心复脉；一方面清热理气化瘀，活血通脉。取得了非常满意的疗效。方中苦参是治疗快速型心律紊乱的有效药物，尤其应当注意。著名中医心血管病专家魏执真教授治疗心律紊乱，倡导分阴阳。心率快者，为阳，多用苦参、黄连等清热药物；心率慢者为阴，多用羌活、独活、淫羊藿、麻黄等品。临床试用，确有卓效。

案 2 勒某，男，67 岁。2007 年 10 月 21 日初诊。患冠心病心悸 6 年，近 3 个月加重，伴见胸闷气短，时时汗出，睡眠梦多，耳鸣，大便次数多，舌质暗、苔腻，脉迟。心率 30～60 次／分。

中医诊断：心悸（气阴两虚，痰痹胸阳，心脉瘀阻）。

辨证分析：心主血脉，心藏神。患者久病气阴两虚，阴损及阳，渐成阴阳俱虚之证，心神失养，故见心悸气短。痰湿阻痹胸阳，心脉痹阻，故见胸闷脉迟。气虚，不能固表，故见时时汗出。阴虚，心神失养，心神不宁，故见睡眠梦多。综合舌脉证，舌质暗，舌苔腻，脉迟，乃气阴两虚、痰湿痹阻胸阳，血脉瘀滞之证。病位在心，病性为虚实夹杂，虚证为气虚、阴虚、阳虚，标实证为痰湿、血瘀，不治则痼疾难愈，或为厥脱之变。

治法：益气养阴，化痰除湿，活血化瘀，通阳复脉。

方药：升陷汤、生脉散、瓜蒌薤白半夏汤加味。

处方：生黄芪 18g，知母 12g，升麻 6g，柴胡 6g，桔梗 6g，太子参 15g，麦冬 12g，五味子 9g，生龙骨 25g，生牡蛎 25g，瓜蒌 18g，清半夏 12g，丹参 25g，薤白 9g，茯苓 12g，炙甘草 6g，淫羊藿 25g。14 剂。

复诊：2007 年 11 月 2 日。心悸气短明显减轻，仍有时耳鸣胸闷，汗出减，大便次数减，舌质暗，脉缓。心率提高至 55～75 次／分。原方加北沙参 15g、山茱萸 15g、玄参 12g，补肾益阴。14 剂。

后其女打电话来告，服药后心悸气短症状基本消失，病情稳定。嘱改用生脉饮口服液配合丹七片巩固疗效。（摘自《赵进喜临证心悟》）

[**按语**] 心悸的辨证，应该根据脉律迟数分阴阳，阳证应用黄连、苦参等清心火，阴证则应用麻黄、淫羊藿等通阳复脉。此例为心悸脉迟阴证，辨证当属气阴两虚、痰湿痹阻胸阳，可用升陷汤、生脉散、瓜蒌薤白半夏汤配合淫羊藿等，益气养阴、化痰除湿、活血化瘀、通阳复脉。方中重用淫羊藿温阳复脉，配合瓜蒌薤白半夏汤化痰宽胸的同时，重用丹参活血通脉，所以取得了比较好的疗效。

不 寐

不寐是因心血不足、心神失养，或热扰心神，心神不宁，或痰食等邪阻隔，阳不入阴所致，以经常不能获得正常睡眠为主症的病证。主要表现为睡眠时间不足，深度不够，或睡眠不能消除疲劳，轻者入睡困难，或寐而不酣，时寐时醒，或醒后不能再眠，重则彻夜不寐。常可影响患者正常生活、学习与工作，并可能成为诱发心痛、心悸、眩晕、中风病加重的原因。西医学多种原因导致的睡眠障碍，可参照本病证进行诊治。

【沿革】

《内经》称不寐为"目不瞑""不得眠""不得卧"，重视"胃不和则卧不安"与"阳不入阴"病机。如《素问·病能论》指出："人有卧而有所不安者，何也？……脏有所伤及，精有所寄，则安，故人不能悬其病也。"《素问·逆调论》强调"阳明逆不得从其道"。《灵枢·邪客》明确指出："卫气独卫其外，行于阳，不得入于阴。行于阳则阳气盛，阳气盛则阳跷满，不得入于阴，阴虚，故目不瞑。"治疗提出可用半夏秫米汤，药后"阴阳已通，其卧立至"，重视和胃以引阳入阴治法。《难经》最早提出"不寐"病名，《难经·四十六难》强调老人不寐的病机是"血气衰，肌肉不滑，荣卫之道涩，故昼日不能精，夜不得寐也"。东汉张仲景《伤寒论》及《金匮要略》多次论及不寐，如栀子豉汤、黄连阿胶汤、酸枣仁汤、百合地黄汤、小建中汤以及治疗胸痹不得卧的瓜蒌薤白半夏汤等，至今为临床常用。后世医家，逐渐开始强调心神不宁。如明代张介宾《景岳全书·不寐》指出："寐本乎阴，神其主也，神安则寐，神不安则不寐。其所以不安者，一由邪气之扰，广由营气之不足耳。""饮浓茶则不寐，心有事亦不寐者，以心气之被伐也。""无邪而不寐者……宜以养营气为主治……有邪而不寐者，去其邪而神自安也。"重视心神不宁病机，强调分虚实论治。李中梓《医宗必读·不得卧》将不寐原因概括为"一曰气盛，一曰阴虚，一曰痰滞，一曰水停，一曰胃不和"几方面。清代张璐《张氏医通·不得卧》指出："脉滑数有力不得卧者，中有宿滞痰火，此为胃不和则卧不安也。"重视痰火阻隔胃不和所致不寐。沈金鳌《杂病源流犀烛·不寐多寐源流》指出："有心胆惧怯，触事易惊，梦多不祥，虚烦不寐者。"补充了心胆气怯不寐。林珮琴《类证治裁·不寐》指出："思虑伤脾，脾血亏损，经年不寐。"认识日趋全面。

【病因病机及其演变】

不寐的病因，包括体质因素、情志失调、烦劳思虑、饮食失节、久病等多个方面。①体质因素，以少阴阴虚体质、少阳气郁体质、太阴脾虚体质等比较多见。②情志失调，尤其是少阳气郁体质者，忧郁气结，或气郁痰阻，化热扰动心神，或伤阴等，可致不寐。③烦劳思虑过度，尤其是少阴阴虚或太阴脾虚体质者，心火内扰，或阴血暗耗，可发为不寐。④饮食失节，过嗜醇酒厚味，尤其是太阴脾虚体质等，宿食不化，或内生痰热，也可致不寐。其他如久病肾阴亏虚，或心脾气血不足，或久病痰瘀互结，阻隔阴阳交通，皆可导致不寐。

不寐的中心病位在心，发病与肝、胆、脾、胃、肾等多脏腑有关。其病理变化，一般认为属阳盛阴衰，阴阳失交。核心病机是心神不宁，阳不能入于阴。而导致心神不宁的原因包括两方面：一方面是心血不足，或心肝血虚，或心脾气血两虚，或心肾阴血亏虚，皆可导致心神失养，心神不宁发为不寐；另一方面，是热扰心神，或心火扰动，或心肝火旺，或肝经郁热上扰，或痰火上扰，均可导致心神被扰，心神不宁发为不寐。而阳不入于阴，常表现为痰湿、宿食、痰火或瘀血等，诸邪阻隔，心火不能下交与肾水交通，卫阳不能入于里与营阴交会，水火交济之机失度，或营卫出入之机失序，则发为不寐。病性有虚有实，更多本虚标实、虚实夹杂者。本虚多见血虚、阴虚，偶尔也有阳虚或阴阳俱虚者。标实多见心火、肝火、郁热、痰火，或夹血瘀、气滞、宿食等。新病预后较好，久病不愈或有药物依赖者，常可继发健忘、心悸等，严重影响日常生活、学习与工作。而且不寐还常可诱发心痛、心悸、眩晕、中风发病或病情加重。

【诊断要点】

1. 临床表现 失眠以睡眠时间不足，睡眠深度不够，不能消除疲劳、恢复体力精力，连续 3 周以上为特征。其中，睡眠时间不足者，轻者入睡困难，或睡而易醒，醒后不寐，重者可彻夜难眠。睡眠深度不够者，常表现为夜间时醒时寐，寐则不酣，或夜寐梦多。临床常可伴见头晕、头痛、神疲乏力、心悸、健忘等。

2. 发病特点 常有情志失调、烦劳、思虑过度等诱因。

3. 相关检查 睡眠障碍评定量表，焦虑、抑郁自评量表，汉密尔顿焦虑、抑郁评定量表以及脑电图、CT 检查等，有助于诊断与鉴别诊断。

【类证鉴别】

1. 生理性失眠与不寐鉴别 不寐是单纯以失眠为主症，表现为持续性、严重的睡眠障碍。一时性情绪波动，或生活环境引起暂时性失眠不属病态。老年人少睡早醒也属生理状态。

2. 郁证与不寐鉴别 郁证也可表现失眠，饮食减少等，但郁证的特征是心情抑郁，情绪低落，可表现为烦躁、焦虑不安，甚至可有自杀倾向。

【辨证要点】

不寐的辨证，应重视分虚实，并重视脏腑病位。

1. 辨虚实 失眠虚证，多为阴血不足，心神失养，临床特点为体质瘦弱，面色无华，神疲懒言，心悸健忘，多因心脾肝肾亏虚。实证多为火扰心神，临床特点为心烦易怒，口苦口干，便秘溲赤，多因心火内盛，或肝郁化火，或痰火扰心所致。

2. 辨脏腑定位 不寐主要病位在心，但与肝、胆、脾、胃、肾多脏腑相关。如急躁易怒而失眠，多为肝火内扰；遇事易惊，多梦易醒，多为心胆气虚；面色少华，食少疲乏而失眠，多为心脾血虚，心神失养；嗳腐吞酸，脘腹胀满而失眠，多为宿食停胃，营卫出入受阻；胸闷，头重目眩，多为痰热内扰心神；心烦心悸，头晕健忘而失眠，多为心肾不交，心神不安等。

3. 辨体质 少阴阴虚体质，形体多瘦长，畏热，思维敏捷，有失眠倾向。少阳气郁体质，性格内向，爱生闷气，性喜抑郁。太阴脾虚体质，体弱，食欲差，有腹满腹泻倾向。阳明胃热体质，体壮，食欲亢进，有便秘倾向。厥阴肝旺体质，性急易怒，容易冲动。

【治则治法】

不寐的治疗原则是补虚泻实、调整脏腑阴阳为原则，总当引阳入阴、安神定志。实证治当泻其有余，包括清心泻火、清肝泻火、清解郁热、清热化痰，常配合清心安神之法，或兼以疏肝理气，或兼以消食化滞。虚证宜补其不足，包括益气养血、滋补养阴，常配合养心安神之法，或兼以健脾、补肝、益肾。久病本虚标实、虚实夹杂者，治宜攻补兼施，标本同治。至于安神定志治法，除了清心安神、养心安神以外，尚有镇心安神之法，常用珍珠粉、琥珀面、朱砂面冲服，或随方加用龙骨、龙齿、牡蛎、珍珠母、磁石、礞石等。同时，应该注意配合精神治疗，以消除紧张焦虑，保持精神舒畅。

【分证论治】

1. 心火偏亢

临床表现：心烦不寐，躁扰不宁，怔忡，口干舌燥，小便短赤，口舌生疮，舌尖红，苔薄黄，脉细数。

治法：清心泻火，宁心安神。

方药可用朱砂安神丸方加减。参考处方：朱砂面0.5g（冲服），黄连9～12g，生地12～15g，当归9～12g，山栀9～12g，连翘9～12g，莲子心9～12g，炙甘草6g。此方适用于烦劳过度，心火内扰者。若热郁胸膈，表现为心烦失眠，心中懊恼，胸闷烦热，心下按之濡软，或有恶心，舌苔厚腻者，可栀子豉汤或加生姜、炙甘草等。若心胃火盛伤阴，症见睡眠易醒，不能再睡，大便干，小便黄，舌红苔黄，脉滑数者，可用经验方——石斛栀子大黄汤，处方组成：石斛12～15g，炒栀子6～12g，熟大黄6～12g，大枣12～30g。适用于阳明胃热体质，心胃热甚者，临床行之，常有卓效。

2. 肝郁化火

临床表现：急躁易怒，不寐多梦，甚至彻夜不眠，伴有头晕头胀，目赤耳鸣，口干而苦，便秘溲赤，舌红苔黄，脉弦而数。

治法：清肝泻火，镇心安神。

方药可用龙胆泻肝汤加减。方用龙胆草、黄芩、栀子清肝泻火；白木通、车前子利小便而清热；柴胡疏肝解郁；当归、生地养血滋阴柔肝；甘草和中。主要适用于厥阴肝旺或少阳气郁体质，情志失调，肝火上扰者。若少阳气郁体质，忧郁气结，郁热或夹痰火，扰动心神，症见头晕，口苦，咽干，心烦失眠，多梦，胸胁苦满，舌苔黄略腻，边多浊沫，脉弦细或兼滑数者，则可用经验方——加减柴胡龙骨牡蛎汤，处方组成：柴胡9～12g，黄芩9～12g，沙参12～15g，清半夏9～12g，陈皮9～12g，茯苓9～12g，生龙牡（各）30g（先煎），合欢花15～30g，夜交藤12～15g，炙甘草6g。若大便稀者，加黄连9～12g；大便干者，可加炒栀子9～12g。

3. 痰热内扰

临床表现：不寐，胸闷心烦，泛恶，嗳气，伴有头重目眩，口苦，舌红苔黄腻，脉滑数。

治法：清化痰热，和中安神。

方药可用黄连温胆汤加减。参考处方：黄连 9～12g，清半夏 9～12g，陈皮 9～12g，竹茹 6～9g，茯苓 9～12g，枳实 9～12g，生龙牡（各）15～30g（先煎），炙甘草 6g。该方适用于痰热内扰心神，或痰热阻隔，阳不入阴者。若兼心胆不足，症见心悸动甚，惊惕不安者，可加珍珠母 30g（先煎）、朱砂 0.5g（冲服）。若太阴脾虚体质，症见腹满便溏者，可加炒苍术 12～15g、炒白术 12～15g；若阳明胃热体质，症见腹满，大便干者，可去黄连改栀子 9～12g，或加瓜蒌 15～30g、胆南星 9～12g。若实热顽痰内扰，经久不寐，或彻夜不寐，大便秘结者，可用礞石滚痰丸。若兼食滞，症见脘腹胀满，胸闷嗳气，嗳腐吞酸，或见恶心呕吐，大便不爽，舌苔腻，脉滑者，可配合保和丸治疗。

4. 阴虚火旺

临床表现：心烦不寐，心悸不安，腰酸足软，伴头晕，耳鸣，健忘，遗精，口干津少，五心烦热，舌红少苔，脉细而数。

治法：滋阴降火，清心安神。

方药可用黄连阿胶汤加减。参考处方：黄连 9～12g，黄芩 9～12g，白芍 12～30g，阿胶 9～12g（烊化），鸡子黄 1 枚（另兑）。该方适用于少阴阴虚体质，肾阴不足，心火自旺者。若心火扰动心神，心神不宁，心烦睡眠障碍，烦热焦虑，舌尖红苔黄，脉数者，可用朱砂安神丸。若肾阴虚突出，症见头晕眼花，腰膝酸软，梦遗者，可配合六味地黄丸。若心肾阴虚，症见心烦失眠，心悸，健忘，腰膝酸软者，可用天王补心丹。若心肾不交，肾阳虚，心火旺，症见心烦心悸，梦遗失精，腰腿冷凉者，可用交泰丸治疗。

5. 心脾两虚

临床表现：多梦易醒，心悸健忘，神疲食少，头晕目眩，伴有四肢倦怠，面色少华，舌淡苔薄，脉细无力。

治法：补益心脾，养心安神。

方药可用归脾汤加减。参考处方：党参 9～12g，白术 9～12g，黄芪 12～18g，当归 9～12g，桂圆肉 9～12g，远志 9～12g，酸枣仁 12～30g，柏子仁 12～15g，茯神 9～12g，木香 6～9g，炙甘草 6g。该方适用于太阴脾虚体质，劳心或思虑过度，心脾受伤者。若心血不足，症见心悸，面色无华，舌淡，脉细者，可加熟地、阿胶、麦冬、五味子等。若脾胃不足，痰湿中阻，症见脘腹满闷、纳呆、苔腻者，可配合温胆汤，或加半夏、陈皮、茯苓、枳壳等。若心肝血虚，症见劳损乏力，虚烦不寐者，可应用酸枣仁汤或加麦冬、天冬等。

6. 心胆气虚

临床表现：入睡困难，多梦易醒，胆怯心悸，触事易惊，伴有气短自汗，倦怠乏力，舌淡，脉弦细。

治法：益气镇惊，安神定志。

方药可用安神定志丸合酸枣仁汤加减。参考处方：人参 3～9g（另煎兑），当归

9～12g，茯神 9～12g，远志 9～12g，龟板 15～30（先煎），龙齿 15～30g（先煎），石菖蒲 9～12g，酸枣仁 12～30g，生龙牡（各）15～30g（先煎），朱砂 0.5g（冲服）。该方适用于太阴脾虚，或少阴肾虚体质，劳心过度，心胆气虚者。若心肾不足，劳心太过，症见读书善忘，心烦失眠者，可用孔圣枕中丹。若厥阴阳虚肝旺体质，虚阳浮越，症见头晕目眩，心烦失眠，面红如妆，腰腿酸冷，舌胖苔白，脉沉细者，可配合磁朱丸。

【其他疗法】

针灸疗法：主穴选用神门、三阴交。若心脾不足者，可加心俞、厥阴俞、脾俞；肾虚者，可加心俞、太溪；心胆气虚者，可加心俞、胆俞、大陵、丘墟；肝火上扰者，可加肝俞、间使、太冲；脾胃不和者，可配合胃俞、足三里。毫针刺法，用补法，或平补平泻法。

【预防调护】

不寐的预防，首先应该养成良好的生活习惯，如起居有规律，按时睡觉，睡前不饮浓茶或咖啡、不抽烟等，同时应经常保持心情愉快，适当加强体质锻炼。

既病之后，更当注意精神调护，解除忧思焦虑，保持精神舒畅，减少压力，避免不良情绪刺激。同时，应注意规律作息，劳逸结合，并改善睡眠环境，避免室内温度过热、光线太亮、被服太厚等。可适当习练内养功、太极拳等。

【病案举例】

案1　张某，女，46 岁。2003 年 12 月 9 日初诊。主诉：失眠 3 个月余。患者 3 个月以来无明显诱因出现失眠，伴有腹胀满闷，食欲不振，甚为痛苦，而来求治。既往有慢性肾盂肾炎、慢性胃炎病史。刻下症：心烦失眠，多梦，腹胀不舒，尿涩不爽，大便偏稀。舌质暗，舌尖红，苔腻，脉象细滑，尿检阴性。

中医诊断：不寐（痰热上扰）。

辨证分析：心主火，肾主水，水火交济，阳入于阴，则可正常睡眠。而胃居中焦，为水火升降、营卫出入之道路。患者久患胃病，胃气失和，气郁痰阻，水火升降、营卫出入之机失度，加之气郁化热，痰热扰心，心神不宁，故见心烦失眠多梦。脾胃不和，虚气留滞，故见腹胀，大便偏稀。综合古脉证，乃痰热中阻、心神被扰之证。病位在心胃，病性以实为主，表现为气滞、痰阻、郁热。失治则病归缠绵，并可加重胃疾，或诱发淋证反复。

治法：理气和胃，化痰清热，健脾祛湿，清心安神。

处方：陈皮 9g，枳壳 9g，清半夏 12g，黄连 9g，云茯苓 12g，甘草 6g，酸枣仁 15g，白茅根 30g，仙鹤草 30g，苍术 12g，白术 12g，黄柏 12g，生薏苡仁 25g，川牛膝 15g，怀牛膝 15g，土茯苓 30g，白花蛇舌草 15g。14 剂，每日 1 剂，水煎服。

二诊：2003 年 12 月 22 日。服药后腹胀减，睡眠安，月经来潮，舌苔腻渐退，舌尖红，脉细，改方导赤散加味。

处方：生地 15g，竹叶 6g，通草 6g，甘草 5g，白茅根 30g，仙鹤草 30g，生薏苡仁 25g，土茯苓 30g，白花蛇舌草 15g。14 剂，每日 1 剂，水煎服。

三诊：2004 年 1 月 6 日。因情绪波动再次诱发失眠，自述梦多，舌尖红，脉细弦，考虑心肝之火内郁，故拟治以清解郁热之剂。尿检高倍镜下红细胞 2 ~ 3 个。

处方：柴胡 9g，黄芩 6g，香附 9g，生地 15g，竹叶 5g，通草 5g，莲子心 9g，小蓟 15g，地锦草 15g，仙鹤草 30g，土茯苓 30g。每日 1 剂，水煎服。

四诊：2004 年 2 月 3 日。服药后精神状态良好，睡眠安，饮食增进，尿检阴性。病情归于稳定。（摘自《国家中青年名中医——赵进喜》）

[**按语**]《内经》云"胃不和则卧不安"，何以故？胃居中焦，为水火升降之道路，营卫出入之机枢，或有饮食停滞，或有痰湿中阻，或有痰热内扰，皆可影响到水火升降和营卫出入，进而导致阳不入阴，发生睡眠障碍。该患者即为慢性肾盂肾炎、慢性胃炎患者，既有湿热留恋，又有痰热中阻，脾肾既虚，更有胃气失和。所以治疗投以黄连温胆汤可以清化痰热，足以清心安神，足以和胃降逆，投以四妙散可以清热除湿，兼能健脾补肾。所以，服药即效。后复因情绪波动再次诱发失眠多梦，是心肝之火内郁，所以投以柴胡汤与导赤散化裁，可以解郁热，清心火，使病归平稳。

案 2 叶某，女，72 岁。患颈椎病、肩周炎、冠心病，经用魏长春肩周炎验方合韩志河颈椎病验方，症状消失。唯失眠、心悸不减，遂改方酸枣仁汤，不效，改方天王补心丹，又不效，又改用杞菊地黄汤加味，仍不见效，深以为难治矣。刻下症：失眠心悸而心中烦甚，腹诊无所见，舌质红绛而少苔，脉象细数。

中医诊断：不寐（阴虚火旺，心肾不交）。

辨证分析：心居上焦，心主火，肾居下焦，肾主水。生理情况下，心火下交肾水，肾水不寒；肾水上潮心阴，心火不亢，即心肾相交，水火交济。该患者肾水不足、心火独旺，即为水火失济、心肾不交，阳不入阴，心神不宁，故可见心烦失眠，伴有心悸。综合舌脉证，舌质红绛而少苔，脉象细数，乃阴虚火旺之候。病位在心，与肾相关，病性虚实夹杂，本虚为肾阴虚，标实证为心火旺，不治则病归迁延，或有悸脱之变。

治法：滋阴降火，交通心肾。

方药：黄连阿胶汤加味。

处方：黄连 9g，黄芩 9g，白芍 12g，阿胶 12g（烊化），沙参 12g，麦冬 12g，五味子 15g，鸡子黄 2 枚（冲）。1 剂。

服药即效，失眠心悸均明显减轻。再服 3 剂，诸症消失出院。（摘自《古方妙用》）

[**按语**] 经方应用，辨方证是基本临床思维。而抓主症，被刘渡舟教授称为辨证论治的最高水平。此例即不寐患者，表现为心烦失眠、心悸，黄连阿胶汤主症已具备，所以投方即效。提示抓主症、辨方证、选效药，确实是一种重要的中医临床思路。

健　忘

健忘是因心脾肾虚，或痰湿血瘀阻隔所致的，以记忆力减退、遇事善忘为主症的病证，亦称"喜忘""善忘"。西医学神经衰弱、颅脑损伤等所致的记忆力减退，可参照本病证进行诊治。

【沿革】

健忘早在《内经》就有论及。《灵枢·本神》指出："肾藏精，精舍志。"《灵枢·大惑论》指出："人之善忘者，何气使然？岐伯曰：上气不足，下气有余，肠胃实而心肺虚，虚则营卫留下，久之不以时上，故善忘也。"《素问·调经论》指出："血并于下，气并于上，乱而喜忘。"认为肾精亏虚，肠胃实而心肺虚，或血并于下，均可导致健忘。东汉张仲景《伤寒论·辨阳明病脉证并治》用抵挡汤治疗阳明病蓄血证喜忘，至今为临床习用。宋代陈无择《三因极一病证方论·健忘证治》指出："脾主意与思，意者记所往事，思则兼心之所为也……今脾受病，则意舍不清，心神不宁，使人健忘，尽心力思量不来者，是也。"指出心脾不足可导致健忘。严用和《重订严氏济生方·惊悸怔忡健忘门》也指出："夫健忘者，常常喜忘也。盖脾主意与思，心亦主思，思虑过度，意舍不精，神宫不职，使人健忘。治之之法，当理心脾，使神意清宁，思则得之矣。"认为健忘发病因思虑太过，心脾受伤所致。元代朱丹溪《丹溪心法·健忘》指出："健忘，精神短少者多，亦有痰者。戴云：健忘者，为事有始无终，言谈不知首尾，此以为病名，非比生成之愚顽不知人事者……此证皆由忧思过度，损其心胞，以致神舍不清，遇事多忘，乃思虑过度，病在心脾。治之以归脾汤，须兼理心脾，神宁意定，其证自除也。"认为痰湿，或心脾不足，可致健忘。清代李用粹《证治汇补·血证》指出："蓄在上，令人喜忘；蓄在下，令人如狂；堕恐跌仆，则瘀恶凝结。"认为血瘀可致健忘。汪昂《医方集解·补养之剂》指出："人之精与志，皆藏于肾，肾精不足则肾气衰，不能上通于心，故迷惑善忘也。"强调肾虚，心肾不交可致健忘。

【病因病机及其演变】

健忘的病因包括体质因素、思虑过度，或久病血瘀、外伤积损等。①体质因素，最常见于少阴肾虚、太阴脾虚体质，其他如少阳气郁体质等，也可发病。②忧思过度，尤其是太阴脾虚、少阴肾虚体质者，劳心过度，忧思操劳，可以导致心脾受伤，气血不足，或脾肾受损，脾不主意，肾不藏志，或加以痰湿阻隔，可发为健忘。③久病多瘀，或少阳气郁体质，忧愁气结，气滞血瘀，妇女月经不调，瘀血阻结，或加以痰湿，痰瘀阻隔，可致健忘。④外伤跌扑损伤，气滞血瘀，也可引起健忘。

健忘的中心病位在心脑，与脾肾相关。核心病机是心脾亏虚，肾精不足，不能上养清窍，或气血逆乱，痰湿血瘀阻隔，清阳不升所致。心藏神，脾主意，肾藏志，脑为元神之府。体质因素，加以思虑太过，忧思损伤心脾，或久病伤肾，心神失养，脾不主意，肾不藏志，脑府失充，皆可导致健忘。而气血逆乱，痰湿血瘀阻隔，清阳不升，浊阴不降，也可表现为健忘。病性有虚有实，虚证居多，也有表现为虚实夹杂者。虚证多表现为心脾不足、肾精亏虚等；实证可表现为痰湿阻隔、血瘀阻结等。其老年久病，脑髓亏虚者，或有痴呆之变。

【诊断要点】

1. 临床表现 以记忆力减退，遇事善忘，或读书善忘为主症。严重者，可影响生活、工作与学习。

2. 发病特点 多慢性久病，或有劳心过度、忧思诱因，或有妇女月经病史，或有外伤病史。

3. 相关检查 智力量表检测以及颅脑 CT、MRI 等检查，有助于诊断与鉴别诊断。

【类证鉴别】

1. 健忘与先天愚钝鉴别 健忘为后天失养，劳心太过，忧思过度，导致心脾不足，肾精亏虚，或有痰湿、血瘀阻隔所致，主要表现为记忆力减退，遇事善忘。先天愚钝，病因为先天不足，或因遗传，或因胚胎发育期间脑府发育异常，除了记忆力减退，还可表现为反应迟钝，或伴呆傻，较之常人存在智力障碍。

2. 健忘与痴呆鉴别 两者均可表现为记忆力减退，但健忘可发生于各个年龄段，以遇事善忘为主症，多劳心忧思太过，心脾肾虚，或痰湿血瘀阻隔清阳所致。痴呆多发于老年人，典型表现为不记近事，常存在智力减退，可伴有反应迟钝，或有情感异常，为高年肾精不足，脑髓失养，或痰瘀痹阻脑络所致。

【辨证要点】

1. 辨虚实 健忘虚证可表现为气血亏虚、心脾亏虚，或肾精不足；实证主要是痰湿、血瘀，或兼气滞、痰火、湿热等。

2. 辨脏腑定位 健忘发病与心脾肾多脏相关。辨证应重视辨病位。病在心者，常兼见心悸、失眠、多梦等；病在脾多思虑，可兼见食少、腹满、大便溏稀等；病在肾者，多老年久病，可兼见头晕耳鸣，腰膝酸软，小便异常，性欲减退等。

【治则治法】

健忘的治疗，应重视养心安神，健脾补肾。具体治法应该分虚实，虚则补益，实则祛邪。气血不足、心脾两虚者，治当益气养血，补益心脾；脾虚气陷者，治当益气升阳。肾精不足者，治当滋阴补肾，填精益髓；阴阳俱虚者，治当阴阳两补。实证，痰食阻隔者，治当化痰除湿；瘀血阻结者，治当活血祛瘀。若兼气滞者，兼以疏肝行气；若痰火内郁者，治以清热化痰；兼湿热者，兼以清热除湿。至于表现为本虚标实、虚实夹杂者，更当标本兼顾，虚实两治。

【分证论治】

1. 心脾不足证

临床表现：健忘失眠，精神疲倦，食少心悸，舌淡，脉细。

治法：补益心脾。

方药可用归脾汤加减。参考处方：黄芪 15～30g，党参 9～12g，白术 9～12g，茯神～12g，酸枣仁 12～30g，当归 9～12g，龙眼肉 9～12g，木香 6～9g，远志 9～12g，阿胶 9～12g（烊化），炙甘草 6g。该方适用于太阴脾虚体质，或劳倦内伤，思虑过度，心脾两伤，气血亏虚者。若太阴脾虚体质，气虚下陷，症见头晕心悸，气短懒言，耳鸣，健忘，脉细弱者，方可用补中益气汤加减。

2. 肾精亏耗证

临床表现：健忘，腰酸腿软，头晕耳鸣，遗精早泄，五心烦热，舌红，脉细数。

治法：补肾益精。

方药可用六味地黄丸加味。参考处方：熟地 24～30g，山茱萸 12～15g，山药 12～15g，茯神 9～12g，丹皮 9～12g，泽泻 9～12g，石菖蒲 9～12g，制远志 9～12g，龟板 15～30g（先煎），五味子 9～12g。该方适用于少阴阴虚体质，或高年体弱，或久病肾虚，阴精不足者。若心肾不交，症见遇事善忘，腰腿酸软，头晕耳鸣，五心烦热，心烦失眠，面时烘热，舌质红少苔，脉细数者，方可用心肾两交汤（《辨证录》）加减。若兼肝气郁结，症见胸胁满闷，善太息者，可用通郁汤（《辨证录》）加减。若少阴阴阳俱虚，或久病肾虚，阴阳俱虚，症见头晕目眩，耳鸣，健忘，腰膝酸冷，或自述头重脚轻，步履不稳，小便清长，性功能减退，舌体胖大，脉沉细无力者，方可用地黄饮子加减。

3. 痰湿中阻证

临床表现：健忘，头晕，胸闷，呕恶，苔黄腻，脉滑。

治法：化痰除湿开窍。

方药可用温胆汤加味。参考处方：陈皮 9～12g，清半夏 9～12g，茯神 9～12g，枳壳 9～12g，竹茹 6～9g，石菖蒲 9～12g，远志 9～12g，酸枣仁 12～30g，炙甘草 6g。该方适用于太阴脾虚体质，或少阳气郁体质，痰湿阻滞者。若太阴脾阳不足，症见健忘，腹满，便溏，舌淡苔白腻，脉沉细缓者，可加用炒苍术、炒白术、炒薏苡仁、益智仁等。若太阴脾虚体质，湿热中阻，症见头晕头沉，健忘，多卧，腹满，口中黏腻，大便不爽，舌苔黄腻者，方可用芩连平胃散加味。若少阳气郁体质，忧郁多思，肝郁气滞，气郁痰阻，症见健忘心悸，胸闷胁胀，易怒，喜太息，苔薄腻，边多浊沫，脉弦滑者，方可用柴胡疏肝散配合半夏厚朴汤加减。若气郁化火，痰火内郁，症见健忘，心烦失眠，多梦，头晕，口苦，咽干者，方可用小柴胡汤加味。

4. 血瘀阻结证

临床表现：健忘，头晕，或头痛固定，或刺痛，夜间为甚，有久病或外伤史，咽干夜甚，但欲漱水水不欲咽，肌肤甲错，舌质暗或有瘀斑，脉涩或弦细。

治法：活血化瘀。

方药可用血府逐瘀汤加减。参考处方：当归 9~12g，生地 9~12g，赤芍 12~15g，白芍 12~15g，川芎 9~15g，桃仁 9~12g，枳壳 6~9g，柴胡 6~9g，桔梗 6~9g，川牛膝 12~15g，红花 9~12g，白芷 6~9g，石菖蒲 9~12g，制远志 9~12g，炙甘草 6g。该方适用于少阳气郁体质，忧郁日久，气滞血瘀，或外伤留瘀者。若外伤胁痛，咽干口渴，大便干者，方可用复元活血汤加减。更有中年妇女，下焦血瘀，症见健忘，失眠，甚至如狂发狂，少腹左侧有压痛，大便干，月经错后，经血色暗，或有血块，或面有瘀斑，舌暗红，有瘀斑者，方可用桃核承气汤加减。经验方——锦桂散即桂枝茯苓丸加酒大黄、红藤，屡有佳效。若痰瘀痹阻、心气不足者，可用《杂病源流犀烛》寿星丸（黄芪、党参、白术、当归、生地、白芍、肉桂、陈皮、五味子、远志、南星，琥珀、朱砂）加减。

【其他疗法】

针灸取穴：神门、内关、通里、四神聪。若心脾两虚，可配足三里、脾俞；若痰湿内阻者，可配劳宫、丰隆；若心肾不交，可配三阴交、心俞；肾精亏耗者，可配肾俞、肝俞；血瘀阻结，可配风池。一般用平补平泻法，中度刺激。

【预防调护】

健忘的预防，应该注意保持心情舒畅，劳逸结合，规律作息，避免忧思太过，保持充足睡眠。既病之后，更当安心静养，不可过分劳心。应该适当进行体育锻炼，加强营养补充，并可坚持习练内养功等。

【病案举例】

赵某，女，36 岁。1985 年 8 月 3 日初诊。主诉：健忘 1 年余。患者无明显诱因出现健忘，伴有失眠，曾经服用西药谷维素、安定和中成药人参归脾丸、知柏地黄丸、朱砂安神丸、天王补心丹等无效。既往有人工流产病史。刻下症：记忆力减退，遇事转瞬即忘，以致生活不能自理，每日睡眠不足 4 小时，月经失调，已数月不至，饮食尚调，小便如常，大便偏干。诊查：扪双侧少腹有局限深压痛，舌质暗有紫斑，苔薄腻，脉象弦数。

中医诊断：健忘（瘀热互结）。

辨证分析：心主血脉，而神明出焉；脑为元神之府，而灵机记性在脑。瘀血阻隔，则清阳不升，浊阴不降，心脑失养，则可见健忘；瘀久化热，热扰心神，故可见睡眠障碍。下焦瘀热互结，胞脉被阻，故见月经数月不至。综合舌脉证，舌质暗有紫斑，苔薄腻，脉象弦数，乃瘀热互结之证。病位虽在心脑，下焦瘀热互结是其本。病性属实，瘀热为病，失治或有如狂发狂之变。

治法：逐瘀泻热，活血散结。

处方：桂枝 6g，赤芍 15g，白芍 15g，茯苓 12g，桃仁 12g，丹皮 12g，酒大黄 9g，云南白药 3g（分冲）。3 剂。

二诊：1985 年 8 月 5 日。服药 2 剂，月经自下，再进 1 剂，顿下恶血如注，并夹一鹅蛋大的污黑血块，查之节育环存焉。至此，神疲思睡，日后其病如失。随访多年，睡眠良好，记忆力正常。（摘自《古方妙用》）

[按语] 此患者以记忆力减退为主症，故诊断为健忘。但病机乃是下焦瘀血，即妇女盆腔瘀血综合征之类。其临床特点是精神症状突出，或有腹痛、腰痛、月经痛、性交痛、痔疮痛等疼痛症状，而客观检查无所见。该患者虽无明显疼痛，但精神症状十分突出，健忘，伴失眠久治不愈。提示本证不能排除。经久用补益心脾、滋阴养血、清心宁神中药无效，即提示病机非虚。今见其舌暗有紫斑，脉弦数，且月经数月不至，扪双侧少腹有局限深压痛，此乃瘀血内结之明证。瘀血日久化热，必成瘀热互结之势。治当逐瘀泻热、活血散结。故选用桂枝茯苓丸加味，加酒大黄可以泻热逐瘀，云南白药活血逐瘀，则力量倍增。所以药进 3 剂，顽疾竟愈。

郁 证

郁证是以情志忧郁、气机郁滞引起，以情绪低落为特征的一类病证。临床可表现为情绪低沉，胸部满闷，胁肋胀痛，善太息，或见食欲不振，或见失眠多梦，或喜悲伤欲哭，像如神灵所作，或咽中如有炙脔，吐之不出，咽之不下。包括古人所谓"梅核气""脏躁"等。西医学的抑郁症、神经官能症、癔症、更年期综合征等疾病均可参照本病证进行诊治。

【沿革】

《内经》中关于情志致郁论述较多，如《素问·举痛论》曰："思则心有所存，神有所归，正气留而不行，故气结矣。"在治疗方面，《素问·六元正纪大论》提出郁证的治疗原则"木郁达之"。东汉张仲景《金匮要略·妇人杂病脉证并治》提到用甘麦大枣汤治疗"喜悲伤欲哭，像如神灵所作"之脏躁，半夏厚朴汤治疗"妇人咽中如有炙脔"之梅核气，因疗效确切，被广泛应用于临床。元代朱丹溪《丹溪心法·六郁》阐明了情志不舒、气机郁滞在疾病发生、发展过中的重要性，曾指出"气血冲和，万病不生。一有怫郁，诸病生焉。故人生诸病，多生于郁"，影响深远。名方越鞠丸以治六郁，至今在临床被广泛应用。明代虞抟《医学正传》首先提出郁证病名。赵献可《医贯》更提出使用逍遥散以治木郁。清代叶天士《临证指南医案》指出"郁证全在病者能移情易性"，充分认识到精神治疗对于郁证的重要意义。

【病因病机及其演变】

郁证是在体质因素基础上，由于情志不畅，肝失疏泄，气血失和，进而引起五脏六腑功能失调所致。①体质因素，多见于少阳气郁体质，厥阴肝旺体质、太阴脾虚体质、少阴肾虚体质也可能发病。少阳气郁体质，情志不遂，致使肝失调达，气机郁滞；厥阴肝旺体质，恼怒伤肝，气机失调，而致气血郁滞；少阴肾虚体质，劳倦所伤，思虑过度，也可致郁证。②情志失调，七情致郁以怒、思、悲、忧最为多见。恼怒伤肝，肝失疏泄，气机郁滞而成气郁；气郁日久化火而成火郁，并可耗伤阴液；肝气横逆，克伐脾胃，脾胃运化失司，痰湿内生而成痰郁，食积不化而成食郁；气行则血行，气滞则血滞。脾为气血生化之源，思伤脾，脾虚则气血生化乏源，思则气结，思虑日久则暗耗心血，心血不足则心神失养；心主神明，悲哀愁忧则扰动心神，心神不宁，则五脏六腑皆病。

郁证的中心病位在肝，其次涉及心脾，发病以气机郁滞为要。基本病机是肝失疏泄、脾失健运、心失所养，脏腑阴阳气血失调。而气滞日久可化火伤阴，扰动心神；气郁及脾，津液失布，则水湿不化，痰湿内生而成痰气郁；气病及血，血行不畅而致血瘀。郁证的病机为肝失疏泄，脾失健运，心失所养，脏腑阴阳气血失调。病理性质有实有虚，病初以邪实为主，病久邪恋伤正可致虚实夹杂。本病的转归预后，与患者体质之别、所处环境以及治疗是否得当等因素密切相关。一般新病易愈，久病难治，如情绪不畅诱因不除，容易反复发作。郁证的各证候之间可相互转化，或相互夹杂。其中，有病情严重者，或失治误治，情绪低落不断加重，悲观厌世，甚至可能诱发自杀，危及患者生命。

【诊断要点】

1.临床特征 情绪低落，胸部满闷，胁肋胀痛，善太息，或喜悲伤欲哭，如有神灵所作，或咽中如有炙脔，吐之不出，咽之不下。发病人群以女性多见，少阳气郁体质、厥阴肝旺体质、少阴阴虚体质容易发病。

2.发病特点 常有郁怒、多虑、悲哀、忧愁等情志所伤病史。

3.相关检查 应首先除外器质性病变。咽部不适可行内窥镜检查除外咽部肿物等；女性乳腺B超、子宫B超、甲状腺B超除外乳腺增生、子宫肌瘤、甲状腺结节等疾病；实验室检查可查甲状腺功能、体内激素水平等。

【类证鉴别】

1.郁证与痴呆鉴别 痴呆轻者表现为神志淡漠，寡言少语，易与郁证相混淆。郁证以情绪低落为特征，属心境异常，缘于情志失调，肝郁气结；痴呆以智力减退，认知障碍为特征，属老年脑病，缘于肾虚髓海失养，或痰瘀痹阻脑络所致。

2.郁证与癫证鉴别 郁证、癫证均可出现情绪不宁，悲忧善哭等症，但二者有本质的区别，癫证是严重精神错乱，因痰气郁闭，心神失用，以不识人、不能自知为特征，无主动就医意识；郁证是情志不畅，肝气郁滞所致，以情绪低沉为特征，能自知，一般无不识人症状，有积极治疗疾病的愿望。

3.郁证之梅核气应与虚火喉痹以及噎嗝相鉴别 梅核气以咽中如有炙脔，吐之不出，咽之不下，咽部检查无异常为特征，与情绪波动相关，女性多见；虚火喉痹以咽痒、咽干、咽痛为特征，与感冒、过食辛辣、久嗜烟酒等因素相关，男性多见。郁证之梅核气还需与噎嗝相鉴别，梅核气咽部虽有异物感，但进食无碍；噎嗝以吞咽、进食困难为主，梗塞感觉主要在胸骨后部位，做 X 射线钡餐、胃镜等检查可资鉴别。

【辨证要点】

郁证首先辨明受病脏腑与六郁的关系，其次是辨别证候虚实。

1. 辨脏腑　一般来说气郁、血郁、火郁主要关系于肝；痰郁、湿郁、食郁关系与脾；久病多虚，与心肾关系最为密切。

2. 辨六郁　气、血、痰、火、湿、食是郁证常见的六种病理类型，临床常兼夹出现，但始终以气郁为主要病变，辨六郁即辨明患者所属何郁。气郁特征为善太息，胁肋胀痛，脉弦；血郁特征为痛有定处，肌肤甲错，舌质暗，有瘀斑；痰郁特征为体胖痰多，咽中如有炙脔，舌苔腻，脉滑；火郁特征为时有口疮，口干、口苦，大便干，舌质红，苔黄，脉弦数；湿郁特征为身重，胸脘痞满，舌质淡，苔白腻；食郁特征为嗳腐吞酸，口臭，食少腹满。六郁之中，以气郁为基础。

3. 辨虚实　新病多实，久病多虚；气、血、痰、火、湿、食等郁属实，病久耗伤正气，心脾两伤、心神失养属虚。另外病久虚实夹杂者也不少见，临床需辨别虚实之主次。

4. 辨体质　少阳气郁体质，性格多内向，不善言谈，易悲观。厥阴肝旺体质，喜胜好强，急躁易怒，易冲动。太阴脾虚体质，体弱，食欲差，有腹满腹泻倾向。少阴肾阴虚体质，多体虚，善思，有失眠倾向。

【治则治法】

理气开郁、调畅气机、移情易性是治疗郁证的基本原则。正如朱丹溪所说："凡郁病必先气病，气得疏通，郁之何有？"对于实证，首当理气开郁，再根据其是否兼有血瘀、痰结、火郁、湿滞、食积等证，分别采用活血、祛痰、清火、化湿、消食等法。当注意理气而不耗气，活血而不破血，清热而不败胃，祛痰而不伤正。虚证应根据所损及的脏腑及气血阴精亏损的不同情况而补之，或养心安神，或补益心脾，或滋养肝肾。应注意补益心脾而不过燥，滋养肝肾而不滋腻。虚实夹杂者，虚实兼顾。郁证病程较长者，用药不宜峻猛，祛邪不伤正，扶正不恋邪。精神治疗应贯穿郁证治疗的全过程。可选择配合针灸、气功等疗法，以提高疗效。

【分证论治】

1. 肝气郁结证

临床表现：情绪低落，善太息，胁肋胀痛，不欲饮食，胸脘痞满，大便干稀不调，女子经前乳房胀痛，舌质淡、苔白，脉弦。

治法：疏肝解郁，抑肝扶脾。

方药可用柴胡疏肝散加减。参考处方：柴胡 9～12g，炒枳壳 9～12g，赤芍 12～30g，白芍 12～30g，陈皮 9～12g，制香附 9～12g，苏梗 6～9g，香橼 6～9g，佛手 6～9g，玫瑰花 9～15g，川芎 9～12g，炙甘草 6g。该方为四逆散加减而成，为疏肝行气之代表方。适用于少阳气郁体质，或忧郁气结者。若胃脘痞满，食少嗳气甚者，加制香附、苏梗、苏叶、清半夏、旋覆花、代赭石和胃通降；若气病及血，症见唇暗，面有瘀斑，舌质暗，有瘀点，加丹参、葛根、桃仁、红花、三七活血化瘀；若气郁化火，症见口干、口苦，腹胀，大便干者，加柴胡、黄芩、熟大黄、莱菔子、瓜蒌清解郁热通便；若兼有嗳腐吞酸者，加焦山楂、焦神曲、鸡内金消食化滞。

2. 气郁化火证

临床表现：性情急躁易怒，胸胁胀痛，口干、口苦，目赤，嘈杂吞酸，失眠多梦，大便干，小便黄赤，舌质红，苔黄，脉弦数。

治法：疏肝解郁，清肝泻火。

方药可用丹栀逍遥散加减。丹皮9~12g，栀子9~12g，柴胡9~12g，赤芍12~30g，白芍12~30g，枳壳9~12g，香橼6~9g，佛手6~9g，玫瑰花12~15g，当归9~12g，丹参12~30g，茯神9~12g，生白术9~12g，炙甘草6g。该方为清肝泻火，疏肝健脾，适用于气郁日久化火者。热势较甚症见口苦，耳鸣，大便难者，加龙胆草、熟大黄泻火通便；胁痛吞酸较重者，加黄连、吴茱萸、煅瓦楞、乌贼骨清肝泻火、制酸止痛；头痛、目赤者，加夏枯草、桑叶、菊花、白蒺藜清热平肝；热盛伤阴，症见舌红少苔，脉细数者，加生地、玄参、麦冬养阴增液，或改用滋水清肝饮滋阴清肝。

3. 痰气郁结证

临床表现：精神抑郁，咽中如有物梗塞，吞之不下，咯之不出，善太息，胸部满闷，舌苔白腻，脉弦滑。

治法：行气开郁，化痰散结。

方药可用半夏厚朴汤加减。参考处方：姜半夏9~12g，厚朴9~12g，苏叶6~9g，茯苓9~12g，陈皮9~12g，玫瑰花12~15g，制香附9~12g，夏枯草12~15g，石菖蒲9~12g，郁金12~15g，炙甘草6g。该方行气开郁，降逆化痰，为治疗梅核气之主方。气滞甚者，症见胸胁满闷，胁肋胀痛，加四逆散行气解郁；痰郁化热者，症见失眠多梦，心烦易怒，舌苔黄腻，改用黄连温胆汤清热化痰；气病及血者，症见胸胁不适，常欲手捶其胸即舒者，加旋覆花、茜草、葱管、丝瓜络。

4. 心神失养证

临床表现：精神恍惚，悲忧善哭，心神不宁，时时欠伸，舌淡苔白，脉弦细。

治法：甘润缓急，养心安神。

方药可用甘麦大枣汤加减。参考处方：炙甘草9~12g，小麦15~30g，大枣6~12枚，石菖蒲9~12g，远志9~12g，合欢花12~15g，炙百合15~30g，地黄12~30g，生龙骨15~30g（先煎），生牡蛎15~30g（先煎）。该方养心安神，和中缓急，为治疗脏躁之主方。若心神不能内守，症见失眠多梦者，加酸枣仁、柏子仁、合欢花、夜交藤、珍珠母；血虚生风而见手足蠕动或抽搐者，加生地、赤芍、白芍、钩藤、生牡蛎养血息风。

5. 心脾两虚证

临床表现：多疑善虑，头晕神疲，心悸胆怯，失眠健忘，纳差，面色不华，舌质淡，苔薄白，脉弦细。

治法：健脾养心，补益气血。

方药可用归脾汤加减。参考处方：炙黄芪 15~30g，党参 9~12g，白术 9~12g，茯苓 9~12g，当归 9~12g，龙眼肉 9~12g，酸枣仁 12~15g，百合 15~30g，乌药 6~9g，合欢花 12~15g，夜交藤 12~15g，木香 6~9g，制远志 9~12g，生姜 3 片，大枣 5 枚，炙甘草 6g。该方以补脾气为主，补血为次，气足则血易生，为气血双补之良剂。适用于太阴脾虚体质，或久病心脾两虚者。若心胸郁闷，情志不舒者，加香橼、佛手、玫瑰花理气开郁；头痛项强者，加葛根、丹参、川芎活血化瘀。

6. 心肾阴虚证

临床表现：情绪不宁，心烦而悸，失眠多梦，口咽干燥，腰膝酸软，潮热汗出，盗汗，舌红少津，脉细数。

治法：滋养心肾。

方药可用天王补心丹加减。参考处方：生地 12~30g，山药 12~15g，山茱萸 12~15g，天冬 9~12g，麦冬 9~12g，五味子 9~12g，太子参 12~15g，玄参 12~15g，沙参 9~12g，丹参 12~15g，酸枣仁 12~30g，炙甘草 6g。该方滋阴降火，养心安神，适用于少阴阴虚体质，或久郁不解，热伤气阴，心肾两虚之证。若心烦失眠，多梦遗精者，加交泰丸交通心肾；若心中烦，不得卧，舌红少苔，脉细数者，可用黄连阿胶汤泻南补北，滋阴降火。

【其他疗法】

针刺疗法：主穴为情感区（相当于神庭穴及平行于该穴左右 0.5 寸各一穴）、百会、左右神聪和印堂穴；配穴为内关、神门、太冲、太溪、三阴交、足三里、丰隆、鸠尾等。主要适用于肝气郁结之郁证。

三花茶：玫瑰花、月季花、绿梅花泡水喝。本茶有疏肝解郁之功，适用于少阳气郁体质之人，症见多愁善感，容易悲观，爱生气。

【预防调护】

正确对待各种事物，避免忧思郁怒，防止情志内伤；积极参加文体活动，陶冶情操，增强体质。医务人员关心爱护病人，深入了解病史，详细进行检查，细致解释病情，使病人能正确认识和对待疾病，增强治愈疾病和乐观生活的信心。

【病案举例】

案 1 张某，女，38 岁，农民。患者体健，近因家庭不和而发病。症见咽中不适，如物梗塞，咯之不出，咽之不下，伴胁痛，胸闷，嗳气则舒，咯痰不爽，纳呆，脉弦滑，舌红薄白腻苔。经 X 射线食道钡餐透视未见异常。证属情志郁结，气机不畅，气滞痰凝所致。治以开结化痰，顺气降逆，用《金匮》半夏厚朴汤加味治之。药用：半夏9g，川朴9g，云苓12g，苏梗6g，陈皮9g，桔梗6g，甘草6g。7剂，每日1剂，水煎服。8天后复诊，症状已减，纳谷已香，神气转旺，仍守上方出入为法，服7剂，诸症递减。后用逍遥丸而安。（赵进喜医案）

案2 王某，女，42岁，北京市职工。1998年10月13日初诊。患者有糖尿病病史4年余，胆石症7年。近期情绪低落，心烦抑郁，失眠多梦明显加重，伴见胸胁苦满，时时嗳气，舌淡暗，舌苔腻，脉细。长期服用二甲双胍，血糖控制一般。

中医诊断：郁证（郁热扰心）。

辨证分析：肝主疏泄，性喜条达，主疏泄情志，疏泄气机。患者患消渴病久治不愈，情志抑郁，可致肝气郁结，故见抑郁，情绪低落。气郁化热，热扰心神，故可见心烦失眠多梦。肝气乘脾，胃气不和，故见嗳气频频。综合舌脉证，舌淡暗，苔腻，脉细，乃肝郁脾虚，气郁化热，热扰心神，心神不宁之证。病位在肝，有关心脾，病性虚实夹杂，本虚是心脾不足，标实是肝气郁结化热，夹有湿热。失治则病归缠绵，可加重消渴病以致诱发多种消渴病并发病证。

治法：解郁安神，调和肝脾。

方药：逍遥散加味。

处方：柴胡6g，赤芍25g，白芍25g，枳壳9g，炙甘草6g，当归12g，川芎12g，生白术15g，茯苓15g，荔枝核15g，鬼箭羽15g，石菖蒲9g，郁金15g，金钱草15g，合欢花15g，夜交藤15g，磁石25g（先煎）。7剂。

二诊：1998年11月3日。服药后情绪稳定，失眠多梦明显改善，他症也减，原方加沙参15g，葛根15g。28剂。

三诊：1998年12月1日。复查空腹血糖4.7mmol/L，餐后血糖7.2mmol/L。拍片示颈椎病，颈项不舒，背后冷凉，舌暗、苔薄白，脉缓。考虑肝肾亏虚、筋骨失养，治拟滋补肝肾、强筋壮骨。处方：川断15g，寄生15g，白芍25g，炙甘草6g，葛根25g，威灵仙15g，丹参15g，天花粉25g，合欢皮15g，夜交藤15g，当归12g，川芎12g，荔枝核15g，鬼箭羽15g。7剂。

四诊：1999年1月9日。复查餐后血糖6.7mmol/L，尿糖阴性，原方加仙鹤草30g，继续坚持服药。跟踪治疗2年余，精神转佳，病情平稳，血糖控制良好。（摘自《内分泌代谢病中西医诊治》）

[按语] 糖尿病属中医的消渴病，常合并郁证。尤其在少阳气郁体质者多见。临床常表现为肝郁化热、郁热扰心，气郁痰阻、痰热扰心，甚至气滞血瘀、瘀热内结，可选柴胡汤、黄连温胆汤、血府逐瘀汤等方。本例患者即属于少阳郁热，所以选用逍遥散加味，属柴胡汤一类。药用荔枝核、鬼箭羽，以理气血而散结。用郁金、金钱草，以清热化石以利胆。用合欢花、夜交藤，以解郁清热，最擅长解郁安神。用石菖蒲、磁石，以开心、镇心，可以止嗳气而安睡眠。《内经》有"心为噫"之说，指出心气郁闭可致嗳气，用石菖蒲治疗可以说最为恰当。有时临床上，我们也常用丹皮、山栀、分心木、忘

忧草之类治疗肝经郁热失眠，也有疗效。实践证明，不良情绪常是引起血糖波动的重要因素，所以解决抑郁情绪与睡眠障碍，也必然有利于血糖控制。

癫　狂

癫狂是阴阳失调、神明逆乱所致，以精神失常为特征的病证。癫证以精神抑郁，表情淡漠，沉默痴呆，语无伦次，静而少动为特征；狂证以精神亢奋，狂躁不安，喧扰不宁，毁物打骂，动而多怒为特征。癫证与狂证临床特点不同，但一定条件下又可互相转化，故常并称。西医的精神分裂症等精神疾病，可以参考本病证进行诊治。

【沿革】

《内经》就有论述。《素问·至真要大论》指出："诸躁狂越，皆属于火。"《素问·阳明脉解》指出："病甚则弃衣而走，登高而歌，或至不食数日，逾垣上屋。"《素问·脉要精微论》指出："言语善恶，不避亲疏者，此神明之乱也。"此"神明"，主要侧重于精神、智慧层面。《素问·病能论》指出："有病狂怒者，此病安生？岐伯曰：生于阳也。帝曰：阳何以使人狂？岐伯曰：阳气者，因暴折而难决，故善怒也……治之奈何？岐伯曰：夺其食即已……使之服以生铁落为饮。"对其病因病机、临床表现、治法、方剂等均有论及。《灵枢·癫狂》更设专篇论癫狂鉴别诊断，首创点穴法。《难经》则提出了"重阳者狂，重阴则癫"，简明扼要。其后至金元，癫、狂、痫多混称。至明代王肯堂《证治准绳》始对癫狂痫进行详辨。张介宾《景岳全书·杂证谟》强调狂病多因于火，治以清火为主，方用抽薪饮、黄连解毒汤、三补丸等，至今指导临床。清代王清任更首创"气血凝滞"说，应用癫狂梦醒汤治疗癫狂确有疗效。近代张锡纯在《医学衷中参西录·医方》治癫狂方更指出"人之神明，原在心脑两处"，认为心脑共主神明，值得重视。

【病因病机及其演变】

癫狂的发生，与体质因素、七情内伤等关系密切。①体质因素，以少阳气郁、厥阴肝旺体质最为多见。少阴阴虚、太阴脾虚体质等也可发病。②情志失调，如所愿不遂，忧郁、忧思，尤其是在少阳气郁、太阴脾虚体质，容易发生气郁痰阻，或脾虚生痰，成为癫证发病基础。而暴怒伤肝，或营谋强思，烦劳过度，尤其是在厥阴肝旺、少阴阴虚体质，容易发生肝火，或心火内燃，或痰火内扰，可进一步发为狂证。久病气滞血瘀，则病情更趋复杂。③饮食失节，阳明胃热体质者，过嗜醇酒厚味，胃肠结热，或痰火内生，则可成为癫狂发病的诱因。另外，久病血瘀，或妇女月经不调，血瘀内阻，瘀热互结，也可导致狂证发病。

癫狂的病位主要在心肝，涉及脾胃，久则伤肾。基本病机为阴阳失调，神明逆乱。郁怒伤肝，肝失条达，气郁生痰；或心脾气结，郁而生痰，痰气互结，蒙蔽神机，发为癫证。肝气郁结，久则化火，灼津为痰，痰火上扰，神明逆乱，则发为狂证。另外，气滞血瘀，脑气与脏气不接，气血不能上荣脑髓，神明逆乱，神智失常，也可发为癫狂。癫狂的病理因素以气、痰、火、瘀为主。病性多为虚实夹杂。病初以邪实为主，久则虚实夹杂。癫证多由痰气郁结，蒙蔽神机，久则耗伤心脾，气血不足；狂证多因痰火上扰，神明失主，久则火伤气阴，心肾失调。癫狂可以相互转化，癫证痰气郁结化火，可转化为狂证；狂证日久，郁火宣泄，痰气留滞，可转化为癫证。

【诊断要点】

1. 临床表现　常见躁狂、抑郁、幻觉、妄想四种类型的症状。一般癫证多见抑郁症状，呆滞好静；狂证多见躁狂症状，多怒好动。躁狂症状可表现为弃衣而走、登高而歌、妄言责骂，不分亲疏，披头散发，或毁物伤人等。抑郁症状可表现为精神抑郁，表情淡漠，沉默痴呆，或多疑虑，喃喃独语等。幻觉症状，包括幻听、幻视、幻嗅、幻味等。而妄想症状是一种不理性，与现实不符，不可能实现却坚信其正确而不能被说服的病态信念。

2. 发病特点　与七情内伤相关，性格暴躁、抑郁、孤僻、易怒、胆怯、多疑等，是其发病的性格特点。

3. 排除他病　排除药物、中毒、热病原因所致的类似症状。头颅 CT、MRI、脑脊液检查等，有利于排除其他相关疾病。

【类证鉴别】

1. 癫证与郁证鉴别　癫证与郁证均可表现为精神抑郁，沉默寡言，喃喃自语等。但郁证以情绪低落、悲观为特征，患者有自控能力，自知有病，希望得到治疗。癫证以神明逆乱为特征，表现为抑郁、呆钝，可有幻觉、妄想，无自我控制能力，不自知，不会自觉接受治疗。

2. 癫狂与痫病鉴别　癫狂与痫证久病，均可表现为病情呆滞，反应迟钝，或烦躁不宁等。但癫狂是阴阳失调，神明逆乱所致，典型表现为抑郁、躁狂、幻觉、妄想等症状。痫证为脏腑失调，内有伏痰，风阳内动，风痰上蒙清窍，横窜经络所致，典型表现为突然昏仆，肢体抽搐，喉中作五畜之声，日久才会出现反应迟钝等。

3. 癫证和狂证鉴别　癫证与狂证均属性格行为异常的精神疾病，癫证属阴，以静而多喜为主，表现为沉静独处，情感淡漠、生活懒散、喜静恶动，喃喃自语，畏见生人，或哭或笑，声低气怯，抑郁性精神失常为特征；狂证属阳，情绪高涨，以动而多怒，躁动狂乱，气力倍增，呼号打骂，声音高亢，不避亲疏，以兴奋性精神失常为特征。

【辨证要点】

癫狂在明辨癫证与狂证的基础上，重点在于辨虚实。

1. 辨虚实　初病多实，久病多虚实夹杂。其中，癫证初期以气郁、痰阻证较为突出，病久则心脾不足、气血亏虚，或兼血瘀。狂证初期痰火证较为突出，病久火灼阴津，可渐成阴虚火旺之证。

2. 辨体质 少阳气郁体质，性喜抑郁，爱生闷气。厥阴肝旺体质，性格急躁，容易冲动。阳明胃热体质，体壮，食欲亢进，有便秘倾向。太阴脾虚体质，体弱，食欲差，有腹满腹泻倾向。少阴阴虚体质，思维敏捷，烦热，有失眠倾向。

【治则治法】

癫狂的治疗，针对癫狂不同的病机特点，在明辨虚实的基础上，调补阴阳，标本兼顾，处理好治标与治本的关系。癫证初期以邪实为主者，治当理气解郁、豁痰化瘀、醒神开窍，日久虚证，治当补益心脾、益气养血、安神定志。狂证初期以邪实为主者，治当清热泻火、豁痰逐瘀、镇心安神，日久阴虚火旺者，治当滋阴降火、安神定志。

【分证论治】

1. 癫证

（1）痰气郁结证

临床表现：精神抑郁，表情淡漠，沉默痴呆，时时太息，言语无序，或喃喃自语，多疑多虑，喜怒无常，秽洁不分，不思饮食，舌红苔腻而白，脉弦滑。

治法：理气解郁，豁痰化浊，醒神开窍。

方药可用顺气导痰汤加减。参考处方：柴胡 9～12g，白芍 12～30g，当归 9～12g，茯苓 9～12g，枳壳 9～12g，香附 9～12g，清半夏 9～12g，陈皮 9～12g，胆星 9～12g，石菖蒲 9～12g，郁金 9～12g，甘草 6g。该方适用于少阳气郁体质，情志所伤，气郁痰阻，蒙闭清窍者。若痰浊内伏，症见神思迷惘，表情呆钝，言语错乱者，可配合苏合香丸。日久夹瘀，症见颜面瘀斑，唇舌紫暗者，可加用桃仁、红花、赤芍、丹参等，配合桃红四物汤。若痰郁化热者，症见烦躁失眠，心胸烦闷，舌红苔黄腻，脉滑数者，可加黄连、黄芩、天竺黄，或用黄连温胆汤加味。

（2）心脾两虚证

临床表现：神思恍惚，魂梦颠倒，心悸易惊，善悲欲哭，肢体困乏，饮食锐减，言语无序，舌淡苔薄白，脉沉细无力。

治法：健脾益气，养心安神。

方药可用养心汤合越鞠丸加减。参考处方：党参 9～12g，黄芪 12～15g，香附 9～12g，神曲 9～12g，苍术 9～12g，陈皮 9～12g，清半夏 9～12g，茯苓 9～12g，当归 9～12g，川芎 9～12g，石菖蒲 9～12g，远志 9～12g，柏子仁 12～15g，酸枣仁 12～15g，五味子 9～12g，炙甘草 6g。该方适用于太阴脾虚体质，或癫证日久心脾气血受伤者。若久病心气耗伤，症见悲伤欲哭者，可配合甘麦大枣汤。若气阴两虚，症见神气恍惚，心悸易惊，乏力，自汗者，可配合生脉散加龙骨、牡蛎等。若阴阳两虚，症见动作迟钝，嗜卧，四肢欠温者，可加肉桂、附子、巴戟天、肉苁蓉、茯神、石菖蒲、远志等，或用地黄饮子加味。

2. 狂证

（1）痰火扰心证

临床表现：起病急，常先有性情急躁，头痛失眠，两目怒视，面红目赤，突发狂乱无知，情感高涨，斥骂号叫，不避亲疏，逾垣上屋，或毁物伤人，气力愈常，不食不眠，舌质红绛，苔黄腻，脉弦滑。

治法：清热泻火，清心涤痰，镇心安神。

方药可用生铁落饮加减。参考处方：龙胆草9~12g，黄连9~12g，连翘9~12g，山栀9~12g，胆星9~12g，贝母9~12g，橘红9~12g，竹茹9~12g，石菖蒲9~12g，远志9~12g，茯神9~12g，天冬9~12g，麦冬9~12g，丹参12~30g，生铁落30g（先煎），朱砂面1g（冲服），珍珠粉1~3g（冲服），炙甘草6g。该方适用于厥阴肝旺或少阴阴虚体质，痰火扰心狂证。若阳明胃热体质，或胃肠热结，阳明腑热，症见腹满，大便燥结者，可加大黄、厚朴、枳实，或采用大承气汤加减。若火热内盛伤津，症见烦热渴饮者，可加生石膏、知母、天花粉、生地，或用白虎汤加味。若瘀热互结，症见颜面瘀斑，狂躁不安，少腹急结，或少腹硬满，经闭，或月经色暗，夹血块，大便不通，舌质暗红有瘀斑，脉沉弦者，可加丹皮、赤芍、大黄、桃仁、水蛭，或用桃核承气汤或抵挡汤加减。若痰瘀互结，癫狂日久不愈，面色晦滞而秽，情绪躁扰不安，多言不序，恼怒不休，甚至登高而歌，弃衣而走，妄见妄闻，妄思离奇，头痛，心悸而烦，舌质紫暗，有瘀斑，少苔或薄黄苔干，脉弦细或细涩者，方药可用癫狂梦醒汤加味。典型处方：柴胡9~12g，香附9~12g，青皮9~12g，陈皮9~12g，苏子9~12g，桑白皮12~15g，清半夏9~12g，胆南星9~12g，桃仁9~12g，赤芍12~15g，丹参12~30g，甘草6g。若夹痰热，症见两目怒视，面红目赤，狂乱者，可加栀子、黄芩、黄连等。久病血瘀，因瘀致虚，症见肌肤甲错，目眶黯黑，潮热羸瘦，经闭不行者，可加熟大黄、土鳖虫、水蛭、桃仁、生地，或用大黄䗪虫丸。

（2）阴虚火旺证

临床表现：狂病日久，时作时止，病势较缓，精神疲惫，时而躁狂，情绪紧张不安，烦躁不寐，多言善惊，形瘦面红，五心烦热，口干便难。舌尖红无苔有剥裂，脉细数。

治法：育阴潜阳，交通心肾。

方药可用二阴煎合琥珀养心丹加减。临床经验方——交济安神汤，处方组成：生地12~30g，玄参12~15g，麦冬9~12g，陈皮9~12g，清半夏9~12g，胆星9~12g，茯神9~12g，石菖蒲9~12g，制远志9~12g，龟板15~30g（久煎），黄连9~12g，黄芩9~12g，阿胶9~12g（烊化），生龙牡（各）30g（先煎），生铁落30g（先煎），炙甘草6g。该方适用于少阴阴虚体质，或狂证久病阴虚火旺者。若痰火未平，胃肠热结，症见心烦、大便燥结者，可加栀子、大黄、厚朴、火麻仁，或配合增液承气汤。若久病夹有瘀血，症见胸痛、心悸、不寐，舌质青紫有瘀斑者，可加桃仁、红花、水蛭等。

【其他疗法】

针刺疗法：癫证可取心俞、神门、丰隆穴，三阴交，毫针刺，平补平泻法。每日 1 次，每次留针 20 ~ 30 分钟。狂证可取大椎、风府、水沟、内关、丰隆穴，毫针刺，泻法，每日 1 次，每次留针 20 ~ 30 分钟。

【预防调护】

首先应该重视孕期卫生，避免不良精神刺激，影响胎儿发育。而加强自我心理调摄，避免不良情绪刺激，是预防癫狂发病的关键。

对于癫狂患者，应该特别重视精神护理，保持心情舒畅，注意起居有常，饮食有节，劳逸结合。应该关心、体贴、照顾病人。

而对重症病人，则应该采取防护措施，保证充足营养供给，必要时找专科医生。

【病案举例】

案 1　石某，男，23 岁。幼时故友之子。因高考落榜引发神志错乱，多疑善虑，情绪失控，躁扰不宁，时独坐一隅，终日不思茶饭，舌苔厚腻，舌边有浊沫，脉弦细滑。

中医诊断：癫证（郁热痰浊）。

辨证分析：肝主情志，主疏泄，心藏神，神明出焉。高考落榜，心情抑郁，则肝气郁结，气郁痰阻，气郁化热，痰浊蒙蔽心窍，故可见神志错乱。痰热扰心，心神不宁，故见躁扰不宁。综合舌脉证，舌苔厚腻，舌边有浊沫，脉弦细滑，乃气郁化热痰浊蒙心之证。病位在心，与肝相关，病性实证为主，气郁、痰阻、郁热证同见，失治郁热日盛，或有躁狂之变。

治法：解郁化痰，清心安神，化浊开窍。

方药：柴胡龙骨牡蛎汤加减。

处方：柴胡 12g，黄芩 9g，沙参 12g，黄连 9g，胆南星 12g，陈皮 12g，石菖蒲 12g，远志 12g，生龙骨 30g（先煎），生牡蛎 30g（先煎），半夏 12g，茯苓 18g，青礞石 30g（先煎），炙甘草 6g。

复诊：服上药月余，心中烦乱明显减轻，睡眠转佳，情绪已能控制，继续服用月余，病归平稳。随访 6 年，未再复发，已结婚生子。（摘自《赵进喜临证心悟》）

[**按语**] 此癫证为气郁痰阻所致，气郁化热，则为痰热，所以治以柴胡龙骨牡蛎汤加减，解郁清热化痰药同用。药用石菖蒲、远志者，化痰开窍与宁心安神同用；药用生龙牡、青礞石者，镇心安神，可防止转为狂证。

案 2　张某，女，52 岁。患有精神分裂症病史 10 年余，糖尿病病史 5 年余，长期服用氯丙嗪等抗精神病药物、优降糖等降糖药和氟哌酸等消炎药，病情时有波动，几乎每半年就必须住精神病医院一次。刻下症：心烦失眠，躁扰不宁，胸中窒闷，欲到旷野方舒，多食善饥，腹满，腰痛，大便 3 日一行，尿频，小便黄赤，查尿糖（++++），白细胞高倍镜下5～8个，红细胞3～5个。查扪其腹，胀满拒按，舌暗红，苔黄厚而腻，脉滑数有力，左脉有弦象。

中医诊断：狂证（热结腑实，痰热扰心）。

辨证分析：心藏神，胃肠以通降为顺。该患者痰热扰心，神明逆乱，所以狂证时有发作，躁扰不宁。胃肠结热，腑实不通，故见腹满、大便不通。心火下移，膀胱气化不利。故见尿频、小便黄赤。综合舌脉证，舌暗红，苔黄厚而腻，脉滑数有力，左脉有弦象，乃气郁化热、腑实内结、痰热扰心之证。病位在心，与胃肠等脏腑相关。病性以实为主，郁热、痰火、胃肠腑实，不治则病情容易波动，或导致反复急性发作。

治法：清泄结热，化痰清心，宁神开窍。

方药：大承气汤合礞石滚痰丸加减。

处方：生大黄9g，枳实9g，厚朴9g，元明粉6g（后下），青礞石25g（先煎），黄芩9g，陈皮9g，清半夏12g，胆南星12g，茯苓12g，石菖蒲9g，郁金12g，土茯苓25g，蒲公英15g，莲子心12g，竹叶6g。14剂。

复诊：服药两周，睡眠好转，腹满、腰痛减，大便每日1次。再服14剂，精神状态良好，大便畅通，复查尿糖阴性，白细胞0～1个/HP，红细胞阴性。改生大黄为熟大黄9g，原方出入，坚持服中药1年余，病情平稳。1年中抗精神病药用量明显减少，未到精神病医院住院治疗。（摘自《温病学与中医现代临床》）

[按语] 此狂证稳定期患者，但依然是热结实证，痰热扰心，心神不宁，所以用大承气汤、礞石滚痰丸合方，重用青礞石等镇心坠痰，胆南星、清半夏等化痰清心宁神，莲子心、竹叶清心导赤药物，实际上融合了礞石滚痰丸、温胆汤、菖蒲郁金汤等方意，切中痰热腑实病机，所以取得了满意疗效。

案3 董某，中年男性，住河北省邯郸市。体形瘦长，平素有失眠倾向，喜嗜酒浆，近因所欲不遂，诱发狂证发作，西医给予氯丙嗪、异丙嗪联合治疗，精神症状控制，大剂量精神药物，仍述心烦不能入睡，1日内3次与人争吵，情绪亢奋，自我吹嘘，查舌尖红苔黄腻，脉沉细而滑。

中医诊断：狂证（阴虚火旺，痰热中阻）。

辨证分析：心居上焦，主火，肾居下焦，主水，生理情况下心肾相交，水火相济。而胃居中焦，为水火升降之道路。患者为少阴阴虚体质，阴虚火旺，喜饮酒，加以心情不好，内生痰火，则为痰火中阻、心肾水火不济，故见心烦不能入睡，躁扰不宁。阴虚阳亢，故见情绪亢奋。综合舌脉证，舌尖红苔黄腻，脉沉细滑，乃阴虚火旺、痰热中阻之证。病位在心，与肾胃等脏腑相关。病性虚实夹杂，虚为肾阴虚，实为心火旺，痰热中阻，失治则病归缠绵难愈。

治法：滋阴降火，清心化痰，交通心肾。

方药：生铁落饮、芩连四物汤合黄连温胆汤加减。

处方：生铁落30g（先煎），生地15g，当归12g，白芍30g，玄参12g，麦冬12g，黄芩9g，黄连9g，陈皮9g，清半夏12g，茯苓12g，酸枣仁15g，远志12g，生龙牡

（各）30g（先煎），甘草6g。14剂。配合牛黄清心丸，每次1丸，每日两次。

复诊：服药两周后，每夜能睡4小时。服药月余，睡眠渐安。后继续服用牛黄清心丸配合天王补心丹等，逐渐恢复正常。长期随访，狂证未再复发。10年后死于胃平滑肌肉瘤。（摘自《赵进喜临证心悟》）

[按语] 此例为少阴阴虚之体，素嗜酒，痰火内生，复因所欲不遂，肝火夹痰火，蒙蔽心窍，则发为狂证。痰火中阻，水火交济道路阻隔，心肾不交，阳不能入于阴，故成不寐。治疗必须清热化痰、和胃调中，以使水火交通，营卫出入有序，方可取效。今用芩连四物汤、温胆汤加味，更有生铁落镇心安神，牛黄清心丸清心安神，所以逐渐取效。以此知和胃安神治法，确有疗效。

痫　证

痫证是脏腑失调，风阳内动，风痰上蒙清窍，横窜经络所致的一种反复发作性疾病，俗称"羊痫风"，又称"癫痫""痫病"。重者猝然昏倒，不省人事，手足抽搐，口吐涎沫，两目上视或口中怪叫，移时苏醒，醒后一如常人。轻者表现为瞬间的神志模糊，可出现目睛直视，一时性失神，或口角牵动、吮嘴等动作。发作前可伴眩晕、胸闷、惊恐等先兆，发作后常有疲倦乏力等症状。西医学的原发性癫痫以及继发性癫痫均可参考本病证进行诊治。

【沿革】

"痫"字从"病"从"间"，间者，乃指其病间隔发作而言。《内经》痿证"巅疾""胎病"，《素问·奇病论》认为"此得之在母腹中时，其母有所大惊，气上而不下"，强调发病有关先天。东汉张仲景《伤寒杂病论》虽无专门论述，但收载了柴胡龙骨牡蛎汤、风引汤等有效方剂。治疗则以针刺为主。隋代《诸病源候论·痫候》论痫"其发之状或口眼相引而目睛上摇，或手足掣纵，或背脊强直，或颈项反折"，明确了痫证典型症状以及反复发作的特点等。元代《丹溪心法·痫》指出痫证"无非痰涎壅塞，迷闷孔窍"，对后世影响深远。明代王肯堂《证治准绳·癫狂痫总论》则对癫狂痫的鉴别诊断进行了介绍。鲁伯嗣《婴童百问·惊痫》更提出了阳痫、阴痫的概念，认为阳痫多为初发，治以息风涤痰泻火为主；痫证病久，多属阴痫，以调补脏腑气血为主。清李用粹《证治汇补·痫病》则指出："阳痫痰热客于心胃，闻惊而作，若痰热甚者，虽不闻惊亦作矣，宜用寒凉；阴痫亦本乎痰热，因用寒凉太过，损伤脾胃而成阴痫，法当燥湿温补祛痰。"而王清任强证发病与元气虚、脑髓瘀血有关，其名方龙马自来丹、黄芪赤风汤，开活血化瘀治疗痫证之先河。

【病因病机及其演变】

痫证的病因包括先天禀赋及体质因素、情志失调、饮食不节、烦劳过度、久病以及外伤、重病继发等多个方面。①胎儿期间，孕母受惊恐，脏气不平，体质偏颇，是痫证发生的基础。少阳气郁、厥阴肝旺、太阴脾虚、少阴肾虚体质，均可发生痫证。②情志因素，包括情志抑郁，气郁化火，气郁生痰，痰火扰动；或忧思伤脾，留湿生痰；或惊恐，气机逆乱，均可成为痫证发病的病因或重要诱因。③饮食失调，醇酒厚味、辛辣煎炸等物，酿生痰湿、痰火，痰伏于内，也有关痫证发病。④烦劳过度，睡眠不足，气有余便是火，心火上扰，或夹痰邪，也可成为痫证发病诱因。⑤久病不已，肝脾受伤，或外伤留瘀，或暑温、春温重症，伤阴耗气，留痰留瘀，或中风病风痰瘀血，痹阻脑络，或夹风痰，也可继发痫证。

痫证的病位在脑，发病与心肝脾肾脏腑关系密切，但主要责之于心肝。核心病机是体质因素加以情志失调等，导致脏腑失调，痰浊内伏，风阳内动，气机逆乱，风痰上蒙清窍，横窜经络所致，尤其与伏痰关系密切。痰浊内伏，脏气不平，阴阳偏胜，神机受累，元神失控是痫证发病的关键所在。病理因素包括风、火、痰、瘀，尤以痰为重要。痫病的病性有虚有实，多为虚实兼杂、本虚标实之证。本虚证多为气虚、阴虚，标实多证为风、痰、热、瘀等。其证候演变与病机转化，主要是因正气的盛衰以及伏痰诸邪轻重。痫证发病初期，正气尚足，比较容易康复。痫证日久，反复发作，风阳、痰浊、火热之邪不退，正气渐伤，多虚实夹杂证。痫证日久，元神受损，更可渐成呆傻迟钝之候。

【诊断要点】

1. 临床表现 痫证的典型表现是发作时突然昏倒，不省人事，两目上视，四肢抽搐，口吐涎沫。但也有仅见突然呆木，两眼瞪视，呼之不应，或头部下垂，肢软无力，面色苍白等。部分性发作可见多种形式，如口、眼、手等局部抽搐而无突然昏倒，或凝视，或语言障碍，或无意识动作等。多数在数秒至数分钟即止。发作突然，醒后如常人，醒后对发作时情况不知，反复发作。发作前可有眩晕、胸闷、惊恐等先兆症状。

2. 发病特点 虽然各年龄段均可发病，但多在儿童期、青春期或青年期发病，可有家族史，或有外伤以及暑温、春温、中风病史。每因惊恐、劳累、情志波动等诱发。

3. 相关检查 脑电图检查以及头颅 CT、MRI 等检查有助于诊断与鉴别诊断。

【类证鉴别】

1. 痫证与痉证鉴别 二者均可表现为四肢抽搐等，所以需要鉴别。痫证为发作性病证，典型表现为猝然昏倒，不省人事，手足抽搐，口吐涎沫，两目上视或口中怪叫，移时苏醒，醒后一如常人。发作前可有胸闷、头晕、惊恐等先兆症状。常有先天因素，青少年发病较多，因七情失调等为诱因，或有脑部外伤、暑温、春温、中风病，乃痰浊内阻，脏气不平，风阳内动，风痰上蒙清窍，横窜经络，神机受累所致。痉证可见于多种疾病，典型表现为项背强直，四肢抽搐，甚至口噤，角弓反张，可神志清楚，也可见神昏，多外邪痹阻，或阴虚血少，筋脉失养，或热盛动风，筋脉拘挛所致。

2. 痫证与厥证鉴别 二者均可表现为突然晕厥，不省人事，所以也需要鉴别。厥证典型表现为突然扑倒，昏不知人，面色苍白，四肢厥冷等，可有头晕、视物模糊、面色苍白、出汗等先兆症状，乃情志刺激，或体虚劳倦，亡血失津，饮食不节等，乃脏腑功能失调，气机逆乱，气血升降失序，阴阳气不相顺接，一时性元神失用所致。部分厥证患者也有表现为双手握拳、手指挛急者。

3. 痫证与中风病鉴别　二者均可表现为突然昏厥，不省人事。中风病典型表现为神昏，不省人事，可以突然发生，也可由病情逐渐加重而成，常伴见半身不遂，口舌歪斜，语言不利，可有头痛、头晕或单侧肢体麻木为先兆症状，神志昏迷，不易速醒，多发于中老年，为风阳暴张，风火灼伤脑络，或风痰瘀血痹阻脑络，神窍闭神匿，神机失用所致。中风病脑络痹阻，有时也可以继发痫证。

【辨证要点】

痫证的辨证首先要辨病情轻重，其次辨证候虚实，再确定病理因素，即风、火、痰、瘀。

1. 辨病情轻重　发作持续时间短，发作间隔时间长者，病情轻；发作持续时间长，发作间隔时间短者，病情重。

2. 辨发作期与休止期　发作期可表现为突然昏倒，不省人事，两目上视，四肢抽搐，口吐涎沫。或为风痰内闭，或为痰火扰动之证。缓解期可如常人，无明显症状，或表现为脾虚痰阻、心脾不足、心肾亏虚等证。

3. 辨标本虚实　标实证以痰浊为主，或兼肝风，或兼肝火，或为风痰，或为痰火，更有表现为血瘀证者。发作期标实证常见风痰、痰火证，也有血瘀证，缓解期可见痰浊、血瘀证。本虚证以心脾肾虚为主，或为脾气虚，或为心血虚，或肾阴虚，或为肾阳虚，也可表现为心脾两虚、心肾俱虚之证。

4. 辨阴痫阳痫　阴痫除可见痫证发作表现外，可伴痰涎壅盛，面色晦暗或苍白，手足青冷，舌淡苔白腻，脉沉细或沉迟，多为肝风痰浊证、无热证表现。阳痫除可见痫证发作表现为外，可伴面色潮红，气粗口臭，躁动不安，便秘溲赤，舌红苔黄腻，脉弦滑数，多为肝火痰热证，有热证表现。

5. 辨体质　少阳气郁体质，性喜抑郁，爱生闷气。厥阴肝旺体质，性急易怒，容易冲动。太阴脾虚体质，体弱，食欲差，有腹满腹泻倾向。少阴肾虚体质，或烦热，思维敏捷，有失眠倾向，或形寒肢冷，神疲多睡。

【治则治法】

痫证的治疗，应针对发作期和缓解期，分清标本虚实，给予针对性的治疗。发作期以息风化痰、醒神开窍为主，应重视祛邪，或兼以泻火、活血，强调镇肝、清心、凉肝、敛肝以息风开窍；缓解期以益气养血、养心安神为主，应重视扶正，或兼以化痰、活血，强调健脾、养心、补肝、滋肾以宁心安神。急则治标，缓则治本。发作期标实为主者，可急用针刺人中，或鼻饲安宫牛黄丸、紫雪散等，以促其苏醒，配合中药汤剂治标为主；缓解期多本虚标实，虚实夹杂者，治当标本兼顾，治本为主。

【分证论治】

1. 发作期

（1）风痰闭阻证

临床表现：发病前常有眩晕，头昏，胸闷，乏力，痰多，心情不悦。发作呈多样性，或见突然跌倒，神志不清，抽搐吐涎，或伴尖叫与二便失禁，或短暂神志不清，双目发呆，茫然所失，谈话中断，持物落地，或精神恍惚而无抽搐，舌质红、苔白腻，脉多弦滑有力。

治法：涤痰息风，开窍定痫。

方药可用定痫丸加减。参考处方：天麻9~15g，全蝎6~9g或全蝎粉1.5~3g（冲服），僵蚕9~12g，川贝母6~12g或川贝粉1.5~3g（冲服），胆南星9~12g，陈皮9~12g，姜半夏9~12g，竹沥水30mL（另兑），石菖蒲9~12g，琥珀粉1~3g（冲服），茯神9~12g，远志9~12g，辰砂1~1.5g（冲服），丹参12~15g，白芍12~30g，炙甘草6g。此方适用于风痰闭阻证，即阴痫证。急性发作期，可针刺人中穴，鼻饲苏合香丸以芳香化浊开窍。若兼见眩晕、目斜视者，可加用生龙骨、生牡蛎、磁石、珍珠母等。若痰多，黏稠不利者，可加用瓜蒌、白芥子、莱菔子等；若痰涎清稀者，可加细辛、干姜、白附子等。

（2）痰火扰神证

临床表现：发作时昏仆抽搐，吐涎，或有吼叫，平时急躁易怒，心烦失眠，咳痰不爽，口苦咽干，便秘溲黄，病发后，症情加重，彻夜难眠，目赤，舌红、苔黄腻，脉弦滑而数。

治法：清热泻火，化痰开窍。

方药可用龙胆泻肝汤合涤痰汤，或用柴胡龙骨牡蛎汤加减。急性发作期，可针刺人中穴，鼻饲安宫牛黄丸或紫雪散以清心醒神开窍。临床经验方——柴黄温胆汤，方药组成：柴胡9~12g，黄芩6~9g，党参9~12g，陈皮9~12g，清半夏9~12g，茯苓9~12g，胆南星9~12g，天麻9~15g，生龙牡（各）30g（先煎），石菖蒲9~12，制远志9~12g，丹参15~30g，白芍12~30g，珍珠粉1.5~3g（冲服），全蝎1.5~3g（冲服），珍珠粉1.5~3g（冲服），甘草6g。此方适用于少阳气郁体质表现为少阳郁热、痰热动风痫证，为阳痫证。若头晕眼花，面红目赤，睡眠差者，可用磁朱丸。若兼心火内扰，症见心烦失眠，溲黄不利，舌尖红，口舌生疮者，可加生地、竹叶、通草，或配合导赤散。若胃肠热结，便秘，腹满胀痛，舌苔黄厚者，可加大黄、芒硝，或配合调胃承气汤通腑泻热。

（3）瘀阻脑络证

临床表现：平素头晕头痛，痛有定处，常伴单侧肢体抽搐，或一侧面部抽动，颜面口唇青紫，舌质暗红或有瘀斑，舌苔薄白，脉涩或弦。多继发于颅脑外伤、产伤、颅内感染性疾患后，或先天脑发育不全。

治法：活血化瘀，息风通络。

方药可用通窍活血汤加减。方中赤芍、川芎、桃仁、红花活血化瘀；麝香、老葱通阳开窍，活血通络；地龙、僵蚕、全蝎息风定痫。麝香可用冰片代之，或加白芷。若有脑外伤史，发作昏眩扑倒，抽搐强直，口角流涎，有时发出不寻常的叫号声，大便干结，舌质红、苔黄腻，脉弦数者，方可用抵挡汤加味。名老中医印会河经验方——加味抵挡汤，处方组成：水蛭12g，虻虫10g，桃仁12g，大黄9g，䗪虫10g，地龙15g，僵蚕10g，全蝎6g，蜈蚣2条，花蕊石15g（先煎）。此方适用于脑外伤导致瘀血停留，因瘀血而致动风者。若久病痰瘀互结者，可加玄参15g，川贝母10g，生龙骨30g，生牡蛎30g，夏枯草15g，昆布15g，海藻15g，海浮石18g（先煎），即消瘰丸方意。若气虚血瘀，症见头晕心悸，乏力神疲，舌暗，脉弦涩者，可用《医林改错》之常用黄芪赤风汤配合龙马自来丹。龙马自来丹原方药物组成：马钱子8两，地龙8条（去土，焙干为末），香油1斤。制备方法：将香油入锅内熬滚，入马钱子炸之，待马钱子微有响爆之声，每个用刀切两半，看其内以紫红色为度，研为细末；再入前地龙末和匀，面糊为丸，如绿豆大。用法用量：每服3~4分，临卧以盐水送下。若5~6岁小儿，服2分，红糖水送下。如不为丸，面子亦可服。治痫证，每晚先服黄芪赤风汤1服，临卧服丸药1服，吃1月后，不必服汤药，净吃丸药，久而自愈，愈后将丸药再吃1~2年。详细介绍了用法用量，值得学习。

2. 休止期

（1）脾虚痰阻证

临床表现：神疲乏力，面色萎黄，形体消瘦，或痰多，脘腹痞满，纳呆，大便溏薄，舌质淡、苔白腻，脉沉细或细滑。

治法：益气健脾，化痰宁神。

方药可用六君子汤、温胆汤加减。临床经验方——健脾化痰定痫方，处方组成：党参9~12g，白术9~12g，茯苓9~12g，陈皮9~12g，清半夏9~12g，竹茹9~12g，枳壳9~12g，石菖蒲9~12g，制远志9~12g，炒神曲9~12g，炒麦芽9~15g，珍珠粉1.5~3g（冲服），全蝎粉1.5~3g（冲服），炒白芍15~30g，炙甘草6g。此方适用于痫证休止期脾虚有痰者。若心悸失眠者，可加用酸枣仁、柏子仁、生龙牡等。若脘腹痞满，畏寒，或冷痛者，可加用木香、砂仁、桂枝等。若少阳气郁体质，肝郁脾虚，湿浊内阻，症见头痛头晕，口苦咽干，胸脘痞满，或呕恶，舌苔白厚腻，甚至白如积粉者，方用柴胡达原饮加味。

（2）心脾两虚证

临床表现：病程日久，反复发作，神疲乏力，心悸气短，失眠多梦，面色无华，纳呆，大便溏薄，舌质淡、苔白腻，脉沉细弱。

治法：补益气血，健脾宁心。

方药可用归脾汤合六君子汤加减。可随方加入丹参、五味子、生龙牡、石菖蒲、龟板等。若睡眠差，噩梦纷纭者，可加蝉蜕、珍珠母、龙齿等。若腹满畏寒，食欲差，大便稀者，可加用砂仁、苍术等。若反应迟钝，多梦夜游者，药可用人参、远志、石菖蒲、茯神、龟板、生龙骨、生牡蛎、生铁落等，以养心宁神、镇心安神。

（3）心肾亏虚证

临床表现：痫病频发，神思恍惚，心悸，健忘失眠，头晕目眩，两目干涩，面色晦暗，耳轮焦枯不泽，腰膝酸软，大便干燥，舌质淡红，脉沉细而数。

治法：补益心肾，潜阳安神。

方药可用左归丸合天王补心丹加减。也可用大补元煎加味。药可用熟地、山茱萸、山药、茯神、陈皮、清半夏、制远志、石菖蒲、龟板、党参、丹参、麦冬、生龙牡、白芍、炙甘草等。若头晕耳鸣，神思恍惚，腰膝酸软，步履不稳，脉沉细者，方可用地黄饮子加味。若热瘀胸膈，症见心中烦热，失眠者，可加用焦山栀 9~12g，豆豉 6~9g，莲子心 6~12g，即栀子豉汤方义。若大便干燥者，可加用生地 15~30g，玄参 15~30g，麦冬 12~15g，生当归 15~30g，火麻仁 15~30g 等，即增液汤增液行舟之法。

【其他疗法】

针灸疗法：发作期，可针刺人中，强刺激，以醒脑开窍。休止期，可取印堂、鸠尾、间使、太冲、丰隆穴，每日 1 次，每次留针 30 分钟。10 次为 1 疗程，间隔 3~5 天。若夹风痰者，可加合谷、阴陵泉、风池；若夹痰火，可加曲池、神门、内庭；若夹血瘀，可加膈俞、内关；若脾虚者，可加脾俞、足三里；心脾两虚者，可加心俞、脾俞、神门、内关、足三里；肝肾阴虚者，可加肝俞、肾俞、太溪、三阴交。临床上还有采用推拿督脉、足太阳膀胱经背段，背部压痛点。手法：一指禅推法、按揉法、点法（指按法）、掌按法、提捏法、掌推法、擦法。或采用背部俞穴割之类法者，也有疗效。

【预防调护】

预防方面，加强孕妇保健，避免不良情绪刺激，尤其是分娩过程中，应注意避免胎儿头部外伤以及脑缺氧等，可减少痫证发病的先天因素。

痫证发作期护理，发作时应注意观察神志的改变，抽搐的频率，脉搏的快慢与节律，瞳孔之大小，有无发绀、呕吐以及二便失禁等，并详加记录。神昏抽搐者，有义齿者应取下义齿，裹有纱布的压舌板置于口中，防止咬伤唇舌，同时添加床挡，以免翻身坠床。休止期患者，不应驾车、骑车，从事高空、水上作业。应该坚持服药，避免不良情绪刺激，不吃辛辣刺激性食品，劳逸结合，规律生活，以避免各种可能引起发作的诱因。

【病案举例】

谢某，男，22 岁。幼时曾患"脑膜炎"，18 岁忽患癫痫，发时周身抖颤，不省人事，良久始醒。以后渐发渐重，或几日一作，或日二三作。发作时浑身麻木，扑地，不知人事，全身僵直，向右侧抽搐，口吐涎沫，喉间痰鸣如猪羊叫声，时有遗尿。半年未参加劳动，终日由其老母伴随，以防不测。当时面潮红，头晕，便秘，时欲呕，自觉畏风烘热，脉弦数，舌尖红中腻，曾用温胆汤加珍珠母、龙齿、龙胆草、地龙等，服 3 剂后，舌苔稍薄，呕吐减，余症如前，遂来求诊。

中医诊断：痫证（肝经郁热，风痰扰动）。

治法：清解郁热，息风化痰。

方药：柴胡加龙骨牡蛎汤加减。

处方：柴胡4.5g，黄芩4.5g，党参9g，半夏9g，茯苓9g，桂枝4.5g，大黄4.5g，龙骨9g（先煎），牡蛎12g（先煎），甘草3g，广丹3g，生姜3片，大枣3枚。连服3剂，3天内仅发作1次。发时症状减轻，再以原方去桂枝、广丹，加全蝎1.5g，大黄1.5g，明矾2.4g。连服10余剂。后病情逐渐趋于稳定。（摘自《〈伤寒论〉与中医现代临床》）

[按语] 痫证多有伏痰，常因劳累、情绪波动等引发，存在郁热、痰火者恒多。柴胡加龙骨牡蛎汤可清解郁热、化痰安神，所以可借用于治疗痫证。本例即选用了此方，并取得了较好疗效。唯方中广丹为铅的氧化物，别名黄丹、铅丹、丹粉、真丹、铅华，味辛、微寒，归心、肝经。外用解毒生肌，内服可截疟、定惊。多用于各种疮疡，黄水湿疹，溃疡久不收口，毒蛇咬伤，疟疾，惊痫癫狂等。外用适量；内服每次0.3～0.6g。以本品有毒，所以应注意不可过量应用，也不可持续服用，以免蓄积中毒。目前临床已较少应用。

痉　证

痉证是风寒湿邪外受，筋脉拘急，或热盛生风，或阴虚血少，虚风内动，筋脉失养所致的以项背强直，肢体抽搐，甚至角弓反张为典型表现的病证。根据其具体表现，古人也称"抽搐""抽风""瘈疭"等。西医学多种感染性疾病、传染病、电解质紊乱如低钙血症以及神经科疑难病如椎体外系疾病、高肌张力综合征等，有痉证表现者，均可参考本病证进行辨证治疗。

【沿革】

《内经》论痉证的病因，重视外邪，包括风、寒、湿、热等。《素问·至真要大论》指出"诸暴强直，皆属于风""诸痉项强，皆属于湿"。《灵枢·经筋》指出"经筋之病，寒则反折筋急"，《灵枢·热病》指出"热而痉者死"。东汉张仲景《金匮要略》立"痉证"专篇，并提出了刚痉、柔痉以及误治津伤致痉、疮家误汗以及产后血虚致痉等，创立了葛根汤、桂枝加葛根汤、瓜蒌桂枝汤以及急下存阴大承气汤治疗痉证的思路。宋陈无择《三因极一病证方论·痉叙论》明确痉证病位在筋，病机是"筋无所营"。明代张介宾《景岳全书·痉证》指出："凡属阴虚血少之辈，不能养营筋脉，以致搐挛僵仆者，皆是此证。如中风之有此者，必以年力衰残，阴之败也；产妇之有此者，必以去血过多，冲任竭也；疮家之有此者，必以血随脓出，营气涸也。"重视阴虚血少致痉。清代张璐《张氏医通·瘈疭》指出："瘈者，筋脉拘急也；疭者，筋脉弛纵也，俗谓之抽。"吴鞠通《温病条辨·痉病瘈病总论》也指出："痉者，强直之谓，后人所谓角弓反张，古人所谓痉也。瘈者，蠕动引缩之谓，后人所谓抽掣、搐搦，古人所谓瘈也。"其后，清代温病学家普遍重视存津液，强调热盛津伤，肝风内动病机。如《温热经纬·湿热病篇》薛生白就指出"木旺由于水亏，故得引火生风，反焚其木，以致痉厥"，并认为"湿热侵入经络脉隧中"也可致痉。可以说，认识日益深化。

【病因病机及其演变】

痉证的病因包括体质因素以及外感风、寒、湿、热之邪，内伤久病，失治误治，亡血、过汗等。①体质因素，外感者可见于各个年龄段，但因青少年体多纯阳，最易发生痉证。内伤久病者，则以厥阴肝旺体质者多发，少阴阴虚、太阴脾虚者也有所见。②感受外邪，外受风寒湿邪，容易引起经脉拘急，筋脉拘挛，可引发痉证。外感高热，热盛动风，尤其是青少年，更易引发痉证。③内伤久病，失治误治，肝阳化风，或亡血、过汗，血虚、津伤，虚风内动，筋脉失于濡养，也可以致痉。

痉证病在筋脉，属肝所主，与多脏腑相关。其病机包括风邪外受，筋脉拘急，或热盛生风，或肝阳化风，或阴虚血少、虚风内动、筋脉失养三个方面。外感风寒湿者，多在督脉与足太阳经络，外感高热动风者，以及内伤肝阳化风，或阴虚血少，虚风内动，病位在肝，或有关心脾胃肠等脏。内伤外感因风、寒、湿邪壅阻经络，气血运行不利，筋脉拘急成痉；热盛动风，或热盛伤津，阴津亏虚，筋脉失于濡养，可引起痉证。内伤久病，肝阳化风，或亡血、过汗、误治失治，导致阴亏血少，或夹痰瘀阻络，筋脉失养，也可发为痉证。证候有实有虚，外感多实证，也有夹阴虚者。内伤多虚证，也有虚实夹杂者。若论其预后，风寒湿外感致痉，多预后良好。而热盛动风者，则必须积极救治，否则预后不良。内伤久病，失治误治所致者，也不可大意，应密切观察病情变化，谨防厥脱之变。久病夹痰夹瘀，或因阴虚血少，筋脉失于濡养，也可致痿，所以临床上更有表现为痿痉并病顽证者。

【诊断要点】

1. 临床表现　以项背强急，四肢抽搐，甚至角弓反张为其证候特征。部分危重病人可有神昏谵语等。

2. 发病特点　外感引起者多突然起病，一般可有恶寒发热、头痛头晕、颈项不适等先驱症状；内伤所致者，久病失治误治，或有失血过多史，或过汗以及吐泻史，先期可有烦躁不安、呵欠频频、乏力等先兆症状。

3. 相关检查　血常规、血生化包括电解质检查，甲状腺、甲状旁腺功能检查，脑脊液以及头颅 CT 检查等，有助于诊断与鉴别诊断。

【类证鉴别】

1. 痉证与痫证鉴别　痉证表现为项背强急，四肢抽搐，甚至角弓反张，可见于多种外感与内伤疾病。痫证典型表现为突然仆倒，昏不知人，双目上视，四肢抽搐，口吐涎沫，喉间发出如猪羊叫声，是一种发作性病证，常反复发作，并可自行恢复，醒后如常人。

2. 痉证与厥证鉴别 痉证表现为项背强急，四肢抽搐，甚至角弓反张，部分患者可伴见神昏。厥证典型表现为以突然昏仆，不省人事，或伴有四肢厥冷，面色苍白，一般不伴有四肢抽搐等，有时可见手指拘挛等。

3. 痉证与中风病鉴别 痉证表现为项背强急，四肢抽搐，甚至角弓反张，部分患者可伴见神昏。中风病典型表现为神昏，口舌眼斜，半身不遂，语言謇涩，有时可伴有单侧肢体拘挛。

【辨证要点】

1. 辨病因 首辨外感与内伤。外感发痉，为风、寒、湿邪壅滞经络，筋脉拘急，温热之邪，热盛动风所致，起病急骤，同时伴见恶寒发热，头身痛，甚至高热、剧烈头痛、神昏等外感热病症状。内伤发痉，多因久病体虚，气血耗伤，或产后血亏；或误下、误汗所致，病多渐起，病情缓慢，同时可兼有肝阳亢盛以及血虚、阴亏等内伤表现。

2. 辨体质 青少年多发，尤其是太阳卫阳太过、阳明胃热体质者，平素畏热，感受外邪后容易从阳化热，热盛容易动风致痉。太阳卫阳充实体质，身体壮实，太阳卫阳不足，平素体虚易感，感受风寒湿之邪，筋脉拘急，皆可致痉。厥阴肝旺体质，性急易怒，暴怒等诱发肝阳化风，容易致痉。少阴阴虚，水不涵木，或太阴脾虚，土虚木乘，肝旺风动，也可致痉。

3. 辨病位 病位在督脉与足太阳经者，多风寒湿所致。病位在肝者，外感热病致痉，常以头痛壮热，四肢抽搐，角弓反张，手足躁动为特点；内伤风动或阴血虚致痉，或以头晕胀痛，面红目赤，颈项强急，肢体抖动，步行不稳，脉弦大，或以头晕眼花，心悸乏力，腰背酸痛，腿抽筋，脉细弦为特点。病位在阳明胃肠，则以手足抽动，角弓反张，壮热烦渴，腹满，大便不通为特点。

4. 辨病性 颈项强直，角弓反张，牙关紧闭，四肢抽搐强劲有力而幅度较大，多属实；手足蠕动或时而瘛疭，神昏气结者，多属虚。兼有恶寒发热，脉浮紧者，多属风寒；兼有肢体酸重，胸脘痞闷，苔黄腻，脉滑数者多属湿热；兼有神昏烦躁，壮热，舌红，苔黄或燥者，多属火热，兼有形消神倦，舌红无苔者，多属阴虚。

5. 辨病势 痉证轻症，经治疗可加快缓解。若痉证持续发作，神昏者，提示病情危重。若抽搐幅度由大转小，或伴汗出、肢冷、面色苍白者，则提示正气大衰，预后不良。若突见面青唇紫，气喘息促，呼吸困难，脉躁急者，是为气道阻塞危候，当综合急救。

【治则治法】

痉证的治疗应遵循"急则治其标，缓则治其本"的精神。急症治标应针药并施，解痉为主。其中，外感所致者，感受风、寒、湿、热之邪而致痉者，祛邪为主，祛风散寒，清热祛湿，择而用之。阳明热结者，治以清泄结热，通腑存阴；热盛动风者，治以清热息风，清心开窍。内伤所致者，肝阳化风者，治以平肝潜阳，息风止痉；阴虚血少者，治以养血滋阴，舒筋止痉。瘀血痰浊阻滞而致痉者，治以活血息风，化痰通络。因津伤血少、筋脉失于濡养，是痉证的发病的重要基础，所以滋阴和营、柔肝荣筋、缓急止痉治法，应该给予充分重视。同时，应该重视虚实错杂之候，应明辨虚实，标本兼顾，知常达变，灵活运用。

【分证论治】

1. 外感痉证

（1）邪壅经络证

临床表现：头痛，项背强直，恶寒发热，甚至口噤不能语，四肢抽搐。舌苔薄白或白腻，脉浮紧。寒邪盛，见恶寒重，无汗；湿邪重，见肢体酸重，胸脘痞闷，脉滑；暑邪犯卫，见身热无汗，苔薄黄，脉濡数。

治法：祛风散寒，祛湿和营。

方药可用羌活胜湿汤加减。参考处方：羌活 6~9g，独活 6~9g，防风 6~9g，藁本 6~9g，川芎 9~15g，蔓荆子 6~9g，白芍 12~15g，炙甘草 6g。若太阳卫阳充实体质，外受风寒，症见恶寒发热，头项肩背强急疼痛，周身疼痛，无汗，脉浮紧者，《金匮要略》谓之"刚痉"，方可用葛根汤。若太阳卫阳不足，感受风寒，症见恶风发热、头痛，项背强急，汗出，脉浮缓或浮弱者，《金匮要略》谓之"柔痉"，方可用桂枝加葛根汤。若兼营阴受伤，脉沉迟者，方可用瓜蒌桂枝汤。

（2）阳明热结证

临床表现：项背强急、四肢抽搐，手足挛急，甚则角弓反张，口噤啮齿，壮热汗出，口渴饮冷、烦躁不安、神昏谵语，腹满拒按，大便秘结，舌红苔黄燥，脉沉实有力。

治法：清泄结热，通腑存阴。

方药可用大承气汤加减。参考处方：生大黄 9~15g（后下），枳实 9~15g，厚朴 9~15g，芒硝 6~9g（冲服），赤芍 15~30g，白芍 15~30g，炙甘草 6g。此《金匮要略》"急下存阴"思路。若兼有阴虚液竭，咽干口渴，大便干结，脉细滑数，或舌苔少者，可加用生地、玄参、麦冬、天花粉，或选用增液承气汤加减。若高热烦渴，头痛如劈，肢体抽动，舌红苔黄，脉洪大，或滑数者，可用白虎汤加味。若气血两燔，症兼见发斑，舌红绛者，方可用清瘟败毒饮加减。若夹湿邪，邪伏膜原，症见恶寒身热，头痛身痛，胸脘痞闷，舌红苔白腻如积粉者，可配合《瘟疫论》达原饮方。若湿热稽留，热盛风动，症见壮热烦渴，神昏痉厥，或有囊缩，胸痞，或有斑疹者，可加用水牛角、羚羊角粉、生地、玄参、石菖蒲、郁金、金银花等。

（3）热盛动风证

临床表现：项背强直，四肢抽搐，角弓反张，高热不退，剧烈头痛，手足躁动，心烦不宁，甚或神昏谵语，口渴，口苦，舌红，苔黄或少苔，脉弦数或细数。

治法：清热息风，止痉开窍。

方药可用羚角钩藤汤加减。参考处方：羚羊角粉 0.6~1.2g（冲服），钩藤 12~30g

（后下），桑叶 9～12g，菊花 9～12g，川贝母 6～9g，竹茹 9～12g，茯神 9～12g，白芍 12～30g，生地 12～30g，甘草 6g。若热伤心营，症见心烦神昏，皮肤斑疹，舌质红绛少苔，脉细数者，可配合清营汤。若为重症患者，高热神昏者，可酌情给予紫雪散、安宫牛黄丸、至宝丹鼻饲，或应用清开灵注射液、醒脑静注射液静脉输注。若温热病日久，热盛阴虚风动，症见手足颤动者，可重用生地、龟板、鳖甲、生龙骨、生牡蛎等。若气阴两虚，症见神疲乏力，气短汗出，脉微细数者，可配合生脉散。

2. 内伤痉证

（1）肝阳化风证

临床表现：项背强急、四肢抽搐无力，头晕头痛，目眩，耳鸣，面色潮红，咽干目赤，心烦易怒，腰膝酸软，舌质红，苔薄黄，脉弦长。

治法：平肝潜阳，息风止痉。

方药可用镇肝熄风汤加减。临床经验方——平肝镇痉方，方药组成：生石决明 30g（先煎），珍珠母 30g（先煎），牡蛎 30g（先煎），龙骨 30g（先煎），生地 15～30g，天麻 9～15g，钩藤 15～30（后下），赤芍 15～30g，白芍 15～30g，黄芩 9～12g，夏枯草 12～15g，槐花 12～15g，炙甘草 6g。该方适用于厥阴肝旺体质，肝阳暴张，惹动肝风者。重症患者，症见躁扰不宁，甚或神昏，面红目赤，抽搐频繁者，可配合安宫牛黄丸等。若少阴阴虚体质，或久病阴虚阳亢化风，症见头晕耳鸣，咽干口渴，腰膝酸软，脉细弦者，可加用枸杞子、麦冬、玄参，或配合杞菊地黄丸。若为久病，阴阳俱虚，症见头晕头痛，面红如妆，腰膝酸冷，脉弦沉取无力者，可用潜阳丸，可加炮附子扶阳，并肉桂小剂量，引火归元。或应用临床经验方——扶阳驯龙汤，处方组成：人参 3～15g（另煎兑），附子 6～12g（久煎），肉桂 1.5～3g，熟地 15～30g，山茱萸 12～15g，茯神 9～12g，牛膝 9～15g，磁石 30g（先煎），生龙牡（各）20g（先煎），白芍 15～30g，炙甘草 6g。该方组方特色是滋阴助阳补肾治法与镇肝、平肝、敛肝、柔肝诸法同用，并采用了肉桂引火归元，用牛膝可引气血下行。

（2）阴虚风动证

临床表现：项背强急、四肢抽搐无力，头晕目眩，面色潮红，五心烦热，舌质红，苔少或者剥脱苔，脉细数。

治法：滋阴息风。

方药可用三甲复脉汤加减。参考处方：鳖甲 15～30g（先煎），龟甲 15～30g（先煎），牡蛎 30g（先煎），生地 15～30g，麦冬 9～15g，白芍 15～30g，阿胶 9～12g（烊化），火麻仁 12～30g，炙甘草 6g。若血虚生风，症见面色无华，爪甲色淡，舌淡者，可加当归 9～12g，鸡血藤 15～30g 或再加黄芪 15～30g，即当归补血汤方意。若肝肾亏虚，青少年五迟五软，食少纳呆，盗汗，脉沉细者，可配合六味地黄丸或加陈皮 9g，清半夏 9～12g，焦三仙（各）9～12g，龙骨 30g（先煎），浮小麦 30g 等。养血润燥，全方在治疗本虚之中收息风止痉之功。

（3）痰瘀内阻证

临床表现：头昏蒙或刺痛、项背强急、四肢抽搐，甚则角弓反张，伴胸脘满闷，呕吐痰涎，舌质紫暗有瘀斑，苔白腻，脉弦涩或弦滑。

治法：化痰祛瘀，息风止痉。

方药可用三甲散配合半夏白术天麻汤加减。常考处方：鳖甲 15～30g（先煎），穿山甲 9～12g 或炮穿山甲粉 3g（冲服），土鳖虫 9～12g，桃仁 9～12g，红花 9～12g，赤芍 12～30g，白芍 12～30g，全蝎 6～9g 或全蝎粉 2～3g（冲服），蝉蜕 9～12g，僵蚕 9～12g，胆南星 9～12g，陈皮 9～12g，天麻 9～15g，清半夏 9～12g，茯神 9～12g，白术 9～12g，制远志 9～12g，葛根 15～30g，丹参 15～30g，炙甘草6g。若夹风痰，抽搐频繁者，可加用羚羊角粉 1.5～3g（冲服），珍珠粉 3g（冲服），琥珀面 1.5～3g（冲服）。若兼气虚或气血两虚，症见乏力气短，面色无华，自汗者，可加用黄芪、党参、当归、丹参、鸡血藤，或配合黄芪赤风汤或补阳还五汤加减。若兼阴虚，症见咽干烦热，腰膝酸软，脉细者，可加生地、麦冬，或配合左归丸。

【其他疗法】

针灸疗法：邪壅经络者，可针刺风池、风府，针用泻法。阳明热结，可取大椎、曲池、合谷、水道、支沟等穴，采用泻法。热盛动风者，可取大椎、百会、印堂、人中、少商、合谷、十宣、涌泉、阳陵泉等穴，毫针刺，强刺激。可结合大椎刺络拔罐放血，十宣、十二井穴点刺出血。肝阳化风者，可取大椎、曲池、合谷、委中、阳陵泉、三阴交、阴陵泉、太冲等穴，毫针刺，用泻法。阴虚风动者，取百会、太冲、曲池、尺泽穴，用泻法，太溪、三阴交、阴陵泉用补法。痰阻络瘀者，可取合谷、太冲、血海、三阴交、阴陵泉、丰隆、内关等穴，用泻法。神昏者，可针刺人中，强刺激，以醒神开窍。

【预防调护】

首先积极治疗原发病。痉证发作前有先兆表现者，应密切观察，注意处理。痉证发作期，病情较重、较急者，应立即服用安宫牛黄丸、至宝丹或紫雪丹，采取急救措施。应注意保持病人居室安静，尽量减少噪音刺激，床铺应平整松软，并设床挡。发作期应给予质软易消化的食物，避免饮食冷热刺激。注意保证患者能够安静休息。

【病案举例】

案1 陈某，女，7 岁。1965 年 7 月 29 日初诊。主诉：7 月 12 日起高热，头痛，呕吐，神志昏迷，谵妄，痉厥，抽搐 7 次，于 15 日住院诊为乙型脑炎。经过 14 天治疗，病势日重，以为无法挽回，特邀上海名老中医王文济先生会诊。诊察体温虽渐降，但颈项强直，躯体僵硬，头向后仰，两眼向右上方斜视，眼球震颤，头部时有震颤，失语，吞咽困难，口角流涎，神情痴呆，呼吸微弱，大小便失禁。脉弦数，舌苔薄白。

中医诊断：暑温·痉证（暑热外受，引动肝风）。

辨证分析：肝为风木之脏，体阴而用阳。暑热外受，邪陷厥阴，可引动肝风，故见颈项强直，两眼向右上方斜视以及震颤等症。暑湿蒙闭清窍，故见神情呆滞。综合舌脉证，舌苔薄白，脉弦数，是正虚邪实，热盛动风之象。病位在脑，与心肝相关。病性虚实夹杂，标实证突出，虚在气虚、阴虚，实证为湿热动风。病情危重，失治误治，则有昏愦、厥脱之虞。

治法：清暑解毒，开窍镇惊。

方药：白虎汤加减。

处方：生石膏150g（先煎），怀山药15g，天花粉15g，炒僵蚕12g，金银花15g，连翘12g，生甘草6g，肥知母12g，天竺黄9g。1剂。煎药汁200mL，每3小时鼻饲30mL。配合安宫牛黄丸1粒，研极细末，羚羊角粉1.2g，鼻饲。次日，眼球震颤减轻，能徐徐吞咽，除鼻饲管。7月31日，眼球震颤停止，颈项仍强直，两目仍向右上方斜视，吞咽时仍需缓缓送服。自起病至今已有半月，饮食减少，形体消瘦，正气亏损。外邪渐清而内风炽盛、阴分内伤，改用滋阴潜阳、息风镇惊之法。方从《温病条辨》三甲复脉汤出入，1剂，诸症俱减。后加减出入，结合针刺治疗，至8月5日，神识较前好转，吞咽较前便利。调治至9月29日，痊愈出院。（摘自《中国现代名中医医案精华》第四辑）

[**按语**] 暑温、春温等，最容易扰动肝风，而表现为痉厥之证。此例即暑温所致痉证，又名暑厥，乃暑热之邪外受，邪陷厥阴，引动肝风，应用息风止痉药固然重要，清解湿热之邪，更是治本之计。所以首诊重用生石膏，更加金银花、连翘等清热解毒，配合安宫牛黄丸、羚羊角粉等，清心开窍、息风止痉，逐渐取效。后改用三甲复脉汤加减者，以热邪伤阴，阴虚风动故也。更配合针刺治疗，有利于发挥中医药综合治疗优势，故最终取得了较好疗效。

案2 余某，女，38岁。1995年12月10日初诊。患者因颈部肿物诊为甲状腺肿伴甲状腺功能亢进，同年8月15日在市某医院行甲状腺次全切除术。术后约3小时即出现声嘶，手足不时抽搐，每日需静注钙剂抽搐方止。住院20余天，抽搐无法控制而自行出院，屡经中、西医治疗效不显而来就诊。诊见其头部刺痛而目眩，双耳时有蝉声，腰脊酸楚，入寐欠安且纳呆，每天抽搐2~3次，每次发作时，有头部刺痛的先兆，继则手脚抽搐，月经后则抽搐更为频繁，抽搐停后自觉关节松懈，全身肌肉痛。面色无华，神疲低热（37.5℃），语声嘶哑，舌红而干，脉虚弦。

西医诊断：甲状腺功能减退。

中医诊断：瘿劳·痉证（肝肾阴虚，虚风内动）。

辨证分析：肝主血，肾主水，肝肾乙癸同源，精血互生。患者久患瘿病，复经手术，肝肾受伤，阴虚风动，故见手脚抽搐，时时发作。肾阴不足，不能上养清窍，故见头痛目眩、耳鸣如蝉。综合舌脉证，舌红而干，脉虚而弦，乃阴虚风动之证。病位在筋脉，与肝肾相关。病性虚实夹杂，以虚为主，虚为肝肾阴虚。失治误治，则病情缠绵难愈，或见虚损劳衰不断加重，或有厥脱之变。

治法：滋补肝肾，息风止痉。

方药：大定风珠加味。

处方：龟板 10g，鳖甲 10g，白芍 10g，阿胶 10g（烊化），麦冬 10g，巴戟天 10g，浮小麦 20g，牡蛎 20g，鸡子黄 2 枚（冲服），生地 15g，大枣 15g，钩藤 15g，桑寄生 15g，肉苁蓉 15g，枸杞子 15g，甘草 3g。早、晚各服 1 剂。13 日复诊：服药 6 剂后，抽搐状递减，效不更方，依法继服 8 剂。17 日三诊：抽搐止，头痛目眩大减，因病日久，恐其复燃，嘱再服 10 剂，以固疗效。药后抽搐不再作。后用四君子汤善后，追访 2 年，未见复作。（摘自《温病学与中医现代临床》）

[按语] 此例甲状腺功能减退症，属于虚损之证，出现手足抽搐，是虚风内动。所以治以大定风珠潜阳息风，滋阴养液，配合甘麦大枣汤甘以缓急，乃对证之方，所以取得了疗效。

头 痛

头痛是风寒引起头部经脉拘急，或风阳、痰火、火热等邪上扰清空，或脏腑气血精髓亏虚，不能充养清窍，或痰湿、瘀血阻隔，清窍不利所致的以头部疼痛为主症的病证。头痛作为临床常见症状，可见于多种急慢性疾病。西医的紧张型头痛、偏头痛、丛集性头痛、高血压病以及颅脑外伤头痛等急慢性头痛，皆可参照本病证进行诊治。

【沿革】

殷商甲骨文就有"疾首"记载，《内经》更有"首风""脑风"病名。《素问·风论》认为风邪寒气犯于头脑可致头痛。《素问·五脏生成》更提出"头痛巅疾，下虚上实"的观点。汉张仲景《伤寒杂病论》论太阳病、少阳病、少阴病、厥阴病等皆涉及头痛，麻黄汤、桂枝汤、葛根汤、柴胡汤、吴茱萸汤等名方确有疗效。隋《诸病源候论》指出"风痰相结，上冲于头"可致头痛。宋《三因极一病证方论》论内伤头痛，更指出头痛"有气血食厥而疼者，有五脏气郁厥而疼者"。金元以后，对头痛认识日臻完善。《东垣十书》指出外感与内伤均可引起头痛，论伤寒头痛、湿热头痛、偏头痛、真头痛、气虚头痛、血虚头痛、气血俱虚头痛、厥逆头痛等，补充了太阴头痛和少阴头痛，奠定了头痛分经用药之基础。《丹溪心法》认为头痛多为痰与火，也很重视头痛分经用药。《普济方》认为"气血俱虚，风邪伤于阳经，人于脑中，则令人头痛。"明《古今医统大全·头痛大法分内外之因》更总论头痛曰："头痛自内而致者，气血痰饮、五脏气郁之病，东垣论气虚、血虚、痰厥头痛之类是也；自外而致者，风寒暑湿之病，仲景伤寒、东垣六经之类是也。"内容已相当完备。另外，古人还曾有"头风"之名，即头痛久病，反复发作者。《证治准绳·头痛》指出："医书多分头痛、头风为二门，然一病也，但有新久去留之分耳。浅而近者名头痛，其痛猝然而至，易于解散速安也；深而远者为头风，其痛作止不常，愈后遇触复发也。皆当验其邪所从来而治之。"至今可指导临床。

【病因病机及其演变】

头痛的病因包括体质因素、外受外邪、情志失调、饮食失节、劳倦内伤等多方面因素。①体质因素，太阴体质、少阳体质、阳明体质、太阴体质、少阴体质、厥阴体质均可发病。②感受外邪，以"伤于风者，上先受之""巅高之上，唯风可到""风为百病之长"，外受风邪最为多见。外感风邪，或夹寒，夹湿，夹热，风寒外受，头部经脉拘急，或风热上扰清窍，或风湿痹阻清阳，则成头痛。③情志失调，长期精神紧张忧郁，尤其是少阳气郁体质，肝郁化火，上扰清空，厥阴肝旺体质，恼怒惹动肝阳，肝阳上亢，风阳上扰清空，皆可致头痛。③饮食不节因素，嗜肥甘厚味，暴饮暴食，伤及脾胃，或为胃火，或为痰湿，或成痰火，胃火、痰火上扰清空，痰湿阻隔清阳，即成头痛。若劳伤脾胃，脾虚气陷，清阳不升，或气血生化乏源，气血不能上养脑窍，也可发为头痛。④劳倦内伤，烦劳过度，气有余而为火，或劳欲伤肾，阴精耗损，或年老气血衰败，或久病不愈，产后、失血，气血精髓亏虚，不能上养脑窍，则成头痛。另外，外伤跌扑，或久病入络，则瘀血阻痹，清窍失养，也可以导致头痛。

头为"精明之府""诸阳之会"，五脏六腑之精华，皆能上注于头。外受风寒，头部经脉拘急，或风热上扰清空，风湿蒙蔽清阳，内伤所致风阳、痰热上扰，或痰瘀阻隔，清窍不利，或脏腑气血精髓亏虚，不能上养清窍，皆可导致头痛。头痛之病位虽在头，但与肝脾肾多脏腑经络密切相关。实际上与足阳明胃、足少阳胆脏腑经络以及足太阳膀胱经络等也有关系。证候特点有实有虚，外感头痛多实，内伤头痛多虚或虚实夹杂。外感头痛失治，可使病归迁延，反复发作。内伤肝阳头痛，失治误治，或加以恼怒诱发，风阳暴张，风火灼伤络脑，风火痰瘀，痹阻脑络，则中风病成。

【诊断要点】

1. 临床表现　以头痛为主症，可表现为前额、额颞、巅顶、顶枕部甚至全头部疼痛，头痛性质可为跳痛、刺痛、胀痛、昏痛、隐痛、空痛、掣痛、灼痛、胀痛、重痛、头痛如裂等。头痛发病方式，可突然发作，也可呈慢性病程。疼痛持续时间，可持续疼痛，痛无休止，痛势绵绵，也可头痛时作时止。

2. 发病特点　头痛可因受风，或情志失调、烦劳、紧张等诱因，有外感、内伤引起头痛的因素，或有反复发作的病史。

3. 相关检查　血常规、测血压以及脑血流图、脑电图检查，经颅多普勒、颅脑 CT 和 MRI 检查等，有助于诊断与鉴别诊断。

【类证鉴别】

头痛与真头痛鉴别　两者皆以头痛为主症，需要进行鉴别。真头痛头痛剧烈，多呈突然发病，常表现为持续痛，阵发加重，甚至伴喷射样呕吐、四肢厥冷、肢体抽搐、瘫痪等，病情变化快，预后不良。即《灵枢·厥病》所谓"真头痛，头痛甚，脑尽痛，手足寒至节，死不治"。常为风火暴张，灼伤脑络，络破血溢所致。

其他如中风病、痫证以及春温、暑温等多种内科杂病与外感热病，也可以头痛为主症，所以也需要进行鉴别。中风病多发生于中老年人，头痛可急性发作，但常伴有眩晕以及偏侧肢体麻木、活动不利或口舌歪斜、语言謇涩等。痫证也可表现为头痛，但头痛多呈发作性，客入伴有一时性意识丧失，甚至伴有口吐涎沫、肢体抽搐等。而春温、暑温等，多头痛剧烈，甚至头痛如劈，伴有高热、烦渴，神昏痉厥，颈项强急，剧烈呕吐，甚至喷射而出等症。

【辨证要点】

头痛辨证应首辨外感内伤，明辨相关经络脏腑，并注意头痛性质以及诱发加重的因素。

1. 辨外感内伤 外感头痛，一般发病较急，病势较剧，多表现掣痛、跳痛、胀痛、重痛、痛无休止，每以受风为诱因。内伤头痛，一般起病缓慢，痛势较缓，多表现隐痛、空痛、昏痛、痛势悠悠，遇劳则剧，时作时止。多因郁怒、烦劳、饮食失节为诱因。临床可根据起病方式、病程长短、疼痛性质等进行辨别。

2. 辨疼痛部位 辨部位有助于分析病因及脏腑经络。一般气血、肝肾阴虚者，多以全头作痛；阳亢者痛在枕部，多连颈肌；寒厥者痛在巅顶；肝火者痛在两颞。就经络而言，前部为阳明经，后部为太阳经，两侧为少阳经，巅顶为厥阴经。

3. 辨疼痛性质 掣痛、跳痛者，多为阳亢、火热所致；沉重疼痛，多为痰湿头痛；冷感而刺痛，为寒痛；刺痛，疼痛固定，久病者，常为瘀血；痛而涨，多为阳亢；隐痛绵绵，或空痛者，多精血亏虚；头痛而头晕者，多气血不足。

4. 辨诱因 因劳倦诱发，休息后可减轻者，多为内伤，气血阴精不足；因气候变化而发，常为外感所致；因情志波动而加重，或暴怒诱发者，与肝火、阳亢有关；因饮酒，或暴食而加重，多胃火；久病，或外伤后头痛，多属瘀血。

5. 辨体质 太阳体质包括太阳卫阳充实者，身体壮实，皮肤腠理致密，出汗少，平素感冒少；太阳卫阳不足体质者，皮肤腠理疏松，爱出汗，容易感冒，发生过敏等；太阳卫阳太过体质者，平素容易咽痛，感冒后常见咽痛、高热，或变生喘嗽、热痹等。少阳气郁体质者，多敏感，性喜抑郁；厥阴肝旺体质者，性格暴躁，容易发怒；太阴脾虚体质者，体弱，食少，有泄泻倾向；少阴肾虚体质者，体弱，腰膝酸软，或神疲多睡，或有失眠倾向。

【治则治法】

头痛的治疗应针对外感、内伤，分而治之。外感头痛以疏风祛邪为主，或兼以散寒，或兼以除湿，或兼以清热。内伤头痛，应进一步分虚实。实证平肝、息风、泻火、化痰、活血；虚证或健脾升清，或益气养血，或补肾填精。头部经脉拘急者，配合缓急止痛。久痛入络者，更应配合活血通络之法。外感头痛以风邪为主导，应重视应用风药，"巅顶之上，唯风可到"故也。内伤头痛多虚，或虚实夹杂，临床上常需虚实兼顾、攻补兼施。

【分证论治】

1. 外感头痛

（1）风寒证

临床表现：头痛急性起病，拘急而痛，痛连项背，恶风畏寒，口不渴，苔薄白，脉浮紧。

治法：疏风散寒。

方药可用川芎茶调散加减。参考处方：川芎 12~15g，羌活 6~9g，白芷 6~9g，细辛 3g，荆芥 6g，防风 6g，薄荷 6g（后下），甘草 6g。该方适用于外受风寒头痛。但如果进一步加减，即可成为治疗多种外感头痛的基本方。若兼鼻塞、流清涕，可加苍耳子、辛夷花；若兼咽喉不利，或咽痛者，可加桔梗、牛蒡子；若兼项背强痛，可加葛根等；若巅顶痛为主者，可加藁本等。若巅顶痛甚，干呕，吐涎沫，苔白腻，脉弦滑者，方更可用吴茱萸汤加味。若太阳穴痛甚，口苦咽干，目眩，舌苔边多浊沫，脉弦细者，可用小柴胡汤加减。更有所谓"头风"，反复发作，常因阴冷天气或受风寒诱发，发作时头痛剧烈，平素如常人，可以理解为伏邪，风邪内伏，临床上遵王永炎院士川芎定痛饮方义，常用临床经验方——佛手头风散治疗。处方组成：川芎 15~30g，当归 9~12g，白芷 6~9g，细辛 3g，钩藤 12~15g（后下），白芍 15~30g，甘草 6g。若夹湿，头痛沉重，舌苔白腻者，加佩兰、苍术；若夹热，咽干咽痒者，加薄荷、桔梗、牛蒡子；若夹痰，失眠多梦，舌苔腻，加陈皮、清半夏。若前额痛，眉棱骨痛不可忍，或兼眩晕，鼻塞，配合选奇汤加辛夷花等；若久病不愈，头痛抽掣而痛者，可配合止痉散（冲服）。

（2）风热证

临床表现：头痛起病急，头胀痛，甚则头痛如裂，恶风，口渴欲饮，面红目赤，便秘溲黄，舌红苔黄，脉浮数。

治法：疏风清热。

方药可用芎芷石膏汤加减。参考处方：川芎 12~15g，白芷 6~9g，菊花 9~12g，石膏 30g（先煎），羌活 6~9g，藁本 6~9g，薄荷 6~9g（后下），牛蒡子 9~15g，桔梗 6~9g，甘草 6g。若为阳明胃热体质，头痛胀痛，头晕，烦热，恶心，腹满，大便偏干，舌红苔黄者，可用升降散加味。若风火上扰，或胃火上炎，表现为头痛头晕，咽干咽痛，口舌生疮，烦热，鼻干，目赤，大便干，小便黄者，可合用黄连上清丸或牛黄解毒丸等。

（3）风湿证

临床表现：头痛如裹，肢体困重，胸闷纳呆，小便不利，大便或溏，苔白腻，脉濡。

治法：祛风胜湿。

方药可用羌活胜湿汤加减。参考处方：羌活 6~9g，独活 6~9g，蔓荆子 6~9g，川芎 9~15g，白芷 6~9g，防风 6~9g，白芍 12~15g，甘草 6g。若外受暑湿，头痛沉重，胸闷纳呆，恶心呕吐，大便溏稀者，可加藿香、佩兰、苍术、陈皮、半夏等，或用藿香正气散加减。若暑热夹湿，症见头痛头沉，汗出不畅，胸闷，烦热，口渴者，为可用黄连香薷饮加减。

2. 内伤头痛

（1）肝阳证

临床表现：头胀痛，眩晕耳鸣，心烦易怒，面红目赤，或兼夜眠不宁，舌红苔薄黄，脉弦有力。

治法：平肝潜阳。

方药可用天麻钩藤饮加减。参考处方：天麻 9～15g，钩藤 12～30g（后下），桑寄生 12～15g，夜交藤 12～15g，生龙牡（各）15～30g（先煎），珍珠母 15～30g（先煎），白芍 12～30g，黄芩 9～12g，夏枯草 12～15g，甘草 6g。若阴虚阳亢，头痛眩晕，腰膝酸软，五心烦热，咽干，舌红苔少，脉细弦者，可用建瓴汤加减。若肝肾阴虚，症见头痛朝轻暮重，或遇劳加重，舌红苔薄少津，脉弦细者，可用杞菊地黄丸加薄荷、钩藤、白芍、甘草等。

（2）肝火证

临床表现：头胀痛，面红目赤，口苦咽干，头晕耳鸣，性急易怒，心烦失眠，胁痛，大便干，小便黄，舌红苔黄，脉弦数。

治法：清肝泻火。

方药可用龙胆泻肝汤加减。若为少阳体质，情志抑郁，头痛头晕，口苦咽干，心烦喜呕，失眠多梦，舌苔腻略黄，脉弦细滑者，可用小柴胡汤加味。若为偏头痛，太阳穴痛，常因情绪紧张或郁怒诱发，或伴有口苦咽干、心烦失眠、大便偏干，舌苔边多浊沫，脉弦者，方可用散偏汤加味。参考处方：柴胡 9～12，川芎 15～30g，当归 9～12g，白芍 15～30g，郁李仁 9～15g，白芥子 6～9g，黄芩 6～9g，清半夏 9～12g，钩藤 15～30g（后下），香附 6～9g，白芷 3～6g，甘草 6g。临床随证灵活加减应用，确有疗效。若为偏头痛重症，又称"偏头风"，其病暴发，痛势甚剧，或左或右，或连及眼、齿，痛止如常人，二三日不解，不定期地反复发作，多肝经风火所致，治当平肝息风为主，可用天麻钩藤饮或羚角钩藤汤配合止痉散治疗。

（3）肾虚证

临床表现：头痛而空，或兼眩晕耳鸣，腰膝酸软，遗精，带下，少寐健忘，舌红少苔，脉沉细无力。

治法：滋阴补肾。

方药可用大补元煎。药用熟地、山茱萸、山药、枸杞子、人参、当归、杜仲，功擅滋补，可随方加用桑叶、菊花、葛根、丹参、川芎、石菖蒲、制远志、茯神等清利头目，宣通清窍。少阴阴虚体质者，平素更可常服左归丸，或六味地黄丸等补肾补阴。若肾阳不足，头痛头晕，腰膝酸冷，神疲畏寒，小便清长，舌淡胖，脉沉细者，治当补肾温阳，方药可用右归丸加减。若为少阴阳虚体质，外感风寒，头痛拘急，畏寒肢冷，脉沉者，则可用麻黄附子细辛汤温阳散寒。若高年劳损，肝肾亏虚，髓海失充，筋骨失养，症见头痛头晕，或有耳鸣，颈项不舒，或伴肢体麻木，腰痛，腰膝酸软，腿抽筋，脉沉者，临床常用经验方——舒筋壮骨汤加减：葛根 15 ~ 30g，丹参 15 ~ 30g，续断 12 ~ 15g，桑寄生 12 ~ 30g，杜仲 12 ~ 15g，威灵仙 9 ~ 12g，白芷 6 ~ 9g，白芍 15 ~ 30g，甘草 6g。伴上肢麻木者，加姜黄、桑枝；伴下肢麻木或抽掣疼痛者，加川牛膝、怀牛膝、木瓜、鸡血藤等。

（4）气血虚证

临床表现：头痛而晕，遇劳加重，面色少华，心悸不宁，自汗，神疲乏力，爪甲色淡，舌淡苔薄白，脉沉细而弱。

治法：气血双补。

方药可用八珍汤加减。一般可随方加用菊花、蔓荆子等。若血虚为主，头痛隐隐，心悸眠差，面色无华者，可用加味四物汤加减。若为太阴脾虚体质，中气下陷，症见头痛悠悠，劳累后加重，休息后减轻，头晕耳鸣，气短，甚至动则气喘，腹部坠胀，舌淡苔白，脉短或细弱者，治当益气升阳，方可用补中益气汤，或益气聪明汤加减。临床常用经验方——益气升阳汤，处方组成：炙黄芪 15 ~ 30g，党参 9 ~ 12g，白术 9 ~ 12g，当归 9 ~ 12g，陈皮 9 ~ 12g，升麻 3 ~ 6g，柴胡 3 ~ 6g，防风 6 ~ 9g，白芷 6 ~ 9g，白芍 12 ~ 30g，炙甘草 6g。用之得宜，常有卓效。

（5）痰湿证

临床表现：头痛昏蒙，胸脘满闷，呕恶痰涎，苔白腻，或舌胖大有齿痕，脉滑或弦滑。

治法：化痰平肝。

方药可用半夏白术天麻汤加减。参考处方：半夏 9 ~ 12g，生白术 9 ~ 12g，天麻 9 ~ 15g，茯苓 9 ~ 12g，陈皮 9 ~ 12g，生姜 6 ~ 9g，蔓荆子 6 ~ 9g，葛根 15 ~ 30g，丹参 15 ~ 30g，甘草 6g。该方适用于风痰上扰头痛眩晕，或有颈项不舒，肢体麻木，舌苔腻，脉弦滑者。若肝风突出，头痛眩晕，性急易怒，或肢体震颤，脉弦长者，可加用钩藤、石决明、珍珠母等。若痰热上扰，头痛头晕，失眠多梦，心胸烦闷，舌尖红、苔黄腻，脉滑或滑数者，可用黄连温胆汤加牛蒡子、蔓荆子等。若脾虚突出，乏力体倦，食少纳呆，腹满畏寒，或有恶心者，可加党参、木香、砂仁等，或配合香砂六君子汤。此外，古人还论及所谓"雷头风"，多为风热外袭，痰火内郁所致，表现为头痛如雷鸣，头面起核，或憎寒壮热者，方药可用清震汤加薄荷、黄芩、板蓝根、僵蚕等。

（6）瘀血证

临床表现：头痛经久不愈，其痛如刺，入夜尤甚，固定不移，或头部有外伤史，舌紫或有瘀斑瘀点，苔薄白，脉沉细或细涩。

治法：活血通窍。

方药可用通窍活血汤。有鉴于麝香价高稀缺，常可随方加用白芷、细辛、石菖蒲等芳香宣通之药。其实，遵王清任《医林改错》原意，血瘀头痛更可用血府逐瘀汤治疗。若久病血瘀，头痛甚，或抽掣而痛者，可加用全蝎、蜈蚣、地鳖虫等虫类药搜风通络。或用止痉散冲服。虫类药物作散剂冲服，临床疗效更好。若妇女头痛久不愈，伴有失眠健忘，甚至如狂发狂，颜面有瘀斑，少腹急结，尤其左侧少腹有局限压痛，大便偏干者，为下焦瘀血，则可用桃核承气汤或桂枝茯苓丸加大黄、红藤治疗。临床常用经验方——锦桂散，处方组成：桂枝 6～12g，茯苓 9～12g，赤芍 12～30g，丹皮 9～15g，桃仁 9～12g，酒大黄 6～15g，红藤 15～30g。可活血清热逐瘀，除了可治疗头痛外，更可消斑，屡有佳效。

另外，应该指出的是，头痛的辨证论治，经络辨证居于重要地位。一般认为：太阳经头痛可用羌活、蔓荆子、川芎；阳明经头痛可用葛根、白芷、知母；少阳经头痛可用柴胡、黄芩、川芎；厥阴经头痛可用吴茱萸、藁本等。《丹溪心法·头痛》指出："头痛须用川芎，如不愈各加引经药。太阳川芎，阳明白芷，少阳柴胡，太阴苍术，少阴细辛，厥阴吴茱萸。如肥人头痛，是湿痰，宜半夏、苍术。如瘦人，是热，宜酒制黄芩、防风。"重视川芎的应用以及头痛常用引经药，并强调"肥人多痰，瘦人多火"。至于头痛分经辨证的特点，《冷庐医话·头痛》更指出："头痛，属太阳者，自脑后上至巅顶，其痛连项；属阳明者，上连目珠，痛在额前；属少阳者，上至两角，痛在头角。以太阳经行身之后，阳明经行身之前，少阳经行身之侧。厥阴之脉，会于巅顶，故头痛在巅顶。太阴少阴二经，虽不上头，然痰与气逆壅于膈，头上气不得畅而亦痛。"简明扼要，颇有临床价值。

【其他疗法】

针灸疗法：常用穴位包括风池、百会、合谷、率谷、太阳、头维、丝竹空等。辨证属于外感风邪者，配合足三里、大椎、曲池等；肝阳上亢证者，配合太冲、行间等；气血不足者，配合三阴交、足三里等；瘀血证，配合膈俞等；肾虚者，配合太溪等。针法平补平泻法。而针刺风池时，针尖向鼻尖方向刺 0.8～1 寸，得气后尽量使针感上传于头。分经取穴，阳明经头痛，以头维、合谷、冲阳、陷谷穴为主穴；太阳经头痛，以天柱、养老、后溪、京骨、至阴穴为主穴；少阳经头痛，以率谷、风池、丝竹空、中渚、外关、丘墟穴、足临泣为主穴。外感头痛，还可以取耳尖、太阳穴三棱针刺血。顽固性头痛，则可以耳穴贴压神门等穴。另外，推拿疗法治疗头痛，也有一定疗效。

【预防与调摄】

头痛的预防应针对不同体质，制定养生保健措施，适寒温，避免感受外邪，同时注意保持心情舒畅，劳逸结合，合理饮食。头痛急性发作期，应适当休息，清淡饮食，尤其要忌辛辣、烧烤，限制烟酒，注意保持情绪稳定，避免精神过度紧张与情绪剧烈波动。可配合舒缓的音乐疗法与心理疏导，保证环境安静，以缓解头痛症状，防治发生中风变证。

【病案举例】

案1 郭某，女，51岁。平素性格暴躁，久罹头痛，其痛以前额及头顶部为甚，沉重如压物。胸闷，心下胀闷不舒，时呕清水，手足冷凉，舌质淡苔白腻，脉象右弦滑，左弦细。

中医诊断：头痛（寒浊上逆）。

辨证分析：足厥阴经络贯巅顶，而足阳明经络循前额。患者素体肝旺，性格暴躁，肝气夹胃有阴寒湿浊之邪上冲，故见头痛，以前额与头顶为甚，头沉重痛。胃中阴寒湿浊，阻滞气机，故见胸闷，心下胀闷不舒。阴寒湿浊上逆，胃气失和，故见呕吐清水。阳虚阴盛，故见手足冷凉。综合舌脉证，舌质淡苔白腻，脉象右弦滑、左弦细，乃阳虚寒浊上逆之证。病位在头，病在足厥阴肝经、足阳明胃经，与肝胃相关。病性虚实夹杂，虚是阳虚，实证为阴寒浊邪。不治可渐成沉寒痼冷，缠绵难愈，不断反复加重。

治法：温胃散寒，平肝降逆。

方药：吴茱萸汤加味。

处方：吴茱萸 9g，生姜 15g，党参 10g，大枣 12 枚，白芷 10g，淫羊藿 15g。5 剂后，头痛大减，再投 2 剂，诸症消失。（摘自《古方妙用》）

[**按语**] 此例寒浊饮邪上逆所致头痛，从头痛部位来分析，乃是厥阴肝经头痛、阳明胃经头痛，符合仲景"干呕、吐涎沫、头痛者"病机，所以投用吴茱萸汤加味，应手而瘥。加白芷者，可以引药入于阳明，而加用淫羊藿者，乃考虑到头痛发生在绝经前后。二仙汤即淫羊藿、仙茅、当归、巴戟天、知母、黄柏，可以温肾阳，当有益于暖肝胃也。

案 2 李某，男，66 岁。发现血压高 1 年余，头痛昏沉近 1 月加重。刻下症：头痛，伴有头晕，动则尤甚，耳鸣耳背，睡眠梦多，记忆力减退，胃脘不舒，大便溏稀，舌暗苔腻，脉弦滑。血压 150/90mmHg。

中医诊断：头痛（肝风夹痰，上蒙清窍）。

辨证分析：肝为风木之脏，脾胃主土，主运化水湿。脾虚失于健运，则内生痰湿。肝风夹痰湿，上蒙清窍，清窍不利，则可见头痛昏沉，头晕耳鸣。脾胃虚弱，痰湿中阻，故见脘腹不舒，大便溏稀。痰阻于胃，清阳不升，故睡眠多梦，记忆力减退。综合舌脉证，乃风痰上蒙之证。病位在清窍，与肝以及脾胃有关。病性虚实夹杂，实证为主，虚为脾虚，实为肝风、痰湿、血瘀。失治误治，病必迁延，或为中风病，或生晕厥之变。

治法：平肝息风，化痰活血。

方药：天麻钩藤饮、半夏白术天麻汤加减。

处方：茯苓 12g，苍术 15g，白术 15g，天麻 15g，清半夏 12g，钩藤 15g，陈皮 9g，葛根 30g，丹参 30g，佩兰 6g，远志 12g，石菖蒲 12g，制远志 12g，夏枯草 15g，甘草 6g。14 剂。服药两周，头痛消失，坚持治疗月余，症状基本消失，查血压正常范围。（赵进喜医案）

[**按语**] 高血压病为临床多发病，常表现为头痛、眩晕等，多肝阳上亢，或肝火上炎，或痰火上扰，或风痰上扰所致。此例即风痰上蒙之证，故合天麻钩藤饮、半夏白术天麻汤两方，平肝潜阳息风与化痰开窍药同用。加葛根、丹参者，活血化瘀，可改善大

脑供血也。

眩 晕

眩晕是指风阳、痰火上扰清空，痰饮阻隔清阳，或肝脾肾亏虚，不能上养清窍所致的以头晕目眩为主症的一类病证。目眩以眼花或眼前发黑、视物模糊为特征，头晕以感觉自身或外界景物旋转为特征，因两者常同时并见，故统称"眩晕"。眩晕病情有轻有重，轻者闭目可止，稍时好转，重者如坐车船，旋转不定，不能站立，或兼目涩耳鸣、少寐健忘、腰膝酸软，或兼恶心、呕吐、汗出、面色苍白等症状。眩晕是临床常见症状，可见于西医的多种疾病。临床上凡梅尼埃病、高血压病、低血压症、脑动脉硬化症、椎 - 基底动脉供血不足、贫血、神经衰弱等，以眩晕为主症者，均可参考本病证进行诊治。

【沿革】

眩晕在《内经》就有相关论述。《素问·至真要大论》指出"诸风掉眩，皆属于肝"。《灵枢·卫气》指出"上虚则眩"。《灵枢·口问》指出"上气不足，脑为之不满，耳为之苦鸣，头为之苦倾，目为之眩"。《灵枢·海论》指出"脑为髓海""髓海不足，则脑转耳鸣，胫酸眩冒"。认为眩晕病位在脑，与肝风、气虚、髓海不足等有关。东汉张仲景《伤寒杂病论》曾论及痰饮所致眩晕，名方泽泻汤、小半夏加茯苓汤以及五苓散、真武汤、小柴胡汤等，至今为临床常用。宋代严用和《重订严氏济生方·眩晕门》指出："所谓眩晕者，眼花屋转，起则眩倒是也，由此观之，六淫外感，七情内伤，皆能导致。"认为外感、内伤皆可导致眩晕。元代朱丹溪《丹溪心法·头眩》则指出："头眩，痰夹气虚并火，治痰为主，夹补气药及降火药。无痰不作眩，痰因火动，又有湿痰者，有火痰者。"重视痰在眩晕发病中的重要地位。明代张景岳《景岳全书·眩晕》则指出"头眩虽属上虚，然不能无涉于下。盖上虚者，阳中之阳虚也；下虚者，阴中之阳虚也。阳中之阳虚者，宜治其气……阴中之阳虚者，宜补其精"，并指出眩晕"虚者居其八九，而兼火兼痰者，不过十中一二"，提出"无虚不作眩"之说。徐春甫《古今医统·眩晕宜审三虚》指出："肥人眩晕，气虚有痰；瘦人眩晕，血虚有火；伤寒吐下后，必是阳虚。"龚廷贤《寿世保元·眩晕》更纵览前贤所论，提出眩晕分证论治方法，分列半夏白术汤证（痰涎致眩）、补中益气汤证（劳役致眩）、清离滋饮汤证（虚火致眩）、十全大补汤证（气血两虚致眩）等，很有临床价值。虞抟《医学正传·眩晕》指出："外有因坠损而眩晕者，胸中有死血迷闭心窍而然，是宜行血清经，以散其瘀结。"提出血瘀眩晕有活血化瘀一法。清代李用粹、王清任、唐容川，都曾论及血瘀可导致眩晕，名方通窍活血汤等，临床确有疗效。

【病因病机及其演变】

眩晕的病因包括体质因素以及情志、饮食、高年劳倦、跌仆外伤等方面。①厥阴肝旺体质、少阳气郁体质以及太阴脾虚、少阴肾虚体质，均可发病。②情志失调，尤其是少阳气郁体质者，可以导致气郁化热、气郁生痰，郁热、痰热等，上扰清空，可成眩晕。肝郁犯脾，累及脾胃。厥阴肝旺体质，肝阳上亢，或阴虚阳亢，或肝阳化风，或风痰上扰，皆可致眩晕。③饮食失节，过嗜醇酒厚味，或生冷不节，尤其是太阴脾虚体质者，容易内生痰湿、痰饮、痰火、湿热等，痰湿、痰饮阻隔，或痰火上扰清空，则成眩晕。饮食伤脾，脾胃气虚，清阳不升，或气血不足，不能上养清窍，也可导致眩晕。阳明胃热体质者，素喜煎炸烧烤，胃肠结热，胃火上扰，也可表现为眩晕。④高年肾虚，或劳倦内伤，肝肾亏虚，精血不足，髓海失养，可致眩晕。肾阴不足，水不涵木，肝阳上亢，风阳上扰，也可见眩晕。另外，久病血瘀，或跌仆外伤，损伤脑络，导致眩晕者。

眩晕病位虽在头窍，脏腑定位与肝脾肾密切相关。基本病机一般认为主要是脑髓空虚、清窍失养，或痰火上逆扰动清窍。病性有虚有实，一般认为以虚为多，常见虚实夹杂。虚证包括脾胃气虚、气血亏虚、肝肾不足等，因清窍失养，脑髓失充，而发眩晕；实证包括风、火、痰、饮、瘀等，或阻隔清阳，或上扰清空，也可发为眩晕。其中，肝阳上亢，风阳上扰，加以痰、火、血瘀，失治误治，或暴怒引发肝阳暴张，风火灼伤血络，或风火痰瘀，痹阻脑络，神明失用，则可变生中风。朱丹溪指出"眩晕乃中风之渐"，此之谓也。

【诊断要点】

1. 临床表现　头晕目眩，视物旋转，轻者闭目即止，重者如坐车船，甚则扑倒。并可伴有头痛、项强、恶心呕吐、眼球震颤、耳鸣耳聋、汗出、面色苍白等症。

2. 发病特点　常有情志失调、饮食不节、高年劳倦、跌仆损伤等病史。病程可短可长，并可反复发作。

3. 相关检查　测血压、血常规，检查心电图、超声心动、眼底、颈椎 X 片、TCD、颅脑 CT、MRI 以及电测听、脑干诱发电位检查等，有助于诊断与鉴别诊断。

【类证鉴别】

1. 眩晕与中风病鉴别　眩晕进一步发展可成中风，中风病也常表现为眩晕，所以需要进行鉴别。眩晕，典型表现为头晕目眩，视物旋转，轻者闭目即止；重者如坐车船，旋转不定，不能站立，或伴有恶心、呕吐、汗出，甚则扑倒等症。多风阳上亢，或风痰上扰清空所致。中风病虽也可以表现为眩晕，甚至可突然昏仆，不省人事，但必然具备口舌歪斜，半身不遂，失语等症。多风阳暴张、风火灼伤脑络，或风火痰瘀痹阻脑络所致。

2. 眩晕与厥证鉴别　眩晕重症，可发生扑倒，厥证前期也常见眩晕，所以也需要鉴别。眩晕，典型表现为头晕目眩，视物旋转，严重者可见眩晕欲仆，甚至扑倒，但必神志清楚。多风火痰瘀等，上扰清空，或肝脾肾亏虚，清窍失养所致。厥证典型表现为以突然意识丧失，突发昏仆，不省人事，四肢厥冷，为气血痰食阻隔，或气虚阴阳亏虚，脑窍失养，造成一时性元神失用、阴阳气不相顺接所致。厥证发作后可在短时间内苏醒，严重者可一厥不复而死。

【辨证要点】

1. 辨脏腑定位 眩晕发病与肝脾肾功能失调相关。肝阳上亢者，常见头晕胀痛、面色潮红、急躁易怒、脉弦等症。脾胃气虚，或气血不足者，头晕眼花，常兼有纳呆、乏力、面色无华，或面色萎黄等症。脾失健运，痰湿中阻者，眩晕常兼见纳呆呕恶、头痛、苔腻等症。肾精不足者，常见眩晕、腰酸腿软、耳鸣如蝉等症。

2. 辨标本虚实 凡病程较长，反复发作，遇劳即发，神疲乏力，或腰膝酸软，脉细或弱者，多虚证，或为脾胃气虚，或为气血不足，或为肾精不足、精血不足。凡病程短，或突然发作，头晕目眩，视物旋转，头痛面赤，或伴呕恶痰涎，形体壮实者，多属实证，或为肝阳上亢，或为风痰上扰，或为痰饮阻隔，或为瘀血所致，也有表现为郁热、痰火、肝火、胃火证者。

3. 辨体质 厥阴肝旺体质，多性急易怒，控制情绪能力差。少阳气郁体质，性喜抑郁，爱生闷气。太阴脾虚体质，食欲差，体力差，有腹泻倾向。少阴肾虚体质，包括阴虚、阳虚之别。少阴阴虚体质，形体瘦长，烦热，有失眠倾向；少阴阳虚或阴阳俱虚者，多腰膝酸冷，神疲多睡。

【治则治法】

眩晕的治疗原则是补虚泻实，调整阴阳。虚者当滋养肝肾，补益气血，填精生髓。实证当平肝潜阳，息风化痰，通阳化饮，活血化瘀，清肝泻火。辨证属于本虚标实、虚实夹杂者，当标本同治，邪正两顾。

【分证论治】

1. 实证

（1）肝阳上亢证

临床表现：头晕目眩，头目胀痛，面红目赤，急躁易怒，烦劳郁怒加重，甚则扑倒，颈项不舒，肢麻震颤，舌红苔黄，脉弦长。

治法：平肝潜阳。

方药可用天麻钩藤饮加减。若肝阳化风，眩晕剧烈，颈项强急，手足麻木或震颤者，可用羚羊钩藤汤加减。若肾阴虚，双目干涩，耳鸣耳聋，咽干，腰膝酸软，舌红苔薄，脉细弦者，可用生地、玄参、枸杞子、菊花，或用建瓴汤加减。临床常用经验方——平肝定眩方，处方组成：生地 12~30g，玄参 12~30g，天麻 12~15g，钩藤 15~30g（后下），生石决明 30g（先煎），磁石 30g（先煎），黄芩 9~12g，夏枯草 12~15g，川牛膝 9~15g，怀牛膝 9~15g，丹参 15~30g，赤芍 12~30g，白芍 12~30g，甘草 6g。该方融养肝、柔肝、清肝、平肝、镇肝、敛肝药于一炉，主要适用于高血压病肝阳眩晕证，尤其多见于厥阴肝旺或阴虚肝旺体质者。

（2）肝火上炎证

临床表现：头晕胀痛，郁怒则病情加重，面红目赤，心烦易怒，失眠多梦，或两胁灼痛，大便偏干，小便黄赤，舌红苔黄，脉弦数。

治法：清肝泻火。

方药可用龙胆泻肝汤加减。参考处方：龙胆草9~12g，黄芩9~12g，栀子9~12g，柴胡9~12g，夏枯草12~15g，生地12~15g，当归9~12g，白芍12~30g，甘草6g。若少阳郁热，表现为头晕目眩，咽干口苦，心烦失眠，恶心欲吐，胸胁苦满，舌苔边多浊沫，脉细弦者，可用小柴胡汤加味。若胃火内盛，口舌生疮，或有牙龈肿痛，口臭口渴，多食，大便干，舌红苔黄，脉数或滑数，可用清胃散或玉女煎加减。若肝胃郁热，头晕目眩，头痛头胀，目赤，耳鸣，口苦咽干，大便干，舌红边多浊沫，脉弦有力或弦数者，则可用大柴胡汤加减。

（3）痰湿中阻证

临床表现：眩晕，头重昏蒙，或伴视物旋转，胸闷恶心，呕吐痰涎，舌苔白腻，脉弦滑。

治法：化痰祛湿，健脾和胃。

方药可用半夏白术天麻汤加减。参考处方：天麻12~15g，清半夏9~12g，陈皮9~12g，茯苓9~12g，蔓荆子6~9g，炙甘草6g。若痰火上扰，表现为头晕头沉，心胸烦闷，失眠多梦，咽干口腻，舌红苔黄腻，脉滑数者，可用黄连温胆汤加减。若为痰饮内停，表现为头晕目眩，目不能睁，恶心，呕吐痰涎，心下痞满，或耳鸣窒闷，舌苔水滑，脉滑者，方药可用五苓散或白术泽泻散加减。若耳鸣耳聋，可加用石菖蒲、远志、磁石等化痰开窍。

（4）瘀血阻窍证

临床表现：眩晕，头痛，兼见健忘，失眠，心悸，精神不振，耳鸣耳聋，面唇紫暗，舌暗有瘀斑，脉涩或细涩。

治法：祛瘀生新，活血通窍。

方药可用通窍活血汤加减。参考处方：当归9~12g，桃仁9~12g，红花9~12g，赤芍12~30g，白芍12~30g，白芷6~9g，石菖蒲9~12g，炙甘草6g。老葱为引。缺麝香，用白芷、石菖蒲、老葱也可以芳香醒神通窍。若为气虚血瘀，症见神疲乏力，少气自汗者，可加用黄芪、党参、三七粉（冲服）等，可益气行血。若为阳虚血瘀，症见畏寒肢冷，感寒加重，可加附子、桂枝温经活血。若为阴虚血瘀，兼见咽干口渴，肌肤甲错者，则可加生地、知母、黄柏、天花粉等养阴增液。

2. 虚证

（1）脾胃气虚

临床表现：头晕目眩，劳累后加重，气短乏力，面色萎黄，食欲差，腹满下坠，大便溏稀，或大便干，舌胖苔薄白，或白腻，脉细弱。

治法：健脾益气，升阳举陷。

方药可用补中益气汤加减。参考处方：炙黄芪15～30g，党参9～12g，白术9～12g，陈皮9～12g，当归9～12g，升麻6～9g，柴胡3～6g，炙甘草6g。若见头晕头痛，视物模糊，耳鸣耳聋，气短懒言者，可用益气聪明汤加减。若肺脾气虚，自汗时出，易感冒，可配合玉屏风散，或加用浮小麦、煅龙骨、煅牡蛎等。若脾虚湿盛，头晕，腹泻或便溏，腹胀纳呆，舌淡舌胖，边有齿痕，舌苔白腻者，可用参苓白术散加煨葛根、藿香、猪苓、泽泻等。

（2）气血亏虚证

临床表现：眩晕动则加剧，劳累即发，面色发白，神疲乏力，倦怠懒言，唇甲不华，发色不泽，心悸少寐，纳少腹胀，舌淡苔薄白，脉细弱。

治法：补益气血，调补心脾。

方药可用归脾汤加减。参考处方：炙黄芪15～30g，人参3～6g（另煎兑）或党参9～12g，白术9～12g，茯苓9～12g，当归9～12g，龙眼肉9～12g，酸枣仁12～15g，木香6～9g，制远志9～12g，生姜3片，大枣5枚，炙甘草6。归脾汤组成，即所谓"四君芪龙远香归，带来姜枣仁一大堆"，方中药用木香行气，才是"方眼"，木香在群补益药相合，使全方补而不滞，为归脾汤组方特色所在。若兼阳虚，症见形寒肢冷，腹中隐痛，脉沉者，可酌加桂枝、干姜等。若血虚突出，面色无华，爪甲口唇色淡者，可加用阿胶（烊化）、紫河车粉（冲服）。若兼见心悸怔忡，少寐健忘者，可加柏子仁、合欢皮、夜交藤养心安神。

（3）肾精不足证

临床表现：眩晕日久不愈，精神萎靡，腰酸膝软，少寐多梦，健忘，两目干涩，视力减退；或遗精滑泄，耳鸣齿摇；或颧红咽干，五心烦热，舌红少苔，脉细数；或面色㿠白，形寒肢冷，舌淡嫩，苔白，脉弱尺甚。

治法：滋养肝肾，益精填髓。

具体选方用药，若偏肾阴虚，多见于少阴阴虚体质，方药可用左归丸加减。若阴虚火旺，症见五心烦热，潮热颧红，舌红少苔，脉细数者，可配合大补阴丸。若偏阳虚或阴阳俱虚，多见于少阴阳虚体质者，方药可用右归丸加减。若阴阳俱虚，头晕日久，步履不稳，反应迟钝，或虚烦眠差，腰膝酸冷，大便干，舌胖，脉沉细者，可用地黄饮子加味。更有厥阴阳虚肝旺体质者，阳虚或阴阳俱虚，虚阳浮越，可见头晕目眩，颧红如妆，腰膝酸冷，冷汗淋漓，夜尿频多，或下肢浮肿，舌胖苔白，脉沉细或浮大者，可用参附龙牡汤加减，或用金匮肾气丸合磁朱丸治疗。临床常用经验方——驯龙定眩汤，处方组成：生地12～30g，熟地12～30g，山茱萸12～30g，山药12～15g，茯苓12～15g，怀牛膝12～15g，黄连9～12g，肉桂1.5～3g，炮附子6～9g（久煎），人参3～15g（另煎兑），磁石30g（先煎），赭石30g（先煎），生龙牡（各）30g（先煎），白芍15～30g，炙甘草6g。该方滋阴助阳药与交通心肾、引火下行、镇摄收敛药同用，主要适用于老年高血压病阴阳俱虚、虚阳浮越病机者，体现了"盏中加油""炉中覆炭"的精神。

【其他疗法】

针灸取穴：以风池、百会、内关为主穴。肝阳上亢、肝火上炎加太冲、外关、阳陵泉；脾胃气虚加中脘、脾俞、胃俞、足三里；气血亏虚者，加血海、心俞、脾俞；痰湿中阻者，加丰隆、阴陵泉；肾精不足者，加太溪、照海、关元、肾俞。毫针常规针刺，每日 1 次，每次留针 20～30 分钟。肾阳亏虚者，更可温灸关元。

足浴疗法：温水浴足，点按太冲，可平肝潜阳，可用于肝阳上亢眩晕；吴茱萸、桂枝、桃仁、红花等，水煎取汁，温浴足部，搓足底涌泉穴，可用引火下行，适用于辨证属于虚阳浮越之肾虚眩晕者。

【预防调护】

预防眩晕之发生，应避免和消除能导致眩晕发生的各种内外致病因素。要适当锻炼，增强体质；保持情绪稳定，防止七情内伤；注意劳逸结合，避免体力和脑力的过度劳累；饮食有节，防止暴饮暴食，过食肥甘醇酒及过咸伤肾之品，尽量戒烟戒酒。

眩晕发病后要及时治疗，注意休息，严重者当卧床休息；注意饮食清淡，保持情绪稳定，避免突然、剧烈的体位改变和头颈部运动，以防眩晕症状的加重，或发生昏仆。有眩晕史的病人，当避免剧烈体力活动，避免高空作业。

【病案举例】

案 1 张某，男，70 岁。头晕月余求诊，CT 检查诊断为脑积水，治疗无效。刻下症：头晕昏沉，晨起为甚，伴有神疲乏力，恶心欲呕，眠差多梦，舌暗苔腻，脉细弦滑。

中医诊断：眩晕（肝风扰动，痰饮上冲）。

辨证分析：肝为风木之脏，脾胃主土，主运化水湿。若脾胃不和，健运失司，则内生痰浊饮邪。晨起为肝气主时，肝风扰动，夹痰饮为病，即可表现为头晕昏沉，晨起为甚。脾胃虚弱，痰饮内停，胃气不和，故见神疲乏力、恶心呕吐、眠差梦多。综合舌脉证，舌暗苔腻，脉细弦滑，乃肝风夹痰饮之证。病位在清窍，与肝以及脾胃有关。病性虚实夹杂，实证为主，虚为脾虚，实为肝风、痰浊、饮停。失治误治，病必缠绵难愈。

治法：平肝息风，涤痰化饮。

方药：苓桂术甘汤合半夏白术天麻汤加减。

处方：茯苓 15g，桂枝 9g，白术 12g，天麻 15g，清半夏 12g，陈皮 9g，蔓荆子 9g，葛根 30g，丹参 30g，水蛭 9g，远志 12g，石菖蒲 12g，佩兰 6g，土茯苓 30g。14 剂。服药月余始效。坚持服药半年余，症状基本消失，可从事田间劳动，后复查脑积水消失。（摘自《〈伤寒论〉与中医现代临床》）

[**按语**] 苓桂术甘汤、五苓散、白术泽泻汤等，均属于桂苓剂，在《金匮要略》原用治饮邪内停所致的眩晕，可用于梅尼埃病等。此例为老年脑积水患者，或存在脑血管病基础，中医辨证是风痰、饮邪、血瘀同在，所以给予苓桂术甘汤与半夏白术天麻汤合方，取得了较好疗效。

案2 马某，男，71岁。故乡高邻。有高血压病史。自觉头晕耳鸣，心烦，少寐多梦，乏力腰酸，四肢不温，自述阴囊潮湿已有数十年，感口干渴，伴双下肢浮肿，夜尿频，舌质暗，苔黄，脉沉细无力。

中医诊断：眩晕（阴阳俱虚，虚阳浮越）。

辨证分析：肾主水，可以涵木；肝主木，体阴而用阳。患者高年久病，肾亏阴阳俱虚，龙雷之火上腾，虚阳浮越，故可见头晕耳鸣，心烦少寐。肾阳不足，温煦无力，故见乏力腰酸，阴囊湿冷，四肢不温。肾阳不化，水湿内停，故见下肢浮肿；肾气不固，故夜尿频多。综合舌脉证，舌暗苔黄，脉沉细无力，乃阴阳俱虚之证。病位在头窍，肝肾为病。病性以虚为主，阴阳俱虚。失治误治，或有厥脱之变。

治法：补肾助阳，潜降浮阳。

方药：给予《金匮》肾气丸，每次6g，每日2次；配合磁朱丸，每次6g，每日2次。服药半个月，头晕腰酸明显好转。继续坚持服药，1个月后头晕、阴囊湿冷、浮肿皆愈。患者逢人便说，中药治疗月余，三病皆愈，神妙无比。（摘自《〈金匮要略〉与中医现代临床》）

[**按语**] 阴阳俱虚、虚阳浮越所致眩晕，治疗当阴阳两补。方用肾气丸者，一方面用桂附温阳，另一方面更以滋阴为基础，意在阴中求阳。同时，配合磁朱丸，可以平肝息风，镇摄浮阳。即"盏中加油""炉中覆炭"之法。如徒事温阳，不配合敛阳、镇摄以及引火下行之药，则可能惹动虚阳离散，则命奔矣。

厥 证

厥证是因脏腑失调，气机逆乱，气血升降失序，阴阳气不相顺接，一时性元神失用所引起的以突然意识丧失，突发昏仆、不省人事，或伴有四肢逆冷为主要表现的病证。轻者稍时即醒；重者昏厥时间较长，甚至一厥而亡。西医学各种原因所致之晕厥、休克、中暑、电解质紊乱、低血糖昏迷、直立性低血压、严重心律失常、高血压脑病、短暂性脑缺血发作、癔症等，均可参考本病证进行诊治。

【沿革】

厥证的病名首见于《内经》，包括昏厥、四肢逆冷或烦热以及逆乱等三种内涵。《素问·厥论》所谓"厥……或令人暴不知人，或至半日，远至一日乃知人者"。《素问·大奇论》所谓"暴厥者，不知与人言"。《素问·调经论》所谓"血之与气，并走于上，则为大厥，厥则暴死"。《素问·生气通天论》所谓"大怒则形气绝，而血菀于上，使人薄厥"。皆是突然昏厥之意。汉张仲景《伤寒杂病论》论厥主要是"阴阳气不相顺接"的手足逆冷，主张用四逆汤、通脉四逆汤、当归四逆汤、白虎汤、茯苓甘草汤、瓜蒂散、四逆散、乌梅丸等治疗多种不同厥证。宋金元时代，如张子和《儒门事亲》论厥，除了指手足逆冷外，尸厥、痰厥、酒厥、气厥、风厥等，均为昏厥之类。明清以后，

《医学入门》《医贯》《景岳全书》《证治准绳》《证治汇补》等书，对厥证的认识不断深化。论气厥、血厥、痰厥、食厥、暑厥、酒厥、蛔厥，符合临床实际。《证治汇补·厥》更指出："或外因六淫，内因七情，气血痰食，皆能阻遏运行之机，致阴阳二气不相接续，而厥作焉。"论厥证病机颇为中肯。

【病因病机及其演变】

厥证的病因包括体质因素、内伤七情、饮食失宜、暑邪、瘴气、失血、过汗、吐下伤津以及劳倦或久病体虚、调治失宜等多方面因素。①体质因素以少阳气郁、厥阴肝旺体质为多见，也可见于太阴脾虚、少阴肾虚体质者。②情志所伤，如"怒则气上""惊则气乱""恐则气下"，均可致气机逆乱而为病。其中，暴怒引起肝气上逆，或惹动肝阳，兼夹风火痰瘀，上蒙清窍，或夹气血上冲，即成气厥、血厥。少阳胆气素虚，或太阴、少阴气虚，惊恐则气乱、气陷，阴阳气不相顺接，则为气厥虚证。③饮食失宜，宿食停滞，或痰浊内生，痰食阻隔，阴阳气不相顺接，则发为食厥、痰厥。④暑期劳作，或遭遇山岚瘴气，暑热、秽浊之邪，蒙闭清窍，一时神明失用，则为暑厥、中恶。⑤过汗、吐下、失血等，津脱液竭，气随血脱，清窍失养，一时神明失用，也可以导致气厥、血厥虚证。⑥年老久病体虚，或因调治失宜，或过度饥饿，或过度疲劳，或睡眠不足，阴阳气血亏虚，不能充养清窍，或加以情志刺激等，则容易引发气机逆乱，而发生一时性神明失用，引为气厥、血厥虚证。

厥证病位在脑窍，发病与肝、心、肾、脾、胃等多脏腑有关。基本病机为脏腑失调，气机逆乱，气血升降失序，阴阳之气不相顺接，一时性元神失用，而致突发意识丧失。"元神"的"元"，有原始、先天、基本的意思，元神主要是"神"最基本的功能，主要体现在意识层面。元神失用，即表现为意识丧失。至于厥证的证候特点有虚有实。实证多气机逆乱、气血上冲，或风火痰瘀以及暑热、秽浊之邪，上蒙脑窍，或痰食阻隔，阴阳气不相顺接，一时性元神失用，意识丧失所致。虚证多气血津液亏虚，或加以情志刺激、劳倦等诱因，不能上充脑窍，导致阴阳气不相顺接，一时性元神失用，意识丧失所致。轻症多持续时间短，稍时即醒。重症多持续不解，如血厥不解，风阳暴张，风火灼伤血络，或风痰瘀血痹阻脑络，可渐成中风病；而气厥、血厥虚证，失治误治，则为脱证，气脱、血脱，元神离散，阴阳离决，则可危及患者生命。

【诊断要点】

1. 临床表现 突然昏倒、不省人事或伴四肢逆冷。发病前常有先兆症状，如头晕心悸、视物模糊、乏力等，而后突然意识丧失，突发昏仆，不知人事，移时苏醒。发病时常伴有面色苍白、汗出，或四肢逆冷，醒后除可自感头晕、疲乏外，一如常人，不遗留失语、口舌歪斜、偏瘫等症。

2. 发病特点 一时性发病，急骤发病，突然发病。既往或有类似发作史。发病前常有明显的情志刺激、过度劳累、体位突然改变等诱因，或有久病体虚调治失宜，或大量失血、过汗、吐下亡津、暴饮暴食史，或有暑天劳作与山岚瘴气接触史。

3. 相关检查 血常规、血糖、电解质、血压测定和心电图、脑电图、脑血流图、颅脑 CT、MRI 等检查有助于诊断与鉴别诊断。

【类证鉴别】

1. 厥证与痫证鉴别 厥证与痫证重症，皆可突然昏倒，所以需要鉴别。厥证突然昏倒、不省人事，可伴有四肢逆冷，不伴有抽搐等，轻症稍时即醒，重症可一厥不回。痫证常有先天因素，或有头部外伤史，或颅脑疾病史，以青少年为多见，其重症虽也可表现为突然昏仆，不省人事，但发作时常伴有怪叫，口吐涎沫，两目上视，肢体抽搐，角弓反张，小便失禁等，常反复发作，每次症状均相类似，苏醒缓解后如常人。

2. 厥证与中风病鉴别 厥证与中风病中脏腑证，皆可表现为突然昏倒，所以需要鉴别。但厥证发病以一时性昏厥为特点，可伴有四肢厥冷等，不伴有口舌歪斜、偏瘫等，轻症稍时即醒，醒后不遗留有失语、口舌歪斜、偏瘫等症。中风病以中老年人为多见，常有肝阳亢盛病史。中脏腑者，突然昏仆，不省人事，伴有口舌歪斜、偏瘫失语等症，神昏时间较长，醒后遗留有偏瘫、口舌歪斜、失语等症。

3. 厥证与痉证鉴别 厥证与痉证重症，皆可表现为突然神昏，所以需要鉴别。但厥证神昏可伴有四肢逆冷等，不伴有肢体抽搐、角弓反张等症。痉证重症虽也可有神昏，必伴有筋脉拘挛、肢体抽搐甚至角弓反张等特征性症状。

4. 厥证与昏迷鉴别 厥证与昏迷均可表现为神昏、不省人事，所以需要鉴别。厥证发病常有情志刺激、饮食不节、劳倦过度、亡血伤津等诱因，表现为突然昏倒，发病急骤，一时性神昏，轻症稍时即醒，醒后除疲乏等症外，一如常人。昏迷则为多种疾病发展到一定阶段所出现的危重症候。一般来说发生较为缓慢，常有原发病存在，有昏迷前的临床过程，先轻后重，由烦躁、嗜睡、谵语渐次发展，一旦昏迷后，持续时间较长，恢复较难，苏醒后原发病仍然存在。

5. 厥证与脱证鉴别 厥证与脱证均可表现为神昏、不省人事，所以需要鉴别。厥证发病突然，突发神昏，不省人事，病性有虚有实，轻症稍时即醒，醒后一如常人。脱证可突然发病，也可以久病逐渐加重所致，病性属至虚之证，病情危重，可表现为气脱、血脱、津脱、神亡，预后较差。当然，厥证重症属于虚证者，失治误治，病情进一步加重，即脱证，可表现为气脱、血脱、津脱，所以常厥脱并称，重症患者元神离散，随时可危及患者生命。

另外，厥证还需要与古人所称的"肢厥""厥逆"相鉴别。《内经》论厥，包括四肢厥冷的"寒厥"与四肢厥热的"热厥"；《伤寒论》论厥，主要是四肢厥冷，不一定伴有神昏，可由内热、气郁、痰饮、宿食、蛔虫、血虚寒凝以及阳气衰微等多种原因引发。

【辨证要点】

厥证应首辨病因，次辨虚实，再辨气厥、血厥。并应注意患者体质。

1. 辨病因 气厥虚证，多平素体质虚弱，发病前常有过度疲劳，睡眠不足，饥饿受寒，或久病体虚，或过汗、吐下等诱因；血厥虚证，与失血有关，常继发于大出血之后；气厥、血厥实证，多形体壮实，发作多与精神刺激密切相关；痰厥好发于恣食肥甘体胖者；食厥发生于暴食之后；酒厥发生于暴饮之后；暑厥多发生在暑期久暴烈日或高温作业者；中恶则常有山岚瘴气接触史。

2. 辨虚实　痰厥、食厥、暑厥、中恶多为实证，而气厥、血厥有虚有实。厥证实证一般表现突然昏厥，面红气粗，声高息促，口噤拳握，或夹痰涎壅盛，脉多沉实，或沉伏；厥证虚证常表现为突然昏厥，面色苍白，声低息微，口开手撒，汗出肢冷，脉沉细微，或细弱无力。

3. 辨体质　少阳气郁，性情抑郁，爱生闷气，敏感，如林黛玉。厥阴肝旺体质者，性格暴躁，性急易怒，如张飞。太阴脾虚体质，体弱易疲劳，食少，有腹胀腹泻倾向；若脾虚湿盛体质，多体形肥胖，喜食肥甘。少阴肾虚者，多体弱，有阴虚、阳虚、阴阳两虚之分，腰膝酸软，或烦热有失眠倾向，或畏寒肢冷，神疲多睡。

【治则治法】

厥证乃危急证，发作期应当及时救治，醒神回厥是其治疗原则，苏醒后则应辨证选用祛邪补虚，调补气血阴阳。

1. 急性发作期　实证治以行气、理血、化痰、消食、清暑、辟秽，以开窍醒神。如以通关散搐鼻取嚏，或针刺人中，或鼻饲牛黄清心丸、紫雪丹、至宝丹，或苏合香丸，或舌下含化麝香保心丸与速效救心丸，或静脉输注清开灵与醒脑静注射液等。虚证治以益气、回阳、救逆，以醒神固脱。如鼻饲独参汤、参附汤，或静脉输注生脉注射液、参麦注射液，或参附注射液等。

2. 缓解期　实证治当行气、理血、化痰、消食、清热、化浊、潜阳、降逆。虚证治以补气、养血、滋阴、益阳。

【分证论治】

1. 气厥

（1）实证

临床表现：突然昏倒，人事不知，牙关紧闭，两手握拳，呼吸急促。或见四肢厥冷，发作前情绪激动不安，或郁闷不乐，或觉胸前堵闷，四肢麻木。舌苔薄白，脉伏或沉弦。

治法：开窍醒神，理气解郁。

治疗可急用通关散搐鼻；继用五磨饮子加减。若为少阳气郁体质，肝郁脾虚，平素性喜抑郁，悲观敏感，胸胁胀满或痛，嗳气，善太息，腹满，食少，便溏，妇女月经不调，舌暗，舌苔边多浊沫，脉弦细者，方可用逍遥散；心烦咽干者，可用丹栀逍遥散加味。若肝胃不和，胃脘胀满，伴胸胁胀痛，嗳气，反酸，恶心呕吐，舌苔边多浊沫，脉弦者，可用柴胡疏肝散加减。若气郁痰阻，症见头晕，咽中有痰，情志抑郁，胸闷，舌苔腻者，可用半夏厚朴汤加减。若气郁夹痰湿食滞，胸胁胀满，脘腹痞闷，嗳腐吞酸，心烦眠差，舌暗，舌苔腻，脉弦或弦滑者，可用越鞠丸或配合保和丸消食导滞。若平素多疑，喜悲伤欲哭，或哭笑无常，汗出多，睡眠不宁者，可用甘麦大枣汤加合欢花、夜交藤等。临床常用经验方——解郁宁神方：柴胡12g，黄芩9g，沙参9~12g，陈皮9~12g，清半夏9~12g，合欢花12~30g，夜交藤9~15g，炒酸枣仁12~30g，生龙牡（各）30g（先煎），白芍12~30g，茯苓9~12g，炙甘草6g。适用于少阳气郁体质，心情抑郁，心胸烦闷，失眠多梦，或有恶心，舌略红，舌苔边多浊沫，脉弦或弦滑者。当然，此证平素应常服疏肝解郁药，同时特别注意避免精神刺激。

（2）虚证

临床表现：头晕目眩，心慌气短，突然昏仆，可伴呼吸微弱，面色苍白，汗出肢冷，或见小便自遗。舌质淡，苔薄白，脉沉细微。

治法：益气回阳，救逆醒神。

方可急用生脉注射液、参附注射液静脉输注；继用四味回阳饮加减。参考处方：红参3~15g（另煎兑），附子6~9g（久煎），炮姜6~12g，黄芪15~60g，大枣5~12枚，炙甘草6g，山茱萸15~30g，煅龙骨30g，煅牡蛎30g，浮小麦15~30g。若为消渴病调治失宜，用药过量，或饥饿诱发晕厥，表现为头晕心悸、汗出、乏力，甚至晕厥者，可急饮糖水，已经发生昏厥者，可以静脉输注高浓度葡萄糖注射液，或生脉注射液。因体质素虚，或久病失治，因受惊恐，或突然起身，或排尿期间，发生晕厥者，多气虚下陷，方可用补中益气汤加减。若因汗、吐、下太过，气随津脱，晕厥苏醒后乏力，心悸，咽干，口渴者，可用生脉散加神曲、麦芽等。此证体虚，平素应注意调养，慎起居，可常服香砂六君子丸、补中益气丸、生脉散等，避免过度劳累。

2. 血厥

（1）实证

临床表现：突然昏倒，不省人事，牙关紧闭，面赤唇紫。醒后头昏头痛。平时急躁易怒，口苦面赤，头晕胀痛。舌质红、苔薄黄，脉弦。

治法：理血降逆，醒神开窍。

可急用安宫牛黄丸或至宝丹鼻饲，或用清开灵或醒脑静注射液静脉输注；继用通瘀煎合羚羊钩藤汤加减。参考处方：羚羊角粉3g（冲服），钩藤15~30g，生地12~30g，当归9~12g，黄芩9~12g，牛膝12~15g，生石决明30g（先煎），泽泻12~15g，茯神12~15g，菊花9~12g，甘草6g。适用于厥阴肝旺体质，肝阳上亢，气血上冲，平素头晕头痛、面红目赤、性急易怒者。若为肝火上炎，症见头痛目赤，急躁易怒，少寐多梦，舌红苔黄，脉弦数者，可用龙胆泻肝汤加减。若肝胃郁热证，胁痛，腹满，大便干结，舌红苔薄黄，脉弦数者，可用大柴胡汤加减。若血厥不能速解，出现口舌歪斜、偏瘫者，即成"中风病"，则应按中风病思路进行诊治。若临床表现为心痛骤发，或有心悸，进而昏厥者，则可首选舌下含化麝香保心丹，或用苏合香丸灌服，并按心痛思路进行辨证治疗。

（2）虚证

临床表现：曾经失血，或久病血虚，心悸头晕，突发眼前发黑，昏厥，伴面色无华，口唇色淡，自汗，肢冷，气息低。舌质淡，苔薄白，脉芤或细数无力。

治法：补气养血，醒神固脱。

可急用独参汤灌服，或用人参注射液或生脉注射液静脉输注；继以人参养营汤加减。若出血未止，可加用三七粉、仙鹤草等。若亡血急症，阳气欲脱者，症见面色苍白，冷汗淋漓，呼吸微弱者，可用参附龙牡汤加减。厥回神疲者，可用归脾汤或十全大补汤善后。

3. 痰厥

临床表现：突然昏厥，喉中痰鸣，体形肥胖，头晕沉重，胸闷，或呕吐涎沫，呼吸气粗，舌苔白腻，脉沉滑。

治法：行气豁痰。

方可用导痰汤加减。若风痰扰动，症见头晕头沉，呕吐痰涎，或肢体震颤，舌苔腻，脉弦滑者，可用半夏白术天麻汤加减。若痰热内郁，症见头晕头痛，心烦胸闷，失眠多梦，口干便秘，舌尖红，苔黄腻，脉滑数者，可用黄连温胆汤加减。若烦躁不能，腹满，大便干者，可用礞石滚痰丸。临床常用经验方——化痰宁神汤：黄连 9～12g，胆南星 9～12g，石菖蒲 9～12g，郁金 9～12g，竹茹 9～12g，枳壳 9～12g，陈皮 9～12g，清半夏 9～12g，制远志 9～12g，炒酸枣仁 12～30g，生龙牡（各）30g（先煎），茯苓 9～12g，炙甘草 6g。适用于少阳气郁体质，痰热内郁，头晕头沉，心胸烦闷，失眠多梦，舌红苔黄腻，脉滑或滑数者。

4. 食厥

临床表现：暴饮暴食，或加以恼怒，突发昏厥，头晕头沉，脘腹胀满，呕恶酸腐，舌苔厚腻，脉滑。

治法：消食和中。

方用神术散合保和丸加减。参考处方：陈皮 9～12g，姜半夏 9～12g，茯苓 9～12g，炒神曲 9～12g，炒麦芽 9～12g，焦山楂 9～12g，焦槟榔 9～12g，石菖蒲 9～12g，炙甘草 6g。若食积化热，症见腹胀满，大便不通者，可用小承气汤加味。

5. 暑厥

临床表现：暑热劳作，口渴面赤，继而昏厥，不省人事。或有谵妄，头晕头痛，胸闷乏力，舌质红而干，苔薄黄，脉洪数或细数。

治法：开窍醒神，清暑益气。

治当迅即将患者移至阴凉通风处，急用牛黄清心丸，或紫雪丹鼻饲，或用清开灵注射液静脉输注；继用白虎加人参汤，或清暑益气汤加减。参考处方：生石膏 15～30g（先煎），知母 12～15g，天花粉 12～15g，山药 12～15g，生晒参 3～15（另煎兑），沙参 12～15g，麦冬 9～12g，炙甘草 6g。若为暑热伤阴耗气，气随汗脱，烦热口渴，多汗乏力，心悸者，可用生脉散加味，或用生脉注射液静脉输注。若暑热内闭，热灼阴伤，肝风内动，昏厥不醒，四肢抽搐者，此为"暑痉"，治当清热解暑，凉肝息风，方用羚角钩藤汤加减。若为暴受秽浊之气，内闭清窍，症见突然昏厥，不省人事，口噤不开，手足厥冷，面色晦暗，脘腹满痛者，宜用苏合香丸，或玉枢丹辟秽开窍。

【其他疗法】

针灸疗法：针刺醒神开窍，主要用治闭证；艾灸回阳固脱，主要用治脱证。针刺取人中、内关、百会、素髎、十宣、十井穴。邪实闭盛者，可选十宣少量放血。艾灸取神阙、关元、气海、足三里、太溪、神阙等穴。

其他外治方法：如生半夏末，或皂荚末，或石菖蒲末，少许，搐鼻取嚏，可以醒神开窍。

【预防调护】

保持心情舒畅，避免精神刺激以及暴饮暴食、高热劳作。发作前若出现先兆症状，则应立即取平卧位。平素体虚者，应当避免过度疲劳、站立过久，剧烈变化体位。既往有发作史者，平时可在辨证基础上，调整脏腑功能、调补气血阴阳。

急性发作期，应加强护理，密切观察病情变化，采取相应措施救治。喉中痰多者应予吸痰。饮食方面，暑厥应给予清凉素淡饮食，适当进食鲜水果或果汁；痰厥尽量少吃辛辣、烧烤以及醇酒厚味等。

【病案举例】

王某，男，32岁。反复发作晕厥2月余。近两个月以来，多次发生晕厥，伴有心悸，乏力，汗出，晕厥多发生在餐前，尤其是午餐前。晕厥发作，少时即醒，没有明显不适。自述多食易饥，烦热，咽干乏力，睡眠差，二便如常。曾查心电图、脑电图均正常。发作时血糖3.5mmol/L。查空腹胰岛素水平异常升高。西医诊断为空腹高胰岛素血症，糖耐量受损。求诊于中医。查形体偏胖，舌质暗红，苔腻略黄，脉沉细滑。

中医诊断：厥证（气阴两虚，痰湿化热，阻隔气机）。

辨证分析：脾主运化，恶湿；胃主受纳，恶燥。患者形体肥胖，脾肾素虚，多有痰湿，痰湿化热，痰热阻隔，气机逆乱，所以可导致时时晕厥。气阴不足，故见咽干乏力；痰热扰心，故见烦热眠差。综合舌脉证，舌暗红，苔腻略黄，脉沉细滑，乃脾肾气阴不足，夹有痰火之证。病位虽有关清窍不利，脏腑定位则在脾胃，与肾相关。病性为虚实夹杂，实证为痰、湿、热，虚证为气虚、阴虚。失治误治，病情进展，即可为消渴病，或继发百证。

治法：益气养阴，清热化湿。

方药：降糖基本方合葛根芩连汤、平胃散加减。

处方：生黄芪30g，生地30g，苍术15g，白术15g，玄参25g，玉竹15g，知母15g，葛根30g，丹参30g，黄芩9g，黄连12g，陈皮9g，清半夏12g，茯苓15g，地骨皮30g，荔枝核15g，仙鹤草30g，荷叶30g，蚕沙15g（冲服），甘草6g。14剂。服药后晕厥未发生，仍述餐前心悸头晕。仍按原方出入，共治疗3个月，晕厥未再发作，餐前心悸、头晕基本消失。复查胰岛素抵抗指数有所改善。（赵进喜医案）

[按语] 餐前晕厥，古称空心厥，多见于低血糖反应。此例即糖尿病前期胰岛素抵抗患者，中医辨证为气阴两虚，湿热阻隔，气机逆乱，餐前一时性清窍失养，故而发生晕厥。所以选用师祖祝谌予先生降糖基本方，即黄芪、生地，苍术、玄参，葛根、丹参，三个药对，益气养阴，活血化瘀；更加玉竹、知母、黄芩、黄连，可滋阴清热；陈皮、半夏、荷叶，可除湿化痰。更有蚕沙冲服，可延缓糖类物质吸收，所以有利于避免餐前低血糖。所以缓缓取效。

中风病

中风病是风火痰瘀，痹阻脑络，或风火灼伤脑络，络破血溢，神机失用所致的以突然昏仆，或不经昏仆而见半身不遂、口舌歪斜、言语謇涩或不语、偏身麻木为典型表现的病证。根据临床表现是否存在意识障碍与病情轻重程度，可分为中经络、中脏腑。本病多见于中老年人。四季皆可发病，但以冬春两季最为多见。西医学的脑血管疾病，包括缺血性和出血性脑血管病，均可参考本病证进行诊治。

【沿革】

《内经》就有论及。相关病名包括"大厥""薄厥""仆击""偏枯""风痱"等。如《灵枢·刺节真邪》指出："虚邪偏客于身半，其入深，内居营卫，营卫稍衰，则真气去，邪气独留，发为偏枯。"《素问·调经论》指出："血之与气，并走于上，则为大厥，厥则暴死。"《素问·通评虚实论》指出："凡之消瘅，仆击、偏枯……肥贵人则膏粱之疾也。"对中风病临床表现、病机以及好发人群已有认识。东汉张仲景《金匮要略》首先提出中风病名，并设专篇讨论其临床表现、分类及其预后转归，重视络脉空虚，风邪入中病机。唐宋以前，多以"内虚邪中"立论，治疗常用小续命汤等方。宋代以后，金元医家开始以"内风"立论。如刘完素强调"肾水不足，心火暴甚"；李东垣强调"形盛气衰，本气自病"；朱丹溪认为"湿痰化热生风"。各具特色。王履《医经溯洄集·中风辨》指出："殊不知因于风者，真中风也！因于火、因于气、因于湿者，类中风而非中风也！"更从病因学角度把中风病分为"真中""类中"。明代张介宾《景岳全书·非风》提出"非风"之说，强调中风病发病基础是"内伤积损"。李中梓《医宗必读·总论》更将中风病明确分为闭、脱二证，很有临床价值。清代医家叶天士、沈金鳌、尤在泾、王清任等丰富了中风病的治法和方药，特别是王清任补阳还五汤名方，切合临床实用。李用粹《证治汇补·中风》指出："平人手指麻木，不时眩晕，乃中风先兆，须预防之，宜慎起居，节饮食，远房帏，调情志。"明确了中风病先兆表现及其预防。晚清及近代医家张伯龙、张山雷、张锡纯进一步认识到本病的发生主要是阴阳失调，气血逆乱，直冲犯脑，镇肝熄风汤、建瓴汤等对当今临床有指导价值。当代医家王永炎院士等，更提出可用星蒌承气汤治疗中风病痰热腑实证以及"毒损脑络"病机等，逐渐形成了中风病诊治规范，疗效明显提高。

【病因病机及其演变】

中风病的病因包括体质因素、情志失调、饮食失节、劳倦所伤、高年久病等。①体质因素，以厥阴肝旺体质最为多见，其他如阳明胃热体质、少阴阴虚体质、少阳气郁体质和太阴脾虚体质，也可发病。②情志失调，尤其是厥阴肝旺体质，暴怒伤肝，怒则气逆，气机逆乱，气血上冲，或肝火上扰，或引动风阳，或夹风痰扰动，或痹阻脑络，或灼伤脑络，均可引起中风病发生。③饮食失节，损伤脾气，或过嗜醇酒厚味，内生痰湿、痰火，阻痹脑络，或灼伤血络，可导致中风发病。④劳倦内伤，烦劳过度，尤其是少阴阴虚体质者，伤耗阴精，阴虚而火旺，或阴不制阳，则可风阳内动。⑤高年体虚，或消渴病日久，气虚或气阴两虚，气虚、阴虚血瘀，或久病眩晕头痛，阴虚，阴不制阳，风阳扰动，进一步也可发为中风病。

中风病病位在脑，与心、肾、肝、脾、胃多脏腑相关。发病因素无外虚（阴虚、气虚）、火（肝火、心火）、风（肝风）、痰（风痰、湿痰）、气（气逆）、血（血瘀）六端。核心病机为风火痰瘀，痹阻脑络，或风火灼伤脑络，络破血溢，神机失用。其发病乃因脏腑功能失调，气虚、阴虚，痰、瘀内生，加之劳倦内伤、忧思恼怒、饮酒饱食、用力过度、气候骤变等诱因，则可致瘀血阻滞、痰热内蕴，或阳化风动、血随气逆，导致脑脉痹阻，或血溢脉外，神机失用，即可引起中风病发病。神机即"神"发挥功能的关键。《素问·五常政大论》指出："根于中者，命曰神机，神去则机息；根于外者，命曰气立，气止则化绝。"张介宾注释曰："物之根于中者，以神为主，而其知觉运动，即神机之所发也；物之根于外者，必假外气以成立，而其生长收藏，即气化之所立也。"所以神机失用，既可见神昏，也可表现为肢体瘫痪、麻痹发木等。至于中风病病性，多本虚标实，上盛下虚。本虚多见肝肾阴虚、气虚血少，标实多为风火、痰湿、瘀血等。

中风病的病情，有轻有重，轻者为中经络，可仅表现为半身不遂、偏身麻木、口舌歪斜等，重症为中脏腑，表现为气血逆乱，上犯于脑，神明失用，故见神昏不知人。但中经络也有重症，若病情进展，在3~7天内，即可表现为偏瘫加重，并出现神志不清，而成中脏腑之证。中脏腑闭证，经抢救治疗而神志转清，则预后较好。若闭证失治，则可转为脱证，若出现呃逆、抽搐、戴阳、呕血、便血、四肢厥逆等变证者，则预后不良。至于中风病后遗症阶段，肢体偏瘫由松弛转为拘挛，或伴舌强语謇，或时时抽搐，甚或神志失常者，提示病势为逆，多病归难治。若头痛、眩晕不解，或又见肢体麻木等，则有复中之虞。

【诊断要点】

1. 临床表现 以神昏（神志恍惚、迷蒙，甚至昏迷，或昏愦，可突然神昏，更可逐渐加重），半身不遂（单个或单侧肢体力弱或瘫痪，起病即可见偏瘫，也可逐渐加重而为偏瘫。少数可见肢体强痉拘急），口舌歪斜（伸舌歪向瘫侧肢体），舌强言謇或失语，偏身麻木为主症。

2. 发病特点 多急性起病，发病前常有先兆症状。或素有眩晕、头痛、耳鸣，突然出现一过性言语不利或肢体麻木，视物不清，偏盲，甚或晕厥。40 岁以上人群多发。其中缺血性中风，多静态发病，病情变化相对较缓，而出血性中风，多有暴怒、剧烈活动等诱因，发病后风阳、痰热症状突出，多病情进展迅速。一般说，中风病急性期多为两周时间，最多为 1 个月时间；半年之内即为恢复期；半年以上则属于后遗症期。

3. 相关检查 血压、血生化、脑脊液检查，眼底检查，颅脑 CT、MRI、TCD 等检查，有助于诊断与鉴别诊断。尤其是颅脑 CT、MRI 检查，可鉴别缺血性中风与出血性中风。

【类证鉴别】

1. 中风病与口僻鉴别 中风病表现为口舌歪斜，多伴有肢体瘫痪或偏身麻木，为气血逆乱，风火痰瘀，痹阻脑络，或灼伤脑络，脑髓神机失用所致，以中老年人多发。口僻俗称吊线风，主要表现为口眼歪斜，多伴有耳后疼痛，因口眼歪斜有时伴流涎、言语不清。多正气不足，风邪或夹痰入中脉络，气血痹阻所致，不同年龄段均可发病。

2. 中风病中脏腑与痫证鉴别 两者均可表现为突然神昏，需要鉴别。痫证有发作性，神昏伴有四肢抽搐，口吐涎沫，双目上视，或作异常叫声，醒后一如常人，肢体活动多正常，发病以青少年居多。而中风病神昏伴半身不遂、口舌歪斜等，醒后半身不遂等依旧。当然，中风病失治，也可以继发痫证。

3. 中风病中脏腑与厥证鉴别 两者均可表现为突然神昏，需要鉴别。厥证神昏，可伴有四肢逆冷，一般移时可醒，醒后无半身不遂、口舌歪斜、言语不利等症。而中风病神昏恢复清醒较难，醒后可遗留半身不遂、口舌歪斜、言语不利等症。

4. 中风病与痿证鉴别 两者均可见肢体瘫软无力，需要鉴别。痿证以手足软弱无力、筋脉弛缓不收、肌肉萎缩为主症，以双下肢或四肢为多见，或见有患肢肌肉萎缩，或见筋惕肉瞤，多起病缓慢，不伴有神昏、口舌歪斜、言语不利等。而中风病，肢体肌肉萎缩者，多见于后遗症期，为半身不遂而废用所致，又称"偏枯"。

【辨证要点】

中风病除了辨病期，首应辨中经络或中脏腑，中脏腑者辨闭证与脱证，闭证应辨阴闭与阳闭。

1. 辨中经络与中脏腑 主要鉴别点是有无意识障碍。中经络神志清楚，无意识障碍，临床表现为不经昏仆而突然发生口舌歪斜、言语不利、半身不遂；中脏腑则存在意识障碍，可出现突然昏仆，不省人事，半身不遂、口舌歪斜、舌强言謇或不语、偏身麻木，或出现神识恍惚，或迷蒙，逐渐进展为昏迷、昏愦。中经络者，病位较浅，病情较轻；中脏腑者，病位较深，病情较重。

2. 辨病期 中风病可分为先兆期、急性期、恢复期、后遗症期。若中老年人，或素体形肥体丰，素有眩晕、头痛，或一过性肢麻，肢体力弱，视物不清，口舌歪斜，言语謇涩，时有发生，甚至一日数发者，为中风先兆。若遇气候骤变，烦劳过度，情志相激，跌仆努力等诱因，即可诱发中风病急性起病，而表现为神昏、半身不遂、口舌歪斜、言语謇涩等。急性期为两周时间，最多为 1 个月时间；其后至半年之内为恢复期；半年以上则为后遗症期。

3. 辨标本虚实 病性属本虚标实，急性期多以标实证候为主，根据临床表现注意辨别病性属火、风、痰、瘀之异。平素性急易怒，面红目赤，口干口苦，发病后身热，烦躁，大便秘结，小便黄赤，舌红苔黄者，多火热为病；素有头痛、眩晕，突然半身不遂，甚或神昏、抽搐、肢体痉强拘急者，为内风；形体肥胖，症见痰较多，或神昏，喉中痰鸣，舌苔腻者，属痰浊壅盛；素头痛，痛势较剧，舌质紫暗，多为瘀血为病。恢复期、后遗症期，多虚或虚实夹杂，虚证可表现为气虚、阴虚，或气阴不足，阳气虚衰。其中，肢体软瘫，口角流涎，乏力体倦，气短自汗者，为气虚；心烦少寐，口干咽干，手足心热，舌红少苔，多阴虚；畏寒肢冷，冷汗淋漓者，为阳气虚衰。更有气虚、阴虚证同见者。

4. 辨闭证与脱证 闭者，邪闭清窍，可表现为神昏、牙关紧闭、口噤不开、肢体痉强，为实证，根据有无热象，又可分为阳闭、阴闭。阳闭为痰热闭阻清窍，症见面赤身热，气粗口臭，烦躁不安，舌苔黄腻，脉弦滑而数；阴闭为湿痰内闭清窍，症见面白唇暗，静卧不烦，四肢不温，喉中痰鸣，舌苔白腻，脉沉滑或缓。阳闭和阴闭，有时可相互转化。脱证为气脱阳亡，症见昏愦无知，目合口开，四肢瘫软，手撒肢冷，汗多，二便自遗，鼻息低微，属中风病危证。另外，临床上更有邪气内闭而见外脱虚象者，称"内闭外脱"证，往往是病情演变的关键时刻，必须给予高度重视。

5. 辨病势顺逆 临床注意察"神"，尤其是神志和瞳神的变化。中脏腑者，初病即现昏愦无知，多实邪闭窍，提示病位深，病情重。若病人起病时神识恍惚，渐至神昏不知人，瞳孔变化，甚至出现呕吐、头痛、项强者，提示邪气日盛，而正气渐衰，病情加重。若中脏腑神昏不知人，其后神志逐渐转清，半身不遂不加重，或逐渐恢复者，提示病由重转轻，病势为顺，预后较好。若目不能视，或瞳孔大小不等，或突见呃逆频频，或突然昏愦、四肢抽搐，或背腹灼热而手足厥逆，或见戴阳，或生呕血变证者，提示病情逆转，预后不良。

【治则治法】

中风病急性期标实症状突出，急则治其标，治疗当以祛邪为主，可酌情选用平肝息风、清化痰热、化痰通腑、活血通络、醒神开窍等法。中脏腑闭证，治当祛邪开闭，醒神开窍；中脏腑脱证，治当扶正固脱、救阴回阳。内闭外脱者，则醒神开窍与扶正固本相结合。至于恢复期、后遗症期，虚实夹杂，或邪实未去而正虚已现者，治当标本同治，邪正两顾，可酌情选用育阴息风、益气活血、疏风化痰等法。

【分证论治】

1. 中经络

（1）风痰瘀血，痹阻脉络证

临床表现：半身不遂，口舌歪斜，舌强言謇或不语，偏身麻木，头晕目眩，舌质暗淡，舌苔薄白或白腻，脉弦滑。

治法：活血化瘀，化痰通络。

方药可用半夏白术天麻汤合桃红四物汤加减。参考处方：天麻 12～15g，白术 9～12g，茯苓 9～12g，陈皮 9～12g，半夏 9～12g，葛根 15～30g，当归 9～12g，川芎 9～12g，桃仁 9～12g，红花 9～12g，丹参 15～30g，鸡血藤 15～30g，炙甘草 6g。该方适用于风痰痹阻脉络缺血性中风者。也可给予丹参注射液静脉点滴。若太阴脾虚体质，风痰夹热，症见头晕头沉，烦满，失眠多梦，舌红苔黄腻者，可加黄连、酸枣仁、胆南星、天竺黄等。若阳明胃热体质，症见腹满、大便干者，可用栀子代替黄连，甚至可加熟大黄等。若厥阴肝旺体质，夹肝火，症见头痛头晕、眼花者，可加用桑叶、菊花、夏枯草、草决明等。

（2）风阳暴张证

临床表现：半身不遂，偏身麻木，舌强言謇或不语，或口舌歪斜，眩晕头痛，面红目赤，口苦咽干，心烦易怒，尿赤便干，舌质红或红绛，脉弦有力。

治法：平肝潜阳，凉肝息风。

方药可用天麻钩藤饮加减。参考处方：天麻 12～15g，钩藤 15～30g（后下），生石决明 15～30g（先煎），珍珠母 15～30g（先煎），黄芩 9～12g，栀子 9～12g，怀牛膝 9～15g，益母草 9～12g，杜仲 9～12g，桑寄生 12～15g，夜交藤 12～15g，白芍 12～30g，炙甘草 6g。该方适用于厥阴肝旺体质，或久病阴虚阳亢，肝阳暴亢，风火上扰者。常可配合清开灵注射液静脉点滴。若出血性中风病，可加用赤芍、白芍、丹参、葛根等。若出血性中风，则可去益母草，加槐花、蒲黄、三七粉等。若阳明胃热体质，或肝胃热结，症见头晕、头痛，心烦易怒，腹满便秘者，可用大柴胡汤加桑叶、菊花、丹皮、郁金等。若风火上蒙清窍，症见神识恍惚，迷蒙者，则提示中经络将向中脏腑转化，可配合灌服牛黄清心丸，或给予安宫牛黄丸救治。

（3）痰热腑实证

临床表现：半身不遂，口舌歪斜，言语謇涩或不语，偏身麻木，腹胀便干便秘，头晕目眩，咯痰或痰多，舌质暗红或暗淡，苔黄或黄腻，脉滑数或弦滑。

治法：通腑化痰。

方药可用星蒌承气汤加味。参考处方：胆南星 9～12g，瓜蒌 15～30g，生大黄 9～15g（后下），元明粉 6～9g（冲服），丹参 15～30g，赤芍 12～30g，白芍 12～30g，炙甘草 6g。该方适用于阳明胃热体质，或胃肠结热，痰热腑实证。若少阴阴虚体质，症见咽干、口渴，舌红脉细者，可配合增液汤加味。观察发现，针对痰热腑实证，采用化痰通腑法，一可通畅腑气、疏利气机，更可泄浊排毒；热扰神明，更可急下存阴，防闭防脱。唯应用通腑法，一定要注意适应证，体质壮实，症见腹满，大便数日不行，舌苔黄腻，脉实有力者，方可大胆攻下。若夹阴虚、气虚、气阴两虚等，应注意攻补兼施，谨防气脱神亡。

（4）气虚血瘀证

临床表现：半身不遂，口舌歪斜，口角流涎，言语謇涩或不语，偏身麻木，面色㿠白，气短乏力，心悸，自汗，便溏，手足肿胀，舌质暗淡，舌苔薄白或白腻，脉沉细、细缓或细弦。

治法：益气活血，扶正祛邪。

方药可用补阳还五汤加减。参考处方：黄芪60～120g，当归9～12g，赤芍12～30g，川芎9～12g，桃仁9～12g，红花9～12g，地龙9～15g，鸡血藤15～30g。该方适用于太阴脾虚体质，或久病气虚血瘀者。若气虚明显，症见乏力体倦者，可加党参、白术；若夹痰，症见言语不利，可加远志、石菖蒲、鲜竹沥水等。若阳虚，症见形寒肢冷者，可加桂枝、白芷等以祛痰利窍；若肩背痛，上肢偏废者，可加姜黄、桑枝；若下肢瘫软无力者，可加木瓜、川牛膝、怀牛膝等。

（5）阴虚风动证

临床表现：平素头晕耳鸣，咽干口渴，腰膝酸软，突发半身不遂，口舌歪斜，舌强言謇或不语，偏身麻木，烦躁失眠，手足心热，大便偏干，舌质红绛或暗红，少苔或无苔，脉细弦或细弦数。

治法：滋养肝肾，潜阳息风。

方药可用镇肝熄风汤加减。参考处方：龟板15～30g（先煎），白芍15～30g，生地15～30g，玄参12～30g，天冬9～12g，怀牛膝9～15g，生龙骨15～30g（先煎），生牡蛎15～30g（先煎），代赭石15～30g（先煎），钩藤15～30g（后下），茵陈9～15g，麦芽9～15g，川楝子6～9g，甘草6g。该方适用于少阴阴虚体质，或厥阴阴虚肝旺体质，或久病阴虚阳亢风动者。若夹有痰热，症见喉中痰鸣，舌苔黄腻者，可加天竺黄、鲜竹沥（兑服）、川贝母以清化痰热。若阴虚火旺，症见心烦失眠者，可加黄连、黄芩、栀子、夜交藤等。若肝阳上亢突出，症见头痛突出，烦躁易怒者，可加珍珠母、生石决明、龙胆草、黄芩、夏枯草等。

2. 中脏腑

（1）痰热内闭证（阳闭）

临床表现：起病骤急，神昏或昏愦，半身不遂，鼻鼾痰鸣，肢体强痉拘急，项背身热，躁扰不宁，甚则手足厥冷，频繁抽搐，偶见呕血，舌质红绛，舌苔黄腻或干腻，脉弦滑数。

治法：清热化痰，醒神开窍。

方药可用羚角钩藤汤加减，配合灌服，或鼻饲安宫牛黄丸。参考处方：羚羊角粉0.5g（冲服），桑叶9～12g，钩藤12～15g（后下），菊花9～12g，生地12～15g，白芍12～30g，川贝母6～9g，竹茹9～12g，茯神9～12g，甘草6g。该方适用于阳闭，常可配合安宫牛黄丸。也可取清开灵注射液，或醒脑静注射液静脉滴注。若痰热内盛，症见喉间痰鸣者，可加服竹沥水20～30mL，或猴枣散0.3～0.6g冲服。若肝火旺盛，症见面红目赤，脉弦有力者，可加龙胆草、栀子、夏枯草等。阳明胃热体质，腑实热结，症见腹胀便秘，苔黄厚者，可加生大黄、枳实、芒硝等。

（2）痰湿蒙闭证（阴闭）

临床表现：素体阳虚，突发神昏，半身不遂，肢体松懈，瘫软不温，甚则四肢逆冷，面白唇暗，痰涎壅盛，舌质暗淡，舌苔白腻，脉沉滑或沉缓。

治法：温阳化痰，醒神开窍。

方药可用涤痰汤加减，配合灌服或鼻饲苏合香丸。参考处方：清半夏 9～12g，陈皮 9～12g，茯苓 9～12g，胆南星 9～12g，竹茹 9～12g，石菖蒲 9～12g，制远志 9～12g，党参 9～12g，炙甘草 6g。该方适用于阴闭证。若阳虚寒盛，症见形寒肢冷，神疲，脉沉者，可用三生丸加味。

（3）气脱神散证（脱证）

临床表现：突然神昏或昏愦，肢体瘫软，手撒肢冷汗多，重则周身湿冷，二便失禁，舌痿，舌质紫暗，苔白腻，脉沉缓或沉微。

治法：益气回阳固脱。

方药可用参附汤加味。参考处方：人参 3～15g（另煎兑），炮附子 6～9g（先煎），山茱萸 12～30g，生龙牡（各）30g（先煎）。此方适用于中风病脱证。也可取参附注射液静脉滴注。若气阴两虚，气脱神亡，症见气短乏力，心悸，咽干口渴，汗出不止，舌红舌苔少，脉细数无力者，方可用生脉散加味。也可用参麦注射液或生脉注射液静脉滴注。

3. 后遗症期

（1）半身不遂

临床表现：肢体偏瘫，活动不利，或偏身麻木，口角㖞斜，语言不利，神疲乏力，气短自汗，小便清长，大便不调，饮食不多，舌质淡暗，边有齿痕，脉细缓。

治法：益气活血，通经活络。

方药可用补阳还五汤加减。参考处方：生黄芪 60～120g，当归 9～12g，川芎 9～12g，桃仁 9～12g，赤芍 15～30g，怀牛膝 15g，葛根 15～30g，丹参 15～30g，地龙 12～15g，鸡血藤 15～30g，桑枝 15～30g。该方适用于中风病恢复期或后遗症期气虚血瘀证。若气阴两虚，络脉瘀阻，症见半身不遂、偏身麻木，或口舌㖞斜、语言不利，气短乏力，咽干口渴，五心烦热、尿赤，便干，舌体胖大，有齿痕，苔薄，脉细数者，可加用生地、麦冬、玄参，或配合增液汤、生脉散加减。若兼痰湿阻滞，症见胸闷痰多，头晕，肢体沉重者，可加用瓜蒌 15～18g，胆南星 12g，陈皮 9g，清半夏 9g，茯苓 12g，化痰除湿。若肢体拘挛者，可加用生薏苡仁 30g，木瓜 15g、炙甘草 6g，或用威灵仙 12g、秦艽 12g、络石藤 30g、钩藤 15g 等。

（2）语言不利

临床表现：舌强不利，语言謇涩，或舌瘖不语，伸舌偏斜，或偏身麻木，或偏侧肢体不利，舌质暗、苔白腻，脉弦细滑。

治法：祛风除痰，通络开窍。

方药可用解语丹加减。参考处方：天麻 9～15g，全蝎 6～9g，白附子 6～9g，制南星 9～12g，天竺黄 12～15g，桃仁 9～12g，红花 9～12g，丹参 15～30g，石菖蒲 9～12g，制远志 9～12g，茯神 9～12g，炙甘草 6g。该方适用于中风病后遗症风痰阻络失语者。若阴阳两虚、虚阳化风，症见口舌㖞斜，语言不利，头目眩晕，神疲乏力，咽干口燥，四肢畏寒，腰膝酸冷，烦躁不安，舌胖大淡暗，有齿痕，苔水滑，或黄苔，脉沉细或关脉弦大者，方可用地黄饮子加减。若头晕眼花，心烦失眠者，可加磁朱丸，睡前服用。

【其他疗法】

中药外洗：苏木 30g，桂枝 15g，红花 15 g，伸筋草 30 g，艾叶 30 g。水煎浸泡手足，每次 15~20 分钟，每日 1 次。可治疗手足挛缩。

针灸疗法：中风先兆，取上星、百会、印堂、肩髃、曲池、足三里、阳陵泉穴。头晕加头维、风池；烦躁加四神聪、太冲、合谷；失眠加神门。针法：上星平刺，印堂平刺，百会、肩髃、曲池、足三里、阳陵泉直刺，平补平泻，每日 1 次，留针 30 分钟。2 周一个疗程。中风病急性期，邪闭神昏者，针刺十二井、十宣，放血数次；尺泽、委中三棱针放血 10mL 以上；同时行开四关针法，取双侧合谷、太冲，强刺激用泻法；取水沟穴，向鼻中隔方向进针，强刺激至眼球流泪，以醒脑开窍。气脱证取气海关元，针刺加灸，太冲、内庭针刺用补法，或隔附子饼灸神阙。中经络，若偏瘫，上肢力弱者，取肩髃、曲池、手五里、四渎、外关、合谷、臂中（心包经上肘、腕横纹连线中点），平补平泻，配合大椎、大杼、风门及第 6 颈椎旁华佗夹脊穴，向颈椎棘突方向斜刺；若下肢力弱者，取环跳、足三里、三阴交、风市、阳陵泉，平补平泻，配合肾俞、关元俞，第 5 腰椎旁华佗夹脊穴，向腰椎棘突方向斜刺。若手指麻木者，合谷透后溪；若手握拳不能伸者，三间后溪，捻转补泻；若足内翻者，取丘墟；若头痛者，百会、太阳梅化针点刺出血；若舌强失语，金津、玉液放血，毫针快刺廉泉。另外，头针疗法、耳针疗法，也有较好疗效。

【预防调护】

中风病的预防，应该注意慎起居、节饮食、调情志。最重要的还是积极治疗原发病，如消渴病、肝阳眩晕头痛、心悸怔忡等。顺应季节变化，避免寒冷空气刺激。尤其是存在中风先兆者，更应积极给予干预措施。

护理方面，急性期病人，应卧床休息，对中脏腑患者尤其是要密切观察病情，重点注意神志、瞳神、气息、脉象等，避免闭证转脱。应重视保持呼吸道通畅和大便通畅。谨防肺部、口腔、皮肤、会阴部感染等。语言不利者，应加强语言训练。病情稳定后，更应配合针灸、推拿及功能训练，鼓励病人坚持自我锻炼，以促进患肢功能康复。

【病案举例】

李某，女，43 岁。2002 年 3 月 26 日初诊。主因半身不遂，伴神志恍惚、语言謇涩 3 周来诊。患者发现糖尿病近 10 年余，并有高血压病、冠心病、脑梗死病史，已住院 3 次。长期服用西药磺脲和双胍类降糖药和降压药，血糖、血压控制非常差。查颅脑 CT 示多发腔隙性脑梗死。再次收住院，刻下：半身不遂，神志恍惚，时清时昧，语言不能，低热，喉中有痰声，大便数日未行，小便自遗。诊查：形体偏胖，颜面潮红，舌质暗红，苔厚黄腻，脉象弦滑略数。

中医诊断：中风病（阴虚阳亢，痰热腑实）。

辨证分析：肾主水，肝主木，水能涵木。阳明胃肠主通降，而脑为元神之府。患者久病，肾水不足，水不涵木，肝风夹痰热，痹阻脑络，神机失用，故见半身不遂、神志恍惚、语言塞涩。痰热腑实，胃肠通降不行，故见颜面潮热、低热、喉中有痰声、大便不行。综合舌脉证，舌质暗红，苔厚黄腻，脉象弦滑略数，乃阴虚风动、痰热腑实证。病位在脑，与肝肾胃肠相关。病性为虚实夹杂，虚证为阴虚，实证为肝风、痰热腑实。失治误治，可迁延而成偏枯，或生痉厥、吐血之变。

治法：养阴潜阳，化痰清热，通腑开窍。

方药：星蒌承气汤加减。

处方：瓜蒌18g，胆南星12g，生地25g，沙参15g，玄参25g，丹参15g，葛根25g，生大黄12g（后下），玉竹15g，豨莶草25g，桑枝25g，全蝎6g，地龙12g，水蛭12g，土鳖虫9g，蝉蜕9g，僵蚕9g，鲜竹沥水90mL（另兑），羚羊角粉3g（冲服）。3剂。配合静脉点滴"醒脑静""脑复康"等，西药对症治疗抗感染，调整降压药用量，并改用皮下注射胰岛素控制血糖。

二诊：2002年3月29日。服药2剂后大便1次，后得畅泄，精神症状明显好转，对答切题，但语言謇涩。效不更方。

三诊：2002年4月12日。服药后大便通畅，神志清楚，能正确对答，肢体症状也有明显好转，可自己步行散步。原方去羚羊角粉，停鲜竹沥水，生大黄改熟大黄，加鸡血藤30g，木瓜15g，继用。

四诊：2002年4月16日。患者因情绪波动，突发意识障碍，喃喃自语，反复重复一句话，目光呆滞，答非所问，舌暗红，苔腻略黄，急给予安宫牛黄丸1丸，并配合静点"醒脑静"等，又治疗1月余，病情逐渐被控制，精神和肢体症状基本消失，语言略欠流利，多语。建议出院。1年后来门诊开药，病情平稳，唯因未能良好控制饮食，复查血糖仍欠满意。（摘自《内分泌代谢病中西医诊治》）

[按语] 糖尿病脑血管病变，属中风之类，一般认为是消渴病基础上，风痰瘀血痹阻脑络所致。临床可表现为头眩、肢体麻木、痴呆等，以其症状常不典型，往往容易被忽视。其实，症状不典型并不意味着病情不严重，必须重视。因为糖尿病脑血管病变是在糖尿病基础上形成，常为多发性腔隙性梗死，病情不仅比较复杂，治疗也比普通脑血管病困难。本例患者即为多发性腔隙性梗死，症状还比较典型，但发病3周后才来住院，已是失治，并继发肺部感染。辨证属阴虚阳亢，痰热腑实，清窍不利，所以治拟养阴潜阳、化痰清热、通腑开窍。方药以王永炎院士星蒌承气汤为基础方，加用生地、沙参、玄参等育阴增液；加用丹参、葛根、地龙、水蛭、土鳖虫等活血化瘀通络。用玉竹、豨莶草者，为当代中医大家任应秋至阴豨莶汤之意趣，加蝉蜕、僵蚕者，是清代名医杨栗山升降散之妙用。桑枝最能舒筋活络，善走肢体；全虫最能搜风通络，善走舌络；鲜竹沥水化痰，兼擅通经络；羚羊角粉清热，尤擅息肝风。所以投方即效，大便一通，神志转清，诸症好转。至于治疗过程中出现反复者，与情绪波动有关，或为情志影

响血压，再次发生脑血管病变加重，急投安宫牛黄丸等而总归平复，实属不易。足见中西医结合治疗脑血管病确实具有独特优势。

痴 呆

痴呆是髓减脑消，或痰瘀痹阻脑络，神明失用所致的以智能减退、呆傻愚笨为主要临床表现的病证。轻者可见寡言少语，反应迟钝，善忘等；者重则表现为神情淡漠，终日不语，哭笑无常，不能分辨昼夜，外出不知归途，不欲食，不知饥，二便失禁等，生活不能自理。多发于老年人。西医学的 Alzheimer 痴呆、血管性痴呆等，可参照本病证进行诊治。

【沿革】

痴呆在古医籍中论述相对较少。但《内经》对"五脏藏神"生理病理已有系统论述。如《灵枢·本神》指出："血、脉、营、气、精神，此五脏之所藏也。至其淫泆离脏则精失、魂魄飞扬、志意恍乱、智虑去身者，何因而然乎……故生之来谓之精；两精相搏谓之神；随神往来者谓之魂；并精而出入者谓之魄；所以任物者谓之心；心有所忆谓之意；意之所存谓之志；因志而存变谓之思；因思而远慕谓之虑；因虑而处物谓之智……是故怵惕思虑者则伤神，神伤则恐惧流淫而不止。因悲哀动中者，竭绝而失生。喜乐者，神惮散而不藏。愁忧者，气闭塞而不行。盛怒者，迷惑而不治。恐惧者，神荡惮而不收……肾，盛怒而不止则伤志，志伤则喜忘其前言……是故五脏主藏精者也，不可伤，伤则失守而阴虚；阴虚则无气，无气则死矣。"《灵枢·天年》更指出："六十岁，心气始衰，苦忧悲，血气懈惰，故好卧……八十岁，肺气衰，魄离，故言善误。"从年老脏腑功能减退推论本病，类似于今之老年痴呆。后世对此缺少专门论述。直至明代张介宾《景岳全书·杂证谟》始有"癫狂痴呆"专论，对以往混淆不清的概念进行了辨析。认识到本病为多种病因渐致而成，临床表现具有"千奇百怪""变易不常"之特点，认为本病病位在心与肝胆，指出"有可愈者，有不可愈者，都在乎胃气元气之强弱"，对临床有一定指导意义。清代陈士铎《辨证录·呆病门》更指出："有终日不言不语，不饮不食，忽笑忽歌，忽愁忽哭，与之美馔则不受，与之粪秽则无辞，与之衣不服，与之草木之叶则反喜，人以为此呆病，不必治也。然而呆病之成，必有其因，大约其始也，起于肝气之郁；其终也，由于胃气之衰。肝郁则木克土，而痰不能化，胃衰则土制水，而痰不能消，于是痰积于胸中，盘踞于心外，使神明不清，而成呆病矣。治法开郁逐痰，健胃通气，则心地光明，呆景尽散也。"不仅呆病症状描述甚详，而且分析其成因病机，重视心肝、脾胃，提出了益气血、健脾胃、补心肝、开郁逐痰、通气醒神的治法，常用人参、茯神、当归、白芍、白术、柴胡、陈皮、半夏、南星、酸枣仁、石菖蒲等药，名方洗心汤、转呆丹、还神至圣汤等，对临床治疗有重要参考价值。当代医家对本病多有建树，普遍重视肾虚以及痰瘀病机与补肾化痰活治法。田金洲教授研究发现，本病平台期多见虚证，病情稳定，波动期多虚实夹杂，心肝火旺、痰瘀互结，病情时轻时重；下滑期常有诱因，认知损害明显加重。很有临床价值。

【病因病机及其演变】

痴呆的病因与体质因素、高年久病以及情志内伤有关。①体质因素，以少阴肾虚体质、太阴脾虚体质多见，其他如少阳气郁、厥阴肝旺、阳明胃热体质等均可能发病。②高年久病，气血虚损，心脾受伤，或久病及肾，肾精不足，脑髓亏虚，皆可发为痴呆。③情志内伤，尤其是少阳气郁、太阴脾虚、厥阴肝旺体质，忧郁气滞，忧思气结，暴怒伤肝，气滞日久，痰阻血瘀，或痰火内郁，阻痹脑络，蒙闭清窍，或扰动心神，神明失用，则为痴呆，或伴性情烦乱。而且，郁怒不解，睡眠不足，则心肝火旺，还会诱发病情加重。

痴呆病位在脑髓，发病与心肝脾肾多脏相关。核心病机是髓减脑消，或痰瘀痹阻脑络，神明失用所致。肾藏精，精舍志；心主血，血舍神；脾主思，脾舍意，肝藏血，肝藏魂；脑为元神之府。若肾精不足，不能藏志，作强无权，精不养髓，脑髓空虚，则神明失用，可表现为智能、思维能力与记忆力减退。若气血不足，心脾两虚，心神失养，则心神涣散，可表现为反应迟钝，哭笑无常。若痰瘀痹阻脑络，痰瘀蒙闭清窍，神明失用，也可见痴呆。若加以痰郁化火，扰动心神者，则可见性情烦乱，情绪多变。痴呆的病性多以虚实夹杂、本虚标实为其证候特征，本虚证为心脾气血、肾精亏虚，而标实证可表现为痰浊、瘀血，或兼见气滞，或表现为痰火，或表现为热毒。归纳之，无外乎虚、痰、瘀、热等。临床上，虚、痰、瘀、热，常常互相影响，互相兼夹，所以很难截然分开。而痰瘀、火热互结，日久生毒，毒损脑络，毒盛正衰，则可使病情恶化。

【诊断要点】

1. 临床表现　记忆、判定、计算、识别、语言、思维能力减退，个性、人格改变。其表现为智能缺损，严重程度足以妨碍工作学习和日常生活。轻度：工作学习和社交能力下降，尚可保持独立生活能力；中度：除进食、穿衣及大小便可自理外，其余生活需靠他人帮助；重度：个人生活完全不能自理。记忆力减退，可表现为记忆近事能力减弱，对新近发生的事件常有遗忘。另外，还可表现为抽象概括能力明显减退；或判断力明显减退；或失语、失用、失认，计算、构图困难等。至于性格改变，可表现为孤僻、表情淡漠，语言重复，自私狭隘，顽固固执，或无理由的欣快，易于激动或暴怒，道德伦理缺乏，不知羞耻等。

2. 发病特点　起病隐匿，发展缓慢，渐进加重，病程一般较长。但也有少数病例起病较急。发病年龄多在60岁以上，也可在50～59岁之间。常有中风病史，或有中毒、外伤史。

3. 相关检查　精神检查，颅脑CT、MRI检查等有助于诊断与鉴别诊断。

【类证鉴别】

1. 痴呆与郁证鉴别　痴呆多见于中老年人，男女发病无明显差别，病程迁延，心神失常症状不能自行缓解，伴有明显的智力、记忆力、计算力及人格情感的变化，可以不自知。郁证女性多见，以心情忧郁、情绪低落为特点，不存在智能、人格方面的异常，可以自知。其中，脏躁多发于青中年女性，多在精神因素的刺激下呈间歇性发作，不发作时即如常人。

2. 痴呆与癫证鉴别　痴呆多见于中老年人，病程迁延，主要表现为明显的智力、记忆力、计算力减退以及人格情感的变化，或髓海不足，或痰瘀痹阻脑络，元神失用所致。癫证中青年常可发病，以沉默寡言、情感淡漠、语无伦次、静而多喜为特征，表现为认知、思维、情感错乱，不能自知，为气滞痰阻、蒙闭清窍、神明逆乱所致。唯重症痴呆患者与癫证精神症状很相似，临床难以区分。精神检查、脑 CT、MRI 检查等有助于鉴别。

3. 痴呆与健忘鉴别　健忘是指记忆力差，遇事善忘的病证。而痴呆除了可表现为不记近事以外，常以神情呆滞、反应迟钝、动作笨拙为主要表现，智能减退是其特征。痴呆不知前事，或问事不知等表现，与健忘"善忘前事"有根本区别。痴呆根本不知前事，可伴有神志异常，不能自觉接受治疗。而健忘则晓其事而易忘，不伴有智力减退，可以自知。其中，因外伤、药物所致的健忘，一般经治疗后可以恢复。精神检查、CT、MRI 检查有助于两者的鉴别。

【辨证要点】

痴呆临床上除应分清先天禀赋不足、幼年发病型与老年久病痴呆外，尤其应重视明辨虚实。

1. 辨标本虚实　本虚者，包括气血亏虚、阴精衰少；标实者，包括痰浊、痰火或血瘀。临床多见本虚标实、虚实夹杂者，辨证应注意分清主次。

2. 分轻重缓急　早期除记忆力减退外，认知功能有损害，但生活可自理，为轻症。一般起病缓慢，病程长，逐渐加重，多脾肾亏虚，气血不足等虚证。中晚期，不仅可见记忆力与认知损害，常伴有精神行为症状，生活部分或完全不能自理，则为重症。尤其是突然起病，病程较短，多与外伤、恼怒以及中风病有关，多见风痰瘀阻脑络之证。新发猝病，或可恢复；久病渐成，多胶固难愈。

3. 辨脏腑　病位在肾者，多见健忘，动作笨拙，反应迟钝，可兼见头晕耳鸣，神疲，腰膝酸软，大小便失禁等。病位在心者，多见睡眠障碍，不知香臭、美丑，或表现为哭笑无常，可兼见心悸、心烦不宁等。病位在肝者，任性、急躁易怒，容易冲动，睡眠不实，杂梦纷纭，可兼见头痛头晕，肢体震颤。病位在脾者，注意力不集中，思维混乱，可兼见食少纳呆、腹满、大便溏稀等。

4. 辨体质　少阴肾虚体质者，高年体弱者多，形寒神疲，多睡，或烦热，有失眠倾向。太阴脾虚体质，多体弱食少，有腹满腹泻倾向。少阳气郁体质，性喜抑郁，悲观敏感，爱生闷气。厥阴肝旺体质，容易冲动，性急易怒。阳明胃热体质，体壮，食欲好，有便秘倾向。

【治则治法】

痴呆的治疗以填精补髓、醒神开窍为大法。虚者补之，实者泻之。本虚标实，虚实夹杂者，标本同治，虚实两顾。虚证，治当补虚益损，包括养心、健脾、益肾治法，或益气养血为主，或滋阴填精为主。实证，治当醒神开窍，包括化痰、清火、祛瘀治法，或行清心化痰，或化痰祛瘀治法。心肝火旺者，治当清心凉肝；胃肠结热者，兼以通腑泄热。若髓减脑消者，治当培补先天、后天，则化源充足，脑髓得养。若痰瘀阻滞者，当化痰活血，则气血流通，窍开神醒。另外，移情易性，智能行为训练，也有助于痴呆康复。

【分证论治】

1. 髓海不足证

临床表现：智力减退，记忆力和计算力明显减退，头晕耳鸣，懈情思卧，齿枯发焦，腰酸骨软，步行艰难，舌瘦色淡，脉沉细弱。

治法：补肾益髓，填精健脑。

方药可用七福饮加减。参考处方：熟地 12~30g，当归 9~12g，人参 3~6g 或党参 9~12g，白术 9~12g，杏仁 6~9g，丹参 12~30g，制远志 9~12g，石菖蒲 9~12g，龟板胶 12~15g（烊化），鹿角胶 9~12g（烊化），阿胶 9~12g（烊化），炙甘草 6g。该方适用于高年久病肝肾亏虚，髓海空虚者。若病情平稳者，可服用河车大造丸缓缓补之。若少阴阴虚体质，阴虚火旺，症见头晕耳鸣，心烦失眠，躁扰不宁，舌红少苔，脉细数者，可用六味地黄丸加莲子心、炒栀子、石菖蒲、制远志、五味子等。若少阴肾虚体质，久病阴阳俱虚，症见头晕目眩，头重脚轻，腰膝酸冷，舌淡，脉沉细无力者，可用地黄饮子加减。若阳明胃热体质，痰热内扰，症见烦热、腹满便秘，舌红苔黄腻者，可配合礞石滚痰丸治疗。若厥阴肝旺体质，阴虚肝旺，症见头晕目眩，咽干口渴，腰膝酸软，舌略红，脉细弦者，方可用杞菊地黄丸合天麻钩藤饮加减。

2. 脾肾亏虚证

临床表现：记忆力减退，表情呆滞，沉默寡言，失认失算，口齿含糊，词不达意，气短懒言，肌肉萎缩，食少纳呆，口流涎，腰膝酸软，或四肢不温，腹痛喜按，泄泻，舌质淡白，舌体胖大，苔白，或舌红，苔少或无苔，脉沉细弱。

治法：补肾健脾，益气生精。

方药可用还少丹加减。参考处方：熟地 12~30g，枸杞子 9~15g，山茱萸 9~15g，肉苁蓉 9~12g，巴戟天 9~12g，小茴香 6~9g，杜仲 9~12g，怀牛膝 9~15g，楮实子 9~12g，人参 3~6g（另煎兑）或党参 9~12g，茯苓 9~12g，山药 9~12g，大枣 5枚，远志 9~12g，五味子 9~12g，石菖蒲 9~12g。该方适用于少阴肾虚、太阴脾虚体质，或久病脾肾亏虚者。若脾肾两虚，偏于阳虚者，症见四肢不温，形寒肢冷者，方用金匮肾气丸加紫河车、鹿角胶、龟板胶等；症见五更泻者，可配合四神丸。若气虚血瘀，症见气短乏力，甚至肌肉萎缩，肌肤甲错者，可配合补阳还五汤加紫河车、阿胶、川断、杜仲、鸡血藤等。若夹湿热，症见形体肥胖，头晕头沉，脘腹痞满，大便不爽，小便黄赤，舌苔黄腻者，方可用菖蒲郁金汤加减。

3. 气血亏虚证

临床表现：记忆力减退，行动迟缓，神疲乏力，倦怠嗜卧，甚至终日呆坐不动，多梦易惊，唇甲色淡，纳呆食少，大便溏，舌质淡胖有齿痕，脉细弱。

治法：益气养血，养心健脾。

方药可用归脾汤加减。参考处方：炙黄芪 12～30g，党参 9～12g，当归 9～15g，白术 9～12g，龙眼肉 9～12g，木香 6～9g，制远志 9～12g，酸枣仁 15～30g，柏子仁 12～15g，茯神 9～12g，龟板胶 9～12g（烊化），阿胶 9～12g（烊化），石菖蒲 9～12g，五味子 9～12g，炙甘草 6g。该方适用于久病心脾两虚、气血不足者。若久病及肾，症见畏寒肢冷、腰膝酸软者，可加用熟地、山茱萸、山药、巴戟天、肉苁蓉、鹿角片等。若夹有痰湿，症见形体肥胖，头晕头沉，或有咳痰，舌苔白腻者，可配合温胆汤加减。

4. 痰浊蒙窍证

临床表现：表情呆钝，智力衰退，或哭笑无常，喃喃自语，或终日无语，伴不思饮食，脘腹胀满，晨起痰多，口多涎沫，头重如裹，舌质淡，苔白腻，脉滑。

治法：化痰开窍，养心安神。

方药可用洗心汤加减。参考处方：人参 3～6g（另煎兑）或党参 9～12g，法半夏 9～12g，陈皮 9～12g，茯神 9～12g，酸枣仁 12～15g，石菖蒲 9～12g，炒神曲 9～12g，炙甘草 6g。若脾虚痰湿壅盛，症见头重如裹、哭笑无常、喃喃自语、口多涎沫者，可加用胆南星、荷叶、佩兰、白豆蔻、贝母等。若气郁痰阻，症见头晕头沉，失眠多梦，胸闷咽堵，舌苔腻，脉弦滑者，可用逍遥散合大七气汤加减。若痰郁化火，蒙蔽清窍，扰动心神，症见心烦躁动，言语颠倒，歌笑不休，不分污秽者，可用涤痰汤加黄芩、黄连、竹沥水（兑服）等。

5. 瘀血内阻证

临床表现：表情迟钝，言语不利，善忘，易惊恐，或思维异常，行为古怪，伴肌肤甲错，口干不欲饮，双目暗晦，舌质暗或有瘀点瘀斑，脉细弦或涩。

治法：活血化瘀，开窍醒脑。

方药可用通窍活血汤加减。参考处方：麝香 0.1g（冲服），桃仁 9～12g，红花 9～12g，赤芍 12～15g，川芎 9～12g，当归 9～12g，大枣 3～6枚，葱白 1～2茎，生姜 6～9g，石菖蒲 9～12g，郁金 12～15g，白芷 6～9g，炙甘草 6g。若久病气血不足，症见乏力体倦，爪甲色淡者，可加党参、黄芪、熟地、阿胶、鸡血藤等。若瘀血日久，瘀血不去，新血不生，血虚明显，症见面色黧黑，腹满有压痛，大便干，肌肤甲错，舌暗有瘀斑者，可用大黄䗪虫丸。

6. 心肝火旺证

临床表现：健忘，自我为中心，心烦易怒，口苦咽干，头晕头痛，筋惕肉瞤，甚至便干尿赤，口中秽气，烦躁不安，如狂发狂，舌暗红苔黄腻，脉弦滑或细弦数。

治法：清心平肝，安神定志。

方药可用天麻钩藤饮或羚羊钩藤汤加减。参考处方：羚羊角粉 1.5～3g（冲服），钩藤 12～30g（后下），天麻 9～12g，白芍 12～30g，桑叶 9～12g，菊花 9～12g，石菖蒲 9～12g，制远志 9～12g，茯神 9～12g，胆南星 9～12g，黄芩 9～12g，夜交藤 12～15g，生龙牡（各）30g（先煎），珍珠母 30（先煎），炙甘草 6g。该方适用于厥阴肝旺体质、少阳气郁体质，或暴怒伤肝，烦劳过度，心肝火旺者。若痰瘀脉络，症见舌謇语涩者，可加全蝎、石菖蒲等。若阳明胃热体质，症见口臭，腹满，大便干者，可加大黄、瓜蒌、胆南星，或配合星蒌承气汤加减。

7. 毒损脑络证

临床表现：表情呆滞，双目无神，面色晦暗，秽浊如蒙污垢，面红目赤，口气臭秽，便干尿赤，肢体颤动，少言寡语，或言辞颠倒，或狂躁不宁，行为不经，舌绛少苔，或舌暗有瘀斑，脉弦数或滑数。

治法：清热解毒，通络达邪。方药可用黄连解毒汤加减，可配合安宫牛黄丸。参考处方：黄连 9～12g，黄芩 9～12g，栀子 9～12g，熟大黄 9～15g，石菖蒲 9～12g，胆南星 9～12g，制远志 9～12g，赤芍 12～30g，炙甘草 6g。若热结便秘，腹满，舌苔黄腻者，可加用大黄、芒硝等。若夹湿热蒙闭清窍，症见头晕头沉，脘腹痞闷，舌苔黄腻者，可配合菖蒲郁金汤加减。若热毒入营，症见神志错乱，夜卧不宁，舌红绛者，可用犀角地黄汤加减。

【其他疗法】

针灸取穴：上星，膈俞，肝俞，丰隆，大椎，郄门，通里，内关，百会，关元，心俞。常规针刺。血瘀者，可用丹参注射液足三里穴位注射。脾肾亏虚者，可取关元温灸。

按摩疗法：可点按丰隆、郄门、百会等。

【预防与调摄】

精神调理，智能训练，调节饮食，既是预防措施，又是治疗的重要环节。其中，痴呆继发于其他疾病者，更应积极查明病因，及早治疗。应注意创造良好的生活环境和规律的生活习惯，均衡营养，多样饮食。医护人员应该帮助病人正确认识疾病，避免不良情绪刺激。轻症病人可进行耐心细致的智能训练。重症病人则应照顾好日常生活，避免因大小便自遗或长期卧床引发褥疮等。同时，还要特别防止病人走失。存在行为异常者，还要注意防止病人自伤，或伤及他人。

【病案举例】

李某，男，72 岁。主因糖尿病 10 年余，低血糖诱发脑梗死出现肢体不遂、神志恍惚、语言困难 3 周来诊。患者有糖尿病史 10 年余，近年记忆力减退明显，3 周前因服用西药磺脲类降糖药发生低血糖，继而发生神昏伴本身肢体不遂。查颅脑 CT 示多发腔隙性脑梗死，住院治疗 10 余日，神志转清，但头晕有头重脚轻之感，伴有肢体活动不利，语言謇涩，精神恍惚，目光呆滞，记忆力极差，生活不能自理，腰膝酸冷，大便不畅，夜尿频多。查舌质暗，舌苔腻，脉象沉细。

中医诊断：中风病·痴呆（阴阳俱虚，气虚血瘀）。

辨证分析：肾藏精，肾主志，精生髓，脑为髓之海，而灵机记性在脑。患者消渴病久治不愈，络脉瘀结，久病及肾，阴损及阳，即成肾精不足、阴阳俱虚之证。肾精不足，髓海空虚，加之气虚血瘀，脑络痹阻，神机失用，故见头晕、语言謇涩、半身不遂。髓海不足，加以脑络痹阻，神明失用，故可见精神恍惚，目光呆滞，记忆力减退等。综合舌脉证，舌质暗，舌苔腻，脉象沉细，乃阴阳俱虚、气虚血瘀、脑络痹阻之证。病位在脑，与肾关系密切。病性虚实夹杂，虚证是阴虚、阳虚、气虚，实证为血瘀、痰湿等。失治误治，元神渐损，则病归缠绵。

治法：滋阴助阳，益气活血，通络开窍。

方药：地黄饮子化裁。

处方：生地 30g，生当归 30g，肉苁蓉 30g，麦冬 12g，茯苓 12g，石斛 12g，巴戟天 9g，肉桂 3g，炮附子 6g，制远志 12g，石菖蒲 12g，葛根 30g，丹参 30g，生黄芪 60g，桃仁 12g，红花 12g，赤芍 25g，白芍 25g，川芎 12g，地龙 15g，桑枝 30g，木瓜 15g，川牛膝 15g，怀牛膝 15g，鸡血藤 30g。每日 1 剂，水煎服。服药 14 剂，结合康复锻炼，精神好转，大便通畅，肢体功能明显好转，减少当归、肉苁蓉用量为 12g，4 周后复诊，语言功能基本恢复。原方出入，坚持治疗两月余，记忆力恢复如常，诸症消失，举家称谢。（摘自《赵进喜临证心悟》）

[按语] 血管性痴呆是痴呆的常见类型，在中国尤其多见。此例即低血糖诱发糖尿病脑血管病变，当属于血管性痴呆之类。此例表现为多发性腔隙性梗死，肾虚症状比较突出，辨证属阴阳俱虚，气虚血瘀，脑络痹阻，所以治拟滋阴助阳、益气活血、通络开窍，方以地黄饮子合补阳还五汤化裁。加用葛根、丹参，为祝谌予教授常用活血化瘀对药，加用桑枝、木瓜、牛膝、鸡血藤等，可舒筋活络，所以有利于肢体功能恢复。尤其是重用生地、当归、肉苁蓉、赤芍、白芍等，能滋阴养血、润肠通便。故能投方即效，大便一通，神志转清，诸症好转。足见中医治疗血管性痴呆确实有一定优势。

颤　证

颤证是肝肾精血亏虚，内风扰动，或夹痰夹瘀，筋脉失养所致的以头部或肢体甚至全身摇动颤抖，不能自制为主要临床表现的病证。又称"振掉""颤振""震颤"。该病证多发于老年人。轻者表现为头摇动，或手足微颤，重者可见头部震摇，躯体、肢体颤动不止，甚则肢体拘挛，可伴见动作迟缓，失去生活自理能力。西医学的帕金森病、肝豆状核变形、小脑病变的姿位性震颤、特发性震颤等，凡具有颤证临床特征的锥体外系疾病和某些代谢性疾病，均可参照本病证进行诊治。

【沿革】

《内经》对本病即有论及。《素问·至真要大论》指出"诸风掉眩，皆属于肝"。《素问·脉要精微论》指出"骨者，髓之府，不能久立，行则振掉，骨将惫矣"。《素问·五常政大论》也曾论及"其病动摇""掉眩巅疾""掉振鼓栗"等，认为本病证属风，发病与肝肾有关。明代楼英《医学纲目·颤振》指出："颤，摇也。振，动也。风火相乘，动摇之象。"认为多风热相合，也有风寒，或风夹湿痰者。王肯堂《证治准绳·颤振》进一步指出："此病壮年鲜有，中年以后乃有之，老年尤多。夫老年阴血不足，少水不能制盛火，极为难治。""病之轻者，或可用补金平木，清痰调气之法，在人自斟酌之。""老人战振，宜定振丸。"孙一奎《赤水玄珠》又提出气虚、血虚均可引起颤证，并提出益气、养血以及"清上补下"治法。清代张璐《张氏医通》则在系统总结了前人经验的基础上，结合临床实践，对颤证的病因病机、辨证治疗及疾病预后有了较全面的阐述。认为本病多因风、火、痰、虚所致，并载列相应的治疗方药10余首，认识日趋完善。

【病因病机及其演变】

颤证的病因包括体质因素、年老体虚以及感受六淫邪气，或头部外伤，情志过极与饮食不节、劳逸失度、药毒所伤等。①体虚年老，太阴脾虚、少阴肾虚体质、厥阴肝旺体质，素体虚弱，尤其是高年患者，脾胃渐虚，肾精不足，肝肾亏虚，是本病证发病的基础。②情志失调，情志抑郁，恼怒伤肝，尤其是厥阴肝旺体质，气郁化火，肝阳化风，气郁生痰，风痰扰动，或忧思伤脾，聚湿生痰，痰瘀互阻，或思虑伤脾，气血不足，筋脉失养，可发为颤证。③饮食失节，膏粱厚味，或过嗜醇酒，或饥饱失常，损伤脾胃，聚湿生痰，痰热化风，或痰阻络瘀，筋脉失养，也可诱发颤证。④劳逸失度，劳倦伤气，劳欲伤精，或久坐痰滞血瘀，或虚风内动，或筋脉失养，也可导致颤证。⑤药毒所伤，肝脾肾受伤，有时也可成为颤证病因。

颤证属于脑髓病证，外见于筋脉，发病与肝肾脾等脏密切相关。其基本病机是肝肾亏虚、精血亏耗、内风扰动，或夹痰瘀筋脉失养。多由各种内伤致病因素长期影响，导致肝脾肾的损伤；或有外感六淫邪气、头部外伤，精明之府受损，瘀血阻滞，化生内风；或因长期服用药物等因素影响，直接损及肝肾，肝肾精亏，髓海不足，脑窍失养，阴不制阳，阳动化风，而出现头部或四肢摇动颤抖。颤证为本虚标实，本虚为发病基础，标实为发病依据。虚者多为肝肾不足、气血两虚、筋脉失养、虚风内动；实者常见风、火、痰、瘀，在病程中多虚实互见。病程缠绵，进行性加重，则病归难治。

【诊断要点】

1. 临床表现 以头部及肢体颤抖、摇动，不能自制，甚者颤动不止，四肢强急为主。常伴动作笨拙，活动减少，语言缓慢不清，烦躁不寐，神识呆滞等症状。初期病变多以手或者一侧肢体震颤为主，表现以风动之象较为明显，病情逐渐进展，震颤强直累及双侧肢体，甚至全身发僵。

2. 发病特点 多发生于老年人，一般呈隐袭起病，逐渐加重，不能自行缓解。部分病人发病与情志有关，或继发于脑部病变，部分病人可原因不明。

3. 相关检查 必要时可做颅脑 CT、MRI 等影像学检查，脑电图、肌电图测定，肝肾功能检查，甲状腺机能等检查。

【类证鉴别】

1. 颤证与瘖痱、风痱鉴别 颤证以头颈、手足不自主颤动、振摇为主要症状，手足颤抖动作幅度小，频率较快发病较缓，以中老年居多，较难痊愈。瘖痱以共济失调、四肢不收为重要表现，伴有构音困难、智力低下，起病隐匿而缓慢，渐进性加重。可见于杨梅疮脊髓痨。风痱与瘖痱表现类似，可兼见半身不遂，言语不利，口角歪斜等，属于中风病之类。

2. 颤证与痉证 颤证以头颈、手足不自主颤动、振摇为主要症状，入睡后症状可以消失，老年人发病较多，病程缠绵，渐进加重，治疗困难，病性多虚证或虚实夹杂。痉证以项背强急、四肢抽搐，甚至角弓反张为特征，其四肢抽搐动作较大，力量较猛，严重者可表现为神昏，伴见抽搐，多见于青少年，发病较急，治疗得当，常可痊愈，病性多实证，也可见虚证或虚实夹杂。而瘛疭即抽搐，可呈持续性，或有短阵性间歇，手足屈伸牵引，弛纵交替，多见于急性热病或某些慢性病急性发作。

【辨证要点】

1. 辨标本虚实 颤证辨证多属于本虚标实。本虚证可表现为肝肾阴虚，气血不足；标实证可见风、火、痰、瘀等。实证可表现为震颤较剧，肢体僵硬，烦躁不宁，胸闷体胖，遇郁怒而发。虚证可表现为颤抖无力，缠绵难愈，腰膝酸软，体瘦眩晕，遇烦劳而加重。若震颤幅度大，头晕目眩，性急易怒者，为风阳内动；若震颤或轻或重，兼有胸闷脘痞、烦热头晕，咳痰色黄者，为痰热风动。若震颤较重，兼见头目眩晕、耳鸣健忘、腰膝酸软等，为肝肾不足；兼见面色无华、神倦肢乏、头晕眼花者，为气血亏虚。

2. 辨体质 厥阴肝旺体质，多性急易怒；少阴阴虚体质，多体形瘦长，烦热，有失眠倾向；太阴脾虚体质，乏力，食少，常见腹满，有腹泻倾向。也有阳明胃热体质者，平素能吃能睡能干，多形体丰满，有便秘倾向。

【治则治法】

颤证的治疗原则应在明辨本虚标实的基础上，平肝息风、荣养筋脉为主。颤证初期，风阳内动、痰热壅阻之标实证突出者，治疗当以平肝、潜阳，或清热、化痰、息风为主。高年体虚，病程较长，肝肾亏虚、气血不足等本虚之象明显者，治疗当滋补肝肾，益气养血，以调补阴阳、濡养筋脉为主。颤证日久，夹有痰浊、瘀血等者，当虚实兼顾、标本同治。因本病多发于老年人，多在本虚的基础上导致标实，因此治疗更应重视补益肝肾治本之法。

【分证论治】

1. 标实证

（1）风阳内动证

临床表现：肢体颤动粗大，程度较重，不能自制，眩晕耳鸣，面赤烦躁，易激动，心情紧张时颤动加重，伴有肢体麻木，口苦而干，语言迟缓不清，尿赤，大便干。舌质红，苔黄，脉弦。

治法：镇肝息风，舒筋止颤。

方药可用天麻钩藤饮合镇肝熄风汤加减。参考处方：天麻 12～15g，钩藤 12～30g（后下），生地 12～30g，玄参 12～15g，怀牛膝 12～15g，黄芩 9～12g，珍珠母 15～30g（先煎），龟板 15～30g（先煎），生龙牡（各）15～30g（先煎），白芍 15～30g，甘草 6g。若肝火偏胜，面红目赤，心烦焦虑者，可重用栀子，或加龙胆草、黄芩、黄连等。若心胸烦闷，失眠多梦，痰多色黄，舌红苔黄腻者，可加黄连、陈皮、清半夏，或配合黄连温胆汤加减。若兼阴虚，咽干，五心烦热，舌苔少，脉细数或细弦者，可加用知母、黄柏、枸杞子、菊花，或配合杞菊地黄丸、知柏地黄丸等。

（2）痰热风动证

临床表现：头摇不止，肢麻震颤，重则手不能持物，头晕目眩，胸脘痞闷，口苦口黏，甚则口吐痰涎，小便黄、大便干。或舌体胖大，有齿痕，舌质红，舌苔黄腻，脉弦滑数。

治法：清热化痰，平肝息风。

方药可用导痰汤合羚角钩藤汤加减。参考处方：陈皮 9～12g，清半夏 9～12g，茯苓 9～12g，枳实 9～12g，石菖蒲 9～12g，羚羊角粉 0.6～1.2g（冲服），钩藤 12～15g，桑叶 9～12g，菊花 9～12g，茯苓 9～12g，生龙牡（各）15～30g（先煎），生地 12～15g，当归 9～12g，白芍 12～30g，炙甘草 6g。若痰热壅盛，症见心烦失眠，焦虑异常，如狂，腹满，大便干者，可加用黄芩、大黄、瓜蒌等，或配合礞石滚痰丸。若肝风内动突出，症见震颤不止，头摇不定者，可加用珍珠母、石决明、生龙牡等。若痰湿壅滞突出，症见神识呆滞者，可见石菖蒲、制远志、郁金、佩兰等，或配合菖蒲郁金汤加减。若久病兼血瘀，症见肌肤甲错，唇舌紫暗者，可加全蝎、蜈蚣、地龙、蝉蜕、僵蚕等，搜风通络、活血化瘀。

2. 本虚证

（1）气血亏虚证

临床表现：头摇肢颤，面色无华，表情淡漠，神疲乏力，动则气短心悸，眩晕，纳呆。舌体胖大，边有齿痕，舌质淡红，舌苔薄白，脉沉濡无力或沉细弱。

治法：益气养血，活血息风。

方药可用人参养荣汤或八珍汤加减。若气血不足，心神失养，症见肢体震颤，心悸失眠，胆小易惊，舌淡，舌苔薄腻，脉细者。临床用经验方——培补定颤汤，处方组成：生晒参 3～6g（另煎兑），龟板 15～30g（先煎），制远志 9～12g，石菖蒲 9～12g，当归 9～12g，茯神 9～12g，生龙牡（各）30g（先煎），酸枣仁 12～30g，柏子仁 12～30g，珍珠粉 1.5～3g（冲服），羚羊角粉 1.5～3g（冲服），全蝎粉 2～3g（冲服），炙甘草 6g。若兼有血瘀，症见肢体麻木、疼痛，舌质紫暗者，可加用桃仁、红花、地龙、水蛭、伸筋草、鸡血藤等。

（2）髓海不足证

临床表现：头摇肢颤，持物不稳，腰膝酸软，失眠心烦，头晕，耳鸣，善忘，老年患者常兼有神呆、痴傻。舌体瘦小，舌质红，舌苔薄白，或红绛无苔，脉象细数。

治法：滋补肝肾，育阴息风。

方药可用龟鹿二仙膏合大定风珠加减。临床常用经验方——滋补定颤汤，处方组成：生地 15～30g，麦冬 9～12g，玄参 12～15g，鳖甲 15～30g（先煎），鹿角胶 9～12g（烊化），龟板胶 9～12g（烊化），生龙牡（各）30g（先煎），钩藤 12～15g（后下），丹参 15～30g，珍珠粉 1.5～3g（冲服），羚羊角粉 1.5～3g（冲服），白芍 15～30g，炙甘草 6g。若肝风突出，症见头晕目眩，肢体颤抖不止者，可加天麻 12～15g，蝉蜕 9～12g，全蝎粉 2～3g（冲服），蜈蚣 1 条。若筋脉失养，症见肢体拘急强直者，可重用白芍 30g 以上，并加用地龙 12～15g，伸筋草 12～15g，桑枝 15～30g，木瓜 12～15g，鸡血藤 15～30g。若阴虚火旺，症见五心烦热，焦虑，心烦失眠者，可见黄芩 6～9g，黄连 6～9g，知母 9～12g，黄柏 9～12g，地骨皮 12～30g，或配合天王补心丹。若阴虚，腹满便秘者，可加熟大黄、赤芍、白芍等，或用增液承气汤加减。

（3）阴阳俱虚证

临床表现：头摇肢颤，筋脉拘挛，畏寒肢冷，四肢麻木，心悸懒言，动则气短，自汗，小便清长，或尿有余沥，排便无力。舌质淡，舌苔淡白，脉沉迟无力。

治法：滋阴助阳，荣养筋脉。

方药可用地黄饮子加减。临床常用经验方——填补定颤汤，处方组成：熟地黄 12～30g，山茱萸 12～15g，生当归 15～30g，肉苁蓉 15～30g，巴戟天 9～12g，附子 3～6g（久煎），肉桂 1.5～6g，石斛 12～15g，麦冬 12～15g，五味子 9g，石菖蒲 9～12g，制远志 9～12g，龟板 15～30g（先煎），磁石 30g（先煎），生龙牡（各）30g（先煎），葛根 15～30g，丹参 15～30g，赤芍 12～30g，白芍 12～30g，炙甘草 6g。该与适用于肾精不足基础上，阳气虚衰者。若气虚血瘀，症见乏力体倦，唇舌紫暗者，可加川芎、桃仁、红花、地龙、鸡血藤，或配合补阳还五汤加减。若兼脾肾阳虚，症见畏寒肢冷，便溏者，则应以桂附理中丸配合煅龙骨、煅牡蛎、赤石脂等。

【其他疗法】

针灸疗法：可取百会、四神聪、风池、太冲、合谷、阳陵泉穴。若风阳内动，可配肝俞、三阴交；痰热风动，配丰隆、阴陵泉；气血亏虚配气海、血海；肝肾阴虚配悬钟、肾俞、三阴交。久病阳虚者，配气海、关元，针刺加灸。

【预防调护】

重视顺应四时，保持心情舒畅，积极治疗老年病，并注意合理用药。既病患者，应树立自信，积极配合治疗，可适当多听一些舒缓、悠扬的音乐，避免不良情绪刺激。饮食调理，以清淡为宜，不可多食辛辣、刺激、肥腻食物。不可过度进补。应该重视生活护理，多食粗粮、水果、蔬菜，以保持大便通畅。

【病案举例】

吴某，男，57岁。有震颤麻痹综合征病史6年，长期服用安坦等西药，体形消瘦，大便不畅，近期因运动量小诱发便秘加重，西医诊断为麻痹性肠梗阻，经灌肠和胃肠减压，疗效不满意，求中医治疗。刻下症：肢体震颤，大便7日不行，伴有腹胀，精神恍惚，恶心，咽干，时时汗出，舌红、苔黄燥，脉沉细而数。

中医诊断：颤证·肠结（阴虚热结腑实）。

辨证分析：肾主水，主藏精，精能生髓；肝主木，为风木之脏，水能涵木。久病肾阴不足，肝风扰动，即可发生颤证。阴虚热结胃肠，腑气不通，则成肠结便秘、腹胀等。胃气不和，故见恶心；气阴先伤，故见咽干汗出。综合舌脉证，舌红，苔黄燥，脉沉细而数，乃阴虚风动、胃肠结热之证。失治误治，则成厥脱危证。

治法：滋阴益气，增液攻下。

方药：增液承气汤加减。

处方：生大黄15g（后下），枳实12g，厚朴12g，元明粉12g（冲服），炒莱菔子25g，生地30g，麦冬25g，玄参25g，生首乌25g，知母15g，天花粉15g。服药1剂，大便即通，因畏其出现气脱之证，急予西洋参15g水煎服下，病遂转危为安。继用益气育阴、润肠通便、息风宁神之剂调理善后。随访3年，病情平稳。（摘自《〈伤寒论〉与中医现代临床》）

[**按语**] 颤证本为痼疾，治疗困难。该患者久病少阴阴虚，阴虚兼以胃肠结热，治当行急下。但因其有阴虚基础，所以当行增液攻下之法。加用炒莱菔子等，可以行气消胀。另用西洋参水煎急服，即益气防脱之意。

胃 痛

胃痛是胃气壅滞，或胃络失养，或胃络拘急，不通则痛、不荣则痛所致的以脘腹疼痛为主症的病证。有寒热虚实之分，气滞血瘀之别。病程可短可长，新病易治，久病可反复发作加重。可变生"吐血""便血"之变，或渐成"反胃"顽疾，甚至变生"大结胸病"等。西医学的急慢性胃炎、功能性消化不良、消化性溃疡等，以胃痛为主症者，皆可参照本病证进行诊治。

【沿革】

胃痛古代又称"心腹痛",早在《内经》就认识到该病病位在胃,与肝脾相关。医圣张仲景《伤寒杂病论》则创立了小建中汤、黄芪建中汤、理中汤、四逆散、小柴胡汤、芍药甘草汤、泻心汤等治疗胃痛的有效良方。其后,历代医家认识不断完善,但胃痛仍长期混杂于"心痛""腹痛"等病证中。至明代王肯堂《诊治准绳》才开始强调"胃痛"与"心痛"不同。虞抟《医学正传·胃脘痛》更指出:"古方九种心痛……详其所有。皆在胃脘,而实不在于心也。"治疗方面,《景岳全书·心腹痛》重视辨虚实,强调"治痛之要,但察其果属实邪,皆当以理气为主,当排气饮加减主之。食滞者兼乎消导,寒滞者兼乎温中。"立论中肯。清代名医叶天士则提出了"久痛入络"与辛润通络治法,颇具临床价值。

【病因病机及其演变】

胃痛的病因包括体质因素、外邪侵袭、饮食失宜、情志失调以及久病正虚等。①体质因素,所有人群均可发病,但以太阴脾虚、少阳气郁、厥阴肝旺体质者比较多见。②外邪侵袭,尤其是太阴脾虚体质等,外受寒邪,胃络拘急,或外受暑湿、寒湿、湿热阻滞,可导致胃痛。③饮食失宜,饮食不节,宿食停滞,或过嗜生冷,内伤积冷,或醇酒厚味,内生湿热,则易发生"寒积胃痛"(胃寒痛)、"食滞胃痛"(胃食痛)、"虚寒胃痛"和"湿热胃痛"等。④情志失调,尤其是少阳气郁、厥阴肝旺体质,情志忧郁,或恼怒伤肝,肝失疏泄,肝气犯胃,或气郁化热,郁热内结,或郁热伤阴,或气滞血瘀,则为"气滞胃痛"(胃气痛)与"郁热胃痛""阴虚胃痛""瘀血胃痛"。⑤久病正虚,久病伤正,或为阳虚,或为阴虚,可致胃痛。而久病入络,则为血瘀,也可导致胃痛。所以久病胃痛常表现为本虚标实、正虚血瘀、虚实夹杂、寒热错杂之证。

胃痛的中心病位在胃,与肝脾等脏相关。一般认为基本病机为胃气壅滞,胃失和降,不通则痛。具体分析包括内外诸邪壅滞胃气,或胃络失于濡养,或胃络拘急,不通则痛,不荣则痛。郁热、湿热灼伤血络,或脾虚不能摄血,则生"吐血""便血"之变。脾胃阳虚,正虚络瘀,生痰留饮,痰瘀互结,渐可成"反胃"顽疾。正虚邪盛,水热互结,壅滞气机,则为"大结胸病"。若加以失治误治,邪盛正衰,阴竭阳脱,出现发热烦躁、脉浮大者则可危及患者生命。

【诊断要点】

1. 临床表现 以胃脘痛为主症,可表现为脘腹胀痛、冷痛、灼痛、刺痛、隐痛等,常伴有烧心反酸、恶心呕吐、食欲不振等。

2. 发病特点 发病可急可缓,常因外感、饮食失调、情志失调等引起发病或诱发加重。

3. 相关检查 胃镜、上消化道造影、胃液分析检查等,有利诊断与鉴别诊断。

【类证鉴别】

1. 胃痛与痞满鉴别　痞满又称"胃痞"，中心病位在胃，也表现为胃脘不舒，但"胃痞"典型症状是表现为胃脘痞满，有窒塞不通之感。

2. 胃痛与胸痹心痛鉴别　胸痹心痛虽病位在心，但不典型者也常表现为胃脘疼痛，唯胸痹心痛主要表现为心胸憋闷疼痛，甚至心痛彻背，可伴有心悸、气短等，多阵发，可表现为发作欲死，休息或用芳香开窍、宽胸理气药可以缓解，重症患者称"真心痛"，心痛剧烈，持续不解，可伴有心悸、四肢厥冷、冷汗淋漓、脉微欲绝等，"旦发夕死，夕发旦死"，预后较差。

3. 胃痛与大结胸病鉴别　大结胸病也表现为心下痛，但其多疼痛剧烈，表现为"心下痛，按之石硬"，甚至"从心下至少腹皆硬满，痛不可触近"。常为胃痛变证。

【辨证要点】

胃痛的辨证，首先当分清虚实寒热，在气在血。新病胃痛多实，久病胃痛多虚，或虚实夹杂。寒痛，疼痛剧烈，得热痛减，遇寒加重；热痛，表现为胃脘灼热疼痛，喜凉恶热。其次，当辨气滞、血瘀，气滞胃痛多胀痛，或支撑两胁，随情绪波动而波动；血瘀胃痛，多刺痛，疼痛固定，可在夜间加重。新病多气滞，久病多血瘀。

【治则治法】

胃以通降为顺，不通则痛，所以胃痛的基本治法是"通"。但"通"不等于通下法。胃痛的胃络失养，胃络拘急，不荣则痛机制，提示胃痛治疗同时应重视补益与缓急止痛之法。实证胃痛，治当祛邪消导；虚证胃痛，治当补虚和胃；虚实夹杂者，治当虚实兼顾。胃寒痛，治当散寒；胃热痛，治当清热；寒热错杂者，治当辛开苦降、寒温并用。气滞胃痛，治当理气；血瘀胃痛，治当活血；气滞血瘀者，气血两治。都属于"通法"范畴。而久病胃痛者，更当重视辛润通络治法，也"通"之意趣。

【分证论治】

1. 实证

（1）寒积胃痛

临床表现：胃痛较剧烈，多因受寒或进食生冷诱发，得温痛减，遇寒加重，舌苔薄白或白腻，脉紧或沉弦。

治法：温中散寒止痛。

方药可用良附丸加味。参考处方：良姜9～12g，香附9～12g，肉桂3～6g，乌药6～9g，白芍12～30g，炙甘草6g。胃脘拘急而痛，可配合芍药甘草汤；胃脘冷痛，或呕吐酸水、质清稀者，可配合吴茱萸汤。轻症，热敷，或服用生姜红糖水，即可见效。

（2）食滞胃痛

临床表现：胃痛胀满，常因饮食过量诱发，脘腹痞闷，或伴头晕，嗳腐吞酸，呕吐未消化食物，嗳气纳减，大便不调，舌苔厚腻，脉滑。

治法：消食导滞，理气和胃。

方药保和丸合芍药甘草汤加减。邯郸市中心医院老中医杨立生先生常用消食和胃方，确有疗效。处方组成：神曲9～12g，炒麦芽9～12g，炒山楂9～12g，陈皮9～12g，姜半夏6～9g，茯苓9～12g，白豆蔻9～12g，白芍12～30g，炙甘草6g。药用白豆蔻芳香化湿、行气和胃，配合芍药甘草汤缓急止痛，所以颇适用于急性胃痛存在饮食积滞者。

（3）气滞胃痛

临床表现：胃痛胀满，或支撑两胁，疼痛随情绪波动加重，可伴有抑郁，胸闷，嗳气，善太息，舌苔薄白，边多浊沫，脉弦。

治法：疏肝解郁，理气和胃。

方药可用柴胡疏肝散加减。参考处方：柴胡9～12g，白芍12～30g，枳壳9～12g，陈皮9～12g，香附9～12g，苏梗6～9g，姜半夏6～9g，茯苓9～12g，当归9～12g，炙甘草6g。若胃气壅滞，症见胃脘胀满，食欲差者，可用香苏散加味。名老中医董建华院士就喜用香苏散加味治疗胃痛，习惯苏叶、苏梗同用，并酌情加半夏、大腹皮、香橼、佛手、炒麦芽等，屡有佳效。

（4）郁热胃痛

临床表现：胃脘灼热而痛，胀满不舒，烧心反酸，咽干，烦热，舌红苔薄黄，舌苔边有浊沫，脉弦或弦滑、弦数。

治法：清解郁热，敛肝和胃。

方药可用化肝煎加减。参考处方：青皮9～12g，陈皮9～12g，枳壳9～12g，浙贝母9～12g，丹皮9～12g，山栀6～9g，白芍15～30g，炙甘草6g。原方土贝母常可以用浙贝母代之。浙贝母配合乌贼骨，称乌贝散，可治疗反酸烧心。

（5）湿热胃痛

临床表现：胃痛胀满，或兼痞闷不舒，口中黏腻，心胸烦闷，口渴不喜饮，大便不爽，小便色黄，舌红苔黄腻，脉滑数。

治法：清热化湿，理气和胃。

方药可用清中汤加减，或用平胃散加黄芩、黄连等。参考处方：黄连6～9g，炒山栀6～9g，陈皮6～9g，茯苓6～9g，姜半夏6～9g，草豆蔻6～9g，炙甘草6g。若胃痛，心下痞满，烦热，大便数日一行，舌红苔黄，脉关浮滑者，可用大黄黄连泻心汤加味。若久病胃痛，寒热错杂，表现为胃脘胀痛，心下痞满，呕吐，肠鸣，大便稀溏，舌苔黄白相间者，治当辛开苦降、寒温并用，方药可用半夏泻心汤加香附、延胡索等治疗。

（6）血瘀胃痛

临床表现：胃脘刺痛，疼痛固定，多见于久病，或疼痛夜间加重，妇女月经不调，舌质暗或有瘀斑，脉弦或涩者。

治法：活血化瘀。

方药一般主张用治疗心腹痛的失笑散合丹参饮加减。参考处方：当归 9 ~ 12g，川芎 9 ~ 12g，丹参 12 ~ 30g，蒲黄 9 ~ 12g（包煎），炒五灵脂 9g，枳壳 9 ~ 12g，赤芍 12 ~ 30g，白芍 12 ~ 30g，炙甘草 6g。丹参饮是一首治疗血瘀胃痛的有效良方。而清代名医王清任的血府逐瘀汤，应用于气滞血瘀所致的胃痛，也有佳效。

2. 虚证

（1）阴虚胃痛

临床表现：胃痛隐隐，或灼热而痛，或兼胁痛，伴有咽干口渴，舌红少苔，或表现为鸡心舌，脉细或细弦。

治法：养阴柔肝，和胃止痛。

方药可用一贯煎合芍药甘草汤加减。我们在学习河北邯郸名医李世珍先生经验基础上，临床常用经验方——百合丹参饮，治疗多种慢性胃痛，包括消化性溃疡、慢性胃炎甚至胃癌，屡用屡验。方药组成：百合 15 ~ 30g，乌药 9 ~ 12g，丹参 15 ~ 30g，陈皮 9 ~ 12g，枳壳 9 ~ 12g，厚朴 ~ 12g，白术 9 ~ 12g，茯苓 9 ~ 12g，鸡内金 9 ~ 12g，赤芍 15 ~ 30g，白芍 15 ~ 30g，炙甘草 6g。该方为百合乌药散、芍药甘草汤、丹参饮三方加减化裁而来，类似于名老中医焦树德教授的三合汤。若阴虚突出，咽干烦渴者，可加用沙参、麦冬、石斛等；肝郁胁痛者，可配合金铃子散；兼胃痛畏寒喜暖者，可配合良附丸。若阴虚夹热，舌红苔色黄，或幽门螺杆菌检查阳性，大便干者，可加用蒲公英 15 ~ 30g；大便稀者，可加用黄连 9 ~ 12g；大便时干时稀者，可加用白花蛇舌草 15 ~ 30g。胃镜病理检查，表现为萎缩性胃炎，伴肠上皮化生、异型增生者，可随方加浙贝母、薏苡仁、莪术、白花蛇舌草等。早年曾治河北邯郸一阴虚胃痛患者，百合丹参饮加减，胃痛等症状消失，后查胃镜发现胃窦炎癌变，一方面提示中药治疗胃癌有效，另一方面也提醒我们仅拘泥于"辨证"，不知辨病，不知明确诊断，往往出错。医圣张仲景《伤寒论》论"厥阴之为病，消渴，气上撞心，心中疼热，饥而不欲食，下之利不止"。此厥阴系统病变，即阴虚，肝胃郁热，肝气横逆犯胃，脾胃不和，所以可以用百合丹参饮以养阴柔肝、理气和胃、敛肝健脾。

（2）虚寒胃痛

临床表现：胃痛隐隐，喜温喜按，饥饿时加重，得食痛减，泛吐清水，面色萎黄，手足不温，食少，大便溏，舌质淡苔薄白，脉细弱。

治法：温补中阳，和胃止痛。

方药可用黄芪建中汤加减。参考处方：炙黄芪 15 ~ 30g，当归 9 ~ 12g，桂枝 9 ~ 12g，赤芍 12 ~ 30g，白芍 12 ~ 30g，枳实 9 ~ 12g，白术 9 ~ 12g，生姜 6 ~ 9g，大枣 6 ~ 12 枚，炙甘草 6g。若泛吐清水者，可配合乌贝散或加茯苓、瓦楞子等。若肝气犯胃，胁痛，烧心、吐酸水，不喜热饮者，可配合左金丸。一般黄连、吴茱萸比例为 6:1。若脾胃气虚，胃痛隐隐，乏力体倦，食欲不振，恶心呕吐，舌苔腻，脉细滑者，可用香砂六君子汤加味。若脾胃阳虚，胃痛喜温喜按，腹部胀满，腰膝酸冷，畏寒肢冷，大便溏稀，一日数次，舌淡苔白腻，脉沉弱者，也可用桂附理中丸加味。

【其他疗法】

针灸治疗方面，主穴可取中脘、胃俞、内关、丰隆、足三里，毫针常规针刺，每日1次，每次留针20～30分钟。耳针，选取胃穴压豆，对新病胃痛常有立竿见影之效。久病胃痛，辨证属脾胃阳虚者，可配合艾灸神阙、足三里等穴，隔盐灸，隔姜灸，有一定疗效。

【预防调护】

应注意饮食有节，避免饥饱无度、暴饮暴食，避免过嗜生冷与辛辣刺激性食物以及醇酒厚味等，并注意顺四时，适寒温，保持心情舒畅。既病之后，更当节饮食、调情志、适寒温，积极治疗，防治发生"吐血""便血"以及"反胃"等变证。

【病案举例】

案1 张某，男，39岁。1988年3月18日初诊。主因胃脘疼痛住院。脘腹疼痛每于饥饿时发作。经检查诊断为"十二指肠球部溃疡、胃黏膜脱垂"。伴有畏寒，四肢困倦，手足心烦热，睡眠不实，口干咽燥等症，腹诊腹肌紧张，腹直肌拘挛，右上腹部轻度压痛，心下动悸，舌淡红苔薄黄而脉弦细。

中医诊断：胃痛（脾胃内伤，阴阳失和）。

辨证分析：脾胃居中焦，为气机升降之枢，后天之本，气血生化之源。脾胃阳虚，中焦失于温通，气机阻滞，不通则痛，故可见胃脘疼痛，畏寒，饥饿加重。脾胃内伤，气血阴阳生化无源，阴虚则咽干口燥、手足烦热、心悸，阳虚则畏寒，此阴阳失和。综合舌脉证，舌淡红苔薄黄而脉弦细，乃脾胃内伤、阴阳失和之证。病位在胃，与脾相关。病性以虚为主，主要是脾胃气虚，并见阳虚、阴虚，实证兼有气滞，并有化热之势。失治误治，缠绵不愈，阳虚日甚，可成反胃，若日久化热灼伤血络，则有吐血、便血之变。

方药：小建中汤加减。

处方：桂枝9g，赤芍12g，白芍12g，当归10g，生黄芪18g，枳实12g，白及12g，生姜3片，大枣12枚，炙甘草9g，黄连6g。3剂，胃脘疼即减，继服20余剂，诸症消失。1个月后复查，十二指肠球部溃疡已愈合，未见胃黏膜脱垂。（摘自《古方妙用》）

[**按语**] 此例患者胃脘痛，畏寒，伴烦热，腹诊腹直肌痉挛，有上腹轻压痛，符合小建中汤腹证特点，乃脾胃虚弱、阴阳失和之候。由于脾胃为后天之本，脾胃内伤，则气血阴阳生化无源，阴虚则热，阳虚则寒，终可致阴阳失和，故出现一系列复杂证候。手足心热、咽干口燥的出现，类似于李东垣的气虚"阴火"证。故治当"甘温除热"为主，中气健则阴阳和。正如《金匮要略心典》所谓"欲求阴阳之和者，必立中气，求中气之立者，必建中也"，所以投方即效。加黄连者，除阴火也。

案2 杨某，男，38岁，北京某公司职员，佛教徒。2007年11月30日初诊。患胃脘疼痛近半年，畏寒，空腹加重，为此已经休息在家。自述乏力体倦，时有嗳气，胸胁满闷，舌暗苔腻，脉沉。

中医诊断：胃痛（脾胃虚寒，兼有肝胃气滞）。

辨证分析：脾为阴土，主运化，胃为阳土，主受纳，肝主木，主疏泄气机。脾胃阳虚，中焦失于温煦，不通则痛，不荣则痛，则为虚寒胃痛，表现为胃痛喜暖，饥饿时加重。肝气不舒，气机不宣，故见胸胁满闷、嗳气。综合舌脉证，舌暗苔腻，脉沉，乃脾胃虚寒之证。病位在胃，与肝脾有关。病性虚实夹杂，虚证为脾胃阳虚，实证是气滞为主。失治误治，或有吐血、便血之变。

治法：温中健脾，理气柔肝。

方药：黄芪当归建中汤合验方百合丹参饮加减。

处方：黄芪15g，当归12g，桂枝9g，赤芍12g，白芍12g，百合25g，乌药9g，丹参25g，生薏苡仁25g，炒白术12g，茯苓12g，枳壳9g，陈皮9g，厚朴9g，鸡内金12g，炙甘草6g。14剂。每日1剂，水煎服。

复诊：2007年12月13日。胃脘痛消失，嗳气减，仍胀满不舒，食欲差，舌暗苔腻，脉沉。改方百合丹参饮加减，处方如下：百合25g，乌药9g，丹参25gg，白芍25g，炒白术12g，茯苓12g，枳壳9g，陈皮9g，厚朴9g，砂仁3g（后下），鸡内金12g，炙甘草6g。每日1剂，水煎服。

三诊：2008年1月3日。胃脘已经无症状，舌苔薄腻，脉沉，给予胃苏颗粒善后。随访1年，病情无复发。（摘自《赵进喜临证心悟》）

[**按语**] 虚寒胃痛多见于西医学十二指肠球部溃疡之类，多脾胃阳虚，中焦气机失于温通，所以治疗当用温中健脾、理气止痛之法。黄芪当归建中汤最擅温建中气，百合丹参饮兼能理气活血，对于虚寒胃痛者，最为合适。其中，百合丹参饮是百合乌药散、芍药甘草汤、丹参饮三方化裁而来，焦树德先生谓之"三合汤"，临床灵活加减用治胃炎、胃癌、溃疡病胃痛，皆有良好疗效。加石菖蒲者，乃取《内经》"心为噫"之旨，是河北省中医院李恩复教授之经验。取效后更用砂仁开胃，以其最能增进食欲故也。

痞 满

痞满是指中焦气机阻滞，脾胃升降失职导致的以脘腹痞塞、满闷不舒为主症的病证。临床表现以自觉脘腹满闷、触之无形为特征，多按之柔软。古称"心下痞"，又称"胃痞"。病因不同，证候有虚实之分。西医学的慢性胃炎、胃轻瘫、胃下垂、功能性消化不良等以痞满为主症者，可以参照本病证进行诊治。

【沿革】

《内经》就曾论及，《素问·异法方宜论》指出："脏寒生满病。"《素问·五常政大论》指出"备化之纪……其病痞"，重视痞满脏寒与脾胃失调的病机。东汉张仲景的

《伤寒论》论痞"病发于阴",创寒温并用、辛开苦降之法,名方大黄黄连泻心汤以及半夏泻心汤、旋覆代赭汤、五苓散、茯苓甘草汤等,至今仍为临床所常用。隋代巢元方的《诸病源候论·痞噎病诸候》提出"八痞"病名,认为病因涉及外感风邪、忧恚气积、坠堕内损等,明确指出:"痞者,塞也。言腑脏痞塞不宣通也。"元代李东垣《兰室秘藏·中满腹胀》指出:"或多食寒凉及脾胃久虚之人,胃中寒则胀满,或脏寒生满病。"其重视脾胃内伤,并创立了辛开苦降、消补兼施的消痞丸、枳实消痞丸等名方。朱丹溪在《丹溪心法·痞》中论痞满与胀满鉴别,指出:"胀满内胀而外亦有形,痞则内觉痞闷,而外无胀急之形。"明代张介宾在《景岳全书·痞满》中更指出:"痞者,痞塞不开之谓;满者,胀满不行之谓。盖满则近胀,而痞则不必胀也。所以痞满一证,大有疑辨,则在虚实二字。凡有邪有滞而痞者,实痞也;无物无滞而痞者,虚痞也。有胀有痛而满者,实满也;无胀无痛而满者,虚满也。实痞、实满者可散可消;虚痞、虚满者,非大加温补不可。"强调痞满辨证首先当明辨虚实,并明确指出临床存在所谓"怒气暴伤,肝气未平而痞"。清代李用粹在《证治汇补》中指出:"痞与否同,不通泰之谓也,气血痰积,皆能成之。觉满闷痞塞,按之不痛,由脾弱勿能运化,故《内经》谓太阴所至为痞膈中满……痞分虚实:虚痞不食,大便利;实痞能食,大便闭。虚痞以芍药、陈皮和之;实痞以浓朴、枳实消之……有饮食痰积不运为痞者,六君子加山楂、谷芽;有湿热太甚,土来心下为痞者,分消上下,与湿同治,或黄连泻心汤;不因误下,邪气乘虚为痞者,宜理脾胃,兼以血药调之;有阴火上炎,痞闷嗳气者,宜降火;有肝气不伸,膈有稠痰,两寸关脉弦滑带涩者,当先吐而后舒郁;有中虚不运如饥如刺者,益气温中;有内伤劳役,清气下陷,浊气犯上者,补中益气,兼清湿热;有悲哀多郁,痰挟瘀血,结成窠囊者,宜逐瘀行气;有食后感寒,饮食不消,或食冷物成痞者,宜温中化滞。"其在辨虚实的基础上,强调分肥瘦而辨证治疗,内容已相当完备。林珮琴的《类证治裁·痞满》论痞分外感,并把杂病之痞分为寒滞停痰、寒凉伤胃、脾胃阳微、胃虚气滞等若干证候,强调分寒热虚实而治之。

【病因病机及其演变】

痞满的病因包括体质因素、感受湿热、内伤饮食、情志失调、久病失治等:①体质因素,可见于太阴脾虚体质、阳明胃热体质,也可见于少阳气郁体质、厥阴肝旺体质者。②感受湿热:如暑夏季节、暑湿外受、中焦湿热,或复经误治,寒热错杂,阻滞气机,可发为痞满。③内伤饮食,尤其是太阴脾虚体质,过嗜生冷,或过嗜醇酒厚味,中寒内生,或内生痰湿、湿热,中焦气机被阻,或久病脾胃阳气受伤,虚气留滞,皆可引发痞满。④情志失调:忧郁、恼怒,尤其是少阳气郁体质、厥阴肝旺体质,肝气郁结,或肝火上炎,肝气犯胃,或气郁痰阻,或肝胃郁热,也可导致痞满。其他,如久病体虚,失治误治,或阳虚或阴虚,或久病胃络瘀结,也可表现为痞满。

痞满病位在胃,与肝、脾关系密切。中焦气机不利,脾胃升降失职是其病机关键。脾胃同居中焦,脾主运化,胃主受纳,共司饮食水谷的消化、吸收与输布。脾主升清,胃主降浊,清升浊降则气机调畅。肝主疏泄,可疏利气机,肝气调达,则脾升胃降气机顺畅。外感内伤多种病因均可影响及胃，并涉及肝、脾，导致中焦气机不利，脾胃升降失职，而发为痞满。痞满的病性有虚实之分。痞满初期，多为实证。因实痞常与脾虚不运、升降无力有关；虚痞之脾胃亏虚也易招致实邪内侵，所以临床上每见虚实互兼、寒热夹杂之证，且时轻时重，反复发作。若痰湿气滞交结，日久阻碍血液运行，痰、气、瘀搏结，可成噎膈、反胃等变证。或痰气化热，损伤血络，可发生吐血、黑便，变生他病。

【诊断要点】

1. 临床表现　痞满是以脘腹满闷不舒为主症，并有触之无形的特点，一般按之柔软、压之无痛，也有按之痞硬，或有压痛者，可伴有饱胀、食少、嗳气，病延日久可见气血亏损症状。

2. 发病特点　多起病缓慢，时轻时重，呈反复发作的慢性过程。发病常与饮食、情志、起居、寒温等诱因有关。

3. 相关检查　血常规、胃动力学检查、上消化道钡餐造影、胃镜和病理学活检检查等，有助于诊断与鉴别诊断。

【类证鉴别】

1. 痞满与鼓胀鉴别　两者皆可见腹胀满。而痞满的典型表现为自觉胃脘痞塞、满闷不舒，一般按之濡软，多由湿热外犯、内伤饮食、情志失调引发，为中焦气机壅滞，脾胃升降失司所致。鼓胀的典型表现为腹部胀大如鼓、皮色苍黄、腹壁脉络暴露，常继发于黄疸、积聚，久病不已，或有酒食不节、情志所伤、血吸虫感染等病史，为肝脾肾受损，气、血、水相裹，水停腹内所致。

2. 痞满与积聚鉴别　两者均可见腹胀满。而痞满的典型表现为自觉胃脘痞塞、满闷不舒，一般按之濡软、无包块，为中焦气机壅滞，脾胃升降失司所致。积聚的典型表现为腹内有包块，或伴有腹胀、腹痛。其中积证可见包块质硬、固定不移，聚证包块可时聚时散。

3. 痞满与结胸、脏结鉴别　三者病位皆以心下为中心，可见脘腹部位症状。而痞满的典型表现为自觉胃脘痞塞、满闷不舒，按之濡软、无包块，为中焦气机壅滞，脾胃升降失司所致。结胸的典型表现为心下痛，按之石硬，甚至从心下至少腹皆硬满，痛不可触近。脏结为阴证、虚证、寒证，典型表现为心下或胁下痞满，按之硬痛，或腹内包块连及脐旁，舌苔多表现为白厚腻水滑，大都预后不良。

【辨证要点】

1. 辨虚实　体壮气实，痞满不减，按之尤著，食后为甚，能食，便秘，舌苔厚腻，脉实有力者为实痞。体虚气怯，痞满时作，喜揉喜按，食少纳呆或食后迟消，大便清利，脉虚无力者为虚痞。临床更多虚实夹杂者。

2. 辨寒热　痞满绵绵，遇寒则甚，口淡不渴，或渴不欲饮，舌淡苔白，脉沉者属寒。痞满势急，遇热则甚，口渴喜饮，口苦便秘，舌红苔黄，脉数者属热。临床更多寒热错杂者。

3. 辨体质 太阴脾虚体质者，表现为体弱，食欲差，或畏寒，有腹泻倾向。阳明胃热体质者，表现为体壮，食欲好，或畏热，有便秘倾向。少阳气郁体质者，性喜抑郁，爱生闷气。厥阴肝旺体质者，性急易怒，容易冲动。

【治则治法】

痞满的治疗总以调理脾胃升降、行气除痞消满为基本法则。因邪实阻滞气机而成痞满者，应着重祛除邪气、宣通气机。根据湿热、食积、气滞、痰阻、饮停等不同证候，分别采用开泄湿热、消食和胃、疏肝理气、化痰除湿、通阳化饮等法，同时重视调和脾胃。寒热错杂者，则应寒温并用、辛开苦降，结合健运脾胃。因脾胃亏虚，虚气留滞而成痞满者，当标本兼治，邪正两顾。根据脾气虚、胃阴虚、气阴两虚的不同，分别采用健脾益气、滋阴养胃、益气养阴等治法，并根据湿热、食积、气滞、痰湿、停饮等兼夹证的不同，配合相应治标之法。久病夹瘀者，则当活血通络、化瘀散结。

【分证论治】

1. 实痞

（1）湿热蕴胃证

临床表现：胃脘痞闷，嘈杂不适，口中黏腻，口干不欲饮，吞酸，恶心，胃脘灼热，纳呆食少，大便干结或黏滞不畅。舌红苔黄或黄腻，脉濡滑，或关上脉浮。

治法：清热化湿，和胃消痞。

方药可用大黄黄连泻心汤合连朴饮加减。参考处方：熟大黄 6～9g，黄芩 6～9g，黄连 9～12g，炒栀子 6～9g，豆豉 9～12g，苍术 12～15g，陈皮 9～12g，姜半夏 9～12g，茯苓 12～15g，石菖蒲 9～12g，厚朴 9～12g，苏叶 9～12g，芦根 9～12g，炙甘草 6g。该方适用于湿热中阻实痞，或胃热痞证、关脉浮者。若胃气上逆突出，恶心呕吐症明显者，可加生姜、竹茹、白豆蔻，即小半夏汤方意。若湿滞病机突出，症见大便黏滞不爽者，可加蚕沙、薏苡仁等。若胃热偏胜，症见胃脘灼热、嘈杂，反酸者，可用大黄黄连泻心汤加吴茱萸、黄连、乌贼骨、浙贝母，即左金丸、乌贝散。若内有胃热，卫阳不足，症见心下痞满、烦热、形寒肢冷、汗出者，可用附子泻心汤加减。

（2）饮食停滞证

临床表现：胃脘痞闷，按之尤甚，饱胀厌食，嗳腐吞酸，恶心呕吐，大便不调，矢气频作，味臭如败卵。舌苔厚腻，脉滑。

治法：消食和胃，行气消痞。

方药可用保和丸加减。参考处方：焦三仙（各）9～12g，陈皮 9～12g，姜半夏 9～12g，枳实 9～12g，白术 9～12g，茯苓 9～12g，炒莱菔子 9～15g，连翘 9～12g，白豆蔻 9～12g，炙甘草 6g。该方适用于饮食停滞，阻滞气机之痞满证。若胃气上逆突出，恶心呕吐症明显者，可加苏叶、生姜、竹茹等。若饮食停滞，胃肠气滞，症见脘腹胀满、大便不爽者，可加木香、槟榔、熟大黄等，或配合四磨汤加减。

（3）肝胃气滞证

临床表现：胃脘痞闷，胸胁胀满，嗳气，善太息，口干口苦，大便不爽，常因情志因素而加重。舌苔边多浊沫，脉弦。

治法：疏肝解郁，和胃消痞。

方药可用柴胡疏肝散合香苏散加减。参考处方：柴胡 9~12g，白芍 12~30g，苏叶 6~12g，香附 9~12g，陈皮 9~12g，枳壳 9~12g，姜半夏 9~12g，当归 9~12g，川芎 9~12g，炙甘草 6g。该方适用于少阳气郁体质，忧郁伤肝，肝胃气滞之痞满。若气滞痰阻，症见咽中如有物梗阻、胸闷者，可配合半夏厚朴汤。若夹食滞，症见嗳腐吞酸，或便下不消化食物者，可加焦三仙、鸡内金等。

（4）肝胃郁热证

临床表现：胃脘痞闷，胸胁胀满，泛酸、嘈杂，心烦易怒，口干口苦，大便不爽，病情常因情绪波动加重。舌红苔薄黄，边多浊沫，脉弦或数。

治法：解郁清热，和胃消痞。

方药可用越鞠丸合左金丸加减。参考处方：香附 9~12g，栀子 9~12g，苍术 9~15g，神曲 9~12g，川芎 9~12g，浙贝母 9~12g，青皮 9~12g，陈皮 9~12g，姜半夏 9~12g，黄芩 9~12g，吴茱萸 1.5~3g，黄连 9~12g，炙甘草 6g。该方适用于少阳气郁体质，气郁日久化热，或厥阴肝旺体质，肝火犯胃者。若夹食滞，症见嗳腐吞酸，或呕吐不消化食物者，可加用焦麦芽、炒鸡内金等。若胃肠气滞，大便不爽者，可加用木香、槟榔、炒莱菔子等。

（5）痰湿中阻证

临床表现：胃脘痞满，胸膈满闷，呕恶纳呆，口淡不渴，身重困倦，小便不利。舌苔白厚腻，脉濡或沉滑。

治法：化痰除湿。方药可用二陈汤合平胃散加减。参考处方：姜半夏 9~12g，陈皮 9~12g，苏叶 6~9g，枳实 9~12g，白术 9~12g，茯苓 9~12g，香橼 6~9g，佛手 6~9g，炙甘草 6g。若痰湿化热，痰热中阻，症见心烦失眠，多梦，头晕头沉，舌尖红舌苔黄腻者，可加用黄连、山栀，或用黄连温胆汤加减。若痰饮内停，饮阻气机之"饮气痞"，症见心下痞满、按之硬，或呕吐痰涎清稀、嗳气不止者，可用旋覆代赭汤加减，可重用生姜温胃化饮降逆。若饮邪内停，症见心下痞、四肢厥冷者，可用茯苓甘草汤。若心下痞，症见口渴，或水入口即吐，小便不利者，可用五苓散加减。

2. 虚痞

（1）脾胃虚弱证

临床表现：胃脘痞闷，时轻时重，喜温喜按，食少不饥，困倦乏力，大便溏薄，脘腹胀满，少气懒言。舌质淡苔薄白，脉沉细弱。

治法：补气健脾，升清降浊。

方药可用补中益气汤加减。参考处方：党参 9~12g，炙黄芪 15~30g，炒白术 9~12g，升麻 3~6g，柴胡 3~6g，枳实 9~15g，陈皮 9~12g，当归 9~12g，炙甘草

6g。该方适用于太阴脾虚体质，或内伤劳倦所伤，脾虚气陷之痞满。若气滞突出，症见脘腹胀满痞闷明显者，可加用木香、枳壳、苏梗、香附等。若夹有食滞，症见嗳腐吞酸、呕吐不消化食物者，可加用炒神曲、炒麦芽、焦槟榔等。若脾胃阳虚，症见四肢不温、食少、腹满畏寒者，可加木香、砂仁、香附、良姜等，即香砂六君子汤、良附丸方意。久病多瘀，症见心下痞满，有固定压痛，舌暗或有瘀斑者，可配合丹参饮加味。若太阴体质，脾胃虚寒，心下痞满，夜间为甚，或遇寒加重，或伴有心胸憋闷，自觉气上逆，腹满便溏，舌淡苔白，脉沉者，可用理中汤加味。

（2）胃阴不足证

临床表现：胃脘痞闷，嘈杂不适，似饥不欲食，口干咽燥而不欲饮，胃脘灼热不适，嗳气，恶心，大便秘结。舌红少苔，脉沉细数。

治法：养阴益胃，调中消痞。

方药可用益胃汤加减。方中生地甘苦性寒，滋阴清热；沙参、麦冬益胃生津，助生地滋养胃阴为臣药；玉竹养阴润燥，润肠通便；冰糖甘凉润胃。若胃阴不足，兼有气滞血瘀，症见心下痞满，有灼热感、烧心、嘈杂，舌红少苔或鸡心舌，脉细弦者，可用经验方百合丹参饮加减。该方组成：百合 15~30g，乌药 9~12g，丹参 15~30g，陈皮9~12g，枳壳 9~12g，厚朴~12g，白术 9~12g，茯苓 9~12g，鸡内金 9~12g，赤白芍（各）15~30g，炙甘草 6g。适用于厥阴肝旺体质，或阳明胃热体质、少阳气郁体质、肝胃郁热伤阴者。若阴虚热盛突出，症见大便干结者，可加细生地、玄参、蒲公英等。若胃气上逆，症见恶心呕吐，呃逆者，可加用姜半夏、竹茹、刀豆子等。若久病夹瘀，症见胃脘痞满，夜间为甚，舌质暗或有瘀斑者，可加用当归、川芎、制乳香、制没药、三七粉；痰瘀互结顽证者，甚至可用炮穿山甲、浙贝母、鳖甲、莪术、白花蛇舌草等。

其实，痞满为病，虚实夹杂、寒热错杂者，更为多见。临床表现为胃脘痞满，但满不痛，胃有凉感，泛酸、嘈杂、嗳气，恶心呕吐，肠鸣腹胀，大便溏稀，甚至腹泻，不思饮食，倦怠乏力。舌淡苔腻或微黄，脉细滑。治法：寒热并用，辛开苦降，散结消痞。方药可用半夏泻心汤加减，或用《兰室秘藏》枳实消痞丸。参考处方：姜半夏9~12g，党参 9~12g，干姜 9~12g，黄连 9~12g，黄芩 9~12g，枳实 9~12g，白术9~15g，大枣 6~12 枚，炙甘草 6g。该方适用于太阴脾阳虚体质，湿热内侵，或外感误下，邪热内陷，寒热错杂者。若脾气大伤，症见心下痞，腹中雷鸣，泄泻不止，日数十年，干呕、心烦不得安，体虚乏力者，可用甘草泻心汤，可重用炙甘草。若夹有食水内停，症见心下痞硬，腹中肠鸣突出，干呕食臭，嗳气者，可用生姜泻心汤，当重用生姜温胃化饮。

【其他疗法】

针灸疗法，应分虚实而行之。实痞可取中脘、胃俞、内关、足三里穴，用毫针刺，采用泻法，每日 1 次，每次留针 20~30 分钟。饮食内停者，可加梁门、天枢；肝胃郁热者，可加太冲、期门；痰湿中阻者，可加丰隆、公孙。虚痞可取中脘、胃俞、内关、足三里、脾俞、公孙穴，用毫针刺，采用平补平泻法，每日 1 次，每次留针 20~30 分钟。于中脘、足三里穴更可加艾灸，每穴可用艾条悬灸 15 分钟。同时可配合腹部按摩。胃脘部用摩法，按摩 5～8 分钟，并可按揉中脘、气海、天枢等穴，点按揉足三里穴。

【预防调护】

注意调节饮食，避免暴饮暴食、饥饱失常，饮食宜清淡，禁食醇酒厚味、辛辣烧烤以及生冷之品。大热、大寒、有毒药物等也当慎重。同时应注意精神调摄，避免忧思恼怒及情绪紧张。慎起居，适寒温，特别是季节交替时应注意腹部保暖。并时刻注意劳逸结合，鼓励适当参加体育锻炼。

【病案举例】

案 1 任某，女，67 岁。2006 年 12 月 24 日初诊。患者有糖尿病病史 10 年，长期口服降糖药，血糖控制不满意。近半年发现胃脘胀满。刻下症：胃胀，食欲不振，畏寒，时有嗳气。大便不调。舌暗苔薄，脉沉。

中医诊断：痞满（阴阳俱虚，气机阻滞）。

辨证分析：肝主木，主疏泄气机；胃主土，以通降为顺。消渴病日久，热伤气阴，阴损及阳，日久则阴阳俱虚。阴虚失于濡润，阳虚失于温煦，中焦气机阻滞，则成痞满之证。气虚阳虚，胃气失和，故见食欲不振、畏寒、嗳气。肝胃不和，则见大便时干时稀。综合舌脉证，舌暗苔薄，脉沉，乃阴阳俱虚，兼有气滞、络脉血瘀之证。病位在胃，与肝脾相关。病性虚实夹杂，虚证是阴虚、阳虚、气虚，实证是气滞，兼有血瘀。失治误治则成胃瘫之证。

治法：养阴和胃，温中开胃，理气柔肝，活血化瘀。

方药：验方百合丹参饮加减。

处方：赤芍 15g，白芍 15g，百合 25g，乌药 9g，丹参 25g，茯苓 12g，枳壳 9g，陈皮 9g，厚朴 9g，鸡内金 12g，炙甘草 6g。14 剂，每日 1 剂，水煎服。

二诊（2007 年 1 月 10 日）：胃脘胀满症状消失，食欲转佳，舌暗苔薄，脉沉。胃镜检查提示：胃息肉，浅表性胃炎，伴糜烂。考虑有内痈存在，改用仙方活命饮加减。处方如下：当归 12g，白芍 25g，陈皮 9g，金银花 12g，连翘 12g，黄芩 9g，黄连 9g，浙贝母 12g，陈皮 9g，制乳香 12g，制没药 12g，蒲公英 15g，炮穿山甲 9g，白芷 6g，炙甘草 6g。每日 1 剂，水煎服。

坚持服药 40 余剂，自动停药。半年后因糖尿病来诊，胃脘胀满未再发作。（摘自《赵进喜临证心悟》）

[**按语**] 百合丹参饮作为临床常用经验方，不仅适用于阴虚胃痛、痞满，也同样适用于胃寒痛、痞满，不仅适用于溃疡病、慢性胃炎，也同样适用于胃癌等，应用的关键在于加减变通。阴虚，症见舌红舌苔，加石斛、沙参、麦冬、玉竹等；郁热，症见口苦咽干，加柴胡、黄芩、黄连；溃疡病之泛酸烧心，加乌贼骨、浙贝母；畏寒食少者，加砂仁、良姜、香附；胃热恶心，舌红苔黄者，加蒲公英、黄连、苏叶；气郁之抑郁嗳气，加石菖蒲；胃癌或癌前病变加莪术、薏苡仁、白花蛇舌草等。此例痞满以胃胀满为

主症，舌苔少是阴虚，但畏寒食少当存在虚寒气滞，舌暗是有血瘀，所以投用百合乌药散加砂仁，应手而效。二诊考虑到胃镜检查结果：胃息肉，浅表性胃炎，伴糜烂，认为存在内痈，遵吾师天津中医药大学第一附属医院黄文政教授经验，投以治疗痈疡的仙方活命饮，清热解毒、散结消痈，病情遂得以良好控制

案 2 冯某，女，58岁。1998年9月15日初诊。患者有糖尿病病史，长期服用西药降糖药，血糖控制不满意。近半年出现胃脘痞闷胀满不舒，食后加重，伴有头痛，大便不畅，舌暗舌苔腻，脉细弦。尿糖（+），餐后血糖10.5mmol/L。

中医诊断：痞满（脾胃气滞）。

辨证分析：脾主升，主运化；胃主降，主受纳。脾胃共为升降之枢，而胃肠以通降为顺。患者久患消渴病，脾胃受伤，脾胃不和，气机阻滞，故见胃脘痞满。胃肠通降失司，传导不行，故见食后倒饱，大便不畅。脾胃升降失司，清阳不升，故见头痛。综合舌脉证，舌暗苔腻，脉细弦，乃脾胃不和，气滞血瘀之证。病位在脾胃，有关于肠。病性以实、气滞为主，兼有血瘀。失治误治，或有胃瘫、肠结之变。

治法：调和脾胃，理气活血。

方药：香苏散加味。

处方：香附10g，苏梗6g，陈皮6g，枳壳10g，香橼6g，佛手6g，炙甘草6g，生白术25g，茯苓15g，川芎15g，鬼箭羽15g，荔枝核15g，葛根25g，丹参15g。7剂，每日1剂，水煎服。

二诊（1998年10月13日：患者服药后胃脘胀满消失，头痛明显改善，大便日1次。停用中药。

三诊（1998年11月17日）：近期又出现胃脘胀满，睡眠易醒，大便时干时稀，舌暗红，舌苔黄腻水滑，脉细滑，复查尿糖阴性，餐后血糖5.1mmol/L。考虑痰阻热郁、脾胃不和，治拟化痰化热、调中和胃，处方：陈皮9g，清半夏15g，黄连6g，云茯苓15g，生枣仁12g，炒枣仁12g，炙甘草6g，酒大黄6g，石斛12g，通草5g，大枣6枚，丹参15g，五味子6g，甘松6g，香附10g，苏梗6g，陈皮6g，枳壳10g，香橼6g，佛手6g。7剂，每日1剂，水煎服。

四诊（1998年11月24日）：患者服药后胃脘胀满明显减轻，睡眠醒后可以再睡。效不更方，嘱其继续坚持服药。其后病情平稳，血糖控制良好。（摘自《内分泌代谢病中西医诊治》）

[**按语**] 糖尿病胃肠植物神经病变可表现为糖尿病性胃轻瘫、糖尿病性便秘和腹泻等，中医辨证常为气机阻滞，病位或在脾胃，或在肠。治疗重在调理气机。本例患者即为脾胃气滞，故症见胃脘胀满不舒，食后倒饱，大便不畅；气滞日久则成血瘀，故见头痛，舌暗。所以治疗以《局方》香苏散为底方，重用生白术意在甘润通便，重用川芎意在活血治疗头痛。卫矛、荔枝核、葛根、丹参则可以活血理气、生津止渴。后因停药反复，症见胃脘胀满，睡眠易醒，大便时干时稀，舌暗红，舌苔黄腻水滑，脉细滑，为痰热中阻、脾胃气滞，所谓"胃不和则卧不安"也，故选用黄连温胆汤和香苏散加味，化

痰清热、和胃安神。用生炒枣仁、五味子者，所以养心敛神安神也，为治疗失眠专药。而酒大黄、石斛、通草、大枣，则是民间专门治疗睡眠易醒，醒后不能入睡的经验方，原方本为木通，其方意无外乎是在养阴的基础上，通过大小便导邪热下行，临床应用确有佳效。今以关木通之肾毒性而用通草代替，临床观察发现也有一定疗效。

反 酸

反酸是指肝胃不和，胃失和降所致的以胃酸增多，或酸水上泛，随即吐出为主症的病证，可伴有烧心及胸骨后灼热或疼痛、胃脘隐痛等症状。包括"吞酸""吐酸"。吐酸表现为呕吐酸水，吞酸表现为反酸烧心。因其具有共同病机，可统称为"反酸"，又称"泛酸"。西医的消化性溃疡、反流性食管炎、反流性胃炎等以反酸为主症者，均可参照本病证进行诊治。

【沿革】

反酸在《内经》中就有论及。《素问·至真要大论》指出："诸呕吐酸，暴注下迫，皆属于热。"认为呕吐酸水与邪热有关。金元河间主热，东垣主寒，丹溪更创制左金丸，黄连、吴茱萸 6∶1 比例配伍，开寒温同用、辛开苦降治疗反酸之先河。明代龚廷贤的《寿世保元·吞酸》指出："夫酸者，肝木之味也，由火盛制金，不能平木，则肝木自甚，故为酸也。"明确指出反酸与肝有关。秦景明的《症因脉治·呕吐》指出："呕吐酸水之因，平时郁结，水饮不化，外被风寒所束，上升之气，郁而成积，积之既久，湿能生热，湿热木荣，肝气太盛，遂成木火之化，而吞酸吐酸之症作矣。"提出气郁、水饮、风寒、湿热、肝火皆是引起反酸的重要原因。清初高鼓峰在《四明心法·吞酸》中指出："凡吐酸尽属肝木，曲直作酸也。河间主热，东垣主寒，毕竟东垣是言其因，河间言其化也。盖寒则阳气不舒，气不舒则郁而为热，热则酸矣。然亦有不因寒而酸者，尽是木气郁甚，熏蒸湿土而成也，或吞或吐也。然又有饮食太过，胃脘填塞，脾气不运而酸者，是怫郁之极，湿热蒸变，如酒缸太热则酸也。"其在重视肝的同时，认为寒热皆可致病，强调饮食停滞伤脾，也可积热为酸。李用粹的《证治汇补·吞酸》也指出："大凡积滞中焦，久郁成热，则本从火化，因而作酸者，酸之热也；若寒客犯胃，顷刻成酸，本无郁热，因寒所化者，酸之寒也。"明确指出不仅热邪可引发反酸，寒邪客胃也可引发，重视反酸的机制。中医对反酸的认识日趋完善。

【病因病机及其演变】

反酸的发病与体质因素、感受外邪、情志不遂、饮食失节、劳倦内伤、久病体虚等密切相关。①体质因素：反酸以太阴脾虚体质以及少阳气郁体质、厥阴肝旺体质比较多见。②感受外邪：包括寒邪客胃，或暑热、暑湿内侵，湿热内郁，胃失和降，可成反酸。③情志抑郁：肝气郁结，气郁痰阻，肝胃不和，或因暴怒，肝火犯胃，木郁则酸，或胆热内扰，胃气失和，或忧思伤脾，脾胃虚弱，胃气失和，可成反酸。④饮食失节：

食积化热，或过嗜肥甘醇酒，内生痰湿、痰饮，或湿热，胃失和降，也可成反酸。⑤劳倦内伤：脾胃受伤，或久病体虚，脾胃气虚，胃失和降，可成反酸。因久病多瘀，反酸患者还常可夹有血瘀。

反酸的中心病位在胃，与肝、脾有关。肝胃不和，胃失和降，胃酸上泛是其核心病机。肝气犯胃，肝火犯胃，胆热犯胃，或夹痰，或夹饮，或夹食积，或夹湿热，则肝胃不和，胆胃不和，木郁克土，胃失和降，则成反酸。脾胃虚弱，或夹寒，或夹痰，或夹饮，或食积，或夹湿热，土壅木郁，胃失和降，则成反酸。病程日久，气病及血，可因虚致瘀，痰瘀互结，可使病归缠绵。痰瘀蕴结成毒，更可变生反胃顽证。

【诊断要点】

1. 临床表现　胃中酸水增多，以反酸烧心，或由胃中酸水上泛，从口吐出为主症，常伴随胸骨后灼热、疼痛以及胃痛、嘈杂不适等症状。

2. 发病特点　常反复发作，发病前多有饮食失宜、情志不畅等诱因。

3. 相关检查　胃镜、上消化道钡餐、胃液分析等检查有助于诊断与鉴别诊断。

【类证鉴别】

1. 反酸与嘈杂鉴别　反酸可见烧心、胃中不适，而以胃中酸水增多，酸水上泛，以致口吐酸水为主症，为肝胃不和，胃失和降所致。嘈杂主要表现为胃中空虚，似饥非饥，似辣非辣，似痛非痛，胸膈懊恼，不可名状，或得食而暂止，或食已而复嘈杂，病因包括胃热、胃虚以及血虚等。

2. 反酸与胆瘅鉴别　二者发病皆与肝胃有关，可见胃中不适。而反酸主要表现为烧心、泛酸，或呕吐酸水，为肝胃不和、胃失和降所致。胆瘅的典型表现为善呕，呕吐苦水，长太息，心中怛怛，恐人将捕之，邪在胆，逆在胃，"胆液泄则口苦，胃气逆则呕苦"（摘自《灵枢·四时气》）。

【辨证要点】

1. 辨寒热虚实　寒证，表现为口中和，畏寒肢冷，腹满喜暖，舌苔白；热证，表现为口干口苦，口中黏腻，畏热喜凉，舌红苔黄。虚证，多为气虚、阳虚，也有阴虚者；实证可表现为胃寒、胃热、肝火、胆热、气郁、郁热、痰阻、饮停、痰热、湿热、血瘀、食积等。初病多实，可见肝气犯胃，郁热犯胃，或兼气郁痰阻、胆热内扰、寒邪客胃等；久病多虚，可表现为脾胃气虚等。临床多为本虚标实，虚实夹杂者，或夹痰，或夹饮，或夹瘀，或夹食积，或夹湿热等。

2. 辨病位　肝气郁结者，常见胸胁胀痛、烧心吐酸，发病与情绪波动有关；郁热犯胃或胆热内扰者，常见口苦咽干、头晕、胸胁苦满、呕吐酸苦水；脾胃阳虚，或夹痰、夹饮者，可见乏力、畏寒、呕吐酸水，或呕吐痰涎，或呕吐清稀水；夹食积者，可见嗳腐吞酸、舌苔厚腻；夹湿热者，可见口中黏腻、脘腹痞闷、大便不爽、舌苔黄腻。

3. 辨体质　太阴脾虚体质者，体弱，食欲差，有腹满、腹泻倾向。少阳气郁体质，爱生闷气，性格悲观、敏感。厥阴肝旺体质者，性急易怒，容易冲动。阳明胃热体质者，体壮实，食欲好，有便秘倾向。

【治则治法】

吐酸的治疗原则，常以疏肝理气、和胃制酸为本。同时应根据寒热虚实，或泄肝和胃、辛开苦降，或温脾散寒、和胃制酸。若夹痰者，则治以化痰祛湿；夹饮者，则治以通阳化饮；夹湿热者，则治以清热化湿；夹食积者，则治以消导和中；夹瘀者，则治以活血化瘀。治法无外调肝、和胃、健脾，尤其应该重视和胃降逆治法。左金丸、乌贝散以及瓦楞子等，常可随证加用。

【分证论治】

1. 肝气犯胃证

临床表现：烧心、反酸，胸骨后闷痛，脘腹胀满疼痛，嗳气反流，嘈杂易饥，舌红苔薄白或薄黄，舌苔边多浊沫，脉弦。

治法：疏肝和胃降逆。

方药可用柴胡疏肝散加减。临床常用四逆散、香苏散配合左金丸，屡有佳效。参考处方：柴胡 9～12g，苏梗 6～12g，香附 9～12g，陈皮 9～12g，浙贝母 9～12g，姜半夏 9～12g，吴茱萸 1.5～6g，黄连 9～12g，赤白芍（各）12～30g，炙甘草 6g。该方适用于少阳气郁体质，情志失调，肝气犯胃，木郁成酸者。若郁热突出，症见心胸烦闷，心烦热，失眠多梦，舌苔黄者，可加用炒山栀、黄芩、连翘等。若夹食积，症见嗳腐吞酸，或呕吐不消化食物，舌苔厚腻者，可加用焦三仙，或配合保和丸。若气郁夹瘀，症见胸骨后针刺样疼痛，舌暗，舌底瘀斑者，可加当归、川芎、丹参等，或用血府逐瘀汤加减。若气郁痰阻，症见反酸，呕吐痰涎，胸脘憋闷，咽喉不适，如有物梗阻，嗳气，吞咽困难，声音嘶哑，半夜呛咳，舌苔白腻，脉弦滑者，治当开郁化痰、降气和胃，方药可用旋覆代赭汤配合半夏厚朴汤加减。若痰湿中阻，症见胸闷、不思饮食，频吐酸水者，可加紫苏梗、枳壳以及乌贼骨、浙贝母，即乌贝散意。若痰湿化热，症见心胸烦闷，失眠多梦，心下按之有压痛，脉浮滑者，可用小陷胸汤加味。若湿热中阻，症见脘腹痞满，口中黏腻，呕吐酸水，大便不爽，舌红苔黄腻者，可用平胃散加黄芩、黄连、瓦楞子等。

2. 肝火犯胃证

临床表现：吞酸时作，胸骨后灼痛，胃脘闷胀、灼痛，或两胁胀满，心烦易怒，口干，咽干口渴，舌红苔黄，舌苔边多浊沫，脉弦数。

治法：清肝泄火，和胃降逆。

方药可用化肝煎加味。参考处方：青皮 9～12g，陈皮 9～12g，黄芩 9～12g，栀子 9～12g，浙贝母 9～12g，当归 9～12g，吴茱萸 1.5～6g，黄连 9～12g，乌贼骨 15～30g，白芍 12～30g，炙甘草 6g。该方适用于厥阴肝旺体质，肝火犯胃者。若兼阴虚，症见咽干口渴，胃脘灼热疼痛，舌红少苔者，可加细生地、百合、石斛，或用百合丹参饮加味。若少阳郁热体质，气郁日久，郁热犯胃，症见口苦咽干，烧心，胁肋胀痛，胸痛背痛，反酸，嗳气，心烦失眠，嘈杂易饥，舌红苔黄腻，脉弦滑者，治当以清解少阳郁热为主，和胃降逆，方药可用小柴胡汤配合乌贝散。若痰热内扰心神，症见睡眠易惊、心悸、噩梦纷纭者，可加竹茹、陈皮、姜半夏、茯神、黄连，或用黄连温胆汤加味。若痰瘀互结，症见胃脘隐痛，或有呕血、便血，舌暗红者，可加当归、丹参、三七粉（分冲）。

3. 脾胃气虚证

临床表现：反酸或泛吐清水，嗳气反流，胃脘隐痛，胃痞胀满，食欲不振，神疲乏力，大便溏薄，舌淡苔薄，脉细弱。

治法：疏肝理气，健脾和胃。参考处方：党参 9～12g，白术 9～12g，茯苓 9～12g，木香 6～9g，砂仁 6～9g（后下），陈皮 9～12g，姜半夏 9～12g，乌贼骨 15～30g，浙贝母 9～12g，炙甘草 6g。该方适用于太阴脾虚体质，脾胃气虚之反酸。若脾胃阳虚，症见胃脘冷痛，呕吐酸水、清稀，四肢不温者，可加吴茱萸、桂枝、高良姜等，或用黄芪建中汤加减。若夹痰饮，症见呕吐酸水、清稀量多，畏寒肢冷，舌胖边有齿痕，苔腻水滑者，可加桂枝、生姜、乌贼骨、浙贝母等，或配合苓桂术甘汤加味。若夹湿热，或寒热错杂，症见心下痞满，呕吐酸水，肠鸣下利，舌苔黄白相间者，可用半夏泻心汤合左金丸化裁。若久病血瘀，症见胸骨后灼痛或刺痛，后背痛，呕血或黑便，舌质紫暗或有瘀斑者，可加降香、丹参、姜黄等，或配合丹参饮方。若血不归经，症见吐血、便血者，配合三七粉 3～6g（分冲）。

【其他疗法】

针灸疗法：取足三里、中脘、内关、太冲、公孙穴。胆热犯胃者，加取阳陵泉；气郁痰阻者，加取丰隆；夹食滞者，加取下脘、天枢、梁门；气滞血瘀者，加取血海。脾胃虚寒者，加取气海、关元、脾俞、胃俞，并可艾灸气海、关元、神阙等穴。

推拿疗法：可点按中脘穴。大便不通者，可顺时针摩腹。

【预防调护】

重视饮食有节、起居有常，并保持心情舒畅。

反酸患者更应保持积极乐观的心态。肥胖者要控制饮食，平衡营养，尽快减轻体重。应当戒肥甘厚味、烟酒以及冷热、甜酸、辛辣刺激性食物。注意避免短时间内快速摄入大量汤液、稀粥等。反酸常发生在夜间者，睡眠时应抬高床头，避免睡前进食。坚持餐后散步，避免食后躺卧，或剧烈运动。

【病案举例】

魏某，女，36 岁。2013 年 4 月 12 日初诊。患者反酸烧心 1 年余。曾查上消化道造影，提示反流性胃炎、胃下垂。伴有畏寒，有时胃脘部胀痛不适，常因进食生冷诱发，服用奥美拉唑疗效不满意，遂求中医治疗。刻下症：心口部烧灼感，反酸烧心，伴有腹满，大便溏稀、每日 2 次。患者面色萎黄，形体消瘦，舌质暗苔黄略腻，脉细滑。

中医诊断：反酸（肝胃气滞，胃气不和）。

辨证分析：肝主木，主疏泄，主气机；脾胃主土，脾主运化，主升清，胃主受纳，以和降为顺。患者久病，脾胃虚寒，加之肝气郁结，肝胃不和，木郁为酸，肝脾不和，脾虚不运，故可见反酸烧心、腹满便溏。综合舌脉证，病位在胃，与肝脾相关。病性虚实夹杂，虚为脾胃阳虚，实为肝气、血瘀，内夹寒热错杂之邪。失治误治，久病入络，则病归迁延，或有吐血、便血之变。

治法：平肝降逆，理气和胃。

方药：左金丸合经验方百合丹参饮加减。

处方：炒吴茱萸 3g，黄连 9g，百合 25g，乌药 9g，丹参 25g，陈皮 9g，枳壳 9g，苏叶 12g，香附 12g，清半夏 12g，炒白术 12g，茯苓 12g，鸡内金 12g，炒白芍 30g，炙甘草 6g。14 剂，每日 1 剂，水煎服。

2 周后复诊，烧心反酸症状基本消失，原方继用 14 剂，病归平复。（赵进喜医案）

[按语] 此例患者反酸烧心，本为脾胃有寒，但因为同时存在肝气郁结，肝胃不和，寒为其因，热为其化，所以用左金丸可以寒温同用，平肝降胃。配合百合丹参饮、香苏散，疏肝气，暖脾胃，调和肝胃，调和肝脾，所以取得了较好疗效。

呕 吐

呕吐是指胃失和降，胃气上逆所致的，以胃中食物或痰涎等从胃中上涌，自口吐出为主症的病证。又名"吐逆"。虽然古人有"有声有物谓之呕""有物无声谓之吐""有声无物谓之干呕"的说法，但由于临床上呕与吐常难以截然分开，故合称呕吐。西医学的神经性呕吐，以及急慢性胃炎等以呕吐为主症者，均可参考本病证进行诊治。

【沿革】

《内经》已经认识到呕吐病位在胃，发病与胃寒、郁热、肝火、胃虚等有关。《素问·宣明五气论》指出："胃为呕。"《素问·举痛论》指出："寒气客于肠胃，厥逆上出，故痛而呕也。"《素问·六元正纪大论》指出："火郁之发……疡痱呕逆。"《素问·至真要大论》指出："燥淫所胜……民病喜呕，呕有苦"；"厥阴司天，风淫所胜……食则呕"；"久病而吐者，胃气虚不纳谷也。"东汉张仲景的《伤寒杂病论》对呕吐论述颇多，名方吴茱萸汤、小半夏汤、小柴胡汤、半夏泻心汤、大黄甘草汤、五苓散、葛根加半夏汤、瓜蒂散等，至今仍为临床常用。宋代严用和在《济生方·呕吐》中指出："若脾胃无所伤，则无呕吐之患。"强调呕吐有关脾胃。明代秦景明在《症因脉治·呕吐》中指出："痰饮呕吐之因，脾气不足，不能运化水谷，停痰留饮，积于中脘，得热则上炎而呕吐，遇寒则凝塞而呕吐矣。"更明确指出脾虚停饮与胃热皆可导致呕吐。清代李用粹在《证治汇补·呕吐》中指出："阴虚成呕，不独胃家为病，所谓无阴则呕也。"补充了阴虚胃逆呕吐，而且明确指出呕吐不仅限于胃。

【病因病机及其演变】

呕吐的病因复杂，包括体质因素，外受风寒、暑湿、火热，或秽浊之气，以及饮食不节、情志不畅、久病体虚等。其他如胃有痈脓、服食有毒食物或药物，以及蛔虫扰胃等，都可引起呕吐。或为人体抗击外邪的生理反应。①体质因素：各种体质均可发病，太阴脾虚体质、少阳气郁体质较为多见。②感受外邪，如风寒、暑湿、暑热或秽浊之邪，可直接损伤脾胃，或外有表邪，内有湿阻，胃气不和，即可发为呕吐。③饮食失节，尤其是太阴脾虚体质者，过嗜生冷、醇酒厚味，内生痰湿、痰饮、湿热，以及胃肠结热，饮食失宜，损伤脾胃，胃气失和，即发为呕吐。④情志失调，尤其是少阳气郁体质、厥阴肝旺体质，郁怒不解，或暴怒伤肝，气郁化热，或肝气横逆，克伐脾胃，胃气失和，可发为呕吐。⑤久病脾胃受伤，或脾胃阳虚，或胃阴不足，胃气失于和降，胃气上逆，也可发为呕吐。

呕吐的主要病位在胃，与肝脾关系密切。基本病机是胃失和降，胃气上逆。胃居中焦，主受纳、腐熟水谷，其气以降为顺。胃气之和降，有赖于脾气的升清运化，以及肝气的疏泄条达。脾胃互为表里，若脾失健运，则胃失和降；或肝主木，胃为阳土，肝失疏泄，肝气犯胃，胃失和降，均可致呕。因此，呕吐的病机无外乎虚实两大类。实者，因外感、饮食、痰饮以及肝气犯胃等，致胃失和降，气逆为呕；虚者，因气虚、阳虚、阴虚等，胃失温养、濡润，胃失和降，也可气逆为呕。此外，虚实之间还可以相互转化，初病多实，呕吐日久，损伤脾胃，中气不足，由实转虚；或脾胃素虚，复为饮食所伤，或成痰生饮，因虚致实，出现虚实夹杂的复杂病机。若脾阳不振，不能腐熟水谷，以致寒浊内生，气逆而呕；或热病伤阴，或久呕不愈，以致胃阴不足，胃失濡养，胃失和降，而成呕吐。另外，重症呕吐，伤津液、耗气阴，还可导致亡阴亡阳，而生厥脱之变。

【诊断要点】

1. 临床表现　以呕吐宿食痰涎，或苦味、酸味水液诸物，或干呕等主症。

2. 发病特点　可急性发病，也可呈慢性病程，反复发作。急性发作者，常有外受风寒、饮食失宜、情志失调等诱因。

3. 相关检查　血常规、尿常规、呕吐物与大便常规加潜血、胃液分析、上消化道造影以及胃镜检查、幽门螺杆菌检查等，有助于诊断与鉴别诊断。

【类证鉴别】

1. 呕吐与反胃鉴别　呕吐以呕吐食物或痰涎为主症，可伴有恶心、胃脘不舒、吐无定时，甚至食入即吐，病程可短可长，为外感内伤，导致胃失和降，胃气上逆所致，比较容易治疗，预后相对好。反胃的典型表现为进食后脘腹胀满，宿食不化，朝食暮吐、暮食朝吐，吐后转舒，病程长，多因胃病日久，脾胃损伤，不能腐熟水谷所致，治疗比较困难，预后相对差。

2. 呕吐与噎膈鉴别　呕吐以呕吐食物或痰涎为主症，多进食顺利，为胃失和降，胃气上逆所致，病位在胃，预后较好。噎膈表现为进食咽下不利，轻者可流食，继而食物难入，仅仅水饮可入，重者汤水难下，为气、血、痰阻于食道，久病至虚，病位在食管、贲门，多预后不良。

3. 呕吐与霍乱鉴别　呕吐以呕吐食物或痰涎为主症，为外感内伤导致胃失和降，胃气上逆所致，发病可急可缓，一般预后较好。霍乱的典型表现为上吐下泻，腹痛，泻下如米泔，也可仅表现为剧烈呕吐、腹痛，甚至干呕、腹痛，为感受秽浊之邪，脾胃升降失司，气机逆乱所致，发病急，进展快，病情严重。患者常迅速出现液竭阳脱，表现为面色苍白、皮肤干瘪、眼窝陷下、四肢厥冷、腿抽筋、口渴、尿少、脉沉微等厥脱危候，若救治不及时，可危及患者生命。

【辨证要点】

呕吐宜首辨可吐不可吐，次辨虚实，并应注意呕吐物性状。

1. 辨生理呕吐与病理呕吐　呕吐不尽是病理情况。生理性呕吐是机体驱邪外出的反应，如胃有脓痈、痰食停滞、误吞毒物等，应因势利导，助其吐出，不可盲目止吐。

2. 辨虚实　实证呕吐多因外邪、饮食、七情犯胃所致，发病急骤，病程较短。虚证呕吐常为脾胃虚寒，或胃阴不足，失其和降而成，起病缓慢，病程较长。

3. 辨标本缓急　外邪所致者，标实证突出，呕吐多剧烈，起病急；内伤所致者，多为本虚证，或虚实夹杂，本虚标实，多无剧烈呕吐，起病缓。

4. 辨呕吐物　呕吐物酸腐量多、味难闻者为食滞；呕吐苦水色黄，为胆热犯胃；呕吐痰涎，为痰饮中阻；呕吐清水，多脾胃虚寒；泛吐少量黏沫者，多胃阴不足。

【治则治法】

呕吐的治疗应在明辨虚实的基础上，以和胃降逆为基本治则。实证呕吐，重在祛邪。外邪犯胃者，治当疏邪解表和胃；饮食停积者，治当消食导滞；痰饮内阻者，治当通阳化饮；肝气犯胃者，治当疏肝和胃。虚证呕吐，重在扶正。脾胃虚寒者，治当温脾和胃；胃阴不足者，治当养阴和胃。至若本虚标实，虚实错杂者，治当标本同治，邪正两顾。

【分证论治】

1. 实证

（1）外邪犯胃

临床表现：突然呕吐，起病较急，脘腹胀满，伴有恶寒发热、头身痛，舌苔薄腻，脉浮。

治法：疏风散邪，和胃降逆。

方药可用藿香正气散加减。参考处方：藿香 6～9g，佩兰 8～9g，白芷 6～9g，白术 9～12g，紫苏 6～12g，厚朴 6～9g，姜半夏 9～12g，陈皮 9～12g，茯苓 9～12g，大腹皮9~12g，甘草6g。该方适用于暑夏期间，外受风寒，内有湿滞，脾胃失和而呕吐者。若外感表证突出，症见恶寒、头身酸楚者，可加荆芥、防风、羌活等。若兼有泄泻者，可加用炒苍术、白蔻仁、草果等。若夹宿食，症见胸闷、腹胀、嗳腐吞酸者，可加神曲、麦芽、鸡内金等。若湿邪化热，呕吐伴见泄泻，肛门灼热，舌苔黄腻者，可加黄连、黄芩等。若为暑期，感受暑湿之邪，呕吐兼见发热汗出，心烦口渴，舌质红，舌苔黄腻，脉濡数者，可用新加香薷饮加减。若为冬季感受寒邪，兼见发热恶寒头痛，无汗，舌苔薄白，脉浮紧者，可用葛根加半夏汤。

（2）饮食停滞

临床表现：呕吐酸腐，脘腹胀满，嗳气厌食，腹痛，吐后反觉舒服，大便或溏或结，舌苔厚腻，脉滑。

治法：消食化滞，和胃降逆。

方药可用保和丸加减。邯郸中心医院老中医杨立生先生常用消食和胃方，处方组成：神曲9~12g，炒麦芽9~12g，炒山楂9~12g，陈皮9~12g，姜半夏6~9g，茯苓9~12g，白豆蔻9~12g，白芍12~30g，炙甘草6g。若饮食停滞化热，症见食已即吐，口臭而渴者，可加用黄连、黄芩等。若夹胃寒，症见腹满畏寒、呕吐物清稀，喜热者，可加用香附、良姜、木香、砂仁等。若兼腑实，症见腹胀拒按、便秘者，可加用大黄、枳实等，或枳实导滞丸。

（3）痰饮内阻

临床表现：呕吐痰涎清水，胸脘痞闷，不思饮食，头眩心悸，或呕而肠鸣有声，舌苔白腻，脉滑。

治法：温化痰饮，和胃降逆。

方药可用小半夏汤合苓桂术甘汤加减。参考处方：陈皮9~12g，姜半夏9~12g，桂枝9~12g，茯苓12~15g，白术9~12g，炙甘草6g。其中，二陈汤和胃降逆，苓桂术甘汤通阳化饮。若兼有食滞，恶心呕吐，嗳腐吞酸，舌苔厚腻者，可加炒麦芽、炒神曲等。若痰湿化热，症见口中黏腻，心胸烦闷，失眠多梦，恶心呕吐，舌红舌苔黄腻，脉滑数者，可用黄连温胆汤加味。若太阴脾虚体质，痰湿中阻，症见乏力体倦，脘腹胀满，恶心呕吐，舌淡苔腻，脉细滑者，可用六君子汤加减。

（4）肝气犯胃

临床表现：呕吐吞酸，嗳气频作，胸胁满痛，烦闷不舒，每遇情志刺激则呕吐吞酸更甚，舌边红苔薄腻，脉弦。

治法：疏肝理气，和胃降逆。

方药可用四七汤加减。若少阳气郁体质，气郁化热夹痰，症见口苦，咽干，胸闷，舌红，苔黄腻，脉滑数者，可用小柴胡汤加减。若肝胃郁热，肝胃不和，症见烦闷不舒，或有胃痛，牵及胸胁，烧心，呕吐酸水者，可用四逆散合左金丸加减。天津中医药大学第一附属医院黄文政教授常用加味左金丸，处方组成：吴茱萸3~6g，黄连9~12g，陈皮9~12g，降香9~12g，枳壳9~12g，丹参12~15g，鸡内金9~12g，白芍12~30g，炙甘草6g。若郁热伤阴，症见口燥咽干，胃中灼热，舌红少苔者，可加用百合、乌药、沙参、麦冬、石斛等，或用经验方百合丹参饮加味。

2. 虚证

（1）脾胃虚寒

临床表现：饮食稍多即呕吐，时作时止，胃纳不佳，食入难化，胸脘痞闷，口干而不欲多饮，面白少华，倦怠乏力，喜暖恶寒，甚则四肢不温，大便溏薄，舌质淡苦薄白，脉细弱。

治法：温中健脾，和胃降逆。

方药可用理中丸加丁香、白豆蔻，或香砂六君子汤加减。参考处方：党参 9～12g，白术 9～12g，干姜 9～12g，陈皮 9～12g，姜半夏 9～12g，茯苓 9～12g，木香 6～9g，砂仁 6～9g（后下），丁香 6～9g，白豆蔻 6～9g，炙甘草 6g。其中，理中丸是温补脾胃，加丁香、白豆蔻，适用于太阴脾阳虚体质，久病脾胃虚寒呕吐。若脾肾阳虚，症见畏寒肢冷，呕吐痰涎清水者，可加附子、肉桂、吴茱萸等。香砂六君子汤健脾益气、温胃降逆，适用于太阴脾虚体质，脾胃气虚，或加寒湿，胃气失和所致之呕吐。若痰气中阻，症见心下痞硬，呕恶，嗳气不除者，可加用代赭石、旋覆花，或用旋覆代赭汤加味。若脾胃虚弱，寒热错杂，症见心下痞、呕吐、肠鸣下利者，方可用半夏泻心汤加减。若寒热错杂，呕吐，心胸烦热，同时兼见腹痛畏寒者，可用黄连汤加减。

（2）胃阴不足

临床表现：呕吐反复发作而量不多，或时作干呕，恶心，口燥咽干，饥不思食，脘部有嘈杂感，舌红津少苔少，脉细数。

治法：养阴润嫩，降逆止呕。

方药可用麦门冬汤加减。方中人参可用沙参代之，并加用细生地、石斛、芦根、枇杷叶等。若久病气阴两虚，症见倦怠乏力，咽干口渴，纳差恶心，呕吐者，方中人参可用生晒参或西洋参 3～6g（另煎兑），或太子参 15～30g 代之。若胃阴不足，余热不尽，症见形体虚羸，气短，恶心欲吐，舌红少苔，脉细数者，可用竹叶石膏汤加减。至于厥阴肝旺体质，久病胃疾，郁热伤阴，肝气横逆，克伐脾胃，肝与脾胃不和所致的厥阴病之咽干口渴，饮水不解，自觉气上撞心，胃脘热痛，饥而不欲食，食即呕吐者，临床常用经验方百合丹参饮配合麦门冬汤、橘皮竹茹汤加减。处方组成：百合 15～30g，乌药 6～9g，沙参 12～15g，麦冬 12～15g，芦根 9～12g，竹茹 9～12g，制枇杷叶 9～15g，陈皮 9～12g，姜半夏 9～12g，白术 9～12g，茯苓 9～12g，鸡内金 9～12g，丹参 15～30g，白芍 12～30g，炙甘草 6g。若兼肝胆郁热，肝胃不和，症见呕吐频频、口苦者，可配合苏叶黄连饮。若久病痰瘀互结，蕴结成毒，症见胃痛胀满，心下痞硬，舌暗红苔厚腻或黄者，可加浙贝母、连翘、薏苡仁、白花蛇舌草等。

【其他疗法】

针灸疗法，主穴取中脘、足三里、内关、胃俞。外感所致者，加取风池、大椎；饮食停滞者，加取下脘、梁门；痰饮内停者，加取膻中、丰隆；肝气犯胃者，加取太冲、肝俞；胃阴亏虚者，可加取阴陵泉、三阴交。用毫针刺法，平补平泻法，每日 1 次，每次留针 20～30 分钟。脾胃虚寒所致者，加取脾俞、天枢，毫针刺法，平补平泻法，每日 1 次，每次留针 20～30 分钟。同时也可艾灸神阙，或取丁香、肉桂粉等，于神阙穴敷贴。

【预防调护】

顺应四时气候变化，保持心情舒畅，尤其是要注意饮食卫生，把好"病从口入"关。

呕吐既病，应该积极治疗，适当节食，以避免加重脾胃负担。食疗方面，风寒外受者，可用鲜生姜红糖煎汤；食滞内停者，可用焦山楂泡水代茶饮用或饮用大麦茶；肝气犯胃者，可用香橼、佛手，或陈皮等煎汤代茶饮用；脾气虚弱者，可用肉桂、干姜、砂仁作为调料佐餐；胃阴不足者，可用百合、石斛、橘皮、芦根、枇杷叶等煎汤代茶饮用。

【病案举例】

陈某，女，16 岁。1996 年 3 月 18 日初诊。主诉：进食即吐近 1 年。患者无明显诱因出现恶心，不能进食，进食即吐，每因情绪波动则病情加重。体重明显减轻。口服西药止吐药无效，求为诊治。刻下症：头晕乏力，恶心欲呕，进食即吐，胃脘不舒，伴有咽干、心烦，月经不调，小便黄，大便干。舌质红苔薄黄，脉细。

中医诊断：呕吐（阴虚胃热、胃失通降）。

辨证分析：胃为阳土，以通降为顺。若胃气失和，通降不行，则可表现为大便不畅以及恶心呕吐等。患者久患呕吐，胃阴已伤，阴虚则胃气失和，肠道失于濡润，故见恶心呕吐，进食则吐，与大便干并见。久病不已，气血必亏，故见头晕乏力，甚至并见月经不调。综合舌脉证，舌质红苔薄黄，脉细，为阴虚胃热、通降不行之证。病位在胃，阳明胃肠同病。病性虚实夹杂，虚证是阴虚，实证为胃肠结热。失治误治，久吐伤阴耗气，则为虚损病候。

治法：育阴和胃，清热通腑。

处方：沙参 9g，麦冬 9g，枳壳 9g，陈皮 9g，竹茹 6g，芦根 9g，大黄粉 3g（冲服），甘草 6g。30 剂，每日 1 剂，水煎服。

二诊（1996 年 4 月 18 日）：患者服药 1 周后，大便通畅，恶心症减，呕吐次数减少。服药月余后，能进米粥，继用原方。30 剂。

三诊（1996 年 5 月 18 日）：恶心呕吐症状基本消失，能进普通饭食。改汤为散，守方再服 1 月，病归痊愈。

3 年后患者来信，称师专毕业，已参加工作。（摘自《中国当代名中医医案精粹》第 6 集）

[**按语**] 近年来，随着减肥瘦身成为时尚，神经性呕吐的发病率不断提高。其虽无器质性病变，但因与社会和家庭环境、个性特点、情绪波动密切相关，治疗并非易事。本例患者是高三学生，功课紧张，或有其他精神因素，导致呕吐发生。临床表现为头

晕乏力，恶心欲呕，进食即吐，胃脘不舒，伴有咽干、心烦，月经不调，小便黄，大便干，舌质红苔薄黄，脉细。病因为呕吐日久，伤及气阴。阴虚"无水舟停"，可致便干；便干则腑气不畅，胃肠通降不行，又进一步加重呕吐。《金匮要略》云："食已即吐者，大黄甘草汤主之。"提出了通腑泄热治疗呕吐的思路，可为圭臬。所以，本例师其意选用大黄甘草汤和橘皮竹茹汤，加用麦冬、芦根、枳壳等，也有育阴清热、调中和胃之意。药虽平和，然取效不爽。

呃　逆

呃逆是指胃气上逆动膈，以气逆上冲，喉间呃呃连声，声短而频，难以自制为主要表现的病证。俗称"打嗝"。根据不同病因及病理性质，有虚实寒热之分。其若发生于久病或危急重症者，多预后不良。西医学的多种原因所致的膈肌痉挛可参照本病证进行诊治。

【沿革】

呃逆，故称"哕""哕逆"。《素问·宣明五气》指出："胃为气逆，为哕、为恐。"《灵枢·九针论》指出："胃为气逆哕。"认为呃逆的发病多与胃失和降有关。而《灵枢·杂病》所谓"哕，以草刺鼻，嚏而已；无息而立迎引之，立已；大惊之，亦可已"，主要适用于猝发呃逆。东汉张仲景的《金匮要略·呕吐哕下利病脉证并治》则记载了橘皮汤、橘皮竹茹汤等名方，至今为治疗呃逆所常用。元代朱丹溪的《丹溪心法·呃逆》指出："古谓之哕，近谓之呃，乃胃寒所生，寒气自逆而呃上。亦有热呃，亦有其他病发呃者。"提出呃逆的病证名，重视辨寒热。明代秦景明的《症因脉治·呃逆论》则将本病证分为外感与内伤两大类。清代程国彭的《医学心悟·呕吐哕》更详细论述了呃逆的病因病机及其治疗、转归，指出："呃逆之症，气自脐下直冲上，多因痰饮所致，或气郁所发，扁鹊丁香散主之；若火气上冲，橘皮竹茹汤主之；至于大病中见呃逆者，是土败木贼，胃绝，多难治也。"程氏对呃逆的认识已经相当完善。

【病因病机及其演变】

呃逆的病因包括体质因素、饮食不当、情志不遂以及久病体虚等。①体质因素：太阴脾虚体质、阳明胃热体质多见。少阳气郁体质、少阴阴虚体质、少阴阳虚体质者，也可发病。②饮食失节：太阴脾虚体质者，过嗜生冷，或过嗜醇酒厚味，内生寒邪，或生痰湿，或生饮邪，或进一步伤中阳而为脾胃虚寒；阳明胃热体质者，过嗜辛辣刺激性食品、煎炸烧烤等，致胃肠积热，也可成呃逆。③情志失调：忧郁、恼怒，尤其是少阳气郁体质者，气郁犯胃，或气郁痰阻，或郁热痰火中阻，皆可引发呃逆。④久病体虚：或伤胃阴，或气阴两伤，或伤脾阳，脾胃阳虚，甚或久病及肾，脾肾阳虚，冲气上逆，也可导致呃逆。

呃逆的病位在膈，病变脏腑关键在胃，而且常与肺、肾、肝、脾有关。主要病机是胃失和降，气逆动膈。膈居肺胃之间，诸多病因，包括肺之宣肃影响胃气和降，膈间气机不利，逆气上冲于喉间，则致呃逆发作。情志失调，肝失疏泄，横逆犯胃，胃失和降，气逆动膈；脾失健运，痰饮食浊内停，胃气被遏，气逆动膈，均成呃逆。临床证候有虚实之分，实证多为寒凝、火郁、气滞、痰阻，胃失和降；虚证每由脾肾阳虚或胃阴耗损等正虚气逆所致。但亦有虚实夹杂并见者。病机转化决定于病邪性质和正气强弱。实证呃逆预后较好，甚至可能自行缓解。而虚证呃逆，尤其是见于重病、久病者，有可能是元气虚衰，胃气将绝的表现，预后不良。

【诊断要点】

1.临床表现 呃逆以气逆上冲，喉间呃呃连声，声短而频，不能自止为主症，其呃声或高或低，或疏或密，间歇时间不定。常伴有胸膈痞闷、脘腹不适、情绪不安等症状。

2.发病特点 常有情志刺激、受凉、饮食等诱因，起病多较急。但也有发生于久病，或危急重症者。

3.相关检查 血生化、电解质、二氧化碳结合力以及胃镜检查等，有助于诊断与鉴别诊断。

【类证鉴别】

1.呃逆与干呕鉴别 呃逆表现为气从膈间上逆，气冲喉间，呃呃连声，声短而频，不能自制，为胃气上逆，气逆动膈所致，部分发生于重病、久病者则预后不良。干呕表现为恶心欲吐，有呕吐之声，但无物吐出，为胃气上逆所致，一般预后良好。

2.呃逆与嗳气鉴别 呃逆表现为气从膈间上逆，气冲喉间，呃呃连声，声短而频，不能自制，为胃气上逆，气逆动膈所致，部分发生于重病、久病者预后不良。嗳气表现为气逆于上，冲咽而出，发出沉缓的嗳气声，常伴有酸腐气味，食后多发，多见于脾胃疾病，一般预后较好，今多认为是胃气上逆所致。《内经》也有"心为噫"之说，可理解为嗳气为心气郁结，宣畅不能所致。

【辨证要点】

呃逆辨证首当分虚实寒热，其次辨病情轻重与转归顺逆。

1.辨虚、实、寒、热 呃逆声高有力，呃呃连声，多属实证；呃逆时断时续，气怯声低乏力，多属虚证。呃声洪亮，冲逆而出，烦热，多属热证；呃逆声沉缓有力，得寒则甚，得热则减，多属寒证。

2.辨顺逆 脾胃病过程中，因饮食失宜、情志因素诱发的呃逆，常伴有脘腹疼痛、痞满、嗳气、恶心、呕吐，舌苔或腻，脉有神有根而相对和缓者，预后较好。若危重病过程中，突然出现呃逆，呃逆频频，或声短不能接续，伴有食欲差，甚至不能进食，舌苔花剥甚至无苔，无红活之色，脉无神、无根、无胃气，脉微细欲绝，或弦硬无从容和缓之象者，预后不良，或为临终先兆。

3. 辨体质 太阴脾虚者，多体弱、畏寒、食欲差，有腹胀、腹泻倾向。阳明胃实体质，相对体壮，食欲好，有便秘倾向。其中阳明胃热体质，体壮实，多畏热喜凉饮。少阳体质者，性喜抑郁，爱生闷气。少阴阴虚体质者，多烦热，思维敏捷，有失眠倾向。少阴阳虚体质者，形寒肢冷，多神疲多睡。

【治则治法】

呃逆的治疗以理气和胃、降逆平呃为基本治法。降逆平呃，应分清寒、热、虚、实，分别施以祛寒、清热、泻实、补虚诸法。并在此基础上，辅以降逆平呃之品，以利膈间之气。而针对危重病证过程中所出现的呃逆，则当大补元气，救逆固脱，顾护胃气。

【分证论治】

1. 胃寒中阻证

临床表现：呃声沉缓有力，胸膈及胃脘不舒，得热则减，遇寒更甚，进食减少，喜食热饮，口淡不渴，舌苔白润，脉迟缓。

治法：温中散寒，降逆止呃。

方药可用丁香散加减。参考处方：丁香 6～9g，柿蒂 9～15g，高良姜 9～12g，陈皮 9～12g，炙甘草 6g。该方适用于阳明胃实体质者，畏寒所致之呃逆。若寒邪突出，症见脘腹胀痛者，可加用肉桂、白芍、乌药等。若气滞突出，症见脘腹痞满者，可加用苏梗、香附，或配合香苏散加味。若夹痰气阻滞，症见心下痞，嗳气不止者，可配合旋覆代赭汤加减。

2. 胃火上逆证

临床表现：呃声洪亮有力，冲逆而出，口臭烦渴，多喜冷饮，脘腹胀闷，大便秘结，小便赤短，苔黄燥，脉滑数。

治法：清胃泻热，降逆止呃。

方药可用竹叶石膏汤加减。参考处方：竹叶 9～12g，生石膏 15～30g（先煎），沙参 12～15g，麦冬 9～12g，姜半夏 9～12g，刀豆子 9～15g，陈皮 9～12g，竹茹 9～12g，粳米 30～50g，甘草 6g。该方适用于阳明胃热体质，热邪伤阴耗气，胃气上逆者。若腑气不通，症见腹满便秘，食入即吐者，可配合小承气汤。若胸膈郁热，症见心胸烦热，便秘，小便黄赤者，可配合凉膈散加减。若久病血瘀，舌暗或有瘀斑者，可加当归、川芎、丹参等。

3. 气机郁滞证

临床表现：呃逆连声，常因情志不畅而诱发或加重，胸胁满闷，脘腹胀满，嗳气纳减，肠鸣矢气，苔薄白，脉弦。

治法：顺气解郁，和胃降逆。

方药可用五磨饮子加减。参考处方：木香 6～9g，乌药 9～12g，枳壳 9～12g，沉香面 1.5 ~ 3g（冲服），槟榔 9 ~ 15g，丁香 6 ~ 9g，代赭石 15 ~ 30g（久煎），炙甘草 6g。该方适用于少阳气郁体质或厥阴肝旺体质，肝气郁结或肝气横逆犯脾者。若气郁突出，症见胁痛、脘腹胀满者，可加用柴胡、苏梗、香附、枳壳，或配合四逆散加减。若气郁化热，症见口苦咽干、头晕、恶心者，可配合小柴胡汤加减。若痰气阻结，症见心下痞，嗳气者，可配合旋覆代赭汤加减。

4. 脾胃阳虚证

临床表现：呃声低长无力，气不得续，泛吐清水，脘腹不舒，喜温喜按，面色㿠白，手足不温，食少乏力，大便溏薄，舌质淡苔薄白，脉细弱。

治法：温补脾胃，降逆止呃。

方药可用理中丸加吴茱萸、丁香等。参考处方：炒吴茱萸 6 ~ 9g，丁香 9 ~ 12g，柿蒂 12 ~ 15g，党参 9 ~ 12g，白术 9 ~ 12g，干姜 9 ~ 12g，炙甘草 6g。该方适用于太阴脾阳虚体质者，或阳虚夹寒之呃逆。若少阴阳虚体质，或久病脾肾阳虚，症见形寒肢冷、腰膝酸冷、呃呃难以接续者，可加肉桂、沉香、刀豆子等。若久病重病，胃气大伤者，可用人参 6 ~ 15g 益气固脱。

5. 胃阴不足证

临床表现：呃声短促而不得续，口干咽燥，烦躁不安，不思饮食，食后饱胀，大便干结，舌质红苔少而干，脉细数。

治法：养胃生津，降逆止呃。

方药可用益胃汤合橘皮竹茹汤加减。参考处方：沙参 9 ~ 15g，麦冬 9 ~ 12g，玉竹 9 ~ 15g，生地 9 ~ 15g，百合 15 ~ 30g，乌药 6 ~ 9g，白芍 12 ~ 30g，橘皮 9 ~ 12g，竹茹 9 ~ 12g，枇杷叶 9 ~ 15g，柿蒂 9 ~ 15g，炙甘草 6g。该方适用于阳明胃热阴虚体质，或久病胃阴虚者。若阴虚胃热，症见烦渴、舌红者，可加天花粉、黄连、芦根等。若气阴两虚，症见乏力体倦、咽干者，可加太子参或西洋参，或用生脉散加减。若为少阴阴虚体质，或兼肾阴虚，症见头晕眼花、咽干、腰膝酸软者，可加玄参、知母等。若久病血瘀，症见胃脘痛，舌质紫暗者，可配合丹参饮，或用经验方百合丹参饮加柿蒂、刀豆子等。

【其他疗法】

针刺取穴：天突、膻中、中脘、膈俞、内关、足三里。用毫针常规刺，注意膈俞、期门等穴不可深刺，每日 1 次，每次留针 20 ~ 30 分钟。阳虚胃寒者，诸穴可加艾灸，每穴用艾条悬灸 15 分钟。若气滞所致者，可叩膻中穴，点中脘，也可配合长嘘，发嘘声，以放松情绪，疏泄气机。

【预防调护】

平时应注意舒畅情志，避免不良情志刺激。饮食不可吞咽过猛，进食时避免恼怒，禁过食生冷辛辣之品。同时应注意适寒温，避免外邪侵袭。

既病之后，更要避免情绪紧张，转移注意力。并注意饮食清淡，起居有常。久病、重病出现呃逆者，则应密切观察病情变化，谨防厥脱之变。

【病案举例】

郭某，男，37岁。间歇性呃逆1年，近月余症状加重而就诊。患者体质壮实，略显肥胖，呃呃连声，声高音宏，口干欲饮，便结尿黄，舌红脉弦。呃前曾有情志刺激病史。

中医诊断：呃逆（郁热上冲）。

辨证分析：肝主情志，胃主受纳，胃肠以通降为顺。患者体壮，阳明胃热体壮，加以情志失调，肝气郁结化火，肝胃火逆上冲，扰动膈肌，故成呃逆。胃肠结热，通降不行，故见大便干结。综合舌脉证，舌红、脉弦，乃肝胃热盛之证。病位具体虽在膈，但脏腑定位主要与肝、胃、肠有关。病性以实为主，包括肝火、胃火、胃肠结热。失治误治则病情迁延，进一步可伤阴耗气，由实转虚，则病归复杂。

治法：清热和胃，理气止呃。

方药：橘皮竹茹汤合大黄甘草汤加减。

处方：陈皮20g，竹茹15g，党参12g，生甘草10g，生姜10g，大黄10g，生白术12g，夏枯草12g，大枣7枚。

1剂呃逆大减，3剂症状消失。1年后复发1次，但症状不如前甚，仍以上方治之而愈。（摘自《〈金匮要略〉与中医现代临床》）

[按语] 橘皮竹茹汤是治疗呕吐、呃逆的常用方。临床应用应注意辨证，针对性加用散寒、清热、化痰、化饮、温阳、养阴之品。此例患者即为肝胃火盛，所以配合大黄甘草汤加用夏枯草等。加用生姜，是取其和胃降逆之用，而用党参、生白术者，则是顾及久病必伤正也。

反 胃

反胃是指脾胃受伤，不能腐熟水谷，导致饮食入胃，宿食不化，良久由胃反出，表现为食后脘腹胀满，饮食内停，朝食暮吐，暮食朝吐，吐后转舒为典型表现的病证。又称"翻胃""胃反"。西医学之消化性溃疡所致的幽门梗阻以及胃癌等，可参照本病证进行诊治。

【沿革】

《内经》论反胃病位在胃。东汉张仲景的《金匮要略·呕吐哕下利病脉证治》明确提出"胃反"病名，指出："趺阳脉浮而涩，浮则为虚，涩则伤脾，脾伤则不磨，朝食暮吐，暮食朝吐，宿谷不化，名曰胃反。"强调反胃为脾胃阳虚，不能磨谷所致，其中的名方大半夏汤应用至今。宋代《太平圣惠方》称为"反胃"，其后医家多从之。明代赵献可的《医贯》则称"翻胃"，并与噎膈、关格进行了鉴别。若论其病因，张介宾的《景岳全书·反胃》指出："或以酷饮无度，伤于酒湿；或以纵食生冷，败其真阳；或因七情忧郁，竭其中气。总之，无非内伤之甚，致损胃气而然。"强调胃气受伤的病机。清代李用粹的《证治汇补·反胃》则指出："其为真火衰微，不能腐熟水谷。"强调命门火衰，不能温煦脾胃，水谷腐熟不能，即可发为反胃。

【病因病机及其演变】

反胃的病因包括体质因素，以及饮食不节、劳倦内伤，或长期忧思郁怒、久病积损等多个方面。①体质因素：太阴脾虚体质者最为多见。其他如少阳气郁体质者、少阴肾虚体质者等，也可发病。老年患者相对多见。②饮食失节：尤其是太阴脾虚体质者，过嗜生冷，脾胃阳虚，或过嗜醇酒厚味，内生痰湿、痰饮、湿热等，可影响到脾胃功能，发为反胃。③情志失调：郁怒伤肝，忧思伤脾，尤其是少阳气郁体质者，更容易气郁生痰，脾虚生湿，或内生饮邪，也可导致胃气和降，而成反胃。④劳倦内伤：高年体虚，或久病积损，脾肾亏虚，可生痰留饮，久病多瘀，可致痰瘀胶结，也可直接影响脾胃腐熟水谷与运化功能，最终发为反胃。

反胃的病位在胃，其发病与肝、脾、肾等密切相关。脾胃受伤，不能腐熟水谷是导致本病的核心病机。而且常存在痰瘀邪毒阻结于幽门之机。气滞、气逆，以及痰湿、水饮、积热、瘀血等病理因素共同参与了发病过程。其病性多虚实夹杂，不同标实证之间，常可以互相兼夹、互相转化。痰湿、水饮多为脾胃虚寒所致；而痰湿、瘀血等又可引起气虚、气滞、食停，或郁久化热，或继发阴虚、气阴两虚等。其中，更有痰瘀互结，久而蕴结成毒者，多预后不良。

【诊断要点】

1. 临床表现 多为缓慢起病，先有胃脘疼痛，吐酸，嘈杂，食欲不振，食后脘腹痞胀等症状。若失治或误治，病情则进一步加剧，逐渐出现脘腹胀满加剧，进食后尤甚，饮食不能消化，停积于胃腑，终致上逆而呕吐。其呕吐的特点是朝食暮吐，暮食朝吐，呕出物多为未经消化的宿食，或伴有痰涎；严重患者可见呕血、便血。患者每因呕吐而不愿进食，气血生化无源，日渐消瘦，面色萎黄，倦怠无力。因饮食停滞于胃脘不能下行，按压脘部则感不适，有时可触及包块；振摇腹部，可听到辘辘水声。

2. 发病特点 老年尤其是久病胃痛、痞满者多发。多发病隐匿，初期缺少典型症状。

3. 相关检查 胃镜检查、胃液分析、上消化道造影、血常规、大便常规加潜血以及肿瘤标志物检查等，有助于诊断与鉴别诊断。

【类证鉴别】

1. 反胃与呕吐鉴别 两者皆为胃气上逆，均可表现为呕吐，所以需要鉴别。反胃的呕吐是脾胃阳虚，胃不能腐熟水谷所致，饮食入胃，宿食不化，良久还出，为朝食暮吐、暮食朝吐为典型表现，预后较差。而呕吐作为多种脾胃疾病的常见症状，可表现为恶心呕吐，或表现为干呕，为外邪犯胃，或肝气、痰饮、胃热等导致胃气上逆所致，一般预后较好。

2. 反胃与噎膈、关格鉴别 反胃的典型表现为脘腹胀满、朝食暮吐、暮食朝吐、宿食不化，吐后转舒，病位在胃，多为脾胃虚寒，胃不能腐熟水谷，食入不化所致。噎膈的典型表现为吞咽不利，轻症可进流食，渐成食物难入，仅可饮水，最终汤水难下，或饮入还出，呕吐痰涎，病位在食管、贲门，为气、血、痰互结于食道，胃津不足，胃气上逆所致。关格典型表现为呕吐与大小便不通同见，中心病位在肾，乃久病肾元虚衰，湿浊邪毒内生，阻滞气机升降出入所致。正如《医贯·噎膈》所说"噎膈、翻胃、关格三者，名各不同，病源迥异，治宜区别，不可不辨也。噎膈者，饥欲得食，但噎塞迎逆于咽喉之间，在胃口之上，未曾入胃即带痰涎而出，若一入胃下，无不消化，不复出矣，惟男子年高者有之，少无噎膈。翻胃者，饮食倍常，尽入于胃矣，朝食暮吐，暮食朝吐，或一两时而吐，或积至一日一夜，腹中胀闷不可忍而复吐，原物酸臭不化，此已入胃而反出，故曰翻胃，男女老少皆有之。关格者，粒米不欲食，渴喜茶饮饮之，少顷即出，复求饮复吐，饮之以药，热药入口即出，冷药过时而出，大小便秘，名曰关格。关者下不得出也，格者上不得入也，惟女子多此证。"

【辨证要点】

1. 辨标本虚实 本病多虚实夹杂，虚证多脾胃阳虚，实证可表现为气滞、血瘀、痰湿、痰饮，或表现为痰瘀互结，或邪毒蕴结。

2. 辨轻重顺逆 应注意根据病史，包括呕吐的时间、次数、多少以及是否夹有痰血等。病程久，面色无华，爪甲色淡，形体逐渐消瘦，甚至大肉陷下，或继发水肿、尿少或关格危候，多预后不良。

3. 辨体质 太阴脾虚体质者，体弱，食欲差，有腹满腹泻倾向。少阳气郁体质者，悲观，敏感，爱生闷气。少阴肾虚体质，体弱、阴虚者，烦热，有失眠倾向；阳虚者，畏寒，神疲多睡。

【治则治法】

反胃的治疗以健脾益气、降逆和胃为基本原则。针对本虚证，健脾温阳治法最为常用。若见胃阴不足者，又当育阴养胃；气阴两虚者，更当益气养阴。针对标实证，以和胃降逆为主。兼气滞者，兼以理气；兼瘀血者，兼以活血化瘀；兼痰湿者，化痰除湿；兼痰饮者，通阳化饮；兼郁热者，清解郁热。若久病痰瘀互结者，应予化痰祛瘀、软坚散结；若久病痰湿瘀阻，蕴结成毒者，则治当清热化痰、除湿解毒。治疗过程中，时刻应以护胃气为念。同时，最好在空腹服药。

【分证论治】

1. 脾胃虚寒证

临床表现：食后脘腹胀满，朝食暮吐，暮食朝吐，吐出宿食不化及清稀水液，吐尽始觉舒适，大便溏少，神疲乏力，面色青白，舌淡苔白，脉细弱。甚者面色苍白，手足不温，眩晕耳鸣，腰酸膝软，精神萎靡。舌淡白，苔白滑，脉沉细无力。

治法：温中健脾，和胃降逆。

方药可用丁香透膈散加减。参考处方：党参 9 ~ 12g，白术 9 ~ 12g，丁香 6 ~ 9g，半夏 9 ~ 12g，木香 6 ~ 9g，香附 9 ~ 12g，砂仁 6 ~ 9g（后下），白豆蔻 9 ~ 12g，神曲 9 ~ 15g，麦芽 9 ~ 15g，炙甘草 6g。适用于太阴脾阳虚或久病胃疾，脾胃阳虚者。若心下痞满，嗳气不除，大便不畅者，可加旋覆花、代赭石，或配合参赭培气汤。若脾肾阳虚，四肢不温者，加附子、干姜温运脾阳，或用附子理中汤加吴茱萸、丁香等。若痰饮内停，症见反胃、呕吐清水痰涎、胃中停饮有振水声者，可加生姜、桂枝、茯苓，或用小半夏汤、苓桂术甘汤加减。

2. 胃中积热证

临床表现：食后脘腹胀满，朝食暮吐，暮食朝吐，吐出宿食不化及混浊酸臭之稠液，便秘，溺黄短，心烦口渴，面红，舌红干，舌苔黄厚腻，脉滑数。

治法：清胃泻热，和胃降逆。

方药可用橘皮竹茹汤、大黄甘草汤加减。临床经验方——加减百合丹参饮，处方组成：百合 15 ~ 30g，乌药 9 ~ 12g，沙参 9 ~ 12g，石斛 12 ~ 15g，黄芩 9g，连翘 12 ~ 15g，浙贝母 9 ~ 15g，夏枯草 12 ~ 15g，莪术 9 ~ 12g，灵芝 12 ~ 18g，陈皮 9 ~ 12g，半夏 9 ~ 12g，茯苓 12 ~ 15g，枳壳 9 ~ 12g，赤白芍（各）15 ~ 30g，神曲 9 ~ 15g，麦芽 9 ~ 15g，薏苡仁 15 ~ 30g，白花蛇舌草 15 ~ 30g，炙甘草 6g。适用于阳明胃热或胃热阴虚以及厥阴肝旺体质，胃病日久，郁热伤阴者。若热结胃肠，症见腹痛拒按，大便秘结者，可加大黄、枳实、厚朴、乌药、木香、槟榔，或改用五磨饮子加减。若气阴两虚，症见反胃而唇干口燥，大便干结，舌红少苔，脉细数者，可用大半夏汤加味。若湿热中阻，症见心下痞满，恶心呕吐，腹满肠鸣，舌苔黄白相间者，可用半夏泻心汤加减。

3. 痰浊阻胃证

临床表现：经常脘腹胀满，食后尤甚，上腹或有积块，朝食暮吐，暮食朝吐，吐出宿食不化，并有或稠或稀之痰涎水饮，或吐白沫，眩晕，心下悸。舌苔白滑，脉弦滑，或舌红苔黄浊，脉滑数。

治法：涤痰化湿，和胃降逆。

方药可用导痰汤加减。参考处方：陈皮 9 ~ 12g，半夏 9 ~ 12g，枳壳 9 ~ 12g，茯苓 9 ~ 15g，生姜 9 ~ 12g，浙贝母 9 ~ 15g，莪术 9 ~ 12g，薏苡仁 15 ~ 30g，竹茹 9 ~ 12g，炒麦芽 30g，炙甘草 6g。若太阴阳虚体质，或久病脾胃虚寒，症见肢体冷凉，腹满畏寒，呕吐白沫者，可加党参、吴茱萸、桂枝、干姜等。若少阳气郁体质，气郁痰阻，症见胸胁苦满，脘腹痞满，吐而不净者，可加苏梗、香附、木香、砂仁等，或用半夏厚朴汤、木香调气散加减。若痰饮内停，症见心胸痞闷，呕吐痰涎，清水，舌苔水滑者，可用苓桂术甘汤加减。若痰瘀互结，蕴结成毒者，可加用连翘、浙贝母、石见穿、藤梨根、薏苡仁、白花蛇舌草等。

4. 瘀血积滞证

临床表现：经常脘腹胀满，食后尤甚，上腹或有积块，朝食暮吐，暮食朝吐，吐出宿食不化，或吐黄沫，或吐褐色浊液，或吐血便血，上腹胀满刺痛拒按，上腹部积块坚硬，推之不移。舌质暗红或兼有瘀点，脉弦涩。

治法：祛瘀活血，和胃降浊。

方药可用膈下逐瘀汤加减。其中香附、枳壳、乌药理气和胃，气为血帅，气行则血行；复用川芎、当归、赤芍以活血；桃仁、红花、延胡索、五灵脂以祛瘀；丹皮以清血分之伏热。若腹痛剧烈者，可加用大剂量元胡、制乳香、制没药，或配合芍药甘草汤。若呕吐突出，可加用生姜、半夏以加强降浊作用。若气血亏虚，症见面色无华，乏力体倦者，可加用炙黄芪、女贞子、灵芝；若阳虚畏寒肢冷者，可加用炮附子、肉桂等。若血不归经，症见呕吐夹血，或吐血，便血者，可加用降香、三七粉（冲服）。临床经验方——温胃三甲散，处方组成：炙黄芪 15～30g，党参 9～12g，当归 9～12g，女贞子 9～12g，灵芝 12～18g，肉桂 3～9g，沉香面 1.5～3g（冲服），百合 15～30g，乌药 9～12g，旋覆花 12～15g（包煎），代赭石 12～30g（先煎），陈皮 9～12g，姜半夏 9～12g，香附 9～12g，高良姜 9～12g，茯苓 9～15g，浙贝母 9～15g，连翘 9～15g，莪术 9～12g，藤梨根 15～30g，石见穿 15～30g，炮山甲 9～12g 或炮山甲粉 3g（冲服），鳖甲 15～30g（先煎），煅牡蛎 30g（先煎），丹参 15～30g，白芍 15～30g，炙甘草 6g。适用于脾胃虚寒，夹痰夹瘀，日久气血亏虚，痰瘀蕴结成毒者。

【其他疗法】

针灸疗法，可取章门、中庭、中府、胃俞、足三里、膈俞、中脘穴穴，用毫针刺，每日 1 次，每次留针 20～30 分钟。可配合腹部按摩。术者更可以双拇指同时沿膀胱经，由大杼推至三焦俞用力推按。

【预防调护】

注意调节饮食，戒烟酒刺激之品，保持心情舒畅，劳逸结合，并积极治疗胃痛、痞满等。反胃既成，则应给予清淡流质而富于营养的饮食；患者欲呕吐者，不可一味止吐。中药最好空腹服用。至若中老年患者，一旦出现反胃，即应注意排除癌肿可能，积极救治。

【病案举例】

刘某，男，52 岁，1999 年 4 月 21 日初诊。既往胃痛病史数年，出现呕吐 1 年，加重 4 个月。吐物为黏液及食物，大便秘结，3～4 日一行，伴有胃脘灼热隐痛，舌苔白，脉虚大。上消化道钡餐造影诊断为：幽门不全梗阻。

中医诊断：反胃（脾虚挟饮，久吐伤阴）。

辨证分析：脾主运化，主升清；胃主受纳，以和降为顺。久病胃疾，脾胃大伤，脾虚运化不行，痰饮内聚，胃气失于和降，故可见反胃呕吐痰涎。胃阴受伤，故见胃脘灼热隐痛。通降不行，故见大便秘结。综合舌脉证，舌苔白，脉虚大，乃饮邪内停，脾胃不和之证。病位在胃，与脾相关。病性虚实夹杂，实证为痰饮内停，虚证为气虚、阴虚。失治误治，病情缠绵，或伤阴耗气，则渐成坏病变证。

治法：健脾益气，化饮和胃。

方药：大半夏汤加减。

处方：半夏15g，人参10g，蜂蜜60g，生姜4片。每日1剂，水煎服。服药2剂，呕吐减轻，大便正常，胃脘部仍稍感灼痛。6剂后呕吐停止，胃脘部灼热隐痛未再发作。（摘自《〈金匮要略〉与中医现代临床》）

[按语]《金匮要略》指出："胃反呕吐者，大半夏汤主之。"此例反胃实为胃中虚冷，不能化谷，胃气上逆所致。而大半夏汤药用半夏二升（洗完用），人参三两，白蜜一升，煎服法要求"上三味，以水一斗二升，和蜜扬之二百四十遍，煮药取二升半，温服一升，余分再服"。半夏用量独大，能和胃降逆、化痰散结；人参大补元气、温补中气；白蜜滋润，可以监制半夏燥性而和胃气。所以适用于反胃之元气大虚，阳虚痰聚，胃气上逆之证。临床更有用治胃溃疡恶变呕吐者，也有一定疗效。

噎 膈

噎膈是指脾胃肝肾功能失调，气郁、痰、瘀、邪毒互结，引发食管或贲门拘挛、狭窄所导致的以吞咽食物哽噎不畅为主症的病证。噎即噎塞，指吞咽之时哽噎不顺；膈为格拒，指饮食不下。噎属噎膈之轻证，可以单独为病，亦可为膈的前驱表现，临床统称为噎膈。西医学的食管癌、食管炎、贲门癌、贲门失弛缓症等，以噎膈为主症者，可参照本病证进行诊治。

【沿革】

《内经》即论及噎嗝。《素问·阴阳别论》指出："三阳结谓之隔。"《素问·通评虚实论篇》指出："膈塞闭绝，上下不通，则暴忧之病也。"《灵枢·四时气》指出："食饮不下，膈塞不通，邪在胃脘。"认为噎膈发病与情志有关，有关于脾胃。隋代《太平圣惠方·第五十卷》指出："寒温失宜，食饮乖度，或恚怒气逆，思虑伤心致使阴阳不和，胸膈否塞，故名膈气也。"明代张介宾的《景岳全书·噎膈》也指出："噎膈一证，必以忧愁思虑，积劳积郁，或酒色过度，损伤而成。""少年少见此证，而惟中衰耗伤者多有之。"明确噎膈的病因与寒温失宜、饮食失节、情志失调、酒色过度以及高年体虚有关。清代程钟龄的《医学心悟·噎膈》指出："凡噎膈症，不出胃脘干槁四字。"叶天士在《临证指南医案·噎膈反胃》中指出："脘管窄隘。"近代张锡纯先生于《医学衷中参西录》中引杨素园之论认为"瘀于上脘之处，致食管狭窄，即成噎膈"，提示噎膈为病，为胃管干涩或食管狭窄所致。晚清吴静峰的《医学噎膈集成》更综合古今之论，对噎膈的病因病机、治则治法、用药及调摄等进行了系统论述，有临床参考价值。

【病因病机及其演变】

噎膈的病因包括体质因素、七情内伤、饮食所伤以及劳倦内伤等多个方面。①体质因素：太阴脾虚、阳明胃热、少阳气郁、少阴肾虚体质等均可发病。②七情失调，以忧思恼怒多见。尤其是太阴脾虚、少阳气郁体质，忧思伤脾，抑郁气郁，气郁痰阻血瘀互结，或蕴结成毒，即可发为噎膈。③饮食所伤：嗜酒无度，过食肥甘辛辣，内生湿热痰浊，或饮食过热，或进食霉变食物，损伤脾胃，邪毒与痰瘀互结，可成噎膈。④劳倦内伤，或高年肾虚，脾胃肝肾功能失调，阴虚则食道失于濡养，食管与贲门拘挛，或脾胃运化无力，痰瘀互结，阻于食道，也可引发噎膈。

噎膈的病位在食道，属胃所主，与肝、脾、肾三脏有关。基本病机是脾胃肝肾功能失调，导致气郁、痰阻、血瘀互结，或蕴结成毒，引发食管或贲门拘挛、狭窄所致。病性总属本虚标实。本虚指阴虚，或气虚阳微。标实为痰、气、瘀、毒互结，阻塞食道。初起以邪实为主，随着病情发展，气结、痰阻、血瘀愈显，食管、贲门狭窄更甚，邪实有加；又因胃津亏耗，进而损及肾阴，以致精血虚衰，虚者愈虚，两种因素相合，而成噎膈重症。部分患者病情继续发展，由阴损以致阳衰，则肾之精气并耗，脾之化源告竭，可变生关格危候。

【诊断要点】

1. 临床表现 咽下饮食梗塞不顺，食物在食管内有停滞感，甚则不能下咽到胃，或食入即吐。常伴有胃脘不适、胸膈疼痛，甚则出现形体消瘦、肌肤甲错、精神衰惫等症。

2. 发病特点 起病缓慢，常表现为由噎至膈的病变过程，常由饮食、情志等因素诱发，多发于中老年男性，特别是在高发区。

3. 相关检查 食管、胃的 X 线检查，内窥镜及病理组织学检查，食管脱落细胞检查以及胸腹部 CT 检查等有助于诊断与鉴别诊断。

【类证鉴别】

1. 噎膈与反胃鉴别 噎膈表现为食咽下过程中梗塞不顺，初起并无呕吐，后期格拒时出现呕吐，系饮食不下或食入即吐，呕吐与进食时间关系密切，食停食管，并未入胃，吐出量较小，多伴胸膈疼痛，多脾胃肝肾功能失调，气郁、痰阻、血瘀或邪毒互结于食道，食管、贲门痉挛或狭窄所致。反胃表现为朝食暮吐，暮食朝吐，宿谷不化，食后或吐前胃脘胀满，吐后转舒，吐出物的量较多，常伴胃脘疼痛、嘈杂不适等，为胃之下口障碍，幽门不放，饮食能顺利下口而入胃，食停胃中，脾胃阳虚，宿食不化，经久复出所致。

2. 噎膈与梅核气鉴别 二者均可出现咽喉不舒。而噎膈的梗塞部位在食管，梗塞出现在进食过程中，多呈进行性加重，甚则饮食不下或食入即吐，老年人多发，多气郁、痰阻、血瘀或邪毒互结于食道，食管、贲门拘挛或狭窄所致，常是有形之物梗阻。

梅核气表现为自觉咽中如有物梗塞，咯之不出，咽之不下，多出现在情志不舒，或注意力集中于咽部时，进食顺利而无梗塞，多发于中青年女性，为气郁痰阻于咽喉，是无形之气为病。

【辨证要点】

噎膈临床应首辨虚实，并明辨标本主次。

1. 辨虚实 初病多实证。实证表现为胸膈胀痛、刺痛，痛处不移，胸膈满闷，泛吐痰涎，包括气滞、痰结、血瘀或邪毒蕴结；久病多虚证，或虚实夹杂证。虚证表现为形体消瘦，皮肤干枯，舌红少津，或面色苍白，形寒气短，面浮足肿，或表现为胃阴虚，或表现为脾阳虚，有时也可见气阴两虚，晚期甚至有表现为气血阴阳俱虚，多脏虚衰者。虚证夹杂，本虚标实者，常表现为一组虚证，兼见多个标实证。

2. 辨体质 太阴脾虚体质者，体弱，食欲差，有腹满、腹泻的倾向。阳明胃热体质者，体壮，食欲好，进食快，有便秘倾向。少阳气郁体质者，敏感悲观，爱生闷气。少阴阴虚体质者，体形多瘦长，思维敏捷，畏热，有失眠倾向。

【治则治法】

噎膈的治疗原则为理气开郁、化痰消瘀，常需要正邪两顾、标本同治。初起以标实为主，重在治标，以理气开郁、化痰消瘀为法，或兼以滋阴养血润燥；久病以正虚为主，或虚实并重，但治疗重在扶正，以滋阴养血润燥，或益气温阳为法，兼以理气开郁、化痰消瘀。久病痰瘀蕴结成毒者，更应重视解毒治法。当注意治标，顾护津液，不可过用辛散香燥；治本应保护胃气，不可妄行滋腻壅补。存得一分津液，留得一分胃气，便留得一分生机。

【分证论治】

1. 标实证

（1）痰气交阻证

临床表现：进食梗阻，脘膈痞满，甚则疼痛，情志舒畅则减轻，精神抑郁则加重。可伴有嗳气呃逆，呕吐痰涎，口干咽燥，大便艰涩。舌质红，苔薄腻，边多浊沫，脉弦滑。

治法：开郁化痰，润燥降气。

方药可用启膈散加减。参考处方：沙参 9～12g，丹参 12～30g，郁金 9～12g，砂仁 6～9g（后下），浙贝母 9～15g，茯苓 12～15g，姜半夏 9～12g，制南星 9～12g，杵头糠 15g，炙甘草 6g。该方适用于少阳气郁体质，或气郁痰阻者。若肝郁脾虚，症见乏力、食少者，可加黄芪、党参、白术、女贞子、仙鹤草等。若贲门拘挛者，可加威灵仙、白芍、甘草等。若痰气中阻，胃失和降，症见泛吐痰涎者，可加陈皮、旋覆花、代赭石等。若兼血瘀，舌质紫暗者，可加莪术、鳖甲、穿山甲、当归、川芎、赤白芍等。若郁久化热，症见心烦口苦者，可加丹皮、栀子、山豆根等。若痰瘀蕴结，日久成毒者，可加半枝莲、半边莲、薏苡仁、白花蛇舌草等。若阳明胃热体质，症见腹满、大便干结者，可加熟大黄、赤白芍等。若阴虚津伤，症见咽干、便秘者，可配合增液汤和白蜜等。

（2）瘀血内结证

临床表现：进食梗阻，胸膈疼痛，食不得下，甚则滴水难进，食入即吐，面色暗黑，肌肤枯燥，形体消瘦，大便坚如羊屎，或吐下物如赤豆汁，或便血。舌质紫暗或舌红少津，脉细涩。

治法：破结行瘀，滋阴养血。

方药可用通幽汤加减。临床经验方——加味三甲散结方，处方组成：柴胡9～12g，赤白芍（各）12～30g，鳖甲15～30g（先煎），炮山甲9～12g或炮山甲粉3g（冲服），牡蛎15～30g（先煎），当归9～12g，生熟地（各）12～15g，桃仁9～12g，红花9～12g，莪术9～12g，浙贝母9～15g，薏苡仁15～30g，石见穿15～30g，藤梨根15～30g，白花蛇舌草15～30g，炙甘草6g。该方适用于少阳气郁体质，或气滞血瘀痰阻互结，久病蕴结成毒者。常可配合六神丸或梅花点舌丹，用藕粉调和送下。若气滞血瘀，症见胸膈胀痛，腹满，或胁下癥积形成，舌质暗有瘀斑者，可用膈下逐瘀汤加减。若食道梗阻，吞咽困难者，可用以硇砂为主药的开导散。若服药即吐，难于下咽，可先服玉枢丹，再进汤剂。

2.本虚证

（1）津亏热结证

临床表现：进食时梗涩而痛，水饮可下，食物难进，食后复出，胸背灼痛。形体消瘦，肌肤枯燥，五心烦热，口燥咽干，渴欲饮冷，大便干结。舌红而干，或有裂纹，脉弦细数。

治法：养阴生津，泻热散结。

方药可用沙参麦冬汤加减。参考处方：沙参9～12g，麦冬9～12g，玉竹9～12g，桑叶9～12g，天花粉9～12g，石斛12～15g，陈皮9～12g，姜半夏9～12g，茯苓9～12g，浙贝母9～12g，扁豆9～12g，甘草6g。该方适用于阳明胃热体质，或热毒、痰热伤阴者。若热毒蕴结，症见烦热，舌暗红，舌苔黄腻者，可加薏苡仁、白花蛇舌草、半枝莲、石见穿、藤梨根等。若肠燥失润，症见大便干结者，可加火麻仁、瓜蒌仁等。若胃肠热结，症见腹中胀满、大便不通者，可用大黄甘草汤。若食管干涩，症见口燥咽干者，可饮五汁安中饮。

（2）气虚阳微证

临床表现：进食梗阻不断加重，饮食不下，面色苍白，精神衰惫，形寒气短，面浮足肿，泛吐清涎，腹胀便溏。舌淡苔白，脉细弱。

治法：温补脾肾，益气回阳。

方可用补气运脾汤、右归丸加减。临床经验方——加减参赭培气汤，处方组成：人参3～6g（另煎，兑），黄芪15～30g，白术9～12g，茯苓12～30g，猪苓12～30g，旋覆花12～15g（包煎），代赭石12～30g（先煎），陈皮9～12g，姜半夏9～12g，木香

6~9g，砂仁 6~9g（后下），藤梨根 15~30g，石见穿 15~20g，浙贝母 9~15g，穿山龙 15~30g，当归 9~12g，肉苁蓉 15~30g，女贞子 9~12g，灵芝 12~18g，仙鹤草 15~30g，甘草 6g。该方适用于太阴脾虚、少阴肾虚体质，或久病脾肾阳虚者。若肾阳亏虚，症见腰膝酸冷、夜尿频多或尿少者，可加用桂枝、炮附子、车前子、土茯苓、萆薢等。若中气下陷，症见气短胸闷、少气懒言者，可用补中益气汤加减。若脾虚血亏，症见心悸气短、爪甲色淡者，可用十全大补汤加减。晚期脾肾俱败、湿浊邪毒内停，阻滞气机升降出入，症见腹满、大小便不通者，可用温脾汤加味。关格渐成，已呈阴阳离绝之势，多预后不良。

【其他疗法】

针灸取穴，取内关、膈俞、合谷、天突、廉泉穴，用毫针刺法，平补平泻。耳针取穴：咽喉、食管、胃、肾上腺等，强刺激。同时可配合静坐，习练内养功法。

【预防护理】

养成良好的饮食习惯，保持愉快的心情，有助于噎膈预防。应注意不过快进食，不吃过烫、辛辣、变质、发霉食物，忌饮烈性酒；多吃新鲜蔬菜、水果，如卷心菜、紫甘蓝、香菇、胡萝卜等。

噎膈患者应进食营养丰富的食物，后期可进食牛奶、羊奶、肉汁、蜂蜜、藕汁、梨汁等流质饮食，时刻以顾护胃气为念。应注意保持心情舒畅，树立战胜疾病的自信心。

【病案举例】

李某，男，70 岁，农民。2008 年 6 月 13 日初诊。既往有慢性支气管炎、浅表性胃炎病史。近期行胃镜检查，诊断为贲门癌。自觉胸脘有痞闷感，吞咽困难，时有嗳气，有时咽痛。舌淡暗苔腻，脉沉细无力。

中医诊断：噎膈（气虚，痰瘀互结）。

辨证分析：脾主运化，胃主受纳，脾主升，胃主降。患者脾胃气虚，痰瘀阻结，胃失和降，故可见吞咽困难，胸脘痞闷。胃气上逆，故见嗳气。综合舌脉证，舌淡暗苔腻，脉沉细无力，乃脾胃气虚、痰瘀阻结之证。病位在贲门，有关脾胃。病性虚实夹杂，虚证是脾胃气虚，实证为痰阻血瘀。失治则病情进展，虚损日甚，可为关格危候。

治法：益气和胃，化痰散结。

方药：参赭培气汤加减。

处方：党参 12g，代赭石 15g（先煎），旋覆花 12g，生半夏 12g，陈皮 9g，枳壳 9g，茯苓 12g，石菖蒲 9g，鸡内金 12g，生姜 9g，石见穿 15g，生甘草 6g，藤梨根 15g。每日 1 剂，水煎服。另用六神丸 6g，每日 2 次。藕粉送服。

复诊（2012 年 2 月 26 日）：长期坚持服药，病情尚平稳，时有恶心，呕吐白色痰涎，嗳气，大便不畅。舌暗苔薄腻，脉弦细。仍用参赭培气汤加减。

处方：党参 12g，代赭石 15g（先煎），旋覆花 12g，肉苁蓉 15g，当归 12g，生半夏 15g，陈皮 9g，茯苓 12g，生姜 12g、藤梨根 25g、鸡内金 12g，水蛭 9g，浙贝母 15g，石见穿 25g。白蜜为引。每日 1 剂，继续送服六神丸。

2014 年 3 月间，因外感诱发咳喘加重，饮食锐减，呕吐痰涎，腹胀大，双下肢浮肿，给予升陷汤配合木香流气饮加减。其后间断服用中药，病情一度加重。2015 年去世。（摘自《赵进喜临证心悟》）

[**按语**] 中医药治疗消化道肿瘤应该重视扶正祛邪、化瘀散结，尤其应该重视护胃气。同时应根据肿瘤部位与具体临床表现辨证选方。本病例为贲门癌患者，属中医"噎嗝"范畴，辨证属气虚，痰瘀癌毒阻结，所以投用参赭培气汤加减，在补气的同时，重点用生半夏化痰散结，石见穿、藤梨根抗癌解毒。另用六神丸者，可以解毒利咽，以毒攻毒也。临床上应用梅花点舌丹也有疗效。对吞咽不利者，常要求用蜂蜜或藕粉调糊送服，为使药物滞留于局部，起到消肿解毒的作用。只要胃气尚存，中药才可能缓缓取效，让患者带病延年。

腹　痛

腹痛是指腹内脏腑气机不通，或寒邪中阻，脉络拘挛，或中脏虚寒，脉络失养所致的以腹痛，即胃脘以下、耻骨毛际以上部位的疼痛为主症的病证。腹痛作为症状可见于内外妇科多种疾病，本节主要讨论内科疾病所致的腹痛。西医学的肠道易激综合征、胃肠痉挛、功能性消化不良、肠粘连、不完全性肠梗阻、急性胰腺炎等疾病以腹痛为主症者，可以参照本病证进行诊治。

【沿革】

《内经》论腹痛，认为其可因寒、因热，病位与脾胃大小肠有关。《素问·举痛论》指出："寒气客于肠胃之间，膜原之下，血不得散，小络引急，故痛。……热气留于小肠，肠中痛，瘅热焦渴，则坚干不得出，故痛而闭不通矣。"《金匮要略·腹满寒疝宿食病脉证治》对腹痛的病因病机及其辨证论治论述甚详，如其论腹痛虚实辨证要点："病者腹满，按之不痛为虚，痛者为实，可下之。舌黄未下者，下之黄自去。"很有临床价值。名方厚朴三物汤、大柴胡汤、小建中汤、大建中汤、附子粳米汤、乌头桂枝汤、大黄附子汤等，至今仍为临床所常用。隋代巢元方的《诸病源候论·腹痛病诸候》首次将腹痛作为病证进行论述，并论及急性腹痛、慢性腹痛有别。金元时期，李东垣的《医学发明·泻可去闭葶苈大黄之属》明确提出了"痛则不通"学说，并提出了"痛随利减，当通其经络，则疼痛去矣"的腹痛治疗大法，对后世影响深远。清代高士宗的《医学真传·腹痛》则对通法进一步进行发挥，指出："夫通则不痛，理也。但通之之法，各有不同，调气以和血，调血以和气，通也；下逆者使之上行，中结者使之旁达，亦通也；虚者助之使通，寒者温之使通，无非通之之法也。若必以下泄为通，则妄矣。"关于腹痛的认识日益深化。叶天士的《临证指南医案》更提出"久痛入络"与辛润通络之法，颇为今人所重。

【病因病机及其演变】

腹痛的病因包括体质因素、外感时邪、饮食不节、情志失调以及虫积、跌扑损伤等。①体质因素：以阳明胃实体质、太阴脾虚体质最为多见。少阳气郁、厥阴肝旺体质者，也有所见。其实，人群各种体质，均可发生腹痛。②外感时邪：最常见者是寒邪，或加以风邪，也有暑期暑湿之邪所致者。③饮食失节：饮食自倍，脾胃运化不行，饮食停滞，或太阴脾虚体质者，加以过嗜生冷，内生寒邪，或久病损伤脾阳，脾胃阳虚，可成腹痛。而阳明胃热体质者，如过嗜醇酒厚味，或煎炸烧烤，则内生湿热，或成胃肠结热，壅滞气滞，腑气不通，也可为腹痛。④情志失调，尤其是少阳气郁体质者，或厥阴肝旺体质者，情志抑郁，或暴怒伤肝，肝郁气滞，脾胃气滞，或肝气横逆，克伐脾胃，木盛土壅，可成腹痛。⑤虫积阻结，肠腑气机不畅，或久病血瘀，或经手术，或跌扑损伤，气血瘀滞，瘀血内停，气机阻滞，也可腹痛。

腹痛的基本病机为脏腑气机不通，或寒邪中阻，脉络拘急，气血痹阻，不通则痛，或中脏虚寒，脉络失养，不荣而痛。外感寒热，内伤饮食，情志失调，以及虫积、跌扑等原因，均可导致脏腑气机不利，气血运行不畅，经脉气血阻滞而出现实痛；脾胃阳虚，气血不足，则脏腑脉络失于温养而成虚痛。论其证候总不离寒、热、虚、实以及在气、在血，也可表现为食滞、虫积之证。若论其转归，急性暴痛者，治不及时，或治之不当，气血逆乱，可致厥脱变证；若湿热蕴结肠胃，蛔虫内扰，或术后气滞血瘀，可造成腑气不通，腹痛拒按之肠结腑实证。气滞血瘀腹痛，日久不愈，还可能变生积聚顽证。

【诊断要点】

1. 临床表现　以胃脘以下、耻骨毛际以上部位的疼痛为主症。性质各异，但一般不特别剧烈，且按之柔软，压痛较轻，无肌紧张及反跳痛。

2. 发病特点　起病可急可缓，腹痛发作或加剧常与饮食、情志、受凉等因素有关。可伴有腹泻或便秘，或有外伤或手术史，或有虫疾。

3. 相关检查　腹部 X 线检查、B 超检查、血尿淀粉酶、大便常规检查等，有助于诊断及鉴别诊断。

【类证鉴别】

1. 腹痛与胃痛鉴别　主要是具体疼痛部位不同，胃痛是以胃脘痛为主症，常伴有恶心、呕吐、反酸、嘈杂等。腹痛的疼痛部位在胃脘以下、耻骨毛际以上，常伴有腹满、便秘或腹泻等。而脾心痛今多指心下满而痛，急性发作，腹痛剧烈，按之痛甚，相当于西医急性胰腺炎。

2. 腹痛与积聚鉴别　二者均可见腹痛，但积聚除可见腹痛外，典型表现为腹部包块，或固定不移、质硬，或时聚时散。腹痛以腹痛为主症，不伴有腹部包块。

3. 腹痛与肠痈、肠结、大结胸病等外科病证鉴别　内科病证的腹痛相对不剧烈，常痛无定处，腹部柔软，如伴发热，常表现为先发热后腹痛；外科病证的腹痛剧烈，多痛有定处，疼痛拒按，常伴有腹肌紧张，如伴发热，常表现为先腹痛后发热。如肠痈的典型表现为先脘腹疼痛，后转移至右侧少腹疼痛，疼痛拒按，有固定压痛。而肠结又称肠痹，常表现为典型腑实证，腹胀腹痛，或绕脐腹痛，拒按，有压痛，甚至可及肠中燥屎，大便不通，甚至无矢气排出，可伴有呕吐等。大结胸病的典型表现为心下痛，按之石硬，甚至从心下至少腹皆硬满痛不可触近，若伴有发热、烦躁、脉浮大，则预后不良。

其他如石淋急性发作，常表现为腰痛牵及少腹以致向会阴放射，必有排尿突然中断，或尿有砂石，或伴尿血。妇科痛经，表现为妇女月经前后腰痛腹痛，常伴有月经不调等。

【辨证要点】

1.辨缓急　急性腹痛，突然发病，腹痛较剧，伴随症状明显，多因外感时邪、饮食不节、蛔虫内扰等。慢性腹痛，发病缓慢，病程迁延，腹痛绵绵，痛势不甚，多因内伤情志、脏腑虚弱、气血不足等。

2.辨腹痛性质寒热虚实　寒证腹痛，多表现为腹痛拘急，疼痛暴作，痛无间断，遇冷加重，得热则减，口不渴；热证腹痛，多表现为腹痛拒按，痛处灼热，腹部胀满，身热便秘，便下痛减，烦渴引饮。辨虚实：实证腹痛，多痛势急剧，痛处拒按，扪之痛势不减，得食更甚，矢气或排便后痛减，为实痛，多见于新病体壮之人，病程较短，兼有气滞血瘀、食积等实证表现。虚证腹痛，多痛势绵绵，喜温喜按，时作时止，痛处无形，饥而痛增，为虚痛，多见于久病体弱之人，病程较长，常兼有脾胃虚寒表现。

3.辨腹痛部位　大腹疼痛，多为脾胃、大小肠受病；脐腹疼痛，多为虫积；胁腹、少腹疼痛，多为厥阴肝经受病。

4.辨气血虫食　腹痛胀满，时轻时重，痛无定处，攻撑作痛，得嗳气或矢气后痛减，为气滞痛，常与情绪有关；腹部刺痛，痛处固定，痛无休止，痛处拒按，入夜尤甚者，伴见舌质紫暗或有瘀斑，为血瘀痛；腹痛拒按，嗳腐吞酸，痛而有形，痛势不减，得食而甚，便后痛减者为伤食痛；脐腹作痛，时作时止，痛甚呕吐，伴有解蛔虫病史，为虫积痛。

5.辨体质　阳明胃热体质者，多体壮，畏热喜凉，食欲好，有便秘倾向；阳明胃寒体质者，胃寒，大便常偏干。太阴脾虚体质者，多体弱，食少，畏寒，有腹泻倾向。少阳气郁体质者，性格悲观，喜忧郁。厥阴肝旺体质者，性急易怒。少阴阳虚体质者，神疲畏寒，常有腰膝酸冷、小便清长等。

【治则治法】

治疗腹痛多以"通"字立法，应根据辨证寒热虚实、在气在血、食积虫积，确立相应治法。实则泻之，急则治其标，调血以和气，调气以和血，寒者温之使通，下者使之上行，中结者使之旁达。虚则补之，温中补虚，益气养血，不可滥施攻下。对于久痛入络，绵绵不愈之腹痛，可采取辛润活血通络之法。注意用药不可过用香燥，应中病即止。

【分证论治】

1. 寒邪内阻证

临床表现：腹痛拘急，遇寒痛甚，得温痛减，口淡不渴，形寒肢冷，小便清长，大便清稀或秘结，舌质淡，苔白腻，脉沉紧，脉浮或浮紧。

治法：散寒温里，理气止痛。

方药可用良附丸合正气天香散加减。参考处方：高良姜9～12g，干姜9～12g，紫苏叶6～12g，乌药9～12g，香附9～12g，陈皮9～12g，白芍12～30g，炙甘草6g。若中寒内聚，寒气上逆，症见腹中雷鸣切痛，胸胁逆满，呕吐者，可加制附子、肉桂，或用附子粳米汤加味。方中附子、半夏相配，因是反药，所以时人少用。若寒滞肝脉，症见少腹拘急冷痛者，可加肉桂、小茴香、当归，或用暖肝煎加味。若内外皆寒，症见腹中冷痛，手足逆冷，身体疼痛者，可用乌头、桂枝、白芍、生姜、大枣，即乌头桂枝汤方证。若为阳明胃实体质，阴寒凝结，症见单侧胁下或牵及腹部疼痛，大便不通，畏寒肢冷，或有发热，脉沉弦者，可用大黄附子汤治之。

2. 胃肠热结证

临床表现：腹痛拒按，痞满不舒，烦渴引饮，大便秘结，或溏滞不爽，身热自汗，小便短黄，舌质红，苔黄燥，或黄腻，脉沉实，或滑数。

治法：泄热通腑，行气导滞。

方药可用大承气汤加味。参考处方：生大黄9～15g（后下），元明粉6～9g（冲服），枳实9～12g，厚朴9～15g，炒莱菔子12～30g，赤白芍（各）12～30g，炙甘草6g。该方适用于阳明胃热体质，过嗜醇酒厚味、煎炸烧烤，湿热壅结肠腑，或胃肠结热，腑气不通，症见腹满疼痛拒按，大便不通者。若少阳郁热体质，肝胃郁热，胃肠热结，症见腹胀痛拒按，心下满而痛，大便不通，或兼口苦咽干，心烦喜呕，舌苔腻或黄腻，边多浊沫，脉弦滑或数者，即所谓"脾心痛"，可用大柴胡汤下之。临床经验方——金虎柴胡汤，处方组成：柴胡9～12g，黄芩9g，姜半夏9～12g，虎杖12～15g，金钱草12～15g，郁金12～15g，鸡内金9～12g，木香6～9g，槟榔9～12g，赤白芍（各）12～30g，熟大黄9～15g，炙甘草6g。该方适用于少阳郁热体质，过嗜油腻，或素有肝胆湿热胁痛旧疾，肝胃郁热、胃肠热结所致脾心痛者。

3. 饮食积滞证

临床表现：脘腹胀满，疼痛拒按，嗳腐吞酸，恶食呕恶，痛而欲泻，泻后痛减，粪便奇臭，或大便秘结，舌苔厚腻，脉滑。

治法：消食导滞，理气止痛。

方药可用枳实导滞丸加减。临床常用杨立生先生的消食和胃方，处方组成：神曲9～12g，炒麦芽9～12g，炒山楂9～12g，陈皮9～12g，姜半夏6～9g，茯苓9～12g，白豆蔻9～12g，白芍12～30g，炙甘草6g。该方适用于急性腹痛饮食积滞所致者。若食滞化热，腑气不通，症见大便不通，腹痛胀满者，可加木香、槟榔，或用四磨汤加减。若夹热，症见腹痛，大便不爽者，可加木香、黄连，或用香连丸。若脾虚，症见食少，大便溏稀者，可加炒白术、炒苍术、茯苓等，或用香砂六君子汤加减。若食积不重，腹痛较轻者，则可用保和丸调理脾胃。

4. 气机郁滞证

临床表现：脘腹疼痛，胀满不舒，痛引少腹，或兼痛窜两胁，时作时止，得嗳气、矢气则舒，遇忧思恼怒则剧，舌质红，苔薄白，边多浊沫，脉弦。

治法：疏肝解郁，理气止痛。

方药可用柴胡疏肝散加减。参考处方：柴胡 9～12g，白芍 12～30g，陈皮 9～12g，清半夏 9～12g，川芎 9～12g，当归 9～12g，香附 9～12g，乌药 6～9g，炙甘草 6g。该方主要适用于少阳气郁体质，气滞腹痛证。若肝郁气滞突出，症见胸胁胀痛明显者，可加川楝子、元胡，即金铃子散；气滞腹痛，畏寒者，可加高良姜、香附，即良附丸。若肝气郁结，症见痛引少腹睾丸者，可加橘核、荔枝核、川楝子，或配合橘核丸。寒疝，症见少腹绞痛者，可加木香、小茴香、乌药、青皮，或用天台乌药散加减。若肝气乘脾，症见腹痛肠鸣泄泻者，可加陈皮、炒白术、白芍、防风，即痛泻要方方意。

5. 瘀血内停证

临床表现：腹痛较剧，痛如针刺，痛处固定，经久不愈，甚则尿血有块，舌质紫暗，脉细涩或细弦。

治法：活血化瘀，和络止痛。

方药可用少腹逐瘀汤加减。参考处方：当归 9～12g，川芎 9～12g，赤芍 9～15g，蒲黄 9～12g（包煎），五灵脂 9～12g，没药 9～12g，延胡索 12～30g，小茴香 6～9g，肉桂 3～9g，干姜 6～9g，炙甘草 6g。该方适用于血瘀腹痛，尤其是寒凝血瘀腹痛。若寒象不突出者，可去肉桂、干姜等。若为腹部术后作痛，或跌扑损伤所致腹痛，可加桃仁、红花、丹参、三七粉等。若下焦瘀热互结，表现为少腹急结，烦乱如狂，大便干者，可用桃仁、芒硝、酒大黄，可用桃核承气汤加减。临床经验方——锦桂散，治疗妇女盆腔瘀血综合征，表现为腹痛腰痛，伴有心烦失眠、健忘等，左少腹有深在压痛，颜面有瘀斑，大便偏干，舌暗者，屡用屡验。处方组成：桂枝 6～12g，赤芍 9～15g，茯苓 9～12g，桃仁 9～12g，牡丹皮 9～12g，酒大黄 6～12g，红藤 15～30g。

6. 中虚脏寒证

临床表现：腹痛绵绵，时作时止，喜温喜按，饥饿劳累后加重，形寒肢冷，神疲乏力，气短懒言，面色无华，大便溏薄，舌质淡，苔薄白，脉沉细，或细弦。

治法：温中补虚，缓急止痛。

方药可用小建中汤加减。参考处方：桂枝 9～12g，赤白芍（各）9～30g，生姜 9～12g，大枣 6～12 枚，炙甘草 6g。该方适用于太阴脾阳虚体质，或内伤久病，脾胃阳虚所致的虚寒腹痛，时腹自痛，脐两旁腹肌痉挛如竹片者。若腹中大寒痛，腹部有包块，痛不可触近，肢冷者，实为阳虚寒邪中阻所致的聚证，方可用大建中汤。若脾胃阳虚突出，症见腹痛下利，畏寒肢冷者，方可用附子理中汤。若阳虚加以寒邪内结成实，症见畏寒肢冷，腹满腹痛，大便不通者，方可用温脾汤加减。如脾胃虚弱，寒热错杂，腹中痛，胃寒，呕吐烦热，舌苔黄白相间者，可用黄连汤加减。

【其他疗法】

针灸疗法，主穴：中脘、天枢、关元、足三里。腹寒痛，配神阙；热结腹痛，配阴陵泉；食积腹痛者，配下脘、梁门；气滞腹痛者，配期门、太冲；瘀血腹痛，配膈俞；虚寒腹痛配脾俞、神阙。实证用泻法，虚寒用补法，可以加灸。每日 1 次，每次留针 20～30 分钟。

同时可以配合推拿疗法，可以拇指指腹端按揉足三里、三阴交等穴。或用摩腹法，根据证候虚实，或顺时针行泻法，或逆时针行补法。若为中脏虚寒腹痛，还可取丁香、肉桂研极细面，敷贴神阙等穴。

【预防调护】

注意节饮食、适寒温、调情志，保持大便通畅。

腹痛患者，更应重视饮食调理，重症大便闭者，甚至需要暂停食水。胃肠热结者，应避免辛辣刺激以及肥甘醇酒等物。虚寒腹痛，应忌食生冷。肝气郁滞者，注意保持心情愉快，避免忧思恼怒等不良情绪刺激。腹痛剧烈者，应卧床休息，伴有面色苍白，冷汗淋漓，四肢厥冷者，应密切注意病情变化。

【病案举例】

案 1 赵某妻，56 岁。症见腹胀满不舒，时腹自痛，每过一段时间就会因劳累或饮食失宜，诱发腹痛大发作一次，其腹痛剧烈难忍，腹满时甚至上腹部起包，按之硬实，伴冷汗淋漓，曾被误诊为肠梗阻而行手术探查。察其舌淡红苔剥，脉象弦细。按其腹，脐旁腹肌拘挛如竹板。

中医诊断：腹痛（脾胃虚寒）。

辨证分析：太阴脾主运化水谷，阳明胃肠以通降为顺。劳损与饮食失宜，最容易损伤脾胃，脾胃阳虚生寒，中焦失于温煦，脉络拘急，故见腹满时痛。腹诊符合桂枝加芍药汤腹证特点。综合舌脉证，舌淡红苔剥，脉细弦，乃脾胃虚寒之证。病位在太阴，以虚为主，脾胃阳虚，加有中寒。失治误治，或遇劳累、饮食失宜，仍有为"大实痛"之变。

治法：温阳散寒破结，缓急止痛。

方药：桂枝加芍药汤加减。

处方：桂枝 9g，赤芍 12g，白芍 12g，生姜 9g，大枣 12 枚，炙甘草 6g。投方 5 剂，腹满减，腹痛止。

随访近 1 年，未再复发。（摘自《古方妙用》）

[**按语**] 桂枝加芍药汤出自《伤寒论》，原用治"太阳病，下之后，腹满时痛者"，

若"大实痛"者，则应给予桂枝加大黄汤。此条文历来争议很大。一般认为是太阳病误下伤阳，转属太阴，脾胃虚寒所致，所以用桂枝加芍药汤，一方面温阳散寒，一方面倍芍药缓急止痛。方中芍药一般用白芍。但古时芍药并无赤白之分，《伤寒论》原文更论及"其人续自便利，设当行大黄、芍药者，宜减之"，提示芍药有破泻之用。所以临床上赤白芍同用，则不通则痛、不荣则通，以及拘急而痛的机制，皆可解决。至于所谓"大实痛"，即腹痛剧烈，按之硬实，以致被误诊为肠梗阻之状。虽说"大实痛"，实际与大承气汤"肠结腑实证"，存在本质不同。

案2　韩某，女，49岁。农民。患腹痛，心胸烦热，胃脘痞闷不舒，恶心时欲呕吐，食少纳呆，大便数日一行，每次大便时必腹痛加重，努责方出，为稀软便。扪其上腹部稍有抵抗，脐腹部以下按之不实而凉。舌略红苔黄白相间，脉弦滑。诊断为过敏性结肠炎，久治无效。

中医诊断：腹痛（寒热错杂）。

辨证分析：脾主运化，胃主受纳，脾胃共为升降之枢。胃热，胃失和降，故见胃脘痞满，恶心呕吐。脾寒，中焦失于温煦，故可见腹痛。胃之受纳受累，故见食少纳呆。腹诊可见黄连汤证典型腹证。综合舌脉证，舌略红苔黄白相间，脉弦滑，乃脾虚胃热、寒热错杂之证。病位在脾胃，病性虚实夹杂，虚为脾虚，实为胃热。失治误治，则病归缠绵。

治法：清热和胃，温中散寒，辛开苦降。

方药：黄连汤加减。

处方：黄连6g，干姜9g，桂枝9g，炙甘草9g，党参6g，半夏10g，大枣9枚。

结果服药1剂，腹痛明显减轻，恶心亦减，但次日就见唇生火疮。考虑是黄连用量太足，黄连遂改为12g，再投3剂，腹痛、烦热、恶心诸症消失，大便较前畅利。遂改方为平胃散加黄连、苏叶，调理而安。（摘自《古方妙用》）

[**按语**] 本例即虚实错杂、上热下寒、中虚气滞之证，所以必寒温同用、虚实两顾方安。而黄连汤方是以黄连三两为主药，今服药后腹痛减而唇起火疮者，恐与黄连未尊原剂量，用量不足有关。可见古人"经方应用，首重剂量"之说，确为临床有得之言。

泄　泻

泄泻是由脾胃运化失职、肠道功能失司所致的以大便次数增多，粪质稀薄，甚至泻出如水样为临床特征的病证。尤以粪质稀薄为重点，仅仅大便次数多，并不能称为泄泻。相反，有些患者虽然每日仅泻下一次，大便清稀甚或如水样，也可称为泄泻。泄泻作为临床常见病证，一年四季均可发生，但以夏秋两季较为多见，脾虚湿盛所致者尤为多见。西医学的急慢性腹泻，包括急性胃肠炎、慢性肠炎、肠易激综合征等，均可参照本病证进行诊治。

【沿革】

泄泻在《内经》称为"泄"，《素问·阴阳应象大论》指出："清气在下，则生飧泄。""湿胜则濡泻。"《素问·生气通天论》指出："因于露风，乃生寒热，是以春伤于风，邪气留连，乃为洞泄。"《素问·举痛论》指出："寒气客于小肠，小肠不得成聚，故后泄腹痛矣。"《素问·至真要大论》指出："诸呕吐酸，暴注下迫，皆属于热。"认为风、寒、热、湿等邪均可引起泄泻。《素问·太阴阳明论》指出："饮食不节，起居不时者，阴受之……阴受之则入五脏……下为飧泄。"《素问·举痛论》指出："怒则气逆，甚则呕血及飧泄。"《素问·脉要精微论》指出："胃脉实则胀，虚则泄。"《素问·脏气法时论》指出："脾病者……虚则腹满肠鸣，飧泄，食不化。"《素问·宣明五气》指出："五气所病……大肠小肠为泄。"提示泄泻病因包括饮食、起居、情志失宜，病位有关脾胃、大小肠。《金匮要略》以后汉唐医书多将之归于"下利"。葛根汤、黄芩汤、白头翁汤、泻心汤、承气汤、五苓散、理中丸、四逆汤、赤石脂禹余粮丸与诃梨勒散以及灸百会等，或疏，或清，或利，或温，或补，或涩，或泻，或升，或辛开苦降，或"通因通用"，诸法俱备，至今为临床常用。唐代的《千金》《外台》也收载了大量治疗下利的有效方剂。宋代陈无择的《三因极一病证方论》指出："喜则散，怒则聚，惊则动。脏气隔绝，精气夺散，必致溏泄，皆内所因。"强调情志失调可导致泄泻。金元张子和的《儒门事亲》则认为泄泻病因皆离不开湿邪。明代张介宾的《景岳全书·泄泻》更提出分利止泻法。李中梓的《医宗必读·泄泻》在总结前人治泄经验的基础上，提出了著名的治泄九法，即淡渗、升提、清凉、疏利、甘缓、酸收、燥脾、温肾、固涩，系统而全面。清代林珮琴《类证治裁·泄泻》补充真阳虚可致"五更泻"。王清任的《医林改错·方叙》指出"泻肚日久，百方不效，是总提瘀血过多。"认识日趋完善。

【病因病机及其演变】

泄泻的病因包括体质因素、感受外邪、饮食所伤、情志失调。以及劳倦或久病体虚等。①体质因素：以太阴脾虚、少阴肾虚最为多见。少阳气郁、厥阴肝旺体质等也有所见。②感受外邪：外邪以湿为主，常夹寒、热、暑等病邪。湿邪困遏脾阳，影响脾的运化，水谷相杂而下，最易引起泄泻。③饮食所伤：尤其是太阴脾虚体质者，饱食过量，宿滞内停；或过食肥甘，湿热内蕴；或恣啖生冷，寒食交阻；或误食馊腐不洁之物，伤及肠胃，均可致脾胃运化失健，传导失职，引发泄泻。④情志失调：尤其是少阳气郁或厥阴肝旺体质，郁怒伤肝，肝失疏泄，木横乘土，脾胃受制，运化失常，或忧思气结，脾虚不运，均致水谷不归正化，下趋肠道而为泻。⑤劳倦内伤：脾胃虚弱，或年老体弱，久病致虚，脾肾阳虚，脾失温煦，也可成泄泻。

泄泻的中心病位在脾，有关胃肠、肝肾等脏腑，病机的关键在于脾胃运化功能失调，肠道分清泌浊、传导功能失司，以脾虚湿盛者最为常见。其病性初起多以邪实为主，久病则以虚实夹杂，或以正虚为主。急性起病、病程短者，以湿盛为主；久泻者，起病较缓、病程长，以脾虚多见。湿盛与脾虚常互相影响。《医宗必读》有"无湿不成泻"之说。脾主运化水湿，脾主升清，胃主降浊；小肠、大肠分清泌浊、传导化物；肝主疏泄，可疏土助运；肾主命门之火，能温煦脾阳。诸脏腑功能的正常，皆有关大便正常排泄。所以无论何脏腑功能失调，影响到脾主运化水湿的功能，从而可使脾胃健运失职，肠道不能正常分清泌浊、传导化物，皆可发生泄泻。其中，痛泻为病，多因肝旺脾虚，肝气疏泄太过，脾气统摄无权，故成痛泻。而五更泻除以肾阳虚为基础外，也与五更时分肝气主时，肝气得天气之助，疏泄太过，肾虚不能固藏有关。至于泄泻的转归，一般而言暴泻相对易治，但失治误治，也可转为久泻者。个别重症患者，因伤津耗液，可导致液竭气脱，甚至可有厥脱之变。久泻相对难治，脾胃虚弱，阳气下陷，或脾虚日久，渐成肾虚，则脾肾阳虚，大肠滑脱顽证，常缠绵难愈。

【诊断要点】

1. 临床表现　以大便次数增多，粪质稀薄，甚至泻出如水样为临床特征。其中以粪质清稀为必备条件。常兼脘腹不适、腹胀腹痛肠鸣、食少纳呆、小便不利等症状。

2. 发病特点　起病或缓或急，常有反复发作史。常因外感寒热湿邪、内伤饮食情志、饮食失节、劳倦内伤等诱发或引发加重。

3. 相关检查　大便常规及细菌培养、血常规、结肠镜检查等，有助于诊断与鉴别诊断。

【类证鉴别】

1. 泄泻与痢疾鉴别　二者均以大便次数增多，粪质稀薄为临床特征。但痢疾以腹痛、里急后重、便下赤白脓血为主症，多因湿热疫毒蕴结肠道，气机阻滞，肠道传导失司所致。泄泻以大便次数增多，粪质稀薄，甚至泻出如水样为主症，大便中无脓血，也无里急后重，腹痛或有或无，多因脾虚湿盛等导致脾失健运，升降失司，清浊不分所致。

2. 泄泻与霍乱鉴别　二者均会出现大便清稀如水的症状。但霍乱是一种卒然起病，剧烈上吐下泻，吐泻并作的病证，其发病特点是来势急骤，变化迅速，病情凶险，起病时常先突然腹痛，继则吐泻交作，所吐之物均为未消化之食物，气味酸腐热臭，所泻之物多为黄色粪水，或如米泔，常伴恶寒发热，部分病人在吐泻之后，津液耗伤，迅速消瘦，或发生转筋，腹中绞痛，若吐泻剧烈，则见面色苍白、目眶凹陷、汗出肢冷等津竭阳衰之危候。而泄泻只以大便次数增多，粪质稀薄，甚至泻出如水样为主症，一般起病不急骤，泻水量不大，无米泔水样便，津伤较轻。

【辨证要点】

泄泻应首辨暴泻与久泻，并注意泻下物性状，分辨脏腑定位与寒热虚实。

1. 辨暴泻与久泻　暴泻者起病较急，病程较短，泄泻次数频多，以湿盛为主；久泻者起病较缓，病程较长，泄泻呈间歇性发作，以脾虚多见。

2. 辨病位　稍有饮食不慎或劳倦过度泄泻即作或复发，食后脘闷不舒，面色萎黄，倦怠乏力，病多在脾；泄泻反复不愈，每因情志因素使泄泻发作或加重，腹痛肠鸣即泻，泻后痛减，矢气频作，胸胁胀闷者，病多在肝；五更泄泻，完谷不化，小腹冷痛，腰酸肢冷者，病多在肾。

3.辨寒热 粪质清稀如水，或稀薄清冷，完谷不化，腹中冷痛，肠鸣，畏寒喜温，常因饮食生冷而诱发者，多属寒证；粪便黄褐，臭味较重，泻下急迫，肛门灼热，常因进食辛辣燥热食物而诱发者，多属热证；兼伤食者，常见大便溏垢，完谷不化，臭如败卵。

4.辨虚实 病程较长，腹痛不甚且喜按，小便利，口不渴，稍进油腻或饮食稍多即泻者，多属虚证；起病急，病程短，脘腹胀满，腹痛拒按，泻后痛减，泻下物臭秽者，多属实证。

5.辨体质 太阴脾虚体质者，体弱，食欲差，大便次数偏多。少阴肾虚体质者，多老年，或体虚神疲，腰膝酸冷，性功能差。少阳气郁体质者，女性多见，多性喜抑郁，爱生闷气。厥阴肝旺体质者，多性情暴躁，性急易怒。

【治则治法】

泄泻的治疗原则为健脾助运、化湿止泻。急性暴泻以湿盛为主，应着重化湿，参以淡渗利湿，根据寒湿、湿热与暑湿的不同，分别采用温化寒湿、清化湿热和清暑祛湿之法，重视健运脾胃治法。慢性久泻以脾虚为主，当以健运脾气为要，佐以化湿利湿；若夹有肝郁者，宜配合抑肝扶脾；肾阳虚衰者，宜补火暖土。同时还应注意急性泄泻不可骤用补涩，以免闭留邪气；慢性泄泻不可分利太过，以防耗其津气。清热不可过用苦寒，以免损伤脾阳；补虚不可纯用甘温，以免助湿；寒热错杂者，更当寒热并用。

【分证论治】

1.暴泻

（1）寒湿证

临床表现：泄泻清稀，甚则如水样，腹痛肠鸣，脘闷食少，舌苔白腻，脉濡缓。外感风寒，可兼恶寒发热头痛，肢体酸痛，苔薄白，脉浮。

治法：芳香化湿，解表散寒。

方药可用藿香正气散加减。参考处方：藿香6～12g，大腹皮6～9g，厚朴6～9g，紫苏叶6～12g，白芷6～9g，姜半夏6～12g，陈皮9～12g，茯苓9～12g，苍术9～15g，白术9～15g，炙甘草6g。若表邪较重，周身困重而骨节疲楚者，可加荆芥、防风等。若湿邪偏重，胸闷腹胀，肢体倦怠，苔白腻者，可用胃苓汤加减。

（2）湿热证

临床表现为泄泻腹痛，泻下急迫，或泻而不爽，粪色黄褐，气味臭秽，肛门灼热，或身热口渴，小便短黄，舌苔黄腻，脉滑数或濡数。

治法：清肠利湿。

方药可用葛根黄芩黄连汤加减。参考处方：葛根12～30g，黄芩9～12g，黄连

9～12g，炒苍白术（各）9～15g，茯苓9～15g，炒薏苡仁15～30g，炙甘草6g。若夹食滞，症见排泄物酸腐不化者，可加炒神曲、炒麦芽等。若兼风热表证，症见发热头痛，脉浮者，可加用金银花、连翘、薄荷等。若在夏暑期间，暑湿侵袭，表里同病，症见发热头重，烦渴自汗，小便短赤，脉濡数者，可用新加香薷饮合六一散治疗。用中成药枫蓼肠胃康治疗湿热泄泻，也有良好疗效。

（3）食滞证

临床表现：泻下稀便，臭如败卵，伴有不消化食物，脘腹胀满，腹痛肠鸣，泻后痛减，嗳腐酸臭，不思饮食，舌苔垢浊或厚腻，脉滑。

治法：消食导滞。

方药可用保和丸加减。临床经验方——杨立生先生消食和胃方，处方组成：神曲9～12g，炒麦芽9～12g，炒山楂9～12g，陈皮9～12g，姜半夏6～9g，茯苓9～12g，白豆蔻9～12g，炒白芍12～15g，炙甘草6g。若积滞化热者，可加木香、黄连，即香连丸方意。若食滞较重，症见脘腹胀满，泻而不畅者，可因势利导，通因通用，加大黄、枳实、槟榔，或用枳实导滞丸。

2. 久泻

（1）脾胃虚弱证

临床表现：稍进油腻食物，就发生泄泻，伴有不消化食物，大便时泻时溏，迁延反复，饮食减少，食后脘闷不舒，面色萎黄，神疲倦怠，舌淡苔白，脉细弱。

治法：健脾益气，和胃渗湿。

方药可用参苓白术散加减。参考处方：党参9～12g，炒苍白术（各）9～15g，茯苓9～12g，炒山药9～12g，莲子肉9～12g，砂仁6～9g（后下），陈皮6～9g，炒薏苡仁12～30g，白扁豆8～9g，桔梗6g，炙甘草6g。观察发现：脾虚久泻丸散剂，便于久服，疗效更好。若脾阳虚衰，阴寒内盛，伴见腹中冷痛，手足不温者，宜用附子理中丸。若若久泻不止，中气下陷，伴见滑脱不禁甚或脱肛者，可用补中益气汤。若脾虚基础上，寒热错杂，升降失司，症见心下痞满，恶心，呕吐，肠鸣泄泻，舌苔腻黄白相间者，可用半夏泻心汤。

（2）肾阳虚衰证

临床表现：黎明之前脐腹作痛，肠鸣即泻，泻下完谷不化，泻后即安，伴有小腹冷痛，形寒肢冷，腰膝酸软，舌淡苔白，脉细弱。

治法：温肾健脾，涩肠止泻。

方药可用四神丸加减。参考处方：吴茱萸6～9g，补骨脂9～12g，肉豆蔻9～12g，五味子9～12g，干姜9～12g，炒白术9～15g，炙甘草6g。方中吴茱萸可以温中散寒，更可平肝降逆；补骨脂温阳补肾；肉豆蔻、五味子可温中固肾，收涩止泻。若肾阳虚衰明显，症见腰膝酸冷，夜尿频多者，可加附子、肉桂等。若脾阳不足突出，症见食少腹满者，可加木香、砂仁、炒苍术、炒山药等。若肾阴虚，大肠滑脱，症见大便滑脱不禁者，可配合桃花汤、赤石脂禹余粮丸。若久泻不止，辨证属于寒热错杂，心烦，腹满畏寒者，可改用乌梅丸加减。

（3）肝气乘脾证

临床表现：肠鸣攻痛，腹痛即泻，泻后痛缓，每因抑郁恼怒，或情绪紧张而诱发，平素胸胁胀闷，嗳气食少，舌淡苔白，脉弦细。

治法：抑肝扶脾，调中止泻。

方药可用痛泻要方加减。参考处方：炒白芍 9～15g，防风 3～6g，炒白术 9～15g，炒苍术 9～15g，陈皮 6～9g，炙甘草 6g。应注意白芍应用炒白芍，剂量不可过大。若厥阴肝旺体质，肝气疏泄太过，症见性急易怒者，可加乌梅、煅牡蛎等敛肝柔肝。若少阳气郁体质，症见胸胁脘腹胀痛，可加柴胡、枳壳、香附等。若脾虚明显时，可加用茯苓、山药、莲子等，或配合参苓白术散。若若胃纳不开，症见食少、恶心呕吐者，可加用炒麦芽、木香、砂仁等。若久泻不止者，还可加赤石脂、五倍子、石榴皮等。

【其他疗法】

中药敷贴疗法：胡椒粉敷神阙穴，用纱布盖贴，胶布固定，或外贴小膏药固定，隔日更换 1 次，适用于寒湿泄泻。五倍子粉 6g，用醋调如水糊状，摊在纱布上，盖于脐上，如泻止，可用于久泻。但不可敷贴时间太久。

针刺疗法：暴泻可取中脘、天枢、足三里、阴陵泉穴。偏寒者可灸，可用隔姜灸。偏热者针刺多用泻法。久泻可取脾俞、中脘、章门、天枢、足三里穴。五更泻加命门、气海、关元。针用补法，并可加灸。

【预防调护】

注意不暴饮暴食，不吃腐败变质的食物，不喝生水及生冷瓜果，养成饭前便后洗手的习惯。同时保持心情舒畅，注意起居有规律，冬季重视腹部保暖，夏天避免贪凉饮冷，即可预防泄泻的发病。

泄泻患者则应给予流质或半流质饮食，饮食宜清淡、新鲜、容易消化且富有营养，忌食辛辣油炸、肥甘厚味之品，努力戒烟戒酒。暴泻易伤津耗气，可予淡盐汤、米粥自养。痛泻患者，应注意调畅情志，尽量消除紧张情绪，避免情绪波动。

【病案举例】

张某，男，20 岁。2 型糖尿病近 1 年。长期服用磺脲类降糖药，血糖控制一般。半年来出现腹泻，每日 7～10 次。自述脘腹胀满，畏寒，失眠多梦，腰膝酸冷，乏力体倦。舌暗红，苔腻略黄，脉细滑。

中医诊断：消渴病·泄泻（脾胃阳虚，湿热中阻）。

辨证分析：脾主运化，胃主受纳，脾胃共为升降之枢。患者消渴日久，脾胃阳虚，湿热留恋不去，脾胃运化无权，肠道传化失司，故见泄泻日近十次。脾虚痰湿阻隔，水火升降失司，阳不能入于阴，故见失眠多梦。脾肾阳虚，故见乏力体倦，腰膝酸冷。综合舌脉证，舌暗红，苔腻略黄，脉细滑，乃脾虚湿热之证。病位在脾胃，与肾相关。病性虚实夹杂，虚为脾阳虚，实为湿热，夹有血瘀。失治误治，则缠绵难愈，可渐为脾肾阳衰、大肠滑脱之证。

治法：健脾温阳，清热祛湿。

方药：连理汤加味。

处方：黄连 12g，肉桂 3g，干姜 10g，生晒参 3g，炒苍术 15g，炒白术 15g，煨葛根 30g，丹参 30g，甘草 6g，荔枝核 15g，仙鹤草 30g。单味处方饮片颗粒，14 剂。结果服药 2 周，大便次数明显减少，每日行 2～3 次，血糖化验正常范围。原方再服 14 剂，配合参苓白术丸，每次 6g，每日 2 次。其后大便成形，诸症消失，病归平复。（赵进喜医案）

[**按语**] 糖尿病性腹泻，多为久病脾虚所致，脾阳虚或脾肾阳虚也不少。因消渴热伤气阴，邪热是其发病的关键因素。所以在健脾益气，或健脾温阳的同时，可配合苦寒坚阴之药。此例即消渴脾阳虚、湿热留恋不去，所以治以健脾温阳，兼可清热除湿的连理汤加味。黄连配合肉桂，即交泰丸，陈皮、清半夏、茯苓，即二陈汤，可交通心肾，和胃安神。至于加用葛根、丹参者，即师祖祝谌予教授所谓活血对药，为治疗糖尿病及其并发症临床常用。

痢 疾

痢疾是以邪客肠腑，与气血搏结，化腐成脓导致的以腹痛、里急后重、痢下赤白脓血为典型表现的病证。古人又称"肠澼""下利""滞下"等。临床上以湿热痢最为常见。疫毒外受，病情严重，表现为高热神昏、四肢厥冷症状突出者，称"疫毒痢"。而病程长，时作时止者，称休息痢。西医的细菌性痢疾、阿米巴痢疾以及溃疡性结肠炎等，可参照本病证进行诊治。

【沿革】

《内经》称痢疾为"肠澼"，认为发病与饮食不节及火热下注有关。如《素问·至真要大论》指出："少阳司天，火淫所注，民病注泄赤白。"《素问·太阴阳明论》指出："饮食不节，起居不时，则阴受之，阴受之则入五脏，入五脏则膜满闭塞，下为飧泄，久为肠澼。"东汉张仲景的《伤寒杂病论》把痢疾统属于"下利"，所谓"少阴病，下利便脓血者，桃花汤主之"；"热利下重者，白头翁汤主之"。白头翁汤、桃花汤治疗痢疾至今为临床常用。隋代巢元方的《诸病源候论·痢病候》将痢疾分为"赤白痢""脓血痢""脓血痢""冷热痢""休息痢"等 21 种痢病候，重视热毒致病。宋代严用和《济生方·痢疾论治》指出："今之所谓痢疾者，古所谓滞下是也。"杨仁斋的《仁斋直指方·痢疾》更提出"无积不成痢"之说。金代刘河间的《素问病机气宜保命集·泻痢论》创芍药汤，提出"调气则后重自除，行血则便脓自愈"的治痢大法。元代朱丹溪的《丹溪心法·痢病》指出："时疫作痢，一方一家之内，上下传染相似。"此论"时疫痢"的传染性。明代李中梓的《医宗必读·痢疾》则指出："痢之为证，多本脾肾……在脾者病浅，在肾者病深……未有久痢而肾不损者。"认为久痢多虚证，病可由脾及肾。张介宾的《景岳全书·痢疾》特别强调治疗痢疾"最当察虚实，辨寒热"。清代李用粹的《证治汇补·痢疾》指出："无积不成痢……痢起夏秋，湿热交蒸，本乎天也。因热求凉，过吞生冷，由于人也。气壮而伤于天者，郁热为多。气弱而伤于人者，阴寒为甚。湿土寄旺四时，或从火化，则阳土有余，而湿热为病。或从水化，则阴土不足，而寒湿为病。"论"休息痢"更指出："屡发屡止，经年不愈，多因兜涩太早，积热未清所致。亦有调理失宜，亦有过服寒凉，亦有元气下陷，亦有肾虚不固，均能患此。"符合临床实际。喻昌的《医门法律·痢疾论》针对痢疾初期患者更提出"逆流挽舟"之法，主张用活人败毒散"引其邪而出之于外"。清代蒋宝素的《医略十三篇·痢疾》更认为"治痢之法，当参入治痈之义"。中医对痢疾的认识日趋完善。

【病因病机及其演变】

痢疾的病因包括体质因素、湿热疫毒内侵，常以饮食失宜为诱因。①体质因素：所有人群都可能发病，但太阴脾虚体质者更容易发病，而且太阴脾虚、少阴肾虚体质者，更容易慢性化。若体质阳虚者，则邪从寒化，可使痢疾病情更趋复杂。②湿热疫毒内侵是痢疾发病的主因。夏秋季节，气候多潮湿、气温高，湿热之邪更容易在人群中广为传染。③饮食失宜：过嗜生冷，或过嗜油腻，尤其是进食不洁、酸腐食物，最容易诱发痢疾。

痢疾的病位在肠道，与脾胃有关，久病甚至可影响及肾。核心病机为邪客肠腑，与气血相搏，气血壅滞，化腐成脓，传导失司。因患者体质不同而出现不同的证候特点，素体阳盛者，易感受湿热，或湿从热化，而表现为湿热痢疾。而素体阳虚者，易感受寒湿，或湿从寒化，即可表现为寒湿痢疾。更有感受湿热疫毒之邪，容易壅滞气血，充斥全身，邪陷营血，或蒙闭清窍，即为疫毒痢重症。因肠与胃相连，如果湿热疫毒之气上攻于胃，或久痢伤正，胃虚气逆，均可见胃失受纳，则为噤口痢。而痢疾迁延，邪恋正衰，或治疗不当，收涩过早，关门留寇，则成时发时愈之休息痢，或日久不愈的久痢。疫毒热盛伤津，或湿热内蕴，日久伤阴，更可见阴虚痢。寒湿日久伤阳，或痢久不愈，损伤脾肾阳气，则转化成虚寒痢。

【诊断要点】

1.临床表现　以腹痛，里急后重，痢下赤白脓血为主症。急性痢疾可伴有恶寒发热等症状。

2.发病特点　常见于夏秋季节，多有饮食不洁史，具有传染性或无传染性。急性痢疾起病急骤；慢性痢疾可反复发作，迁延不愈，或时作时止。

3.相关检查　必要时可做大便常规、大便培养、血常规、X线钡剂灌肠造影及直肠、结肠镜检查。

【类证鉴别】

痢疾与泄泻鉴别　泄泻与痢疾均可表现为大便稀、大便次数增多。但泄泻的典型表现为粪便清稀如水或完谷不化，无脓血便，以及里急后重，可无腹痛，或腹痛而泻后腹痛可减。多为脾虚湿盛，升降失司，清浊不分所致。痢疾的典型表现为大便脓血，腹痛，里急后重，便后痛不减，为湿热等邪客肠道，气血壅滞，腐败为脓血，传导失司所致。

【辨证要点】

痢疾当首辨久暴，其次识寒热虚实主次，再辨在气在血。

1. 辨虚实 一般新病年少，形体壮实，腹痛拒按，里急后重，便后减轻者，多为实；久病年长，形体虚弱，腹痛绵绵，痛而喜按，里急后重，便后不减，或虚坐努责者，为虚。

2. 辨寒热 下血色鲜红，或赤多白少，质稠恶臭，肛门灼热，或里急后重。如厕而不得便，口渴喜冷饮，小便黄或短赤，舌质红，苔黄腻，脉数而有力者属热；痢下白多赤少或晦黯清稀，频下污衣，无臭，面白，畏寒喜热，四肢微厥，小便清长，舌质淡，苔白滑，脉沉细弱者，属寒。

3. 辨气血 下痢白多赤少，气分偏重；赤多白少，或脓血便，以血为主者，为热伤血分。

4. 辨体质 太阴脾虚体质者，体弱，平素食少，有腹泻倾向。阳明胃热体质者，体壮，食欲亢进，有便秘倾向。少阴阴虚体质者，体形瘦长，思维敏捷，有失眠倾向；少阴阳虚体质，体虚神疲，畏寒肢冷，多睡眠。

【治则治法】

痢疾的治疗应根据病证的寒热虚实确定治疗方案。热痢清之，寒痢温之，寒热错杂者清温并举。初痢实则通之，久痢虚则补之，虚实夹杂者通涩兼施。痢疾气血壅滞，治疗应重视调气和血。调气导滞、和血行血为治痢的基本方法。具体用药：便下赤白脓血，赤多者应重用血药，白多者应重用气药。因有胃气则生，无胃气则死，所以治痢始终应以顾护胃气为念。同时应注意，不可过早补涩，不可峻下攻伐，不可分利小便，以免闭门留寇，或损伤正气，而成久痢顽证。

【分证论治】

1. 实证

（1）湿热痢

临床表现：下痢赤白脓血，赤多白少，或纯下赤冻，腹痛，里急后重，肛门灼热，小便短赤，或发热恶寒，头痛身楚，口渴。舌质红，苔黄腻，脉滑数，或浮数。

治法：清热化湿解毒，调气行血导滞。

方药可用芍药汤加减。参考处方：白芍 12～30g，当归 9～12g，木香 6～9g，槟榔 9～12g，黄芩 9～12g，黄连 9～12g，熟大黄 3～6g，肉桂 1.5～3g，炙甘草 6g。该方适用于体质属阳，湿热壅滞之湿热痢疾。若热毒突出，症见血痢多，或口渴者，可加地榆、槐花、金银花、马齿苋、白头翁，或方用白头翁汤加减。若夹食滞，症见大便脓血夹不消化食物者，可加焦山楂、炒莱菔子等。若痢疾初期，兼见恶寒发热、头身痛、脉浮等表证者，可用活人败毒散以"逆流挽舟"。若表邪未解而里热已盛，症见身热汗出、便下黏液、肛门灼热者，可用葛根芩连汤。若夹食滞化热，症见痢下不爽、腹痛拒按、苔黄腻脉滑者，可配合枳实导滞丸加减。

（2）疫毒痢

临床表现：壮热，腹痛剧烈，里急后重明显，便下脓血，或腹满，大便不通，烦渴，头痛烦躁，或神昏谵语，或痉厥抽搐，或面色苍白，汗冷肢厥，舌质红绛，苔黄燥，或苔黑滑润，脉滑数，或脉沉微。

治法：泄热解毒，清热凉血。

方药可用白头翁汤加味。若热毒充斥全身，邪热内闭，症见高热神昏，甚至四肢厥冷，或有腹痛、里急后重，反不见脓血便，大便不通者，应遵《伤寒论》"厥应下之"之法，方用大承气汤加减，或用大黄制剂灌肠。若邪闭阳脱，症见四肢厥冷，冷汗淋漓，脉微欲绝者，则急用参附汤固脱，或用参附注射液静脉输注。若热入营血，症见高热不退，神昏谵语者，可用犀角地黄汤送服安宫牛黄丸。若热极动风，症见痉厥抽搐者，可加羚羊角粉（冲服）、钩藤、石决明，送服紫雪丹。

（3）寒湿痢

临床表现：痢下赤白黏冻，白多赤少，或纯为白冻，腹痛，里急后重，兼见脘闷，头身困重，口淡，饮食乏味，舌质淡，苔白腻，脉濡缓。

治法：温化寒湿，调和气血。

方药可用胃苓汤加减。适用于感受寒湿，或体质属阴，感受湿热而从阴化寒所致的寒湿痢疾。若气血壅滞突出，症见腹痛，里急后重突出者，可加芍药、当归、槟榔、木香、炮姜等。若发病初期，兼恶寒、头身痛、脉浮等表证者，可加用荆芥、防风、羌活、独活、川芎、柴胡、甘草等。

2. 虚证

（1）阴虚痢

临床表现：下痢赤白黏冻，或下鲜血黏稠，或大便干结，带有脓血，脐腹灼痛，虚坐努责，心烦，口干口渴，舌质红少津，苔少或无苔，脉细数。

治法：养阴和营，清肠止痢。

方药可用驻车丸。方中用黄连清热坚阴、厚肠止痢，阿胶、当归养阴和血，少佐炮姜寒热并用。若阴血不足，腹痛阵发者，可配合芍药甘草汤。若素体阴虚，长夏感受湿热，症见下痢鲜血黏稠者，可加用黄柏、秦皮、丹皮、赤芍、地榆、槐花等。或用李东垣《脾胃论》凉血地黄汤：药用黄柏、知母各3g，青皮、槐花、熟地黄、当归各1.5g。若小便涩，脐下闷，或大便则后重，加木香、槟榔细末各5分，空心或食前稍热调服。注意剂量不可过大，以免加重胃肠负担。

（2）虚寒痢

临床表现：下痢稀薄，带有白冻，甚则滑脱不禁。可兼见腹部隐痛，排便不爽，食少神疲，四肢不温，腰痠怕冷，或脱肛，舌质淡苔白滑，脉沉细而弱。

治法：温补脾肾，收涩固脱。

方药可用桃花汤合真人养脏汤加减。若下痢日久，气血耗伤，症见乏力体倦，面色无华者，可加党参、白术、当归、白芍、甘草等。若脾肾阳虚，症见手足不温，腰膝酸冷者，可加肉桂、炮附子等。若气虚下陷，症见脱肛、少气、少腹下坠者，可加炙黄芪、升麻、柴胡、石榴皮等。若久痢夹有食滞，症见腹痛，痢下不爽者，可加神曲、枳壳、焦山楂等。

（3）休息痢

临床表现：以时作时止，反复发作为辨证重点。发作期表现为腹痛，里急后重，大便夹有脓血，兼见倦怠怯冷，嗜卧，食少，舌质淡苔腻，脉濡软或虚数。

治法：温中清肠，调气化滞。

方药可用连理汤加味。临床经验方——加味连理汤，处方组成：黄连 9~12g，党参 9~12g，炒白术 12~15g，炒苍术 12~15g，干姜 9~12g，肉桂 3~6g，炒麦芽 12~30g，炒白芍 12~15g，炙甘草 6g。若腹满痛，大便黏滞不爽者，可加木香、槟榔、枳壳等。若便血突出，或纯下血便，可加三七粉（冲服）、白及、赤石脂等。休息痢缓解期，脾虚为主，症见大便溏薄或夹有少量黏液，腹胀食少，乏力，面色萎黄，或脱肛，舌质淡苔白或腻，脉缓弱者，可用参苓白术散加减。若气虚下陷，症见大便滑脱，脱肛者，可加用黄芪、升麻、柴胡，或改用补中益气汤加减。若脾胃阳虚，症见腹痛绵绵，喜按喜温，大便稀溏，夹有少许黏液白冻，兼形寒肢冷，舌质淡胖，或有齿痕，苔白滑，脉沉迟无力者，可用附子理中丸。脾肾阳虚，症见大便滑脱不禁者，可用桃花汤或真人养脏汤加减。若脾阳虚，寒热错杂，症见腹痛绵绵，下痢稀溏，时夹少量黏冻，兼胃脘灼热，烦渴，或烧心泛酸，四肢不温，舌质淡红苔黄腻，脉沉缓者，可用乌梅丸加减。临床经验方——乌梅固脱方，处方组成：乌梅 9~15g，黄连 9~12g，黄柏 9~12g，党参 9~12g，炒白术 9~15g，当归 9~12g，炮附子 6~9g（久煎），干姜 9~12g，桂枝 9~12g，川椒 6~9g，细辛 3g，赤石脂 15~30g，诃子 6~12g，炒白芍 12~30g，炙甘草 6g。该方适用于痢疾久治不愈，寒热错杂，心烦，腹痛畏寒，舌苔黄白相间，脉细弦者。久病夹瘀，症见腹部刺痛、拒按、固定不移、夜间加重，面色晦暗，或腹部结块，舌质紫暗或有瘀斑，脉细涩者，可用少腹逐瘀汤加减。可酌情加莪术、浙贝母、炒薏苡仁、白花蛇舌草等。

【其他疗法】

中药保留灌肠疗法：针对久痢，可参照肠道局部病变，针对选用清热化湿、解毒凉血、敛疮生肌、活血止血等药。清热化湿解毒药，如黄连、黄柏、黄芩、苦参、大黄等；清热解毒、敛疮生肌药，如锡类散、养阴生肌散、血竭、白及粉、青黛、大黄粉、枯矾、马齿苋、珍珠粉等；活血化瘀止血类，如云南白药、三七粉、白及粉、地榆炭、生蒲黄、五灵脂炭等；固脱收敛药，如五倍子、赤石脂、煅牡蛎等。

对下痢酱紫色大便，时发时止者，可取鸦胆子仁 15 粒，胶囊分装，1 日分 3 次饭后服下，连服 5 ~ 10 天为一疗程。可清热解毒止痢。注意鸦胆子果仁内服有胃肠道刺激的副作用。

中药敷脐疗法：可取胡椒 7 粒，绿豆 7 粒，大枣肉 1 枚为丸，敷脐。主要于用于寒湿痢。

针灸疗法：针刺取气海、天枢、上巨虚穴为主，发热可加曲池、合谷。手法为紧提收按结合捻转之泻法。留针 30 ~ 60 分钟，每日 1 ~ 3 次，10 天为一疗程。

【预防调护】

注意饮食卫生，尤其是暑夏季节，避免进食生冷、不洁食物，是预防痢疾的关键。

痢疾既病，则首先应该隔离，以避免传染他人。饮食应该注意清淡而富有营养，不可过食辛辣、肥甘油腻腥膻之品。日常生活应注意起居有常，保持心情舒畅，劳逸结合，顺应四时气候变化，避免冬季受寒或夏季伤暑。重症痢疾则应积极治疗，以密切观察病情变化，防止病情恶化。

【病案举例】

案 1　刘某，男，35 岁。大便如脑已 3 天。发热恶寒，项背紧，口干思饮，微汗，腹痛，黏液便，红白相间，每日 5 ~ 6 行，有后重感，肛门灼热，纳不尽，舌红苔黄津少，脉滑数。西医诊断为细菌性痢疾，求诊于李文瑞教授。

中医诊断：痢疾（湿热壅滞）。

辨证分析：大肠为传道之官，化物出焉。湿热蕴结肠腑，气血壅滞，大肠传导失司，故可见腹痛、大便脓血黏液、里急后重。因湿热外受，表证未解，故表现为"协热利"，可见发热恶寒，项背紧等症。综合舌脉证，舌红苔黄津少，脉滑数，乃湿热壅滞气血之证。病位在大肠，表里同病。病性以实为主，湿热壅遏气血。失治误治，病归缠绵，可成久痢顽证。

治法：清热止痢。

方药：葛根芩连汤加减。

处方：葛根 15g，黄芩 10g，黄连粉 6g（冲服），白头翁 10g，甘草 5g。1 剂腹痛缓，便泻后重减，2 剂痢止。现口干、纳差，上方去白头翁加山楂炭，再进 2 剂，痢止纳增，后调理而安。（摘自《伤寒论汤证论治》）

[**按语**] 近代名医唐容川指出："痢证初起，而发热恶寒者，乃内有郁热，外感风寒，风能煽热，互相蒸发，是生寒热，宜兼疏其表，故宜葛根芩连汤。"明确指出葛根芩连汤可用于痢疾初期兼恶寒发热者。此例即痢疾患者，虽病已 3 日，但发热恶寒、项背紧等表证仍在，故投用葛根芩连汤取得了良好疗效。

案 2　池某，男，63 岁。间断大便脓血半年，曾在某院行内窥镜检，诊断为"非特异性溃疡性结肠炎"，中西药久治而不愈。邀中医陈宝明教授诊治。问其病情，自述近因纳凉大便次数增多，日行 4 ~ 5 次，且伴右下腹疼痛，无里急后重，但小腹冰冷，腰困乏力，身体消瘦，面色苍白，手足不温。舌淡苔白，脉沉弦，两尺尤弱。

中医诊断：痢疾，休息痢（脾肾阳虚，湿热留滞）。

辨证分析：脾主土，主运化，肾主水，开窍于二阴。患者患痢疾久治不愈，湿热留恋，气血壅滞，故可见大便次数多，伴有下腹疼痛。久病损伤脾肾，脾肾阳虚，故可见面色苍白，腰困乏力，手足不温。综合舌脉证，舌淡苔白，脉沉弦，两尺弱，乃脾肾阳虚之证。病位在大肠，与脾肾相关。病性虚实夹杂，虚证为脾肾阳虚，实证为湿热留恋。失治误治，则病归缠绵，可反复发作加重，或成滑脱之变。

方药：理中汤加味。

处方：附子10g（久煎），干姜10g，党参10g，白术10g，炙甘草6g，黄连10g。6剂，大便次数明显减少，日行1~2次，仍有黏液，腹痛止，手足转温。原方再服12剂，大便成形，已无黏液及脓血，诸症顿消。嘱其用附子理中丸调理善后，10余日而愈。1年后随访，未再复发。（摘自《古方妙用》）

[**按语**] 痢疾久病，多脾虚，脾气虚，脾阳虚，以致脾肾阳虚。脾气虚者，可用参苓白术散。脾阳虚者，可用理中汤类方。脾肾阳虚者，可用四神丸、桂附理中丸等。但临床观察发现，久病尤其是休息痢，常有脾肾阳虚夹湿热，或寒热错杂者，所以临床常可用理中汤加黄连、附子等治疗，即连理汤方意。此例即非特异性溃疡性结肠炎患者，脾肾阳虚，湿热留恋不去，所以用连理汤加附子获效。《伤寒论》所谓乌梅丸"亦主久利"，即此类也。

便　秘

便秘是大肠传导功能失常所致的以大便排出困难，排便时间或排便间隔时间延长为主症的病证。排便困难是其特点，可数日不大便，大便干结，但也有大便不干而表现为无力排便者。西医学的功能性便秘以及肠道菌群紊乱、药物性便秘等，均可参照本病证进行诊治。

【沿革】

《内经》中认为便秘与脾胃受寒，肠中有热和肾病有关，如《素问·厥论》指出："太阴之厥，则腹满膜胀，后不利。"《素问·举痛论》指出："热气留于小肠，肠中痛，瘅热焦竭，则坚干不得出，故痛而闭不通矣。"张仲景根据便秘寒、热、虚、实不同的发病机制，设立了承气汤的苦寒泻下，麻子仁丸的养阴润下，厚朴三物汤的理气通下，还有蜜煎导诸法，至今为临床习用。元代李东垣强调饮食劳逸与便秘的关系，并指出治疗便秘不可妄用泻药，如《兰室秘藏·大便结燥门》指出："若饥饱失节，劳役过度，损伤胃气，及食辛热厚味之物，而助火邪，伏于血中，耗散真阴，津液亏少，故大便燥结。""大抵治病，不可一概用巴豆、牵牛之类下之，损其津液，燥结愈甚，复下复结，极则以至引导于下而不通，遂成不救。"程钟龄的《医学心悟·大便不通》将便秘分为"实秘、虚秘、热秘、冷秘"四种类型，并分别列出各类的症状、治法及方药，对临床有重要参考价值。

【病因病机及其演变】

便秘的病因包括体质因素、饮食失节、情志失调以及高年劳倦，病后余邪不尽，或久病体虚等。①体质因素：以阳明胃热体质最为多见。少阳气郁体质和太阴脾虚体质、少阴肾虚体质等，也可发生便秘。②饮食失节：过嗜辛辣、煎炸、醇酒厚味，尤其是阳明胃热、太阴脾虚体质者，或胃肠结热，或湿邪留滞，则成热秘、湿秘。而过嗜生冷，阳气受伤，可导致冷秘。③情志失调，尤其是少阳气郁体质者，气机阻滞，可为气秘。④高年劳倦，尤其是太阴脾虚者，或少阴阴虚、阳虚体质者，或劳倦损伤脾肾，可发生气虚便秘、阴虚便秘、阳虚便秘。⑤外感热病，余邪未尽，或久病体虚，或误服、过用泻药，或阴虚夹热，或脾肾不足，或气虚，或阴虚，或阳虚，均可导致便秘。

便秘的病位在大肠，与肺、脾、胃、肝、肾多脏腑有关。核心病机是大肠传导功能失常。胃肠积热，或湿滞大肠，邪滞大肠，腑气闭塞不通；或阴血亏虚，肠道失于濡润；或气虚，肠道传送无力，或阳虚，气机失于宣通等。均可导致大肠肠道功能失常而成便秘。病性有虚有实，初病多实证，久病多虚证，或虚实夹杂。久病不愈，或经失治误治，则病情迁延不愈。若加以饮食、情志诱发，病情急性加重，可成腹满腹痛、肠结腑实之证。便秘日久，积滞阻隔清阳，可引起头晕头胀、睡眠不安。便秘日久，过度努挣，可引起肛裂、痔疮。久病不已，阻滞气机，痰瘀互结，甚至可变生积聚顽证。

【诊断要点】

1. 临床表现 大便排出困难，排便时间或排便间隔时间延长，粪质多干硬，或大便不干而排出无力。有时可伴有腹胀，头晕，心烦失眠，肛裂、出血、痔疮或汗出，气短乏力等。

2. 发病特点 起病缓慢，常有素体胃热，或年老体弱，过嗜辛辣甘肥，坐卧少动等因素，或继发于消渴病、瘿劳等病证。

3. 相关检查 肛门指诊、肠排空试验、消化道造影、结肠镜等检查等有利于诊断与鉴别诊断。

【类证鉴别】

便秘与肠痈、积聚、肠癌相鉴别 便秘作为一个症状，可见于肠痈、积聚、肠癌以及外感热病腑实证等，所以便秘作为中医内科病证应与肠痈、积聚、肠癌相鉴别。肠痈的典型表现是右下腹痛、拒按、有压痛，可伴有发热等；而便秘一般腹痛不突出。积聚的典型表现是腹中聚块，固定不移，或时聚时散，可伴有腹胀腹痛；而便秘有时左下腹虽也可见包块，但多呈条索状，排便后包块可自然消失。肠癌属于"积证"范畴，可表现为便秘，也可表现为大便不调，时干时稀，或有黑便，常见头晕乏力，形体日渐消瘦，病情逐渐加重。外感热病腑实证，虽也可见大便不通，大便干硬，甚至表现为燥屎内结，但病程短，发病急，常并见高热不退，神昏谵语，手足濈然汗出等。

【辨证要点】

便秘辨证首要审查病因，其次通过辨别粪质与排便情况，以判断虚实寒热。

1. 审查病因辨虚实寒热　实证便秘，即"实秘"，可见大便干硬，或黏滞不爽，排除困难，可伴有烦热口渴，腹胀腹痛，面赤口臭，舌红苔黄干，或黄腻，或白腻，脉滑数、弦滑、沉弦，脉实有力，多见于年轻体壮者。虚证便秘，即"虚秘"，可见大便干结，也可大便不干，排出无力，可伴有头晕眼花，咽干，或乏力气短，自汗，畏寒肢冷等，舌红少苔，或舌淡胖，脉细或沉，脉虚弱无力，多见于老年人、妇女产后以及久病体虚者。虚秘包括气虚便秘、血虚便秘、阴虚便秘、阳虚便秘；实秘包括热秘、气秘、湿秘、冷秘等。临床上也有虚实夹杂。如阴虚与热结同在，气虚与湿滞并存等。

2. 辨粪质与排便情况　实秘当中，热秘表现为大便干结，数日不行，肛门灼热，或伴便血；气秘表现为排便困难，欲便不出，腹胀满突出；湿秘表现为大便黏滞，排除不爽；冷秘表现为大便不通，腹胀腹痛，畏寒。各类虚秘当中，气虚便秘，大便不一定干，但无力排便，气短汗出，虚坐努责不下；血虚便秘，大便干结，面色无华，头晕心悸；阴虚便秘，大便干结，数日不行，咽干口渴；阳虚便秘，大便不干，排出无力，腰膝酸冷。

3. 辨体质　阳明胃热体质者，体力好，精力充沛，多食善饥，多怕热喜凉，或口渴喜饮；少阳气郁体质者，平素爱生闷气，喜忧思，易抑郁，常闷闷不乐；太阴脾虚体质者，体形可以虚胖，饭量不大，大便黏滞不爽；少阴阴虚体质者，体形多瘦长，思维敏捷，不怕冷，有失眠倾向；少阴阳虚体质者，精力不足，神疲畏寒，多小便清长。

【治则治法】

便秘的治疗，应在明辨虚实的基础上，以通便导滞为法。实证以祛邪为主，可根据热秘、湿秘、冷秘、气秘之不同，分别施以泄热、祛湿、温通、理气之法，辅以导滞之品。虚证以养正为先，依阴阳气血亏虚的不同，主用滋阴养血、益气温阳之法，酌用甘温润肠之药。因六腑以通为用，大便干结，排便困难，可用下法，但应在辨证论治基础上以润下为基础，有时虽可暂用攻下之药，当也当以缓下为宜，以大便软为度，不得一见便秘，便用大黄、芒硝、巴豆、牵牛之属。因泻药有依赖性，所以绝对不可久用。

【分证论治】

1. 实秘

（1）肠胃积热证

临床表现：大便干结，腹胀腹痛，口干口臭，面红畏热，心烦不安，多汗，时欲饮冷，小便短赤，舌质干红，苔黄燥，或焦黄起芒刺，脉滑数或弦数。

治法：泻热导滞，润肠通便。

方药可用麻子仁丸加减。参考处方：熟大黄 9~12g，枳实 9~12g，厚朴 9~12g，火麻仁 15~30g，杏仁 9~12g，白蜜 30mL（另兑），赤芍 15~30g，白芍 15~30g，炙甘草6g。该方适用于阳明胃热体质，胃肠结热所致的热秘。若津液已伤，可加生地、玄参、麦冬等。若少阳郁热体质，郁怒伤肝，兼见心烦易怒，目赤者，可加服更衣丸。若燥热不甚，或药后通而不爽者，可用青麟丸以通腑缓下。番泻叶3～9g，开水泡服，代茶随意饮用，也为临床常用。唯久用泻药，可产生依赖性，应予重视。

（2）气机郁滞证

临床表现：大便干结，欲便不得出，腹中胀满，胸胁满闷，嗳气呃逆，食欲不振，肠鸣矢气，便后不爽。舌苔薄白，或薄黄，或薄腻。脉弦，或弦缓，或弦数，或弦紧。

治法：顺气导滞，降逆通便。

方药可用六磨汤加减。方中木香调气，乌药顺气，沉香降气，大黄、槟榔、枳实破气行滞。临床常用经验方——加味四逆通便方，处方组成：柴胡9～12g，赤白芍（各）15～30g，枳实9～12g，枳壳9～12g，木香6～9g，槟榔12～15g，炒莱菔子15～30g，炙甘草6g。该方适用于少阳气郁体质，或忧郁气滞所致气秘。若气郁日久，郁而化火，可加黄芩、栀子、龙胆草等。若肝气横逆犯胃，症见恶心呕吐者，可加半夏、旋覆花、代赭石等。若跌仆损伤、腹部术后，便秘不通，属气滞血瘀者，可加桃仁、红花、赤芍之类活血化瘀。

（3）阴寒积滞证

临床表现：大便干涩，难以排出，腹中攻满，喜温恶寒，四肢不温，或呃逆呕吐，舌质淡苔白腻，脉沉紧或迟沉。

治法：温里散寒，通便止痛。

方药可用温脾汤加减，或用大黄附子汤加味。参考处方：熟大黄9～12g，炮附子6～9g（久煎），细辛3g，赤白芍（各）15～30g，乌药9～12g，炙甘草6g。该方适用于阳明胃实体质者，过嗜生冷，或误服苦寒药物，阴寒凝滞所致的冷秘。若胃寒，症见呃逆呕吐者，可加吴茱萸、生姜等。若腹冷痛者，可加肉桂、木香、槟榔等。古有用三物备急丸者，常可应手取效，唯方中内含巴豆，今多不用。

（4）湿邪郁滞证

临床表现：大便不干，欲便不得出，或大便黏滞不爽，腹中胀满，食欲差，口中黏腻，便后不爽，舌苔腻或黄腻，脉滑。

治法：化湿通便，顺气导滞。

方药可用宣清导浊汤加减。临床常用经验方——化湿通便方，处方组成：蚕沙12～15g，皂荚子12～15g，生白术15～30g，木香6～9g，槟榔12～15g，茯苓12～15g，猪苓12～15g，赤白芍（各）15～30g，炙甘草6g。该方适用于太阴脾虚湿滞体质，或饮食失节，湿邪阻滞气机所致的湿秘。若湿阻气机，症见腹满、恶心呕吐者，可加苏叶、陈皮、半夏等。若夹有食滞，症见嗳腐吞酸，舌苔厚腻者，可加用炒麦芽、炒神曲、焦山楂、焦槟榔等。

2. 虚秘

（1）气虚便秘

临床表现：虽有便意，但临厕努责乏力，难以排出，便后乏力，汗出气短，面白神疲，肢倦懒言，舌淡胖，或舌边有齿痕，苔薄白，脉细弱。

治法：补气健脾，润肠通便。

方药可用黄芪汤加减。临床经验方——益气通便方，处方组成：生黄芪 15~30g，生白术 15~30g，生当归 15~30g，火麻仁 15~30g，陈皮 9~12g，白蜜 30~50mL(另兑)。若脾气虚下陷，症见气短、乏力、大便排出无力，或有脱肛者，可用补中益气汤加减。若气阴两虚，症见乏力、咽干者，可加用生地、玄参等。若日久肾气阴两虚，症见乏力、咽干、腰膝酸软者，可用大补元煎加减。

（2）血虚便秘

临床表现：大便干结，努责难下，面色苍白，头晕目眩，心悸气短，失眠健忘，爪甲色淡，舌质淡，苔白，或舌质红，少苔，脉细或细数。

治法：养血润燥，滋阴通便。

方可用润肠丸加减。临床常用经验方——养血通便方，处方组成：生当归 15~30g，生地 15~30g，生白芍 15~30g，火麻仁 15~30g，桃仁 12~15g，枳壳 6~9g，炙甘草6g。该方适用于久病血虚，或产后、外伤、手术失血所致的血虚便秘。若兼气虚，可加用生白术、党参、生黄芪等。若血虚已复，大便仍干燥者，可用五仁丸。

（3）阴虚便秘

临床表现：大便干结，数日不下，面色红，伴有头晕眼花，咽干口渴，五心烦热，腰膝酸软，或有盗汗，耳鸣，舌红少苔，脉细或细数。

治法：养阴增液，润肠通便。

方药可用增液汤加味。临床经验方——滋阴通便汤，处方组成：生地 15~30g，玄参 12~30g，麦冬 12~15g，天花粉 15~30g，火麻仁 15~30g，生当归 15~30g，赤白芍（各）15~30g，炙甘草6g。该方适用于少阴阴虚体质，或阳明胃热体质，热结伤阴所致的阴虚便秘。若兼气虚，症见乏力体倦者，可加用生黄芪、生白术等。若热结较突出，症见腹满大便干结难排者，可暂用生大黄（后下）、元明粉（冲服），即增液承气汤方意。若年老阴血不足便秘者，则可加桑椹、核桃肉、肉苁蓉、柏子仁、瓜蒌仁等。

（4）阳虚便秘

临床表现：大便艰涩，排除困难。面色㿠白，四肢不温，喜热怕冷，小便清长，或腹中冷痛，拘急拒按，或腰膝酸冷，舌质淡，苔白，或薄腻，脉沉迟或沉弦。

治法：温阳通便。

方可用济川煎加减。临床经验方——加味济川煎，处方组成：肉苁蓉 15~30g，牛膝 9~12g，生当归 15~30g，赤白芍（各）15~30g，生白术 15~30g，枳壳 9~12g，升麻 6~9g，泽泻 9~12g。若老年命门火衰，症见腰膝酸冷，腹痛便秘者，古有半硫丸，今已少用。若肾阳不足，大便通畅者，可常服右归丸善后。

【其他疗法】

外导疗法：治疗便秘有外导疗法，如《伤寒论》有蜜煎导法，适用于阴虚津液不足所致大便干结坚硬者。也可取大黄粉、元明粉，外敷神阙穴，可以通大便，适用于胃肠结热便秘。

针灸疗法：针刺取大肠俞、天枢、支沟等穴。实秘用泻法；虚秘用补法；冷秘可加艾灸；热秘可加针刺合谷、曲池；气滞秘加针刺中脘、行间；气血者加针脾俞、胃俞；冷秘可加灸神阙、气海。

耳针疗法：取大肠、直肠下段、肝、心穴。方法：王不留行子压迫，每周更换1次。同时，可以进行腹部按摩。可以脐为中心，双手相叠，顺时针摩腹。或在双侧腰间，敲打带脉。

【预防护理】

便秘的预防，应注意避免过食辛辣、油炸、寒凉和生冷之品，适当多食粗粮蔬菜、水果，多饮水。同时，避免久坐少动，适当多活动。养成定时排便的习惯，避免过度刺激，保持精神舒畅。既病之后，应该积极治疗便秘，但不可滥用泻药，若泻药使用不当反可使便秘加重。若年老体弱及产后病后等体虚便秘，治疗宜缓缓图之，不可操之过急。

【病案举例】

案 1 张某，女，36 岁。患便秘多年，长期服用番泻叶等，病情时轻时重。近期来京旅游，症状加重，遂来就诊。刻下症：大便数日一行，便质不干，伴有腹满，腰膝酸冷，睡眠可，小便清长，舌暗淡苔薄腻，脉沉细。

中医诊断：便秘（阳虚便秘）。

辨证分析：肾开窍于二阴，有关二便的正常排泄。患者因便秘长期服用番泻叶，苦寒伤阳，久病及肾，则肾阳亏虚，肠道失于温通，肠道传导失职，故可见便秘数日不行，而便质不干。气机阻滞，故见腹满。阳虚失于温煦，故见腰膝酸冷。综合舌脉证，舌暗淡，舌苔薄腻，脉沉细，乃肾阳亏虚之证。病位在大肠，病性以虚为主，肾阳不足。失治误治，病则缠绵难愈，或有肠结腑实，或成积成聚之变。

治法：补肾温阳，润肠通便。

方药：济川煎加减。

处方：生当归 30g，肉苁蓉 30g，杜仲 12g，枳壳 9g，泽泻 9g，升麻 6g，生白术 30g，炒莱菔子 30g。7 剂，水煎服。

服药后大便通畅，唯述服药后出现头晕。查血压 90/50mmHg。原方去莱菔子，头晕消失。其后病情稳定（赵进喜医案）。

[**按语**] 便秘辨证，首先应该分虚实，虚证便秘尤其是气虚便秘、阳虚便秘，常表现为便质不干，虚坐努责，排出无力。采用大黄、番泻叶等泻下药，虽然可取效于一时，但往往会更伤阳气，导致病情缠绵难愈。此例即阳虚便秘，因有腹满，投用济川煎加用炒莱菔子，所以取得了较好疗效。服药后所以出现头晕者，以莱菔子可以破气也。

案 2　李某，男，70 岁。主因便秘 3 年来诊。既往有糖尿病病史 10 余年。另有疝气病史，每因生气等诱发加重。刻下症：便秘，大便干结，数日一行，伴有腹胀痛，时有阴囊肿大，口苦咽干，周身瘙痒，舌暗红，舌苔腻黄白相间，脉弦。不肯接受外科治疗。

中医诊断：消渴病·便秘（肝气郁结、阴寒凝滞）。

辨证分析：肝主疏泄，主气机，胃肠以通降为顺。消渴日久，阴损及阳，阴阳俱虚，阴寒之气凝结，加之情志不舒，肝气失于疏泄，累及肠道传导通降，故见便秘数日不行，伴腹满胀痛。气郁化热，热郁血分，故见口苦咽干，周身瘙痒。寒滞肝脉，气滞成疝，故见时时阴囊肿大。综合舌脉证，舌暗红，舌苔黄白相间，脉弦，乃肝气郁结、寒热错杂之证。病位大肠，与肝胃相关。病性虚实夹杂，虚证是阴阳俱虚，实证为气滞、郁热，兼见阴寒凝滞。失治误治，或有肠结腑实，或寒凝成聚之变。

治法：散寒破结，解郁清热，行气导滞。

方药：四逆散、大黄附子汤加味。

处方：柴胡 12g，黄芩 9g，赤芍 30g，白芍 30g，荔枝核 15g，橘核 15g，木香 9g，槟榔 12g，乌药 9g，熟大黄 12g，炮附子 9g，细辛 3g，香附 15g，枳壳 12g。7 剂，水煎服。配合地肤子 30g，苦参 15g，蛇床子 30g，川椒 15g。水煎外洗，坐浴。用药 1 剂，大便通畅，腹中鸣响，随即阴囊坠胀症状消失。

其后，每次疝气发作，都采取类似治疗措施，至今已近 10 年，屡用屡验。（摘自《赵进喜临证心悟》）

[**按语**] 此例为消渴病继发的便秘，而便秘又常诱发疝气。所以便秘在整个病程中居于重要地位。一般说来，疝气发病，多气机逆乱，或气滞，或气逆，或气结，或气聚，或兼热，或兼寒，治疗均应该重视调气，兼热者清热，兼寒散寒，总当以行气散结为要。此例方用四逆散疏肝理气，大黄附子汤散寒破结，故不仅可以行气散结通便，更有利于肝气郁结、寒凝气聚疝气病情的控制。而加用木香、槟榔、荔枝核、橘核、乌药，亦理气散结之意。

黄　疸

黄疸是湿热蕴结脾胃，瘀热以行，或湿热、郁热熏蒸肝胆，胆汁外溢，或脾虚血败，不华于色所致的以目黄、身黄、小便黄为主症的病证，其中以目睛黄染尤为本病的重要特征。也称"发黄""黄瘅""黄病""疸病"等。西医病毒性肝炎所致的细胞性黄疸，胆石症、肝胆肿瘤等所致的阻塞性黄疸以及溶血性黄疸，皆可参考本病证进行诊治。

【沿革】

"疸"通"瘅"，有热的意思。黄疸在《内经》即有论及，《素问·平人气象论》指出"目黄者曰黄疸"，《素问·六元正纪大论》强调"湿热相薄"而"民病黄瘅"，《灵枢·经脉》指出"是主脾所生病者……黄疸，不能卧"，论黄疸的发病重在湿热，认为病位在脾。东汉张仲景的《伤寒杂病论》论黄疸更为详尽，《伤寒论》中还提出了阳明发黄和太阴发黄，《金匮要略》更立黄疸专篇，分列黄疸、谷疸、酒疸、女劳疸和黑疸等，提出了"瘀热以行，脾色必黄"病机说，提出的茵陈蒿汤、茵陈五苓散、麻黄连轺赤小豆汤、栀子柏皮汤、大黄硝石汤、栀子大黄汤、小建中汤等，体现了清利、泻热、解表、温化、逐瘀、温补等多种治法，尤其重视利小便，至今仍指导临床。隋代巢元方的《诸病源候论·黄病诸候》提出了"急黄"概念，发现急黄卒然发黄，命常在顷刻之间。而宋代韩祗和的《伤寒微旨论》提出"阳黄""阴黄"的概念，并首创阴黄温化治法。元代罗天益的《卫生宝鉴·发黄》更进一步认识到湿从热化为阳黄，湿从寒化为阴黄，系统论述了阳黄和阴黄的辨证论治思路，影响深远。至明代张介宾的《景岳全书·黄疸》始提出"胆黄"概念，认为黄疸可由胆汁外泄所致，颇为今人推崇。清代沈金鳌的《杂病源流犀烛·诸疸源流》更认识到了黄疸的传染性及其严重性，指出："又有天行疫疠，以致发黄者，俗谓之瘟黄，杀人最急。"即所谓"急黄"，也称"瘟黄"。当代医家关幼波教授基于《金匮要略》所论，更提出"治黄先治血，血行黄易灭"，重视黄疸凉血活血治法。汪承柏教授则擅长于应用大剂量芍药、丹皮治疗重症黄疸，也积累了许多成功经验，足值取法。

【病因病机及其演变】

黄疸的病因包括体质因素、外感湿热疫毒以及过嗜醇酒肥甘、情志失调、劳倦、久病失治误治、药石所伤等。①体质因素：阳明胃热体质、太阴脾虚体质、少阳气郁体质、厥阴肝旺体质等均可发病。②外感湿热疫毒之邪，湿热蕴结，瘀于血分，脾色外见，则为黄疸。③过嗜肥甘，尤其是醇酒过嗜，可内生湿邪，湿邪化热，瘀热以行，发为黄疸，则为"谷疸""酒疸"等。④情志失调：肝气郁结，气郁化热，或肝郁脾虚，湿热内生，肝胆湿热，可发为黄疸。⑤劳倦内伤，肝脾受伤，或久病失治、误治，肝郁脾虚，或内生湿邪，蕴结成毒，留痰留瘀，邪毒阻滞肝脾，胆汁外溢，也可发为黄疸。另外，药石所伤，损伤肝脾，尤其是特殊禀赋，接触蚕豆花等，可直接伤及于脾，累及于肾，脾虚血败，则可发为"虚黄"。

黄疸的病位主要在脾胃肝胆，湿邪内郁是关键，湿热所致者最为常见。病机主要包括三个方面：即脾胃湿热内郁，瘀热以行，或肝胆郁热或湿热熏蒸肝胆，胆汁外溢，或脾虚血败，不华于色。若湿邪或湿热外受，或饮食醇酒酿生湿邪，阳明胃热体质者，则从阳化热，可表现为湿热蕴结，血分瘀热，以脾胃在五色对应的是黄色，所以可发为黄疸，并表现为阳黄。此即《金匮要略》所谓"瘀热以行，脾色必黄"之意。若为太阴脾虚体质，尤其是脾阳素虚者，则湿邪内郁，可从阴化寒，或湿热阳黄日久不愈，或经误治脾阳受伤，寒湿阻滞，则可表现为阴黄，多病归缠绵。而少阳气郁体质者，情志失调，气郁化热，或久病肝胆郁热，或加以饮食失宜，过嗜醇酒厚味，湿热熏蒸肝胆，肝胆疏泄不利，或有癥积阻结，胆汁疏泄失常，也可发为黄疸。至于特殊禀赋，素体脾虚，或加以药石所伤，或接触特殊物质如蚕豆等，可以直接损伤脾肾，脾失统摄，肾失封藏，脾虚血败，不华于色，则为虚黄，小便呈酱油色，失治误治，虚损劳衰不断加重，肾元虚衰，湿浊邪毒内生，浊毒阻滞气机升降出入，可成关格急症，则病归难治。另外，湿热疫毒外受，热毒炽盛，充斥三焦，深入营血，内陷心肝，可暴发阳黄，并伴见神昏谵妄、痉厥出血等危重症，称为"急黄"。若失治误治，可危及生命。

【诊断要点】

1. 临床表现　为目黄、肤黄、小便黄，其中目黄为本病的重要特征。常伴食欲减退，恶心呕吐，胁痛腹胀等症状。

2. 发病特点　可有黄疸接触史，或有内伤酒食不节、情志失调，或有药石所伤，或接触特殊物质，或有癥积等病史。

3. 相关检查　血常规、肝功能、病原学检查、腹部 B 超、CT 检查等有利于诊断与鉴别诊断。

【类证鉴别】

1. 黄疸与萎黄鉴别　两者均可表现为皮肤色黄，需要鉴别。萎黄的临床表现为肌肤萎黄欠润泽，而目睛与小便不黄，可伴有头晕倦怠、心悸少寐、纳少便溏等，多因饥饱劳倦、食滞虫积等，而致脾胃虚弱，气血不足，肌肤失养。黄疸肌肤色黄与目黄、小便黄同见，为湿热蕴结脾胃肝胆最为常见。

2. 阳黄、急黄、阴黄、虚黄鉴别　阳黄表现为身黄、目黄、小便黄，黄色鲜明如橘子色，发病急，病程短，常伴有身热、胁痛、腹满、舌红舌苔黄腻，脉滑数、弦滑数，多因湿热瘀于血分。急黄表现为黄色如金，发病急骤，可伴有高热、神昏谵语、痉厥、发斑等危急重症，为湿热疫毒所致。阴黄表现为黄色晦暗如烟熏，发病隐匿，病程长，常伴有腹满、乏力、脉沉等，多因寒湿伤脾。虚黄表现为黄色不鲜明，伴有小便如酱油色，常伴有神疲乏力、面色无华、唇舌爪甲色淡，脉细等，为脾虚血败，不华于色所致。

【辨证要点】

黄疸的辨证，应以阴阳为纲。阳黄以湿热疫毒为主，其中有热重于湿、湿重于热、肝胆郁热与疫毒炽盛的不同；阴黄以脾虚寒湿为主；虚黄为脾虚血败。同时应该重视辨体质、辨脏腑定位。阳明胃热体质者，中心病位在胃，多发阳黄；太阴脾虚体质者，中心病位在脾，多表现为阴黄；少阳气郁体质者，多见肝胆郁热，或肝胆湿热证，中心病位在肝胆，阳黄比较多见。

【治则治法】

黄疸的治疗大法，针对湿邪内郁，《金匮要略》强调"利小便"。针对脾胃湿热蕴结，"瘀热以行"病机，尤其是湿热阳黄，当治以清热利湿、凉血活血，必要时还应配合通腑泄热，以分消湿热之邪。至于急黄热毒炽盛，邪入心营者，又当以清热解毒、凉营开窍为主。而寒湿阴黄，当重视健脾温化寒湿。若见肝郁脾虚，则治当疏肝健脾。久病气滞血瘀，或痰瘀互结，又当行气祛瘀，或化痰活血，软坚散结。而肝胆郁热，或肝胆湿热者，治当清解肝胆郁热，或清利肝胆湿热。至若脾虚血败所致虚黄，治疗更当健脾益气、养血补虚。

【分证论治】

1. 阳黄

（1）热重于湿证

临床表现：身目俱黄，黄色鲜艳，发热口渴，或见心中懊恼，腹部胀闷，口干而苦，恶心呕吐，小便短少黄赤，大便秘结，舌苔黄腻，脉象弦数。

治法：清热通腑，利湿退黄。

方药可用茵陈蒿汤加减。临床常用经验方——加味茵陈蒿汤，处方组成：茵陈15～30g，栀子6～12g，大黄6～15g，丹皮12～15g，丹参15～30g，赤芍12～30g，白芍15～30g，连翘9～15g，板蓝根12～15g，白花蛇舌草15～30g，炙甘草6g。临床应用：此方适用于湿热阳黄热重于湿，多见于阳明胃热体质者。若湿热中阻，胃气不和，症见恶心呕吐者，可加用陈皮、姜半夏、竹茹等。若湿热阻滞肝胆气机，症见胁痛者，可加用柴胡、黄芩、郁金、元胡等，或配合小柴胡汤加减。

（2）湿重于热证

临床表现：身目俱黄，黄色不及前者鲜艳，头重身困，胸脘痞满，食欲减退，恶心呕吐，腹胀或大便溏垢，舌苔厚腻微黄，脉象濡数或濡缓。

治法：利湿运脾，佐以清热。

方药可用茵陈五苓散加减。此证多见于太阴脾虚体质，湿热郁结，湿重于热者。若湿热阻滞中焦，脾胃不和，症见脘腹痞闷，恶心呕吐者，可加用藿香、佩兰、陈皮、白蔻仁等。发病初期，若外邪束表，瘀热在里，症见黄疸伴有恶寒、发热表证者，可用麻黄连轺赤小豆汤加减。若湿温时疫，湿热并重，症见发热倦怠，胸闷腹胀，肢酸咽痛，身目发黄，颐肿口渴，小便短赤，大便溏稀，舌苔白或厚腻或干黄，脉濡数或滑数者，方药可用甘露消毒丹。此方滑石、薄荷，仿鸡苏散意，以清利宣透退热，以茵陈、木通清热利湿，与藿香、白蔻仁、石菖蒲芳香化湿药同用，并加黄芩、连翘清热解毒，以川贝、射干等散结利咽解毒。极尽巧思。唯木通应用白木通，或以通草代之。关木通肾毒性强，不可不知。

（3）疫毒炽盛证

临床表现：发病急骤，黄疸迅速加深，其色如金，皮肤瘙痒，高热口渴，胁痛腹满，神昏谵语，烦躁抽搐，或见衄血、便血，或肌肤瘀斑，舌质红绛苔黄而燥，脉弦滑或数。

治法：清热解毒，凉血开窍。

方药可用《千金》犀角散加减。方中犀角可用大剂量水牛角30g代替，或用升麻15g代替，并注意重用茵陈、栀子、大黄、土茯苓、板蓝根、大青叶、生地、丹皮等，在前后分消湿热的前提下，清热解毒凉血，更可重用赤白芍、丹参等凉血活血。若湿热邪毒蒙闭清窍，症见神昏谵语，或高热者，可给予安宫牛黄丸，或用清开灵注射液、醒脑静注射液静脉输注。若热盛动风，症见肢体抽搐者，可以鼻饲紫雪丹，或加用钩藤、生石决明，并取羚羊角粉 1.5 ~ 3g（冲服）。若热盛动血，症见鼻衄、皮肤发斑、便血者，可加用茜草、紫草、侧柏叶，并取三七粉 3 ~ 6g（冲服）。

（4）肝胆郁热证

临床表现：身目发黄、黄色鲜艳、上腹、右胁胀闷疼痛，牵引肩背，身热不退，或寒热往来，口苦咽干，呕吐呃逆，尿黄赤，大便秘，苔黄舌红，脉弦滑数。

治法：疏肝泄热，利胆退黄。

方药可用大柴胡汤加减。临床常用经验方——加味大柴胡汤，处方组成：柴胡 9 ~ 12g，黄芩 9 ~ 12g，赤白芍（各）15 ~ 30g，虎杖 12 ~ 30g，金钱草 15 ~ 30g，郁金 9 ~ 15g，鸡内金 9 ~ 12g，木香 6 ~ 9g，槟榔 9 ~ 12g，熟大黄 9 ~ 12g。该方适用于肝胆郁热胆石症，金钱草、郁金、鸡内金有利胆化石的作用。若大便干结，舌苔厚腻，脉弦滑实者，可加用元明粉 6 ~ 9g（冲服）。若恶心呕吐突出者，可加用陈皮、姜半夏、苏叶、黄连等。若胁下癥积，痰瘀、邪毒蕴结者，可加莪术、鳖甲、炮山甲、浙贝母、连翘、灵芝、半枝莲、白花蛇舌草等。若为肝胆湿热蕴结日久，肝脾失调，气血郁滞，症见乏力体倦、目黄、身黄，伴有胁痛，脘腹胀满，嗳气，或有恶心呕吐，大便不调，舌暗红，舌苔腻略黄者，可用刘渡舟教授的柴胡解毒汤加减：柴胡 9 ~ 12g，黄芩 9 ~ 12g，赤白芍（各）15 ~ 30g，连翘 12 ~ 15g，板蓝根 15 ~ 30g，丹皮 12 ~ 15g，香附 9 ~ 12g，姜半夏 9 ~ 12g，炒苍白术（各）9 ~ 15g，茯苓 12 ~ 15g，当归 9 ~ 12g，川芎 9 ~ 12g，丹参 15 ~ 30，鳖甲 15 ~ 30g（后下），鸡内金 9 ~ 12g，白花蛇舌草 15 ~ 30g。临床用之，确有佳效。

2. 阴黄

（1）寒湿阻遏证

临床表现：身目俱黄，黄色晦暗，或如烟熏，脘腹痞胀，纳谷减少，大便不实，神疲畏寒，口淡不渴，舌淡苔腻，脉濡缓或沉迟。

治法：温中化湿，健脾和胃。

方药可用茵陈术附汤加减。参考处方：茵陈 15 ~ 30g，白术 9 ~ 15g，炮附子 6 ~ 9g（久煎），干姜 6 ~ 12g，茯苓 9 ~ 15g，白芍 12 ~ 30g，丹皮 12 ~ 15g，丹参 15 ~ 30g，炙甘草 6g。此方适用于太阴脾虚体质，受邪从阴化寒，寒湿内郁阴黄，或阳黄久病，失治误治，渐成阴黄者。若寒湿中阻，脾胃不和，症见脘腹痞闷，食少纳呆，大便稀者，可加用苍术、陈皮、木香、砂仁、炒麦芽等。若黄疸日久，肝脾受损，肝郁脾虚，症见胁痛、腹满，食少便溏，舌暗淡，脉弦细者，可加用柴胡、香附、苍术，或方用逍遥散加减。若久病气滞血瘀，或痰瘀互结，症见胁下癥积疼痛，腹部胀满，皮色苍黄或黧黑，颈胸部可见赤丝纹缕，舌暗或有瘀斑，舌苔腻者，可配合鳖甲煎丸。若为女劳疸，久病不愈，日晡发热，自觉畏寒，腹满，膀胱急，大便黑，面色黧黑，或身黄晦暗，又称"黑疸"，可用硝石矾石散，大麦汁调下，温覆取汗，从二便分消邪毒。

（2）脾虚血败证

临床表现：面目及肌肤淡黄，甚则晦暗不泽，肢软乏力，心悸气短，大便溏薄，尿如酱油色，舌质淡苔薄，脉细弱。

治法：健脾养血，利湿退黄。

方药可用黄芪建中汤加味。名老中医杨志一教授曾用此方治疗虚黄，取得了较好疗效，值得借鉴。临床上，若气虚突出，症见乏力神疲者，可重用黄芪，并加党参、白术等。若兼阳虚，症见畏寒肢冷者，可加用炮附子、炮姜等。若血虚突出，症见面色无华，头晕心悸，爪甲色淡，可加用阿胶、龟板胶等。若脾肾衰败，气化不行，浊毒内停，阻滞气机升降常人，而成关格者，则应在明辨标本基础上，积极救治。

【其他疗法】

针灸疗法：阳黄，取胆俞、阳陵泉、阴陵泉、太冲、内庭穴，针刺，用泻法。阴黄，取胆俞、脾俞、中脘、阴陵泉、足三里、三阴交、阴陵泉、胆俞穴，用毫针泻法，胆俞、脾俞、中脘、足三里、三阴交等穴位，用平补平泻法。腹满畏寒者，中脘、神阙等穴可隔姜灸之。

【预防调护】

饮食有节、起居有常、劳逸结合、心情舒畅，是维护健康的基础。平素饮食讲究卫生，避免过嗜肥甘醇酒，按规定做好预防接种，有助于预防黄疸的发病。

既病之后，发病初期应重视卧床休息，急黄患者更须绝对卧床。恢复期与慢性久病患者，则应鼓励参加体育活动，如散步、太极拳、静养功。注意保持心情舒畅，进食低脂而富于营养而容易消化的饮食，避免食用辛辣、甘肥、醇酒等，以防进一步损伤肝脾，而生积聚、鼓胀等变证。

【病案举例】

印某，男，46 岁。脘闷心烦嘈杂 3 天，肠鸣便泄，便色浅淡，3 日后出现黄疸，面色金黄，目珠黄染，尿黄如柏汁，周身奇痒，嗳腐吞酸，烧心嘈杂，食欲甚差，肠鸣便滞，舌苔中黄腻，脉弦略数。

中医诊断：黄疸（湿热瘀滞）。

辨证分析：脾主运化，胃主受纳，为土脏，其色为黄。湿热蕴结，最容易损伤脾胃，湿热内郁，瘀热不解，脾色外见，故见面黄、目黄、小便黄。湿热瘀滞，故见身痒。脾胃不和，土壅木郁，故见嗳腐吞酸、烧心嘈杂、食欲减退、肠鸣便滞。综合舌脉证，病位在脾胃，与肝相关。病性以实为主，湿热内瘀为主。失治误治，则病归迁延，或生积聚、鼓胀之变。

治法：清解瘀热、利水退黄。

方药：茵陈蒿汤加味。

处方：茵陈 30g，山栀 12g，黄柏 15g，熟大黄 6g，广郁金 10g，川金钱草 60g 克，赤小豆 30g，煅瓦楞子 30g。5 剂。

服 5 剂后，尿黄减退，肤黄也轻，目珠仍黄，吞酸嘈杂均基本消失，共服药 40 剂，肝功能检查正常。（摘自《中医内科新论》）

[按语] 黄疸的发病机理，根据《金匮要略》的说法就是"瘀热以行，脾色必黄"，提示黄疸病位重点在脾，为瘀热所致，认为治疗黄疸强调重视脾胃，强调清利湿热，可通过利小便、泄下甚至解表之法，以发越内郁湿热之邪，而且还为所谓"治黄先治血，血行黄自灭"奠定了理论基础。茵陈蒿汤就体现了这种清利湿热为主，兼以分消瘀热之邪、凉血化瘀解毒的治疗精神，所以治疗湿热阳黄每取良效。邯郸市中心医院张大安主任医师治疗此证，常加用白术、茯苓、丹参、牡丹皮等，疗效满意。

胁　痛

胁痛是肝胆气机阻滞，疏泄不利，或阴血不足，肝络失养，或肝胆经脉拘急，或气血阻痹所致的以一侧或双侧胁肋部疼痛为主要表现的病证。胁，指侧胸部，为腋下至第十二肋骨部位的统称。胁下为肝胆所居，是肝胆经脉循行之域。西医学的多种肝胆疾病如急性肝炎、慢性肝炎、肝硬化、急性胆囊炎、慢性胆囊炎、胆石症以及胁肋外伤、肋间神经痛等，均可参照本病证进行诊治。

【沿革】

胁痛早在《内经》就有记载，明确指出胁痛有关肝胆。如《素问·脏气法时论》指出："肝病者，两胁下痛引少腹，令人善怒。"《灵枢·经脉》指出："胆足少阳之脉……是动则病口苦，善太息，心胁痛，不能转侧。"《素问·刺热论》指出："肝热病者，小便先黄……胁满痛。"《灵枢·五邪》指出："邪在肝，则两胁中痛。"东汉张仲景《伤寒杂病论》创名方小柴胡汤、大柴胡汤、四逆散等，当今临床常用以治疗胁痛。元代朱丹溪《丹溪心法·胁痛》指出："胁痛，肝火盛，木气实，有死血，有痰流注。"认为肝火、气滞、血瘀、痰湿，皆可导致胁痛。明代张介宾《景岳全书·胁痛》指出："胁痛之病，本属肝胆二经，以二经之脉皆循胁肋故也。""胁痛有内伤、外感之辨，凡寒邪在少阳经，乃病为胁痛，耳聋而呕，然必有寒热表证者，方是外感；如无表证，悉属内伤。但内伤胁痛者十居八九，外感胁痛则间有之耳。"主张把胁痛病因分为外感与内伤两大类。秦景明的《症因脉治·胁痛》则进一步指出："内伤胁痛之因，或痰饮、悬饮，凝结两胁，或死血停滞胁肋，或恼怒郁结，肝火攻冲，或肾水不足……皆成胁肋之痛矣。"清代叶天士的《临证指南医案·胁痛》更提出久病入络，临床常用辛香通络、甘缓补虚、辛泄祛瘀等法治疗胁痛。林珮琴的《类证治裁·胁痛》则将胁痛分为肝郁、肝瘀、痰饮、食积、肝虚诸类，进行辨证论治，认识日益深化。

【病因病机及其演变】

胁痛的病因包括体质因素、情志失调、外邪内陷、饮食失节、久病体虚以及误治等。①体质因素；以少阳气郁体质与厥阴肝旺体质者最多。也可见于太阴脾虚体质、少阴肾虚体质等。②情志失调，尤其是少阳气郁体质，忧郁气结；厥阴肝旺体质，恼怒伤肝，肝郁气滞，或肝火内盛，或进一步发生气滞血瘀，皆可导致胁痛。③外邪内陷，最多见的湿热，湿热壅郁，阻滞肝胆气机，或肝络瘀滞，则可致胁痛。④饮食失节，尤其是太阴脾虚体质者，过嗜醇酒厚味，或经药物误治，可内生湿热，肝胆湿热，气机不利，或肝络血瘀，皆可导致胁痛。⑤久病体虚，或误治，药石所伤，可导致肝肾亏虚，肝阴虚，络脉失养，或脉络拘急，也可导致胁痛。

胁痛发病主要责之于肝胆，与脾、胃、肾有关。其基本病机一般认为肝络失和"不通则痛"，或"不荣则痛"。主要病理因素包括气滞、血瘀、湿热。具体分析病机当包括肝胆疏泄不利，气机阻滞，或肝胆经脉拘急，或气血阻痹，不通则痛，或肝阴不足，络脉失养，不荣则痛。脉络拘急，也常是胁痛发病的重要发病环节。因为肝居于胁下，其经脉循行两胁，胆附于肝，与肝呈表里关系，其脉亦循于两胁。肝为刚脏，主疏泄，性喜条达；主藏血，体阴而用阳。若情志不舒，饮食不节，久病耗伤，劳倦过度，或外感湿热等病因，累及于肝胆，导致气滞、血瘀、湿热蕴结，肝胆疏泄不利，气机阻滞，或肝阴不足，络脉失养，即可引起胁痛。初病多实，久病多虚或虚实夹杂。病机转化，比较复杂。既可由实转虚，又可由虚转实，常见虚实并见之证。既可气滞及血，又可血瘀阻气，常见气血同病之候。气滞胁痛，久延不愈，或治疗不当，日久气滞血瘀，可转为瘀血胁痛。湿热蕴结胁痛，日久不愈，热邪伤阴，则可转为肝阴不足胁痛。而虚证胁痛，若情志失调，或重感湿热之邪，也可转化为阴虚气滞，或阴虚湿热等虚实并见之证。若久病胁痛，或经失治误治，迁延不愈，肝脾同病，气滞血瘀，可变生积聚，进一步甚至可渐成鼓胀顽证。

【诊断要点】

1. 临床表现 以胁肋部疼痛为主症。其痛或发于一侧，或同时发于两胁。疼痛性质可表现为胀痛、窜痛、刺痛、隐痛，多为拒按，间有喜按者。一般初起疼痛较重，久之则胁肋部隐痛时发。

2. 发病特点 发病可急可缓，常有情志失调、外邪内陷、饮食失节等引发。临床常可反复发作。

3. 相关检查 血常规、肝功能、胆囊造影、B超、CT等检查，有助于诊断与鉴别诊断。

【类证鉴别】

1. 胁痛与心痛鉴别 两者均可表现为胸部疼痛。而胁痛部位在胁肋部，常伴恶心、口苦等症状，常见于肝胆疾病。心痛以心胸憋闷疼痛为主，可牵及肩背，向左臂内侧放射，常伴有心悸、气短等症状，多见于心脉疾病。

2. 胁痛与胃痛鉴别 胁痛尤其是气滞、湿热胁痛等，可兼有脘腹疼痛、胀满等，胃痛尤其是气滞胃痛，可攻冲两胁，所以需要鉴别。胁痛以一侧胁痛或两侧胁痛为主症，常伴有恶心、厌食油腻、口苦等症状，属肝胆疾病。而胃痛的中心病位在胃脘，常伴有反酸、嘈杂等，属于胃病。

3. 胁痛与悬饮鉴别 悬饮可见胸胁疼痛，所以需要鉴别。胁痛可表现为一侧或双侧胁肋疼痛，常伴有恶心、口苦等症状。悬饮的典型表现为胸胁疼痛，咳嗽引痛，多为单侧胸胁疼痛，与呼吸有关，可伴有呼吸困难，胸膺饱满，可先有恶寒发热、咳嗽等症，为饮邪内停胸胁所致。

4. 胁痛与蛇串疮鉴别 蛇串疮可见胁痛，需要鉴别。胁痛可表现为一侧或双侧胁肋疼痛，常伴有恶心、口苦等症状。蛇串疮的典型表现为单纯胸胁或腰腹、腰背灼热疼痛，疼痛剧烈，局部皮肤可见红色水疱，可呈散发，或成簇分布，为热毒或湿热邪毒用治气血所致，皮损愈合后仍可后遗胁痛等。

【辨证要点】

胁痛辨证重点在于先辨在气在血，再辨虚实等。

1. 辨气血 一般认为胁痛辨证首先应该辨气血。气滞胁痛，以胀痛为主，且游走不定，时轻时重，症状的轻重每与情绪变化有关；血瘀胁痛，以刺痛为主，且痛处固定不移，疼痛持续不已，局部拒按，入夜尤甚，或胁下有积块。其实，气滞血瘀并见者，并不少见。

2. 辨虚实 实证可表现为肝郁气滞，瘀血阻络，肝胆湿热，起病急，病程短，疼痛剧烈而拒按，脉实有力。虚证多因肝阴不足，络脉失养所致，常因劳累诱发，起病缓，病程长，疼痛隐隐，悠悠不休而喜按，脉虚无力。临床上，更多见虚实互见者。

3. 辨外感与内伤 外感胁痛是由湿热外邪侵袭肝胆，肝胆失于疏泄条达而致，初期可伴有寒热表证，起病急，同时可见恶心呕吐，目睛发黄，舌苔黄腻等肝胆湿热症状。内伤胁痛则由肝郁气滞，瘀血内阻，或肝阴不足所引起，不伴有恶寒、发热等表证，起病缓，病程较长。

4. 辨体质 少阳气郁体质，性喜抑郁，爱生闷气。厥阴肝旺体质者，性格急躁，容易冲动。太阴脾虚体质者，体弱，食欲差，有腹满腹泻倾向。少阴肾虚体质者，或思维敏捷，烦热，有失眠倾向，或神疲乏力，精力不济，畏寒，多睡。

【治则治法】

胁痛的治疗着眼于肝胆，分虚实而治。实证宜理气、活血通络、清热祛湿；虚证宜滋阴养血柔肝。而对于本虚标实，虚实夹杂者，则又当虚实兼顾，标本同治。有鉴于胁痛存在肝胆气机阻滞、疏泄不利，或肝胆经脉痹阻，不通则痛的病机，临床上还应在辨证论治基础上，适当配伍疏肝肝胆、理气活血之药。而阴血不足，络脉失养，或存在脉络拘急者，又当随证加用滋阴养血，或缓急止痛之品。

【分证论治】

1. 肝气郁结证

临床表现：胁肋胀痛，走窜不定，甚则连及胸肩背，且情志不舒则痛增，胸闷，善太息，得嗳气则舒，饮食减少，脘腹胀满，舌苔薄白，脉弦。

治法：疏肝理气。

方药可用柴胡疏肝散加减。参考处方：柴胡 9～12g，香附 9～12g，枳壳 9～12g，陈皮 9～12g，川芎 9～12g，白芍 15～30g，甘草 6g。该方适用于少阳气郁体质，或忧郁气结胁痛。若气滞及血，症见胁痛刺痛者，可加用郁金、川楝子、延胡索，即金铃子散方意。若肝郁化热，症见心烦急躁，口干口苦，尿黄，舌红苔黄，脉弦数等，可加栀子、黄芩、龙胆草，可加用小柴胡汤加减。若为厥阴肝旺体质，肝气横逆犯脾，症见胁痛，肠鸣，腹泻者，可配合痛泻药方加减。若肝胃不和，症见恶心呕吐者，可加用半夏、陈皮等，或用柴芍六君子汤加减。

2. 瘀血阻络证

临床表现：胁肋刺痛，痛处固定而拒按，疼痛持续不已，入夜尤甚，或胁下有积块，或面色晦暗，舌质紫暗，脉沉弦。

治法：活血化瘀，理气通络。

方药可用血府逐瘀汤加减。参考处方：柴胡 9～12g，枳壳 9～12g，桃仁 9～12g，红花 9～12g，当归 9～12g，生地黄 12～15g，川芎 9～12g，赤白芍（各）12～30g，怀牛膝 9～12g，桔梗 6～9g，甘草 6g。该方适用于少阳气郁体质，或气滞日久血瘀，或外伤血瘀胁痛。若瘀血严重，大便偏干，有明显外伤史者，可用复元活血汤加减，可随方加用三七粉 3～6g（冲服）。若胸胁疼痛阵发，患者常欲捶其胸，发作前但喜饮热水，此为"肝著"，方可用旋覆花汤加味。

3. 湿热蕴结证

临床表现：胁肋胀痛，触痛明显而拒按，或引及肩背，伴有脘闷纳呆，恶心呕吐，厌食油腻，口干口苦，腹胀尿少，或有黄疸，舌苔黄腻，脉弦滑。

治法：清热利湿，理气通络。

方药可用龙胆泻肝汤加减。方中龙胆草、栀子、黄芩清肝泻火，柴胡疏肝理气，白木通、泽泻、车前子清热利湿，生地、当归养血清热益肝。临床常用经验方——加味大柴胡汤，处方组成：柴胡 9～12g，黄芩 6～9g，半夏 9～12g，虎杖 12～15g，金钱草 12～15g，郁金 12～15g，鸡内金 9～12g，木香 6～9g，槟榔 9～12g，熟大黄 9～12g，赤白芍（各）15～30g，炙甘草 6g。该方适用于少阴郁热体质之人，肝胃热结，表现为胁痛腹满、大便不通者。若胆石症，胁痛，大便干结者，可加元明粉（冲服）。若湿热壅郁，症见目黄、尿黄、发热口渴者，可配合茵陈蒿汤，或加茵陈、鸡骨草、青叶胆、丹皮、丹参等。若湿热胁痛，久延不愈，气血瘀结，症见胁下癥积者，可加用鳖甲、炮山甲、桃仁、土鳖虫、三棱、莪术、当归、川芎、丹参等，可用鳖甲煎丸，或用三甲散加味。若寒湿阻结，症见胁痛，畏寒，大便不通，脉沉弦者，可用大黄附子汤加味。若为蛔厥胁痛，则可选用名方乌梅丸治疗。名老中医刘渡舟教授系列经验方——柴胡解毒汤、柴胡活络汤、柴胡止痛汤、柴胡鳖甲汤、柴胡桂姜汤治疗慢性肝炎，屡有佳效。柴胡解毒汤由柴胡、黄芩、茵陈、土茯苓、蚤休、草河车、苍术、炙甘草等组成，主治肝炎气分湿热，转氨酶高，黄疸指数高，以苔腻、尿黄、胁痛、体疲、口苦、心烦为辨证要点，转氨酶持续高加垂盆草、金钱草、蛇舌草（三草解毒汤）；湿热毒邪凝滞不化，苔白厚腻而干，肩背酸凝而胀，身沉重，口渴尿黄，加生石膏、滑石、寒水石（三石解毒汤）。柴胡活络汤由柴胡、黄芩、茵陈、土茯苓、草河车、茜草、红花、当归、白芍、炙甘草等组成，主治肝血瘀阻，络脉不通，湿热毒邪进入血分，以苔白腻，舌质暗边有瘀斑，脉弦涩为特点，转氨酶不降，加三草活络汤（三草解毒汤加虎杖）。柴胡止痛汤由柴胡、川楝子、延胡索、刘寄奴、姜黄、茜草、海螵蛸、皂刺、甘草等组成，主治邪入血分，气血失调，以肝区痛重为特点。柴胡鳖甲汤由柴胡、鳖甲、牡蛎、沙参、麦冬、玉竹、生地、地鳖虫、茜草等组成，主治阴虚内热，气血凝滞，以舌红绛少苔、脉弦细数、低热少寐、口燥咽干、衄血、胁痞为辨证要点。柴胡桂姜汤（柴胡桂枝干姜汤）主治肝之余邪未去又发脾阳虚寒证，以口干，胁痛背痛，腹胀便溏为要点。

4. 肝阴不足证

临床表现：胁肋隐痛，绵绵不已，遇劳加重，口干咽燥，两目干涩，心中烦热，头晕目眩，舌红少苔，脉弦细数。

治法：养阴柔肝，理气通络。

方药可用一贯煎加减。参考处方：生地 12～15g，枸杞 12～15g，沙参 9～12g，麦冬 9～12g，当归 9～12g，川楝子 9～12g，元胡索 12～30g，白芍 12～30g，炙甘草 6g。该方适用于厥阴肝旺，或少阴阴虚体质，肝肾阴虚胁痛。可随方加用郁金、月季花、玫瑰花等，不可过用芳燥。若兼血虚，症见头晕眼花，爪甲色淡者，可配合补肝汤加味。若肝肾亏虚，症见两目干涩，视物昏花者，可加草决明、菊花，或用杞菊地黄丸加味。若阴虚阳亢，症见头晕目眩甚者，可加钩藤、天麻、菊花，或用天麻钩藤饮加减。若肝血不足，外受寒邪，症见胁痛隐隐，形寒喜温，脉细弦者，可用暖肝煎加减。

【其他疗法】

针刺疗法，实证取肝俞、期门、阳陵泉穴。若为气滞胁痛加太冲、内关；血瘀胁痛加三阴交；湿热胁痛，加支沟。毫针针刺，用泻法。虚证取肝俞、肾俞、期门、三阴交穴，毫针，用补法。若为寒凝气滞胁痛者，可用小茴香、大盐，炒热，装袋，外敷局部。

【预防调护】

保持心情愉快，情绪稳定，对胁痛预防有重要意义。素体阴虚者，应注意定时作息，劳逸结合，适当多食蔬菜、水果、瘦肉等清淡而富有营养的食物。湿热蕴结者，尤其应该注意饮食，戒酒，避免进食辛辣肥甘油腻食物。

【病案举例】

案1 杨某，女，35 岁。2000 年 6 月 22 日初诊。主因胁痛 3 日来诊。患者体形肥胖，两胁痛，伴见胸闷背痛，胃中嘈杂，脘腹胀满，进食后尤甚，平素食欲亢盛，喜食肥甘，爱生气，口苦咽干，大便偏干。舌暗红，苔腻，脉沉实。B 超示：胆囊结石。西医诊断为肥胖症，胆石症。

中医诊断：胁痛（肝胃湿热，气滞血瘀）。

辨证分析：肝主疏泄，胃主通降。患者平素食欲亢进，素喜肥甘，体形肥胖，喜郁怒，是少阳郁热体质，郁热、湿热郁结，肝经气血瘀滞，故可见胁痛胸闷。肝气犯胃，肝胃不和，故见胃中嘈杂、脘腹胀满。肝胆郁热，故见口苦咽干。胃肠通降不行，故大便偏干。综合舌脉证：舌暗红苔腻，脉沉实，为肝胃湿热积滞、气血瘀滞之证。病位在肝胃，与肝胆胃肠皆有关系。病性以实证为主，湿热、气滞、血瘀同时存在。失治误治，则病归迁延。

治法：疏肝和胃，泄热通腑，祛湿解毒，理气活血。

方药：大柴胡汤化裁。

处方：柴胡 12g，黄芩 9g，枳壳 12g，木香 9g，赤芍 25g，白芍 25g，炙甘草 6g，大黄 9g，虎杖 15g，郁金 15g，金钱草 30g，鸡内金 12g，吴茱萸 3g，黄连 3g，威灵仙 15g，秦艽 12g，并嘱其控制饮食、尤当禁食肥腻，适当运动，保持心情舒畅。

复诊（2000 年 6 月 29 日）：服药 7 剂，胁痛背痛、胃脘嘈杂诸症消失，自述精神好，原方去吴茱萸、黄连，继续服中药治疗。

1 个月后，复查 B 超示：胆囊结石消失，体重减轻 6kg，腹围减少 2cm。自述四肢轻灵，腹无胀满。遂改用加味逍遥丸，巩固疗效。（摘自《内分泌代谢病中西医诊治》）

[**按语**] 此例患者以胁痛为主症来诊，辨证为肝胃不和，湿热积滞，气机壅滞，其形成与少阳肝郁体质又加以过食甘肥、情志抑郁有关。所以治疗用大柴胡汤加减，融四逆散、左金丸等名方于一炉。复加用郁金、金钱草、鸡内金，可利胆排石；加威灵仙、秦艽，可利胆止痛，所以能止痛，是因为威灵仙有解痉作用，所谓"缓急止痛"也，古人谓其可治"鱼骨梗喉"者，就是因为其有解痉之用。故诸药同用，应手而效。坚持用药月余，而体重明显减轻。是减法与和法同用的典型案例。

案2 张某，女，62 岁。2000 年 6 月 26 日初诊。主因胁痛 2 周来诊。患者体形胖，有胆囊切除手术史，曾诊断为高脂蛋白血症，血脂化验总胆固醇、甘油三酯、低密度脂蛋白均增高，高密度脂蛋白在正常范围，B 超示脂肪肝。西医诊断为腹痛原因待查，对症治疗未效，求中医诊治。刻下症：右胁下疼痛，食后尤甚，恶寒，汗出，双下肢轻度浮肿，大便每日 1 次。右上腹部有压痛、无反跳痛，肠鸣音正常存在。舌暗苔腻，右手脉沉。

中医诊断：胁痛（肝气郁结、寒实积滞）。

辨证分析：肝主气机，主疏泄，胃肠以通降为顺。患者肝气郁结，夹有寒实积滞，胃肠通降不行，故胁痛、食后尤甚，伴有恶寒。阴寒之邪，伤阳，气化不行，故见汗出、双下肢轻度浮肿。综合舌脉证：舌暗，苔腻，右手脉沉，乃肝气郁结、寒湿内结之证。病位在肝胆，与胃肠有关。病性虚实夹杂，以实为主，实为气滞、寒湿。失治误治，寒湿伤阳，气滞血瘀，则病归缠绵，或有成积成聚之变。

治法：疏肝理气，散寒导滞。

方药：四逆散合大黄附子汤加味。

处方：柴胡9g，赤芍25g，白芍25g，枳壳9g，炙甘草6g，大黄9g，炮附子4.5g，细辛3g，元胡25g，1剂。

二诊（2000年6月27日）：服药1剂，大便得畅泄3次，右胁下疼痛当日减轻，中病即止，改方：柴胡9g，赤芍25g，白芍25g，枳壳9g，炙甘草6g，郁金12g，金钱草15g，鸡内金12g，槟榔9g，降香9g，甘松9g，元胡25g，乌药9g。6剂。

三诊（2000年6月13日）：胁腹疼痛大减，浮肿也退，时有嗳气，舌淡暗，苔腻，脉沉，原方减元胡，加石菖蒲12g。并嘱其清淡饮食，调理情志，坚持服药。

1年后来院复查，血脂指标均在正常范围，B超示轻度脂肪肝，自述服用中药1个月后停药，病情至今稳定。（摘自《内分泌代谢病中西医诊治》）

[按语] 此例为血脂异常症、脂肪肝、胆囊炎患者，虽已接受胆囊清除手术，临床表现以胁痛为主症，按中医观点依然与肝胆关系最为密切。所以方剂仍以四逆散加味。大黄附子汤是《金匮要略》治疗"胁下偏痛"寒实证的方剂，有温下之名，可散寒破结、泄下止痛，日本汉方医家矢数道明认为：只要是偏痛，无论是单侧腹痛，还是单侧腰腿疼痛，皆有效用。验之临床确实如此。本患者就表现为一侧胁腹疼痛，且舌淡暗，苔腻而不黄，脉沉，无明显热象，可谓切中病机，故而1剂即效。但大黄附子汤毕竟不是久用之方，所以当中病即止。改用调理之剂善后。药用槟榔、降香、甘松、乌药，行其气血、导其积滞也；药用石菖蒲者，开心气以止其嗳气也。

积　聚

积聚是指正气亏虚，或脏腑失和，气滞、血瘀、痰湿、邪毒蕴结于腹，以腹内结块，或胀或痛为主要临床特征的病证。积，又称癥积，触之有形，固定不移，痛有定处，病在血分，多为脏病；聚，又称瘕聚，假物成形，聚散无常，痛无定处，病在气分，多为腑病。因积与聚关系密切，故常积聚并称。西医学的腹部肿瘤、肝脾肿大与肠道易激综合征、肠梗阻等多种疾病，表现为腹部可及包块者，皆可参照本病证进行诊治。

【沿革】

积聚之名，首见于《灵枢·五变》。指出："人之善肠中积聚者……皮肤薄而不泽，肉不坚而淖泽。如此，则肠胃弱，恶则邪气留止，积聚乃伤。"重视体质因素在发病中重要地位。治疗方面，《素问·至真要大论》提出了"坚者削之""结者散之，留者攻之"等原则，影响深远。《难经》论积聚鉴别，简明扼要，并对五脏之积有具体描述。《金匮要略·疟病脉证并治》提出疟母，可用鳖甲煎丸治疗，为软坚散结之祖剂。《诸病源候论·积聚病诸候》论积聚病因病机，指出积聚发病为渐积成病。《证治准绳·积聚》更指出积聚治疗"必分初、中、末三法"。《景岳全书·积聚》论积聚发病重视"脾肾不足"，指出："治积之要，在知攻补之宜，而攻补之宜，当于孰缓孰急中辨之。"《医宗必读·积聚》也认为"积之成也，正气不足，而后邪气踞"，并指出积聚的治疗，应在分期基础上，处理好攻补两法的关系。指出："初者，病邪初起，正气尚强，邪气尚浅，则任受功；中者，受病渐久，邪气较深，正气弱，任受且功且补；末者，病魔经久，邪气侵凌，正气消残，则任受补。"强调治积不能急于求成，当"屡攻屡补，以平为期"，颇有临床价值。《医林改错》则强调瘀血在积聚病机中的重要作用，名方膈下逐瘀汤至今为临床所常用。

【病因病机及其演变】

积聚的病因包括体质因素、情志失常、饮食所伤、外感邪毒，以及病后体虚，或黄疸、疟疾等久治不愈，迁延而成。①体质因素：以少阳气郁体质、阳明胃热体质、太阴脾虚体质多见。高年久病，脾肾亏虚，也常是积聚尤其是积证发生的基础。②情志失调，尤其是少阳气郁体质者，肝气郁结，容易形成气滞，或进一步形成痰阻、气滞血瘀，或兼停饮、停食，可发为积聚。③饮食所伤：醇酒厚味，饮食、水土失宜，太阴脾虚体质者，容易化生痰湿，或内伤寒湿，阳明胃热体质者，容易内生湿热邪毒，或停饮、停食，可发为积聚。④外感邪毒：寒湿、湿热外受，可损伤脾胃，阻滞气机，进而可导致血瘀，发为积聚。⑤黄疸、疟疾等久治不愈，损伤肝脾，气滞血瘀，或兼以痰湿、邪毒蕴结，则可成积聚，尤其癥积顽证。

积聚的病位主要在肝脾胃肠，而病机又以气机阻滞，瘀血内结为关键。肝主疏泄，司藏血；脾主运化，司统血。外感邪毒，日久不去，或气郁恼怒，久而不解，或忧思劳倦，饮食不节，以及黄疸、胁痛、疟疾、虫证等病缠绵不愈，最终影响气血津液运行并损伤人体正气，导致肝脾失和，气滞血瘀，或兼有痰湿、邪毒蕴结，则成积聚。气机阻滞，瘀血内结是积聚形成的核心病机。本病初期，尤其积证之初，气滞、血瘀，或兼痰湿、邪毒蕴结，或兼停饮、宿食，邪气壅实，正气未虚，多属实；日久病势渐深，正气耗伤，可转为虚实夹杂之证；病至后期，气血衰少，体质羸弱，往往以正虚为主。其中，若肝脾肾功能失调，气滞、血瘀、水停，水停腹中，即为鼓胀。若邪毒蕴结，血热妄行，或气不摄血，或瘀血阻结，血不归经，可引发吐血、便血。若邪毒瘀结血分，熏蒸肝胆，胆汁外溢，或脾色外现，则为黄疸。而积证晚期，久病及肾，肾元虚衰，气化不行，湿浊邪毒内生，气机升降出入之机渐废，更可成关格危候，甚至可变生厥脱，可危及患者生命。

【诊断要点】

1.临床表现 以腹内结块，或胀或痛为本病主要表现。积证以腹内结块，触之有形，固定不移，疼痛为主，痛有定处为临床特征。聚证以腹中气聚，聚散无常，聚时结块，散则无形，攻窜胀痛，以胀为主，痛无定处，时作时止为临床特征。

2. 发病特点 高年体虚，或黄疸、疟疾，久病不愈，或有情志失调、饮食不节病史。一般说来，聚证病程较短，病情较轻，治疗较易；积证病程较长，病情一般较重，治疗较难。

3. 相关检查 血常规、血生化、腹部 X 片、B 超、CT 以及内窥镜等检查，有助于诊断与鉴别诊断。

【类证鉴别】

1. 积聚与痞满鉴别 两者均可表现为腹部胀满、痞闷，所以需要进行鉴别。积聚的临床表现为腹内结块，或胀或痛，按之有结块，或条索状物，可兼见腹胀、痞闷、腹痛等，病位在肝、脾、肠、胃，多气滞、血瘀蕴结，或兼痰湿、邪毒，或停饮、停食所致。痞满的临床表现为心下痞闷，一般按之柔软，腹内无结块，可兼见呕吐、下利等，病位在脾、胃，多中焦气机阻滞，升降失常所致。

2. 积聚与鼓胀鉴别 两者均可表现为腹部胀满，并可兼有腹部结块，所以需要进行鉴别。积聚的临床表现为腹内结块，或胀或痛，按之有结块，或条索状物，可兼见腹胀、腹痛等，病位在肝、脾、肠、胃，多气滞、血瘀蕴结，或兼痰湿、邪毒，或停饮、停食所致。鼓胀的临床表现为腹大如鼓，皮色苍黄，腹壁青筋暴露，可伴有胁下结块或腹部包块，多肝脾肾功能失调，气血水相裹，水停腹中所致。

【辨证要点】

积聚辨证首先应分在气在血，辨聚证与积证，再辨积聚的部位以及虚实轻重。

1. 辨积与聚 聚证病在气分，多属于腑，病机以气机阻滞为主，可望之有形，聚散无常，痛无定处；积证则病在血分，多属于脏，病机以痰凝血结为主，不求望之有形，但触之必见结块，且固定不移，痛有定处。

2. 辨病位 右胁腹内积块，伴见胁肋刺痛、黄疸、纳差症状者，病位在肝；左胁腹积块，伴见胁腹胀痛、疲乏无力、出血者，病在肝脾；胃脘部积块，伴见反胃、呕吐、呕血、黑便等症状者，病位在胃；腹部积块，伴便秘，或腹泻，或便下脓血，消瘦乏力者，病在肠。

3. 辨虚实 根据病程长短、邪正盛衰以及伴随症状，辨其虚实主次。聚证多实，以气滞为基础，或兼痰湿，或兼停饮、停食。积证初期，正气未虚，以邪实为主，血瘀为基础，常为气滞、血瘀、痰湿互结，或兼邪毒蕴结；中期，积块增大，质地较硬，正气渐伤，邪实正虚；后期，日久瘀结不去，正气大伤，则以正虚为主。晚期甚至可表现为肝脾肾多脏功能虚衰，湿浊邪毒内生，变生关格危候。

4. 辨体质 少阳气郁体质者，身体较弱，性喜抑郁，爱生闷气；阳明胃热体质者，体壮实，多体形丰满，食欲亢进，有便秘倾向；太阴脾虚体质者，多体弱，食欲较差，进食生冷，容易出现腹满、腹泻等。

【治则治法】

聚证病在气分，重在调气，以疏肝理气、行气消聚为基本治疗原则；积证病在血分，以活血化瘀、软坚散结为基本治疗原则。聚证治当行气为主，常兼以化痰、化饮、消食，以散结消聚；积证治当活血为主，常兼以行气、化痰、解毒，以软坚消癥。

同时应注意依据病情发展、病机演变，区分不同阶段，适度调整攻补策略。尤其是积证，初期多邪实，重在消散；中期邪实正虚，与攻补兼施；后期正虚为主，应予扶正消积。

另外，应该特别重视顾护胃气。《素问·六元正纪大论》所谓"大积大聚。其可犯者，衰其大半而止"，就是强调攻伐不能太过，应该重视扶正固本，时刻以顾护胃气为念。

【分证论治】

1. 聚证

（1）肝气郁滞证

临床表现：腹中结块柔软，攻窜胀痛，时聚时散，脘胁胀闷不适，常随情绪波动而起伏。舌淡苔薄，脉弦。

治法：疏肝解郁，行气消聚。

方药可用逍遥散、木香顺气散加减。参考处方：木香 6～9g，砂仁 6～9g（后下），槟榔 9～15g，苍术 9～12g，厚朴 9～12g，陈皮 9～12g，青皮 9～12g，乌药 9～12g，川芎 9～12g，白芍 12～30g，甘草 6g。适用于少阳气郁体质，或情志抑郁，肝气郁滞证。若为女性，月经不调，月经前乳房、脘腹、少腹胀痛者，可加用香附、当归，或配合逍遥散方。若气郁痰阻，舌苔腻，脉弦滑者，可配合大七气汤，或加用清半夏、苏梗、香附等。若气郁化热，咽干口苦，心烦，大便偏干，舌略红，舌苔略黄，脉弦滑或数者，可加用丹皮、山栀、柴胡、黄芩，或用大柴胡汤加减。若气郁夹寒，脘腹胀满，畏寒者，可加用桂枝、高良姜、香附等，或配合正气天香散。更有脾胃阳虚，阴寒内生，气机阻滞，临床表现为心腹疼痛剧烈，腹部包块，时聚时散，鼓起有头足，如蛇如鳗，方可用大建中汤温阳散寒。

（2）食滞痰阻证

临床表现：腹胀或痛，时有条索状物聚起，按则胀痛加剧，便秘纳呆，脘闷不舒。舌苔腻，脉弦滑。

治法：行气化痰，导滞通腑。

方药可用六磨汤加减。参考处方：大黄 9～15g，枳实 9～12g，槟榔 12～15g，沉香面 1.5～3g（冲服），木香 6～9g，乌药 9～12g。若痰湿阻滞气机，呕吐恶心，脘腹痞闷，舌苔腻者，可加陈皮、半夏，或配合二陈汤。若食滞化热，腹胀满疼痛，大便数日不行，舌苔黄腻者，可用厚朴三物汤加味。若兼有阴虚，咽干口渴，大便干结，舌红舌苔少津液，可配合增液汤；气阴两虚，乏力神疲，汗出，咽干口渴者，可用新加黄龙汤加味。若蛔虫结聚，肠道梗阻，腹部包块，腹痛剧烈，阵发加重，烦躁不宁，甚至伴有四肢厥冷、冷汗淋漓者，方可配合乌梅丸治疗。

2. 积证

（1）气滞血阻证

临床表现：腹部积块质软而不坚，固着不移，胀痛并见，或脘痞不适。舌暗苔薄，脉弦。

治法：理气活血，消积散瘀。

方药可用柴胡疏肝散合失笑散加减。若气郁血瘀，化热伤阴，症见烦热，咽干，舌红，脉弦细者，可加丹皮、山栀、黄芩、连翘、浙贝母、玄参，或配合消瘰丸。若兼有寒象，症见腹痛畏寒，舌苔白腻者，可加肉桂、炮附子、吴茱萸、生姜等。若兼脾胃气虚，症见乏力，食少，大便溏者，可加黄芪、党参、白术、茯苓等。若气血两虚者，配合当归补血汤加女贞子、灵芝等。临床常用经验方——三甲消癥汤，药物组成：黄芪15~30g，当归9~12g，女贞子9~12g，灵芝12~18g，柴胡9~12g，赤白芍（各）12~30g，炮山甲9~12g，鳖甲15~30g，牡蛎30g（先煎），浙贝母9~15g，连翘12~15g，莪术9~12g，陈皮9~12g，半夏9~12g，茯苓9~15g，炙甘草6g，石见穿15~30g，藤梨根15~30g，薏苡仁15~30g，白花蛇舌草15~30g，仙鹤草30g。功效：益气扶正、行气化痰、化瘀散结、祛邪解毒，可以用于治疗多种腹部肿瘤，即三甲散、当归补血汤之合方。炮山甲打粉3g冲服，既可节省药材，又可保证疗效。

（2）瘀血内结证

临床表现：腹部积块渐大、质地较硬、固定不移，腹部隐痛或刺痛，纳谷减少，体倦乏力，面黯消瘦，时有寒热，女子或见月事不下，舌质紫暗或有瘀点瘀斑，脉细涩。

治法：祛瘀软坚，调理脾胃。

方药可用膈下逐瘀汤合六君子汤加减。方中当归、川芎、红花、桃仁、赤芍、五灵脂、丹皮活血化瘀，乌药、元胡、香附、枳壳行气止痛，甘草和中缓急。若痰瘀互结，症见舌淡暗、苔黄腻者，可加白芥子、半夏、苍术、薏苡仁、浙贝母、莪术等。若久积邪毒蕴结者，可加用石见穿、半枝莲、半边莲、白花蛇舌草等祛邪解毒。若积块日久，正气受损明显，症见面色萎黄、神疲乏力、少气懒言者，可加用黄芪、党参、当归等，并配合鳖甲煎丸软坚散结。有条件者可以静脉输注参芪注射液、康莱特注射液等。

（3）正虚瘀结证

临床表现：久病体弱，积块坚硬，隐痛或剧痛，饮食大减，消瘦形脱，神倦乏力，面色萎黄或黧黑，甚则面浮肢肿，或有出血，舌质淡紫，舌光无苔，脉细数或弦细。

治法：大补气血，化瘀消积。

方药可用八珍汤合化积丸加减。随方可加入黄芪、女贞子、灵芝等益气扶正。若脾胃不和，食少纳呆者，可加用木香、砂仁、苏梗、陈皮、半夏、焦三仙等开胃消食。留得一分胃气，才能保存一分生机。若胃阴受伤，症见咽干，胃脘灼痛，舌光无苔，脉细数者，可加用百合、生地、沙参、麦冬、天冬、石斛等，或用经验方百合丹参饮配合三甲散化裁。若邪毒灼伤血络，牙龈出血，鼻衄者，可加茜草、三七粉（冲服）、仙鹤草等。若邪毒蕴结，症见目黄、身黄、小便黄者，应在辨阴黄、阴黄基础上，选加茵陈、丹皮、赤白芍、青叶胆等药。若阳虚突出，症见神疲乏力，畏寒肢冷，舌淡苔白，脉沉细者，可加黄芪、人参、附子、肉桂等，或配合附子理中丸。至于积证久病，虚损劳衰不断加重，气阴两虚者，可静脉输注生脉注射液；而重症阳气欲脱者，可用静脉输注参附注射液，以回阳固脱。积证晚期，肾元虚衰，浊毒内停，症见关格者，则应在辨标本虚实基础上，重视和胃泄浊解毒治法。

【其他疗法】

针灸疗法：聚证，可取中脘、足三里、胃俞、梁门穴，毫针刺，用泻法。气滞突出，加刺太冲、阳陵泉等穴。大便不畅者，可配合腹部按摩，顺时针推揉。积证，可取太冲、血海、膈俞、中脘、阳陵泉、曲池穴，毫针刺，平补平泻。若乏力体倦，腹部畏寒者，足三里可加灸。神阙穴、关元穴用隔姜灸。或用丁香、肉桂粉贴脐。若腹部积块，局部痛甚者，更可用中药阿魏、草乌、乳香、没药、血竭、冰片等外敷。

【预防调护】

养成良好的生活方式，尤其是保持心情舒畅、合理饮食，是预防积聚发生的关键。既病之后，尤其是积证患者，更应该强调心理调护，可适当多吃高纤维素食物，如薯类、薏苡仁、紫甘蓝、香菇、猕猴桃等，劳逸结合，树立战胜疾病的信心，防治病情恶化，发生出血、呕逆、厥脱变证。

【病案举例】

案 1 吴某，女，34 岁。1991 年 5 月 19 日初诊。患者突发阵发性腹痛伴呕吐，送当地医院急诊。入院检查：腹胀明显，可见肠型和蠕动波，肠鸣音亢进，叩诊呈鼓音，不排便，无矢气，体温 36.8℃。X 线腹平片示：肠管充气、扩张，并见多个液平面。诊断：急性肠梗阻。建议手术治疗。因病家慑于手术，转中医诊治。症见急性病容，面青白，腹胀大，腹部有包块及条状物突起，出没于上下左右，攻冲作痛，手不可近。脉沉迟紧，舌淡苔白滑。

中医诊断：聚证（阳虚阴寒凝聚）。

辨证分析：证属腹中大寒，中阳失其健运，阴寒凝聚，肠道阻塞。其症状与病机颇与《金匮要略》大建中汤证所说的"心胸中大寒痛，吐不能食，腹中寒，上冲皮起，出见有头足"相合。

治法：温阳益气，散寒破结。

方药：大建中汤为基础。

处方：川椒、红参各 10g，干姜 15g，饴糖 30g。服 1 剂后，腹中雷鸣，泻下清稀便，腹痛大减，连进 3 剂，竟获痊愈。（摘自《〈金匮要略〉与中医现代临床》）

[**按语**]《金匮要略》指出："心胸中大寒痛，呕不能饮食，腹中寒，上冲皮起，出见有头足，上下痛而不可触近，大建中汤主之"。此"心胸中大寒痛"，提示疼痛范围

广，而且疼痛剧烈，畏寒喜温。"出见有头足，上下痛而不可触近"，相当于西医学所谓胃肠形、蠕动波之类，可见于胃肠功能紊乱、肠道易激综合征以及不完全性肠梗阻、肠套叠等急腹症。从中医病机来分析，乃中焦阳虚、寒气阻结之证，所以治疗用大建中汤，药用蜀椒二合（去汗）、干姜四两、人参二两，煎服法要求"上三味，以水四升，煮取二升，去滓，内胶饴一升，微火煎取一升半，分温再服；如一炊顷，可饮粥二升，后更服，当一日食糜，温覆之"。旨在温补中阳、散寒止痛。服后一食顷饮粥者，亦温养中焦以行药力之意。

案 2　曹某，女，57 岁。胃脘部灼热疼痛、腹胀 1 年余。患者于 2009 年 7 月无明显诱因出现胃脘部灼热疼痛，进食后明显，胁下包块疼痛，于协和医院就诊，行 CT、胃镜检查，确诊为胃癌肝转移，手术治疗后，未行放化疗，而寻求中医治疗。2009 年 10 月 15 日初次就诊，刻下症：神疲乏力、消瘦，自觉胃脘部灼热疼痛、脘腹胀满、口燥咽干，纳呆呕恶，肌肤甲错，大便干结，小便黄短。口唇舌红，舌红少苔，脉沉细。

中医诊断：积证（肝胃不和，痰浊热毒瘀血互结）。

辨证分析：肝主疏泄，主气机，胃主通降。患者患积证，复经手术，气血阴阳俱虚，故见神疲乏力、咽干口燥、消瘦等。肝气郁结，胃阴不足，肝胃不和，气滞血瘀，不通则痛，故见胃脘灼热而痛，脘腹胀满，纳呆恶心。阴虚热结，故见大便干结，小便黄短。综合舌脉证：舌红少苔，脉沉细，乃阴虚胃热之象。病位在肝胃。病性虚实夹杂，虚为气郁阴阳俱虚，阴虚突出，实为气滞、血瘀、热毒内结。失治误治，缠绵难愈，则为反胃，或成鼓胀，或生吐血、便血以及神昏厥脱之虞。

治法：调肝理脾，养阴和胃，清热解毒，化瘀散结。

方药：三甲散合经验方百合丹参饮加减。

处方：柴胡 9g，白芍 25g，鳖甲 15g（先煎），炮山甲 9g（先煎），生牡蛎 30g（先煎），土鳖虫 9g，百合 30g，乌药 9g，丹参 25g，桃杏仁（各）12g，生薏苡仁薏苡仁 30g，半枝莲 25g，浙贝母 15g，芦根 12g，龙葵 15g，白花蛇舌草 15g，14 剂，水煎服。嘱患者六神丸藕粉调服，每次 10 粒，每日 3 次。

二诊（10 月 28 日）：患者诉胃脘部隐痛，口干减，仍纳呆，恶心、呕吐减轻，舌苔薄白，脉细。守原方加陈皮 9g，清半夏 12g，白英 15g，败酱草 15g，沙参 12g，麦冬 12g，14 剂，水煎服。继服六神丸。

三诊（11 月 17 日）：患者诉能进食，舌苔渐生，脉细。守 10 月 28 日方，加用莪术 9g，藤梨根 15g，石见穿 15g，并改清半夏为姜半夏 12g，14 剂，水煎服。继服六神丸。

四诊（12 月 1 日）：患者诉饮食量渐增，每日可进食一两主食，舌苔薄白，脉细。守上方，加天冬 12g，去陈皮、姜半夏。继服六神丸含化。

五诊（2010 年 6 月 15 日）：患者诉乏力、怕热，无汗出，口角溃疡，灼热而痛，足底部皮肤瘙痒，查：舌红少苔，脉沉细，腹股沟可及数个淋巴结，活动可。血常规示：血红蛋白：80g/L。遂予调方，增强益气养血之力：柴胡 9g，赤芍 25g，白芍 25g，鳖甲 15g（先煎），炮山甲 12g（先煎），生牡蛎 30g（先煎），土鳖虫 9g，莪术 9g，百合 30g，乌药 9g，夏枯草 15g，连翘 12g，浙贝母 15g，生薏苡仁 30g，北沙参 15g，天麦冬各 12g，石斛 15g，半枝莲 25g，仙鹤草 30g，生黄芪 30g，当归 12g，女贞子 12g，旱莲草 15g，玉竹 15g。嘱患者梅花点舌丸藕粉调服，每次 5 粒，每日 3 次。

六诊（2011 年 8 月 2 日）：患者诉脘腹胀满，连及胁肋，胃脘部灼热疼痛，午后、夜间明显，仍有口干，纳少，下肢乏力，舌暗红，少苔，脉沉细。予调方，增强滋阴益胃之功：百合 30g，乌药 9g，丹参 25g，当归 12g，川芎 12g，赤白芍各 25g，大腹皮 15g，陈皮 12g，枳壳 9g，生白术 30g，猪茯苓各 15g，生薏苡仁 30g，石见穿 15g，连翘 12g，浙贝母 15g，石斛 15g，夏枯草 15g，莪术 9g，鳖甲 15g（先煎），生牡蛎 30g（先煎），炮山甲 15g（先煎），白花蛇舌草 30g，仙鹤草 30g，甘草 6g，继服梅花点舌丸。

七诊（2012 年 7 月 18 日）：患者诉乏力、口干咽燥、纳可，偶有脘腹胀满感，眠可，大便稀，小便可，舌红少苔，脉细弱。予益气养阴，行气散结，活血解毒。处方：柴胡 9g，赤芍 30g，白芍 30g，鳖甲 15g（先煎），炮山甲 12g（先煎），生龙骨 30g（先煎），生牡蛎 30g（先煎），土鳖虫 9g，莪术 9g，百合 25g，乌药 9g，夏枯草 15g，连翘 12g，浙贝母 15g，仙鹤草 30g，鸡内金 12g，生黄芪 25g，女贞子 12g，玉竹 25g，石斛 15g，玄参 12g，继服梅花点舌丸。

八诊（2017 年 1 月 12 日）：病情尚属稳定，期间数次住院，皆转危为安。自述曾到原手术医院复诊，医生叹为神奇云云。（摘自《赵进喜临证心悟》）

[按语] 本病例为胃癌晚期肝转移，辨证属肝胃不和，痰浊热毒瘀血互结，气血阴阳俱虚，但其核心病机为肝气郁结，胃失和降，气滞血瘀痰浊，日久则邪从火化。故治疗以肝胃为中心，方用三甲散、百合丹参饮等化裁。以柴胡、白芍疏肝理气，陈皮、半夏、枳壳、大腹皮等行气宽胸，百合、乌药、茯苓、白术健脾和胃，生黄芪、当归、女贞子、旱莲草、石斛、沙参、麦冬等益气养阴，炮山甲、鳖甲、牡蛎、土鳖虫、莪术、生薏苡仁、浙贝母、丹参、桃仁等活血化瘀、软坚散结，连翘、芦根、夏枯草、白花蛇舌草、半枝莲、石见穿、仙鹤草等清热凉血解毒。总体而言，重视疏肝和胃、化瘀散结，扶正祛邪解毒治法贯穿始终。

鼓 胀

鼓胀是肝病日久，肝、脾、肾功能失调，气、血、水相裹，水停腹内，以腹部胀大如鼓、皮色苍黄、腹壁青筋暴露，或兼有腹内积块等为主要临床表现的病证。古有"气鼓""水鼓""血鼓"之分。鼓胀的发生，来势缓慢，病情易于反复。晚期可见吐血、便血、昏迷等变证。西医学的肝硬化腹水等，可以参考本病证进行诊治。

【沿革】

《内经》对鼓胀典型表现与临床特点就有明确论述。《灵枢·水胀》指出："鼓胀何如？岐伯曰：腹胀，身皆大，大与肤胀等也。色苍黄，腹筋起，此其候也。"《素问·腹中论》指出鼓胀"朝食不能暮食"，治疗可用鸡矢醴。《素问·至真要大论》更指出："诸病有声，鼓之如鼓，皆属于热。"强调热邪致病。隋代巢元方的《诸病源候论》提出"水蛊"，强调水毒感染病因。金元时期，李东垣的《兰室秘藏》重视脾虚，并创立了有效名方中满分消汤。朱丹溪的《格致余论》则重视湿热。明代张景岳的《景岳全书》更提出"单腹胀"，认为情志抑郁、饮食失节，或少年酒食无节，可成水鼓。喻嘉言的《医门法律·胀病论》则明确指出"胀病亦不外水裹、气结、血凝"，奠定了今天认识鼓胀病机的基础。李梴的《医学入门·鼓胀》更指出："凡胀初起是气，久则成水……治胀必补中行湿，兼以消积，更断盐酱。"其对鼓胀的病理过程有精辟论述，实际上已寓有分期论治的内涵。

【病因与病机及其演变】

鼓胀病因比较复杂，多发生于黄疸、胁痛、积聚等肝系病证，与体质因素、情志不遂、酒食不节、虫毒感染等密切相关。体质因素：太阴脾虚、少阳气郁体质者多发，也可见于厥阴肝旺、少阴肾虚体质者。情志伤肝、酒食不节伤脾，虫毒感染更可直接伤肝，可导致气郁、血瘀、郁热、湿热等，则成为鼓胀的发病基础。

鼓胀的病位主要在肝脾，久则及肾。基本病机是肝脾肾三脏功能受损，气滞血瘀、水停腹中。其病理因素为气滞、血瘀、水湿，病理性质为本虚标实。肝主疏泄，司藏血；脾居中焦，主运化水湿；肾居下焦，司开阖，调节全身水液代谢。肝病则疏泄不行，气滞血瘀，或肝气乘脾，脾病则运化失健，水湿内聚，土壅则木郁，以致肝脾俱病，则腹部胀大、皮色苍黄、腹壁脉络暴露。病延日久，累及于肾，肾关开阖不利，水湿不化，气滞、血瘀、水裹，水停腹中，则胀满愈甚。由于发病体质有不同，肝、脾、肾病变轻重的不同，故临床证候表现有气滞湿阻、寒水困脾、湿热蕴结、水瘀互结、阳虚水盛、阴虚水停的不同证候，而表现为"气鼓""水鼓""血鼓"等。气滞、血瘀、水停，互相影响，或兼有湿热、寒湿等，常表现为错综复杂之局。如病程日久，延至晚期，阴虚火旺，或湿热蕴结，热灼血络，可甚变生吐血、便血等。久病肝肾虚衰，气化不行，湿浊邪毒内生，蒙闭清窍，更可出现神昏重症。

【诊断要点】

1. 临床表现 初期脘腹作胀，食后尤甚，继而腹部胀大如鼓，重者腹壁青筋显露，脐孔突起；常伴乏力、纳差、尿少及齿衄、鼻衄、皮肤紫斑等出血现象，可见面色萎黄、黄疸、手掌殷红、面颈胸部红丝赤缕、血痣及蟹爪纹。

2. 病情特点 病程长，病情易于反复，可继发于黄疸、胁痛、积聚等肝系病证。病程日久，延至晚期，甚或有变生呕血、便血、神昏等变证。

3. 相关检查 肝功能检查以及 B 超、CT、MRI、腹腔镜、肝脏穿刺等检查，有助诊断与鉴别诊断。

【类证鉴别】

1. 鼓胀与水肿鉴别 鼓胀晚期可见下肢浮肿，水肿重症也可表现为腹水，所以需要鉴别。鼓胀表现为腹部胀大坚满，一般四肢不肿，甚或枯瘦。初起腹部胀大但按之柔软，逐渐坚硬，以至脐心突起，四肢消瘦，皮色苍黄，晚期可出现四肢浮肿，甚则吐血、昏迷等危象。多继发于黄疸、胁痛、积聚等肝系病证，发病与情志不遂、酒食不节、感染血吸虫等相关。乃肝、脾、肾功能失调，气血水相裹，水停腹内所致。水肿表现为颜面、四肢浮肿，初起从眼睑部开始，继则延及头面四肢以至全身，也有从下肢开始水肿延及全身，皮色一般不变。水肿重症，可见腹胀满、不能平卧等症。多继发于疮疡、斑毒以及消渴久病等。乃肺失宣降，脾失健运，肾失气化，三焦气化不利，水溢肌肤所致。

2. 气鼓、水鼓、血鼓鉴别 鼓胀，古人分之为"气鼓""水鼓""血鼓"等。气鼓的典型表现为腹部膨隆，自觉胀满，嗳气或矢气则舒，腹部按之空空然，叩之如鼓，多见于鼓胀早期。水鼓的典型表现为腹部胀大，状如蛙腹，按之如囊裹水，多见于鼓胀中期。血鼓的典型表现为腹部胀满，青筋暴露，内有癥积，按之胀满疼痛，而颈胸部可见赤丝血缕，多见于鼓胀晚期。

【辨证要点】

鼓胀辨证首当辨虚实，明晰气、血、水三者轻重，以及寒热多少。同时辨原发病、本病、变证以及不同临床分期。

1. 辨标本虚实 鼓胀多本虚标实之证。标实证主要为气滞、瘀血、水停，或兼湿热、寒湿等。其中偏气滞者，常有两胁胀满，善太息，嗳气，或得矢气后腹胀稍缓，口苦脉弦等症；偏血瘀者，常有四肢消瘦，腹壁脉络显露，胁下或腹部痞块，面色黧黑、面颊、胸臂血痣或血缕，肌肤甲错不润，手掌赤痕，唇及爪甲色黯，舌边尖瘀点、瘀斑等症；水停突出者，常有腹胀之形如囊裹水，或腹中有振水音，周身困乏无力，尿少浮肿等症。兼湿热者，常见腹胀大，绷急光亮，常可伴见黄疸，脘腹痞满，大便不爽，小便黄赤，舌红苔厚腻等；兼寒湿者，腹胀满，早宽暮急，畏寒肢冷，大便溏稀，舌苔白腻等。本虚证，包括气虚、阳虚、阴虚，甚至可表现为气阴两虚、阴阳俱虚。气虚、阳虚，多脾气虚、脾阳虚，或脾肾阳虚；阴虚，多肝肾阴虚。偏于脾气虚者，常有面色萎黄，神疲乏力，纳少不馨，舌淡，脉缓等症；偏于脾阳虚者，常有面色苍黄，畏寒肢冷，大便溏薄，舌淡体胖，脉沉细无力等症；偏于脾肾阳虚者，除有脾阳虚证外，还可见腰膝冷痛，男子阴囊湿冷，阳痿早泄，女子月经短期，量少色淡等症；偏于肝肾阴虚者，常有头晕耳鸣，腰膝酸软，心烦少寐，颧赤烘热，齿鼻衄血，舌红少苔，脉弦细而数等症。若为气阴两虚者，除脾气虚证外，还可见口干不欲饮，知饥而不能纳，形体消瘦，五心烦热，舌红体瘦而少津等症。阴阳俱虚者，除肾阴虚证外，还可兼见腰膝酸冷、夜尿频、性功能减退等。

2. 辨原发病、本病、变证 黄疸、胁痛、积聚等病证，日久不愈，可渐成鼓胀。

鼓胀既成，失治误治，阴虚火旺，或湿热蕴结，热灼血络，可见齿衄、鼻衄，或成吐血、便血等变证。鼓胀久病，肝肾虚衰，气化不行，湿浊邪毒内停，阻滞气机升降，蒙闭清窍，即出现神疲、反应淡漠，或心烦失眠、躁扰不宁，进一步可成神昏厥脱危候。

3. 辨临床分期 鼓胀早期多表现为气鼓，辨证多为气滞湿阻证。中期多表现为水鼓，辨证多阳虚水停证。鼓胀晚期，多表现为水鼓重症，常伴有衄血、神志异常等变证。

【治则治法】

鼓胀为本虚标实之证，治疗总以攻补兼施为治则。临床应按照气滞、血瘀、水停侧重点不同，分别采用行气、活血、利水治法。目前多强调活血化瘀、软坚散结治法。若兼湿热者，治当清利、清泄湿热，旨在使湿热之邪前后分消；若兼寒湿者，治当温化寒湿，配合通阳化气、行气利水。针对本虚证，脾气虚者，治当健脾益气；脾阳虚者，治当健脾温阳；脾肾阳虚者，治当温补脾肾、化气利水。肝肾阴虚者，治当滋补肝肾；气阴两虚者，治当益气养阴；阴阳俱虚者，治当阴阳两补。处理好扶正补虚与祛邪治标的关系，是临床取效的关键。

鼓胀早期，多为气鼓，治疗的重点是疏肝健脾、行气消胀；鼓胀中期，多为水鼓，治疗重点为健脾温肾、行气利水。晚期正虚突出者，在温补脾肾、滋养肝肾基础上，同时应配合行气活血、利水治法。兼湿热腹痛者，治当清化湿热；兼血热衄血者，治当凉血活血止血；肝肾虚衰，湿浊邪毒内停，蒙闭清窍，神昏者，则当泄浊解毒、醒神开窍，可配合中药保留灌肠疗法，以分消湿浊毒邪。

泻下逐水法是古人治疗鼓胀的常用方法。但服用逐水药，除可利尿以外，还常有恶心欲吐、腹痛腹泻等剧烈反应，用之失宜，还可导致液竭气脱危候，所以实际应用中应注意严格把握适应证，谨慎行之。临床上，逐水法主要适用于鼓胀实证体质壮实者。应用逐水法要注意早晨服药，从小量用起，严密观察药后腹痛、呕吐、腹泻反应，根据药物反应逐渐加大剂量，并注意中病即止。应注意明确适应证与禁忌证。久病体弱或有发热，黄疸日渐加深，或有吐血、便血以及肌衄等出血倾向，均不宜使用。一般可采用先攻后补、边攻边补、攻补结合的思路，时刻以护胃气为念。

【分证论治】

1. 气滞湿阻证

临床表现：腹胀按之不坚，胁下胀满或疼痛，饮食减少，食后胀甚，得嗳气、矢气稍减，小便短少，舌苔薄白腻，脉弦。

治法：疏肝理气，运脾利湿。

方药可用柴胡疏肝散合胃苓汤或木香流气饮加减。此组合主要适用于鼓胀早期表现为气鼓者，尤其多见于少阳气郁体质者。若气虚突出，乏力体倦者，可加黄芪、党参等；若湿盛，脘腹痞满，食欲差，舌苔腻者，可加用木香、砂仁、槟榔等。治疗早期鼓胀的临床经验方——益气消鼓汤，处方组成：生黄芪 15～60g，党参 9～12g，苍术 12～15g，白术 12～15g，柴胡 9～12g，赤白芍（各）15～30g，鳖甲 15～30g（先煎），牡蛎 30g（先煎），当归 9～12g，川芎 9～12g，丹参 15～30g，木香 6～9g，槟榔 12～15g，水红花子 12～30g，枳实 12～15g，陈皮 9～15g，大腹皮 15～30g，泽泻 15～30g，猪苓 15～30g，茯苓 15～30g，葫芦皮 15～30g。此方即四逆散、当归芍药散合方，加用化瘀散结、行气利水药。其中，苍（苍术）毛（大腹皮）蓼（水红花子）实（枳实）苓（猪苓、茯苓）四皮（陈皮、桑白皮、冬瓜皮、葫芦皮），是行之有效的行气、活血、利水鼓胀经验方。若湿热盛，咽干口黏，脘腹痞满，或黄疸，舌红苔黄腻者，可加用虎杖、茵陈、金钱草、白蔻仁、清半夏、薏苡仁、白花蛇舌草等。

2. 阳虚水停证

临床表现：腹大胀满，按之如囊裹水，甚则颜面微浮，下肢浮肿，脘腹痞胀，得热则舒，早宽暮急，周身困倦，怯寒懒动，小便短少，大便溏薄，舌苔白腻，脉弦迟。

治法：温中健脾，行气利水。

方药可用实脾饮加减。治疗中期鼓胀的临床经验方——温阳消鼓汤，处方组成：炙黄芪 15～60g，党参 12～15g，苍术 12～15g，白术 12～15g，炮附子 6～9g（久煎），肉桂 6～9g，陈皮 12～15g，大腹皮 15～30g，木瓜 12～15g，草果 6～9g，薏苡仁 15～30g，当归 9～12g，川芎 9～12g，白芍 15～30g，丹参 15～30g，木香 6～9g，砂仁 6～9g（后下），猪苓 15～30g，茯苓 15～30g，泽泻 12～15g，葫芦皮 15～30g，炙甘草 6g。主要适用于鼓胀中期水鼓证，尤其适用于太阴、少阴阳虚体质者。若肝气郁结明显，胁痛胀满者，可配合四逆散，或加柴胡、枳实、香附、元胡索等；若水停突出，浮肿尿少，或胸闷咳喘者，可配合葶苈子大枣泻肺汤加桑白皮、石韦、车前子等。治疗鼓胀阳虚水停证有效。若脾肾阳虚，畏寒肢冷，腰膝酸冷，尿少，便溏，舌淡胖，舌苔水滑，脉沉细者，方可用附子理中汤合济生肾气丸，以温补脾肾，化气行水。

3. 湿热蕴结证

临床表现：腹大坚满，脘腹胀满绷急，烦热口苦，渴不欲饮，或有面目、皮肤发黄，小便赤涩，大便秘结或溏垢，舌边尖红，苔黄腻或兼灰黑，脉弦数。

治法：清热利湿，攻下逐水。

方药可用中满分消丸合茵陈蒿汤加减。因湿热蕴结，多提示病情活动，或复感于邪，病情复杂，治疗较为困难。若为鼓胀实证而表现为腹胀大、尿少、大便不通、脉实者，也可试用逐水法。参考处方，如古方舟车丸等。更有用甘遂面 0.5～1g，以枣肉为丸，小剂量服用，结合汤剂和胃健脾、攻补兼施，有时也有一定疗效。

4. 瘀结水停证

临床表现：脘腹坚满，青筋显露，胁下癥结，痛如针刺，面色晦暗黧黑，或见赤丝血缕，面、颈、胸、臂出现血痣或蟹爪纹，口干不欲饮水，或见大便色黑，舌质紫暗或有紫斑，脉细涩。

治法：活血化瘀，行气利水。

方药可用调营饮加减。方中以当归、川芎、赤芍、莪术化瘀散结，槟榔、大腹皮行气消胀，马鞭草、益母草、泽兰、泽泻、赤茯苓化瘀利水。若胁下癥积包块明显，或有腹痛者，可配合膈下逐瘀汤、三甲散、鳖甲煎丸等方，或加用鳖甲、穿山甲、牡蛎、䗪虫等。若瘀血久结，肌肤甲错，目眶黯黑，潮热羸瘦，大便干者，可用大黄䗪虫丸。病久体虚，气血不足，神疲乏力，月经量少色淡，或经闭者，可加用黄芪、党参、白芍、枸杞子、女贞子等，或配合乌鸡白凤丸。

5. 阴虚水停证

临床表现：腹大胀满，形体消瘦，或见青筋暴露，面色晦滞，唇紫，口干而躁烦失眠，时或鼻衄、牙龈出血，小便短少，舌质红绛少津，苔少或光剥，脉弦细数。

治法：滋阴柔肝，养阴利水。

方药可用六味地黄丸合一贯煎加减。多见于厥阴肝旺或少阴阴虚体质者。也常可用左归丸配合当归芍药散加减。临床常用经验方——柔肝消鼓汤，处方组成：生黄芪15~30g，生地15~30g，山茱萸9~15g，山药9~15g，黄精12~15g，枸杞子9~12g，女贞子9~12g，当归9~12g，白芍12~30g，川芎9~12g，丹参15~30g，旱莲草12~15g，丹皮12~15g，猪苓15~30g，茯苓15~30g，泽泻15~30g，连翘12~15g，鳖甲15~30g（先煎），龟板15~30g（先煎），牡蛎30g（先煎），大腹皮12~30g，土茯苓30g，薏苡仁15~30g，白花蛇舌草15~30g，甘草6g。该方能滋补肝肾，兼可益气，可化瘀散结，行气利水，主要适用于鼓胀之气阴两虚证，表现为腹满胀大，乏力，头晕眼花，咽干烦热，腰膝酸软，舌暗红苔薄黄，脉细弦者。若鼓胀日久，阴阳俱虚，临床表现为头晕耳鸣，心烦少寐，颧赤烘热，齿鼻衄血，腰膝酸冷，夜尿频，性功能减退，舌胖，脉沉细者，可用右归丸合当归芍药散加减。五子衍宗丸本为治疗肾虚阳痿名方，实际上既可补肾，也能护肝，也可用于辨证存在肾虚的患者。唯因"阳虚易治，阴虚难调"，鼓胀辨证存在阴虚者，临床观察发现确实多相对难治。而且阴虚就容易火旺，所以发生衄血的可能性也比较大。不可不知。

应该指出的是，鼓胀日久，出现出血、神昏变证，更当积极救治。其中，鼓胀伴出血，轻症牙龈出血，或大便色黑，如柏油样，重者可见鼻衄，或吐血，呕吐物中夹有鲜血，甚或吐血盈碗盈盆，大便暗红而溏薄，胃脘灼热，嘈杂不适，肠鸣腹胀，或心悸气短，畏寒肢冷，舌质红苔黄，或舌淡，脉弦滑而数，或沉细而数。治法：泻热宁络，凉血止血。方药可用泻心汤，或用验方止血散，即大黄、白及、三七粉凉开水调为糊状，慢慢吞服。若亡血气脱，汗出肢冷者，可煎服独参汤，或用生脉注射液、参附注射液静脉点滴。

而鼓胀神昏，多肝肾虚衰，气化不行，湿浊邪毒内生，蒙闭清窍所致。临床上，常先见烦躁不宁，逐渐嗜睡，终至昏迷；或先语无伦次，逐渐嗜睡，终至昏迷，脘闷纳呆，恶心呕吐，大便不通，舌质红苔黄腻，或舌淡红苔白腻，脉弦滑数或弦滑。治法：泄浊解毒，醒神开窍。方可用菖蒲郁金汤加味，送服安宫牛黄丸，或用清开灵注射液、醒脑静注射液静脉点滴。临床上还可配合中药大黄、牡蛎、蒲公英、地榆炭等，水煎保留灌肠，以分消湿浊邪毒。

【其他疗法】

针灸取穴：行间、太冲、三阴交、曲泉，毫针刺，用泻法，每日1次，每次留针20～30分钟。脾肾阳虚者，取足三里、关元、三阴交穴，可采用艾灸法，艾条悬灸15分钟。在辨证基础上，配合神阙穴贴敷中药或进行中药离子导入，也有一定疗效。

【预防调护】

积极治疗黄疸、胁痛、积聚等，是预防鼓胀的关键。

既病之后，患者应注意休息，早期时可进行散步、打太极拳等运动，病重时则应以卧床休息为主。同时，应注意清淡饮食，低盐低脂，禁食生冷、油腻、辛辣、油炸、粗糙和坚硬等食物，忌饮酒，少吸烟，适当多食新鲜蔬菜水果与富有营养的食物。注意保持情绪稳定，避免精神刺激，消除恐惧心理，增强治疗自信心。另外，还应该密切注意病情变化，注意患者精神状态、饮食、睡眠以及有无黄疸、牙龈出血、大便色黑等，时刻以护胃气为念，防止发生吐血、便血、神昏厥脱之变。

【病案举例】

叶某，男，52岁。患慢性乙型肝炎多年。近半年出现右胁疼痛引及后背，腹部胀满，早宽暮急，经朋友介绍请中医诊治。刻下症：腹胀满，右胁下时痛，纳呆不思饮食，脐腹部疼痛，大便稀溏日行3～4次，手足不温，睡眠差，梦多，口苦咽干。舌淡苔薄腻而黄，边多浊沫，脉见弦细。

中医诊断：鼓胀（肝经郁热、脾胃虚寒）。

辨证分析：肝主木，主疏泄；脾主土，主运化。肝病日久，则累及于脾，如此肝脾同病。肝经郁热，肝脾不和，故见口苦咽干，失眠多梦，胁痛。肝脾气滞，水湿不化，脾胃虚寒，故见腹胀满，腹痛，食少，大便稀溏。综合舌脉证：舌淡苔薄腻而黄，边多浊沫，脉见弦细，乃肝经郁热、脾胃虚寒之证。病位在肝脾。病性属虚实夹杂，虚证是脾胃阳虚，实证是气滞、血瘀、水湿停滞，郁不解。失治误治，则渐成水鼓，或有吐血、便血之变。

方药：柴胡桂枝干姜汤加减。

处方：柴胡9g，黄芩9g，桂枝9g，干姜9g，苏梗9g，香附12g，陈皮9g，法半夏12g，茯苓15g，石菖蒲12g，枳壳9g，乌药9g，炒苍术15g，炒白术15g，白芍30g，鳖甲15g（先煎），丹参25g，生龙骨30g（先煎），生牡蛎30g（先煎），炙甘草6g。上药服14剂，腹胀满及右肋疼痛明显减轻，便溏亦有所好转，又以上方加枸杞子15g，共服近30剂，诸症消失。嘱医院复查肝功能等。（赵进喜医案）

[按语]　此例为慢性肝炎肝硬化早期患者，"知肝之病，当先传脾"，临床常表现为肝胆郁热与脾胃虚寒同见，所以刘渡舟教授常用柴胡桂枝干姜汤加减。而柴胡桂枝干姜汤苓证腹证特点为两胁肋下胀满，以手按之疼痛，或心下不舒喜温喜按，或有心下膨满，脐上动悸，甚或心下部触之有振水音，全腹按之无力。临床体会，凡遇见胸胁苦

满，口苦咽干，寒热心烦等肝胆郁热证候，同时又有腹满便溏、纳呆不食等脾胃虚寒表现，或具备其典型腹证特点者，均可选用本方治疗。

水　肿

水肿是指肺脾肾功能失调，三焦气化不利，水液内停，泛溢于肌肤，表现以眼睑、颜面、四肢、腹背，甚至全身浮肿，或伴胸水、腹水为特征的病证。西医学中的急慢性肾小球肾炎、肾病综合征、继发性肾小球疾病等以水肿为主症者以及心源性水肿等，均可参考本病证进行诊治。

【沿革】

《内经》称本病为"水"，并提出了"风水""肾风"等相关病名。认为发病与劳倦、外感，导致肾、脾胃、肺以及三焦水道不利有关。论其治法，《素问·汤液醪醴论》更提出"平治于权衡，去苑陈莝……开鬼门、洁净府"。一般认为是发汗、利小便、攻逐水饮三法。东汉张仲景的《金匮要略》称本病为"水气病"，设专篇论述，将水气分为风水、皮水、正水、石水等，同时又有"五脏水"分类法，提出肾水、心水之名。并有"血不利则为水"之论。论其治法，重视通阳化气利水，主张上下分治。并收载了越婢汤、防己黄芪汤等名方。隋代巢元方的《诸病源候论·水肿候》凡二十二条，始将"水肿"作为各种水病的总称。宋代严用和的《济生方·水肿门》就主张把水肿分为阴水、阳水。元代朱丹溪的《丹溪心法·水肿》也指出："若遍身肿，烦渴，小便赤涩，大便闭，此属阳水；若遍身肿，不烦渴，大便溏，小便少，不赤涩，此属阴水。"论阴水、阳水鉴别，影响深远。明代张介宾的《景岳全书·肿胀》重视水气互化与水肿温补治法。指出："凡水肿等证，乃肺脾肾三脏相干之病。……温补即所以化气，气化而痊愈者，愈出自然；消伐所以攻邪，逐邪而暂愈者，愈出勉强。"李中梓的《医宗必读·水肿胀满》指出："阳证必热，热者多实；阴证必寒，寒者多虚。"李梴的《医学入门·水肿》认为水肿外感多阳证，内伤多阴证，指出："阳水，多外因涉水冒雨，或兼风寒、暑气，而见阳证；阴水，多内因饮水及茶酒过多，或饥饱、劳役、房欲，而见阴证。"近代唐容川的《血证论·阴阳水火气血论》指出："瘀血化水，亦发水肿，是血病而兼水也。"为现代临床应用活血化瘀治疗水肿所借鉴。当代医家更有强调清热解毒、祛风除湿、化瘀散结、和胃泄浊等治法，已经被临床普遍接受。

【病因病机及其演变】

水肿的病因主要包括体质因素、风邪袭表、疮毒内犯、饮食不节、久病劳倦等有关。①体质因素：少阴肾阴体质、太阳卫阳太过体质、太阴脾虚体质多发。太阳卫阳不足体质、厥阴肝旺体质等，也可发病。②风邪外袭：包括风热、风寒、风湿，实际上还有湿热邪毒等。总体而言，太阳卫阳太过体质者容易感受风热，而太阴脾虚体质者容易招惹湿热邪毒。③疮毒内陷：主要是热毒、湿毒、湿热等邪毒内陷。④饮食失节：包括过嗜生冷，或醇酒厚味，可内生湿热，过嗜辛辣，可以内生邪热，引发风邪来犯，引发水肿。⑤劳倦内伤，脾肾受损，或斑毒内陷，或久病消渴等，久病及肾，久病入络，络脉瘀结，可继发水肿。

水肿的中心病位在肾，与肺、脾以及三焦密切相关，有时也有关心、肝等脏。基本病机为肺失通调、脾失传输、肾失开阖、三焦气化不利，水液外溢肌肤。水肿发病有关肺脾肾，肾是关键。水肿的病性有虚实之分，新病多实证，久病多虚实夹杂。实证可表现为风寒、风热、风湿、热毒、湿热以及气滞、血瘀等。就肾风水肿而言，湿热尤其多见，而血瘀普遍存在。虚证可表现为气虚、阴虚、阳虚、气阴两虚甚或气血阴阳俱虚，常见肺脾气虚、脾肾阳虚、心肾阳虚、肺肾阴虚、肝肾阴虚以及肺脾肾或肝脾肾气阴两虚、阴阳俱虚证等。

由于体质差异及致病因素的不同，水肿的病理性质可分为阳水和阴水。阳水属实，多由外感风邪、疮毒、湿热而成，主要病位在肺、脾，累及于肾；阴水属虚或虚实夹杂，多由饮食劳倦、禀赋不足、久病体虚导致，其主要病位在脾、肾，有关于心。同时，阳水、阴水一定条件下还可以互相转化。阳水迁延不愈，或者失治误治，耗损正气，伤及脾肾，可以转化为阴水；阴水复感外邪可出现阳水的证候，而成本虚标实之证。水肿重症，尿少尿闭，浊毒内停，或水肿久病，邪毒瘀滞伤肾，虚损劳衰不断加重，肾元虚衰，湿浊邪毒内生，阻滞气机升降出入，则为关格危候。

【诊断要点】

1. 临床表现 水肿轻者可仅见下肢足踝水肿或者是眼睑浮肿，重者可见全身皆肿，甚至腹大胀满，气喘不能平卧。一旦出现神昏谵语、恶心呕吐、口中尿味、尿少或无尿等症状时为水肿危象。

2. 发病特点 水肿先从眼睑或下肢开始，继则全身。起病前可有恶寒发热，咽喉疼痛，或有疮毒，或有消渴病、痹证、斑毒等病史。

3. 相关检查 尿常规、尿沉渣、24 小时尿蛋白定量、血生化（肝肾功能、血脂、电解质、心肌酶）、免疫学检查、肾穿刺以及心电图、超声心动检查等，有助于诊断与鉴别诊断。

【类证鉴别】

1. 水肿与鼓胀鉴别 水肿重症可见腹水，鼓胀晚期也可见下肢浮肿。但水肿表现为头面或下肢先肿，继及全身，面色㿠白，腹壁无青筋暴露，多外感风邪、疮毒内陷，或继发于斑毒、消渴病等，多肺、脾、肾三脏功能失调，三焦气化不利，水液内停外溢肌肤所致。鼓胀表现为水液泛溢于肌肤单腹胀大，后期可伴肢体浮肿，面色苍黄，腹壁青筋暴露，多继发于黄疸、胁痛、积聚等病证，肝、脾、肾三脏功能失调，气滞、血瘀、水裹，水液停聚于腹中所致。

2. 阳水与阴水鉴别 阳水病因，多外感风邪，疮毒内陷，或湿热蕴结所致，发病较急，病程短，水肿多先见于面部，自上而下继而全身，肿处皮肤绷急光亮按之凹陷即起，多属表证、属实证。阴水病因，多饮食劳倦，或年老体弱，脾肾亏虚所致，发病较缓，病程较长，水肿多先见于足踝，自下而上继而全身，肿处松弛，按之凹陷不易恢复，甚则按之如泥，多虚证，或虚实夹杂。但阳水迁延不愈，耗损正气可以转化为阴水；阴水复感外邪可出现阳水的证候。

3. 肾风、风水、肾水与心水鉴别　水肿是共同表现，但肾风作为一个肾系病证，中心病位在肾，核心病机为邪毒瘀滞伤肾，可表现为水肿、尿血、尿多浊沫或伴眩晕、腰痛腰酸、乏力等，病程中常因劳累或外感诱发病情加重。肾风之风水，由外感诱发或导致病情急性加重，临床可表现为眼睑、颜面浮肿，继而周身水肿，尿血，尿多浊沫，甚至尿少者，可伴有发热、咽痛，或皮肤疮毒未尽等，多外感风热或热毒内陷，肺肾同病所致。肾水的中心病位在肾，多脾肾不足，肾气不固，水湿不化，水液内停所致，发病隐匿，临床特点是水肿症状突出，可表现为周身水肿，按之如泥，或伴有腹满、食少、乏力、腰酸腰痛、尿多浊沫，严重可见尿少等。心水的中心病位在心，多心肾气虚以致阳虚，水气不化，血瘀水停所致，多继发于胸痹心痛等，可表现为颜面虚浮，双下肢水肿，伴有心痛、心悸，胸闷气短，甚者咳逆倚息不得平卧等，一般无血尿以及尿多浊沫。

4. 风水与溢饮鉴别　两者均可因外感诱发，表现为肢体肿胀，并伴见恶寒发热表证。而风水多继发于风热咽痛、乳蛾红肿，或疮毒内陷，肺肾功能失调，水液内停，外溢肌肤所致，临床有"水走全身"的特点。可表现为眼睑、颜面浮肿，甚至周身水肿，常伴见尿血，尿多浊沫，甚至尿少。溢饮也可由外感或居处失宜引发，临床可表现为肺、脾、肾功能失调，水液代谢失常，不能正常输布，化而为饮，停于身体肢体局部所致，有"饮留局部"的特点，主要表现为肢体肿胀、疼痛、沉重等。

【辨证要点】

水肿辨证当首辨阴水与阳水，并注意脏腑定位与标本虚实。

1. 辨阴水阳水　阳水者，多实，热证，多外感风、湿、热、毒诸邪所致。阴水者，多虚寒证，多因脾肾虚弱，气化不行所致。

2. 辨标本虚实与脏腑定位　实证可表现为风热、风寒、风湿、湿热、热毒以及气滞、血瘀、水湿等。虚证可表现为气虚、阴虚、阳虚，或气阴两虚以致阴阳俱虚。结合脏腑定位，以肾虚为中心，或为脾肺两虚，或为肺肾两虚，或肝肾两虚，或脾肾两虚，甚至肺脾肾多脏同虚。一般而言，初病多实，久病多虚，更多虚实夹杂，表现为本虚标实。

3. 辨体质　少阴阴虚体质者，多体形瘦长，多烦热，咽干，腰膝酸软，思维敏捷，有失眠倾向。太阳卫阳太过体质者，畏热，外感后容易咽痛，或表现为高热、喘嗽等。太阴脾虚体质者，体弱，食欲差，有腹泻倾向。太阳卫阳不足体质者，腠理疏松，自汗易感，恶风等。厥阴肝旺体质者，性急易怒，容易冲动。

【治则治法】

水肿的基本治疗原则，遵循《素问·汤液醪醴论》所谓"平治于权衡，去菀陈莝……开鬼门，洁净府"，归纳为三条：发汗、利尿、泻下逐水，即淡渗利水、宣肺利水、攻泻逐水。《金匮要略》有"上下分治"的思想，也强调发汗、利尿治法。攻逐水饮疗法常会有明显的腹泻反应，并可伴有腹痛、恶心等，过用、久用可能损伤正气，所以应严格选择适应证与适应人群，即水肿实证、体质壮实者。如甘遂应用炮制品，仅入丸、散剂，或装胶囊，应从小剂量用起，0.5～1g 即可，一般应早晨服药，服药后糜粥自养，注意中病即止。注意边攻边补，或攻补结合。时刻以护胃气为念。参考《灵枢·小针解》所论"宛陈则除之者，去血脉也"，《素问·针解》所论"菀陈则除之者，出恶血也"。可知所谓"去菀陈莝"，很可能就是古代西方也曾盛行的刺血术，今已不用。

而根据水肿的标本虚实，应遵照急则治标、缓则治病的原则。稳定期，治本为主，兼以治标，或标本兼顾，标本同治。急变者，治标为主，兼以治本，或先治标，后治本。治本治法，重视益气健脾补肾。或益气，或滋阴，或温阳，或益气养阴，或阴阳双补。治标治法，重视宣肺、宣通三焦。针对病邪，或疏风清热，或疏风散寒，或祛风除湿，或清热解毒，或利湿解毒，或清热利湿解毒。针对病机，或解郁行气，或活血化瘀，或利水消肿。心水患者，更应该重视益气温阳、活血利水治法，重视心肾并治。肾风、肾水治疗，则应重视补气、祛风、解毒、行气、活血等，即所谓"治水需补气，气足水自去""治水需祛风，风去水自轻""治水需解毒，毒去水易除""治水需行气，气行水不聚""治水需活血，血行水易灭"，强调的则是补气、祛风、解毒、行气、活血五法。

【分证论治】

1. 阳水

（1）风水相搏证

临床表现：起病较急，初为眼睑浮肿或颜面浮肿，继则四肢及全身浮肿，多伴有恶寒发热，肢节酸楚，小便不利等症。偏于风热者，伴口鼻干燥，咽痛，舌质红，脉浮数。偏于风寒者，兼恶寒、鼻塞、咳喘，舌苔薄白，脉浮紧，如水肿较甚，亦可见沉脉。

治法：疏风清热，宣肺行水。

方药可用越婢加术汤加减。参考处方：炙麻黄 9～12g，生石膏 15～30g（先煎），白术 9～12g，猪苓 15～30g，茯苓 15～30g，桑白皮 15～30g，金银花 15～30g，连翘 12～15g，芦根 12～15g，滑石 15～30g（先煎），甘草 6g。该方适用于太阳卫阳太过之人，外感风热诱发风水证。麻黄可使心率加快，并影响血压，所以剂量不可过大。若风热外犯，症见发热，血尿明显，咽痛红肿，舌暗红苔薄黄，脉数者，可用银翘散加味。若风寒外受诱发风水，症见恶寒，头身痛，舌苔白，脉浮者，可用荆防败毒散加减。若风寒犯肺，症见风水，伴见咳喘痰白者，可用麻黄汤合五苓散加味。若太阳卫阳不足，风湿外犯，症见乏力自汗，水肿，或伴肢体沉重身痛，舌苔白腻，脉浮缓者，可用防己黄芪汤加减。若外感风湿诱发风水，症见头身痛，周身关节酸痛者，可用羌活胜湿汤加减。

（2）湿毒浸淫证

临床表现：眼睑浮肿，延及全身，皮肤光亮，尿少而赤或伴尿痛，身发疮痍，甚则溃烂，恶风发热，口干，舌质红苔薄黄，脉浮数或滑数。

治法：宣肺解毒，利湿消肿。

方药可用麻黄连翘赤小豆汤合五味消毒饮加减。方中药用麻黄、杏仁、生姜意在辛温宣发，解表散邪；连翘、金银花、野菊花、蒲公英、紫花地丁、紫背天葵在苦寒清热解毒；桑白皮、赤小豆利水消肿；甘草、大枣甘平和中。临床经验方——银母苇白汤，处方组成：金银花12~30g，连翘12~15g，益母草12~15g，丹参15~30g，芦根12~15g，石韦15~30g，桑白皮15~30g，白茅根15~30g。此方清热解毒（清）、活血化瘀（活）、利水消肿（利）、凉血止血（凉）诸药于一炉，体现着河北张贵印先生治疗急性肾炎"清、活、利、凉、补"所谓"五子诀"治疗精神。适用于热毒内陷风水证伴血尿者。若伴有咽痛红肿者，可加用板蓝根、牛蒡子等。若热灼血络，症见尿血突出者，可加小蓟、大蓟、土大黄等。若尿多浊沫、水肿突出者，可加猪苓、茯苓、土茯苓、萆薢、冬瓜皮等。临床应用屡取佳效。若经治疗水肿消退，症见腰膝酸软、咽干者，可用知柏地黄丸合二至丸加减。若气阴两虚，症见乏力自汗、烦热咽干者，可用清心莲子饮善后。此"补"即清补，不可妄行温补。

（3）水湿浸渍证

临床表现：全身水肿，下肢明显，按之没指，尿多浊沫，或小便短少，身体困重，胸闷，纳呆，泛恶，苔白腻，脉沉缓。起病缓慢，病程较长。

治法：健脾化湿，通阳利水。

方药可用五皮饮合胃苓汤加减。临床经验方——加味导水茯苓汤，处方组成：紫苏叶9~18g，杏仁9~12g，桑白皮15~30g，炒苍术12~15g，炒白术12~15g，木香6~9g，砂仁6~9g（后下），陈皮9~12g，姜半夏9~12g，制枇杷叶12~15g，芡实15~30g，金樱子9~12g，猪苓15~30g，茯苓15~30g，泽泻12~15g，土茯苓15~30g，萆薢15~30g，石韦15~30g，大腹皮12~15g，海藻15~30g，牡蛎15~30g（先煎），蝉蜕9~12g，薏苡仁15~30g，白花蛇舌草15~30g，黑大豆15~30g。该方适用于太阴脾虚体质，水湿内停所致的肾水证。若肾虚，症见腰酸腰痛者，可加杜仲、续断、桑寄生等。若久病血瘀，舌暗者，可加当归、川芎、地龙等。茯苓皮、泽泻、猪苓化湿行水；陈皮、白术、苍术、厚朴燥湿健脾；肉桂温阳化气利水；甘草、生姜、大枣健脾和中。若兼表证咳喘者，可加麻黄、苏子、炒莱菔子等。若水肿重症，胸满喘息不得卧者，可加炒葶苈子、车前子等。若气虚突出，症见乏力体倦者，可加用黄芪、党参等。

（4）湿热壅盛证

临床表现：遍体浮肿，皮肤绷急光亮，烦热口渴，胸脘痞闷，尿多浊沫，或小便短赤，或大便干结，舌红苔黄腻，脉沉滑数或濡数。

治法：分利湿热。

方药可用疏凿饮子加减。参考处方：羌活6～9g，秦艽12～15g，猪苓15～30g，茯苓15～30g，泽泻12～15g，白木通9～12g，椒目6～9g，当归9～12g，川芎9～12g，丹参15～30g，赤小豆15～30g，木香6～9g，槟榔9～15g，大腹皮12～15g，土茯苓15～30g，石韦15～30g，萆薢15～30g，苏叶9～18g，土大黄6～9g，倒扣草15～30g，半枝莲15～30g，白花蛇舌草15～30g，穿山龙15～30g。该方适用于湿热蕴结、血瘀水停所致的肾风水肿实证，尤其是肾风久病水肿重症。商陆、牵牛子等应慎用。关木通、天仙藤、广防己、马兜铃、青木香等，含马兜铃酸，有肾毒性不可用。若水饮射肺，症见胸闷气促，咳喘不得卧者，可加葶苈子、苏子、桑白皮、车前子等。若胃肠结热，症见腹满，烦热，大便不通者，可加大黄、虎杖、赤白芍、牛蒡子等。若风湿化热，症见肢体关节肿痛，或屈伸不利者，可加青风藤、独活、威灵仙等，或应用雷公藤多苷、火把花根片、青风藤碱等。若湿热伤阴，症见咽干口干，五心烦热，腰膝酸软明显者，可加玄参、生地黄、麦冬，或配合知柏地黄丸。若气阴两虚，湿热瘀滞，症见乏力体倦，咽干，口苦，五心烦热，小便黄赤者，则可用清心莲子饮加减。临床经验方——清补肾宁汤，处方组成：生黄芪15～120g，沙参12～15g，麦冬12～15g，地骨皮12～15g，石莲子12～15g，车前子12～15g（包煎），茯苓15～30g，猪苓15～30g，当归9～12g，川芎9～12g，丹参9～12g，土茯苓15～30g，萆薢15～30g，石韦15～30g，倒扣草15～30g，半枝莲15～30g，白花蛇舌草15～30g，白茅根15～30g，仙鹤草15～30g。该方适用于少阴阴虚体质，湿热留恋之肾风水肿伴血尿者。若热毒突出，症见咽干咽痛者，可加用牛蒡子、金银花、连翘、鱼腥草等。

2. 阴水

（1）脾气亏虚证

临床表现：颜面肢体水肿，按之凹陷不易恢复，脘腹痞满，纳差便溏，面色萎黄，倦怠乏力，尿多浊沫，或小便短少，舌质淡，苔白腻或白滑，脉细缓。

治法：益气健脾，利水消肿。

方药可用防己黄芪汤合水陆二仙丹加减。临床经验方——芪术肾水汤，处方组成：黄芪18～120g，炒苍术12～15g，炒白术12～15g，防风6～9g，汉防己12～15g，丹参15～30g，山茱萸12～15g，芡实15～30g，金樱子9～12g，猪苓15～30g，茯苓15～30g，土茯苓15～30g，紫苏叶9～18g，萆薢15～30g，石韦15～30g，桑白皮15～30g，大腹皮12～15g，陈皮9～12g，半枝莲15～30g，海藻15～30g，牡蛎15～30g（先煎），蝉蜕9～12g，薏苡仁15～30g，白花蛇舌草15～30g。该方适用于太阴脾虚湿盛所致之肾水证。注意防己应用汉防己，广防己有肾毒性勿用。若肾虚，肾气不固，症见腰酸腰痛，尿有余沥，舌淡胖，脉沉者，可加用枸杞子、菟丝子、山茱萸等，或配合五子衍宗丸。若脾虚湿滞，症见腹满，大便次数多者，可加莲子、山药、砂仁等，或配合参苓白术散。若气滞水停，症见腹胀突出，食欲减退者，可加用砂仁、木香、炒麦芽等。

（2）脾肾阳虚证

临床表现：身肿日久，腰以下为甚，按之凹陷不易恢复，脘腹痞满，纳差便溏，畏寒肢冷，面色无华，倦怠乏力，小便短少，舌质淡，苔白腻或白滑，脉沉缓或沉弱。

治法：健脾温阳利水。

方药可用实脾饮加减。参考处方：炙黄芪18~120g，党参9~12g，炮附子6~9g（久煎），干姜9~12g，草果9~12g，白术9~15g，茯苓15~30g，猪苓15~30g，土茯苓15~30g，石韦15~30g，陈皮9~12g，苏叶12~18g，车前子12~15g（包煎），木香6~9g，砂仁6~9g（后下），大腹皮12~15g，炙甘草6g。该方适用于太阴脾阳虚，或少阴阳虚体质，脾肾阳虚水湿内停之肾水证。若阴阳俱虚，症见腰膝酸冷，咽干，性功能减退，脉沉细者，可加熟地、山茱萸、山药、巴戟天，或选用济生肾气丸加味。

（3）心肾阳衰证

临床表现：颜面虚浮，面色㿠白，水肿以腰以下为甚，按之凹陷不起，尿量减少，腰酸冷痛，四肢厥冷，怯寒神疲，心悸胸闷，喘促难卧，腹大胀满，口唇紫暗，舌质淡，舌体胖，苔白，脉沉细。

治法：益气温阳，化气行水。

方药可用真武汤加减。参考处方：炮附子6~12g（久煎），人参6~15g（另煎兑），肉桂3~6g，炙黄芪18~30g，白术9~15g，茯苓15~30g，猪苓15~30g，炒葶苈子12~30g，当归9~12g，川芎9~12g，丹参15~30g，赤白芍（各）12~30g，车前子12~15g（包煎），石韦15~30g。该方适用于少阴阳虚体质，心肾阳衰、血瘀水停之心水证。若宗气下陷，症见气短胸闷，努力呼吸似喘，或有心悸，双下肢水肿，脉短或细弱，甚或三五不调者，可用升陷汤合葶苈子大枣泻肺汤加味。

另外，血瘀水肿，久病不愈，皮肤瘀斑、腰部刺痛，或有血尿，舌紫暗，妇女月经不调者，治当活血化瘀利水，方药可用桃红四物汤合五苓散加减。临床更可用当归芍药散加味治疗妇女特发性水肿，也常有卓效。

【其他疗法】

食疗药膳：玉米须30~60g，水煎或开水冲泡，当茶频饮，可利尿。山药30g，白莲子15g，薏苡仁30g，文火煮粥食用，可健脾渗湿。药膳处方——黄芪鲤鱼汤：鲤鱼1条（约500g），黄芪60g，当归12g，紫苏叶15g，白芷6g，陈皮12g，冬瓜皮30g，生姜3片，米醋30mL，不加盐，文火清炖，稍加酱油佐味，吃肉喝汤。可益气健脾、理气行水，适用于肾风、肾水，辨证属气虚水停、气滞湿阻，表现为久病水肿，尿多浊沫，乏力，或兼腹满、食少者。

针灸疗法：阳水，取穴以肺经、脾经为主。选穴：列缺、合谷、肺俞、偏历、阴陵泉、委阳。针刺用平补平泻法。阴水，取穴以脾、肾经为主。选穴：脾俞、肾俞、水分、复溜、关元、三阴交、足三里。针刺用补法，或针刺加灸法。至于古人"水肿禁针"之说，提示临床应该慎用针刺，尤其当重视针具的消毒。

【预防调护】

锻炼身体，增强体质，顺应四时，保暖防寒，预防感冒，注意个人卫生，预防疮痈。积极治疗感冒、疮毒以及风湿、消渴病等，以防止邪毒内陷于肾，或久病及肾，引起水肿。

水肿患者的调护，首先应重视低盐饮食，注意避免进食辛辣、油腻以及虾蟹等发物，注意避免劳累与外感诱发病情加重。应该重视守方，长期坚持治疗，以防关格以及喘、悸之变。

【病案举例】

案1 李某，男，65岁。1996年10月12日初诊。颜面及肢体浮肿1周余。患者2周前患上呼吸道感染，发热，咳嗽，周身不舒，经服抗菌消炎药，发热退，1周前出现颜面及肢体浮肿，化验尿蛋白（++），潜血（+++），高倍镜下红细胞15～30个，抗链"O"滴度增高，血沉加快。刻下症：颜面及肢体浮肿，咽痛，咳嗽，头身不适，腰酸，周身乏力，小便黄赤，大便尚调。既往有股骨头坏死病史。查：咽略红，可见乳蛾红肿。舌质暗红，苔薄黄，脉象滑数。血压160/95mmHg。

中医诊断：水肿·风水（风热外犯，热伤肾络）。

辨证分析：肺主宣降，为水之上源；肾主封藏，主一身气化。风热外犯，肺失宣降，肾失气化，水液内停，外溢肌肤，则为水肿。邪热内陷于肾，热伤肾络，络破血溢，则为尿血。肺气失宣，卫表不和，故见咳嗽，咽痛，头身不舒，腰酸，周身不适。综合舌脉证：舌质暗红，苔薄黄，脉象滑数，乃风热外犯、风水泛溢之证。病位在肺、肾。病性以实为主，实证表现为风热外袭、热灼血分、水湿内停同见。失治误治，则病归缠绵，若水肿日甚，则有关格、痉厥、悸脱之虞。

治法：清热解毒，滋肾凉血，活血化瘀，宣肺利水。

方药：银翘散加减。

处方：金银花15g，连翘12g，丹参15g，益母草12g，桑叶9g，菊花9g，薄荷6g（后下），钩藤15g，芦根15g，石韦25g，桑白皮30g，白茅根30g，玄参12g，侧柏叶12g。7剂。

二诊（1996年10月18日）：服药7剂，咽痛、咳嗽、疲乏减轻，浮肿消退，镜下血尿减轻，舌略红，脉细略滑，效不更方。14剂。

三诊（1996年11月2日）：咽痛、咳嗽消失，尿检蛋白阴性，高倍镜下红细胞3～5个，舌略红，脉细。改育阴之方。处方：生地24g，山茱萸12g，生山药12g，云茯苓9g，泽泻9g，丹皮9g，金银花15g，连翘12g，丹参15g，益母草12g，桑叶9g，菊花9g，女贞子12g，旱莲草15g，芦根15g，石韦15g，白茅根30g。14剂。

四诊（1996年10月26日）：略有咽干、疲乏，尿检阴性。舌暗红，脉细。该益气养阴、清解余邪之方。处方：生黄芪12g，沙参9g，麦冬9g，地骨皮12g，石莲子12g，柴胡9g，黄芩6g，茯苓9g，车前子9g（包煎），丹参15g，益母草12g，女贞子

12g，旱莲草 15g，金银花 15g，连翘 12g。白花蛇舌草 12g。30 剂。

患者坚持服药 3 个月，病情平稳，临床痊愈。后改用六味地黄丸巩固疗效。5 年后随访，病未反复。（摘自《国家中青年名中医——赵进喜》）

[按语] 急性肾炎老年人少见，但并非不可能。本患者发病之初，就被诊为肾病综合征，建议用激素治疗。中药曾给予当归芍药散加味，完全是习惯性思维使然。细考本患者发病特点，不难看出是典型急性肾炎。关于急性肾炎的治疗，张贵印先生曾总结清（清热解毒）、活（活血化瘀）、利（利水消肿）、凉（凉血活血）、补（补肾滋阴）五字诀，临床屡试不爽。本病例即师其意，首先选用银翘散方化裁，清热解毒、凉血、活血、利水诸法同用，治肾更重治肺。取效后，改用滋阴补肾六味地黄丸、二至丸加味，继予清热解毒、凉血活血之品。后复以清心莲子饮加味益气养阴，清热解毒，兼祛余邪。总为清补之剂。清代名医所谓"烂喉丹痧，变发水肿，禁用温补"，就是在强调温补助邪的危险性，非常值得我们临床注意。

案 2 李某，女，41 岁。2012 年 8 月 20 日初诊。主因双下肢间断水肿 5 年来诊。2009 年患者无明显诱因出现双下肢水肿，在某西医院做尿常规示尿蛋白（++），尿潜血（++），肾穿示：局灶增生性 IgA 肾病，口服金水宝胶囊、海昆肾喜胶囊，间断服用利尿剂，双下肢水肿时有改善，尿蛋白波动在 + ~ ++，血肌酐波动在 121 ~ 156μmol/L，未用激素治疗，为求进一步诊治，求治于中医。查：24 小时尿蛋白定量 0.5g，血肌酐 161μmom/L，B 超：胆囊结石。刻下症：双下肢水肿，劳累后加重，乏力，咽痒，纳少呕恶，脘腹胀满，眠差，小便有泡沫，大便干、3 天 1 次，四肢关节时有疼痛、阴雨天加重。查体：面色萎黄，言语无力，唇暗，肌肤甲错，双下肢轻度水肿。舌质暗，苔白腻，脉沉缓。西医诊断：慢性肾功能不全，局灶增生性 IgA 肾病，胆囊结石。

中医诊断：肾风·水肿（气虚血瘀、湿热瘀滞、湿浊内停）。

辨证分析：肾主水，主一身之气化。久病肾虚，久病入络，邪毒瘀滞，虚损劳衰不断加重，则肾元虚衰，肾不能主一身之气化，水湿内停，湿浊内生，湿浊阻滞气机升降，故见下肢浮肿，纳少恶心，脘腹胀满。肾不藏精，精不生髓，髓不生血，则气血亏虚，故见乏力、眠差、面色萎黄。风湿留恋，经络气血痹阻，故见肢体关节疼痛、阴雨天加重。综合舌脉证：病位在肾元，累及脾胃。病性虚实夹杂，虚为肾元虚衰、气血亏虚，瘀阻脉络，实为水湿内停、浊毒内停、中焦气滞、久病血瘀，夹有风湿留恋。失治误治，肾元虚衰病情进展，则为关格之变。

治法：益气养血，活血化瘀，利湿泄浊，理气和胃，祛风除湿。

方药：当归补血汤合升降散加味。

处方：黄芪 30g，当归 12g，川芎 12g，丹参 25g，鱼腥草 20g，萆薢 20g，土茯苓 30g，姜黄 12g，熟大黄 15g，蝉蜕 12g，僵蚕 12g，穿山龙 30g，牛蒡子 15g，陈皮 9g，姜半夏 12g，胆南星 12g，生龙骨 30g（先煎），生牡蛎 30g（先煎）。28 剂，水煎服，每日 1 剂，分 2 次服。

二诊（9 月 14 日）：服上方后，双下肢水肿消失，乏力改善，尚有心烦、眠差、大便干,上方加炒栀子 9g,炙远志 12g,珍珠粉 0.3g（冲服）,此后予上方加减治疗近 2 年,复查尿常规（–）,24 小时尿蛋白定量 0.18g,血肌酐 93μmol/L,病情稳定。（摘自《赵进喜临证心悟》）

[**按语**] 此例患者肾穿后明确诊断为局灶增生性 IgA 肾病,单纯运用利尿剂治疗水肿效果不佳,血肌酐逐渐升高。如治不得法,可进一步发展至终末期肾病。症见乏力、面色萎黄,为气血两虚,故以黄芪、当归益气养血以扶正;唇暗,肌肤甲错为血瘀之征,故以川芎、丹参、姜黄活血化瘀;纳少呕恶,双下肢水肿,大便干为浊毒内停,故以鱼腥草、萆薢、土茯苓利湿解毒,熟大黄泄浊解毒,诸药并用,前后分消,给邪以出路;四肢关节时有疼痛,阴雨天加重为风湿痹阻经络,故以穿山龙、蝉蜕、僵蚕祛风除湿通络;脘腹胀满,舌苔白腻为湿浊内阻,中焦气滞,故以陈皮、姜半夏燥湿化痰、理气和胃,气滞甚者还可加用香苏散;牛蒡子利咽喉、通大便,患者咽痒,大便干,所用牛蒡子正为合拍,胆南星、生龙骨、生牡蛎镇静安神以治失眠。二诊加用栀子、远志、珍珠粉,亦为安神之品。上方为主方加减治疗近 2 年,不仅水肿消退,尿蛋白、血肌酐也较前降低,延缓了肾脏病的发展。由上可见,治疗慢性肾脏病水肿不可囿于利水消肿,尚需重视补气、祛风、解毒、理气、活血治法,综合治疗才能取得较好疗效。

淋 证

淋证是肾虚、膀胱湿热,气化不利导致的以小便频急,淋沥不尽,尿道涩痛,或伴有小腹拘急,痛引腰腹为主症的病证。具体包括热淋、气淋、血淋、膏淋、石、劳淋等。热淋表现为尿频、尿急、小便热涩疼痛,或伴有发热;气淋表现为小腹胀满明显,小便艰涩疼痛,尿后余沥不尽;石淋表现为小便排出砂石,或排尿时突然中断,尿道窘迫疼痛,或腰腹绞痛难忍,可伴有血尿;血淋表现为尿血而痛;膏淋表现为排尿涩痛,小便浑浊如米泔水,或滑腻如脂膏;劳淋表现为病程日久,脾肾亏虚,小便淋沥不已,疼痛不甚,遇劳即发。西医的急慢性泌尿系感染、泌尿系结石、乳糜尿合并感染等,可以参照本病证进行诊治。

【沿革】

淋之名称,始见于《内经》,《素问·六元正纪大论》称为"淋闷"。东汉张仲景的《金匮要略·五脏风寒积聚病脉证并治》称"淋秘",并指出其病机为"热在下焦"。《金匮要略·消渴小便不利淋病脉证并治》指出:"淋之为病,小便如粟状,小腹弦急,痛引脐中。"隋代巢元方的《诸病源候论·淋病诸候》更提出"诸淋者,由肾虚而膀胱热故也",强调淋证的病机是以肾虚为本、以膀胱热为标。金元朱丹溪的《丹溪心法·淋》强调指出:"淋有五,皆属乎热。"明代张介宾的《景岳全书·淋浊》在认同"淋之初病,则无不由乎热剧"的同时,更提出淋久可致"中气下陷和命门不固之证",提出了"凡热者宜清,涩者宜利,下陷者宜升提,虚者宜补,阳气不固者温补命门",论淋证治法已较完善。若论淋证分类法,《中藏经》将淋证分为冷、热、气、劳、膏、砂、虚、实八种；《诸病源候论·淋病诸候》将淋证分为石、劳、气、血、膏、寒、热七种，并以"诸淋"统之。唐代孙思邈的《备急千金要方·淋闭》提出"五淋"之名，王焘的《外台秘要·淋并大小便难病》提出五淋即"石淋、气淋、膏淋、劳淋、热淋也"。而今多以气淋、血淋、膏淋、石淋、劳淋为五淋。其实，从临床观之，热淋最为常见。

【病因病机及其演变】

淋证的发病与体质因素、饮食失节、情志失调、烦劳过度、年老体弱，或久病正虚等相关。外阴不洁，湿热秽浊之邪上犯膀胱，为常见病因。①体质因素：少阴肾虚体质、太阴脾虚体质以及少阳气郁体质者多发，其他体质者也可发病。②饮食失节：尤其是太阴脾虚体质者，过嗜醇酒厚味，湿热内生，湿热下注膀胱，或湿热煎熬成石，或湿热灼伤血络，或湿热下注，不能分清泌浊，皆可发为热淋、石淋、血淋、膏淋。③情志失调：尤其是少阳气郁体质者，抑郁恼怒，气郁化火，下扰膀胱，可发为热淋、气淋。④烦劳过度：尤其是少阴阴虚体质者，容易内生心火，心火下移膀胱，气化不利，或热灼血络，也可发为热淋、血淋。⑤年老体弱，或久病体虚，脾肾不足，容易导致湿热诸邪留恋不去，则成气淋虚证。久淋不愈，虚损劳衰不断加重，则渐成劳淋。另外，外阴不洁最易导致湿热秽浊之邪上犯膀胱，从而成为热淋的常见诱因。

淋证的病位主要在肾与膀胱，与肝、脾、心等脏腑相关。其病机主要是湿热蕴结下焦，导致肾与膀胱气化不利。过食肥甘，或嗜酒太过，酿成湿热，下注膀胱；或外阴不洁，秽浊之邪侵入膀胱，酿成湿热，导致膀胱气化不利，则可为热淋。湿热蕴积，煎熬津液，日久酿成砂石，则为石淋。湿热蕴结，气化不利，无以分清泌浊，脂液随小便而出，小便如脂如膏，则为膏淋。湿热下注，热伤络脉，络破血溢，小便涩痛有血，则为血淋。情志失调，肝经郁热，影响膀胱气化，则少腹作胀，小便艰涩而痛，余沥不尽，发为气淋。素体亏虚，或久淋不愈，耗气伤阴，甚至阴损及阳，均可导致脾肾亏虚。脾肾不足，气阴两虚，或阴阳俱虚，遇劳即发者，则为劳淋；中气不足，气虚下陷者，则为气淋虚证。淋证初起多实证，淋证之间的不同类型可相互转化，或者二、三种类型合并出现。病延日久，或素体脾肾不足，可致气阴两伤、阴阳两虚，病证从实转虚，而见虚实夹杂之证，虚损劳衰不断加重，甚至可成关格危证。

【诊断要点】

1. 临床表现 以小便频急，淋沥涩痛，或伴有小腹拘急，腰部酸痛为主症。热淋、气淋、血淋、石淋、膏淋、劳淋各有特点。久淋不已，可伴有低热、腰痛、小腹坠胀、疲乏无力等症。

2. 发病特点 淋证发病常以劳累、工作紧张、情绪波动、饮食失节为诱因。女性患者较男性患者多见。病久脾肾受伤，病情可以迁延不愈，反复发作。

3. 相关检查 尿常规检查、尿细菌培养以及泌尿系统 B 超、X 线腹部摄片、膀胱镜等检查，有利于诊断与鉴别诊断。

【类证鉴别】

1. 淋证与癃闭鉴别 两者均可见排尿困难，但淋证为肾虚、湿热下注，膀胱气化不利所致，典型表现为尿频、尿急，常伴有排尿灼热、疼痛，小便每日总量正常。癃闭为膀胱气化不利，尿液潴留所致，典型表现为排尿困难，小便量少，甚至点滴全无，每日总尿量减少，一般无排尿疼痛。

2. 血淋与尿血鉴别 两者均可见尿色红赤，甚至尿出鲜血，但血淋常有小便热涩疼痛，尿频。血尿多无疼痛，或仅有轻微的尿道不舒。

3. 膏淋与尿浊鉴别 两者均可见小便浑浊，甚至白如泔浆，皆可为湿热下注、清浊不分或肾气不固、脂液下流所致，但膏淋的典型表现为排尿时有疼痛滞涩感，而尿浊排尿时无疼痛滞涩感。因膏淋多在尿浊基础上，加以湿热之邪内侵所致，所以治疗更应强调清利治法。

【辨证要点】

淋证应首辨类别，再分证候虚实，并重视诸种淋证之间的转化与兼夹。

1. 辨淋证类别 热淋为湿热下注，肾与膀胱气化不利所致，典型表现为小便短数，灼热刺痛，溺色黄赤，或伴有腰痛、少腹胀痛等。石淋为湿热煎熬成石，典型表现为尿中夹砂石，小便艰涩，或突然排尿中断，尿道窘迫疼痛，或腰腹绞痛难忍，尿中带血。血淋实证，为热伤血络，迫血外溢所致，典型表现为小便热涩刺痛，尿色深红，或夹有血块，疼痛胀满，突然加剧；血淋虚证，为虚火灼伤血络所致，常表现为尿色淡红，尿痛涩滞不甚。气淋实证，为气郁化热，累及膀胱所致，典型表现为小便涩滞，淋沥不尽；气淋虚证，存在脾虚气陷，典型表现为尿有余沥，小腹下坠感，气短乏力。膏淋实证，为湿热下注，分清泌浊无权所致，典型表现为小便浑浊如米泔水，置之沉淀如絮状，上有浮油如脂，或夹有凝块、血块；膏淋虚证，存在肾虚不固，脂液下泄，典型表现为病久不已，反复发作，小便浑浊如脂。劳淋为脾肾虚损，日久成劳，膀胱气化不行所致。典型表现为小便淋沥不已，时作时止，遇劳即发，尿时涩痛较轻，神疲乏力，腰膝酸软等。

2. 辨标本虚实缓急 若论标本，或以正气为本，邪气为标；或以病因为本，证候为标；或以旧病为本，新病为标。若论淋证，劳淋表现为肾虚是本虚，热淋表现为湿热蕴结是标实。而石淋、气淋、血淋、膏淋各有虚实，实际上更多虚实夹杂、本虚标实者。所以明辨标本缓急，具有重要意义。更有石淋并发热淋者，若无尿道阻塞等急证，当先治热淋，再治石淋；反之则应先解决砂石阻塞，而后再针对热淋进行治疗。

3. 辨体质 少阴阴虚体质者，多体形瘦长，思维敏捷，烦热，有失眠倾向；少阴阳虚者，多体虚，神疲乏力，腰膝酸冷，多小便频多。太阴脾虚体质者，多体弱，食少，有腹满腹泻倾向。少阳气郁体质者，性喜忧郁，敏感悲观。阳明胃热体质者，体壮，食欲亢进，有便秘倾向。

【治则治法】

淋证的基本治则，实则清利，虚则补益。实证以膀胱湿热为主者，治当清热利湿；以热灼血络为主者，治当清热凉血；以砂石结聚为主者，治当通淋排石；以气机阻滞为主者，治当利气疏导。虚证以脾虚为主者，治宜健脾益气；以肾虚为主者，治宜补虚益肾；气阴两虚者，益气养阴并举；阴阳俱虚者，滋阴与助阳同用。同时，应根据急则治标，缓则治本的原则，应用清利治法，应注意护正气；应用补益治法，更应注意清解余邪。

【分证论治】

1. 热淋

临床表现：小便短数，灼热刺痛，溺色黄赤，少腹拘急胀痛，腰痛，寒热起伏，口干，大便干，舌质红，苔黄腻，脉滑数。

治法：清热利湿通淋。

方药可用八正散加减。参考处方：萹蓄9~12g，瞿麦9~12g，白木通6~9g，车前子9~15g（包煎），滑石15~30g（先煎），炒栀子9~12g，熟大黄6~9g，蒲公英15~30g，灯芯草1~3g，炙甘草6g。该方适用于膀胱湿热实证，尤其是阳明胃热体质，湿热蕴结者。注意关木通是马兜铃科植物，含马兜铃酸，有肾毒性，应该慎用。若少阳气郁体质，郁热下移，膀胱湿热蕴结，症见恶寒发热，口苦咽干，心烦呕恶，脘腹少腹胀满，舌红苔黄边多浊沫，脉弦或数者，可用小柴胡汤加味。临床经验方——柴芩四苓散，处方组成：北柴胡12g，银柴胡12g，黄芩9g，沙参9~12g，清半夏9~12g，猪苓12~15g，茯苓12~15g，白术9~12g，泽泻12~15g，土茯苓15~30g，石韦15~30g，滑石15~30g（先煎），甘草6g。该方证多见于中年女性，因情绪波动，气郁化火，诱因热淋。若暑期湿热外受，少阳郁热，症见寒热如疟，定时发热，胸脘痞闷，呕吐痰涎，少腹满闷，小便黄赤，舌苔黄白相间，脉细弦或数者，可用蒿芩清胆汤加减。若少阴阴虚体质，湿热下注，症见腰膝酸软，咽干口渴，心烦尿赤者，可见生地、知母、黄柏、金银花、连翘，或用知柏地黄汤加味。若太阴脾虚体质，湿热下注，症见腰膝酸困，肢体沉重，大便溏稀或泄下不爽，小便黄赤者，可用四妙丸加土茯苓、石韦、白花蛇舌草等。若湿热之邪，弥漫三焦，症见身热不扬，头身困重，胸脘痞满，少腹胀满，小便不利，舌苔腻而黄者，可用三仁汤加减。若热毒炽盛，症见高热寒战，头痛，尿频尿急尿痛，舌红苔黄，脉滑数者，可用黄连解毒汤、五味消毒饮加减。古人有"淋家不可发汗"与"淋家忌补"之说，主要是因为淋本乎热，辛温发汗不但不能退热，更可助热伤阴。而妄行补益，则会助邪。

2. 气淋

临床表现：实证为小便涩滞，淋沥不宣，少腹满痛，舌边苔有白沫，脉沉弦；虚证为尿有余沥，少腹坠胀，面色白，舌质淡，苔薄白，脉细无力。

治法：实证宜利气疏导；虚证宜补中益气。

方药：实证可用沉香散；虚证可用补中益气汤。沉香散方中用沉香、橘皮利气；当归、白芍柔肝；甘草清热；石韦、滑石、冬葵子、王不留行利尿通淋。若少阳气郁体质，气机郁结，症见抑郁，胸闷胁胀，善太息，舌苔边多浊沫者，可用四逆散加乌药、橘核、荔枝核等。若夹血瘀，症见小腹刺痛，舌暗有瘀斑瘀点者，可加桃仁、红花、赤芍、牛膝、刘寄奴、马鞭草等。气淋虚证，应用补中益气汤可配合滋肾通关丸加白花蛇舌草等。临床经验方——益气通淋汤，处方组成：生黄芪15～30g，党参9～12g，白术9～12g，茯苓9～12g，陈皮9～12g，当归9～12g，柴胡3～6g，升麻3～6g，知母9～12g，黄柏9～12g，肉桂1.5～3g，白花蛇舌草15～30g，甘草6g。若气血亏虚，症见面色白，气短心悸，腰酸痛者，可用八珍汤加狗脊、金钱草、续断、桑寄生、车前子、怀牛膝等。

3. 血淋

临床表现：实证为小便热涩刺痛，尿色深红，或夹血块，疼痛胀满，突然加剧，心烦失眠，舌尖红苔黄，脉滑数；虚证为尿色淡红，尿痛涩滞不甚，腰膝酸软，咽干，神疲乏力，舌质淡红，苔薄黄或少苔，脉细数。

治法：实证宜清热通淋，凉血止血；虚证宜滋阴清热，补虚止血。

方药：实证可用小蓟饮子；虚证可用知柏地黄丸。参考处方：小蓟15～30g，生地12～30g，蒲黄9～12g（包煎），藕节9～15g，白木通6～9g，竹叶6～9g，栀子9～12g，滑石15～30g（先煎），当归9～12g，白茅根15～30g，仙鹤草15～30g，生甘草梢6g。该方主要适用于下焦热盛，热灼血络之血淋实证。而知柏地黄丸滋阴补肾的同时，兼可清除湿热。若血热突出，症见尿血色红者，可加生地榆、槐花、白茅根、仙鹤草，或加用三七粉、琥珀面冲服。若少阴阴虚体质，烦劳过度，心火下移膀胱，症见尿频急、尿赤涩痛，心烦，口舌生疮，舌尖红，脉细数者，可用导赤散合当归贝母苦参丸治疗。该方是名老中医印会河教授治疗泌尿系感染"抓主症"的常用名方，临床疗效确切。

4. 膏淋

临床表现：实证为小便浑浊如米泔水，置之沉淀如絮状，上有浮油如脂，或夹有凝块，或混有血液，尿道热涩疼痛，舌质红苔黄腻，脉濡数。虚证为病久反复发作，淋出如脂，涩痛较轻，形体消瘦，乏力，腰酸膝软，舌质淡苔腻，脉细弱无力。

治法：实证宜清热利湿，分清秘浊；虚证宜补虚固摄。

方药：实证可用程氏萆薢分清饮加减；虚证可用膏淋汤。参考处方：萆薢12～30g，石菖蒲9～12g，黄柏9～12g，车前子12～15g（包煎），白术9～12g，茯苓12～15g，莲子心9～12g，丹参12～30g，土茯苓15～30g，石韦15～30g，萹蓄9～15g，瞿麦9～15g，白花蛇舌草15～30g。该方适用于湿热下注，不能分清泌浊所致的膏淋实证。若夹血热，症见小便浑浊，色赤或夹血块者，可加用小蓟、地榆、藕节、白茅根等。而膏淋汤方中用党参、山药补脾；地黄、芡实滋肾；龙骨、牡蛎、白芍固涩脂液，是脾肾两顾之方，所以适用于虚证膏淋。若脾虚气陷突出，症见气短、乏力，小腹坠胀者，可配合补中益气汤、水陆二仙丹等。

5. 石淋

临床表现：尿中时夹砂石，小便艰涩，或排尿时突然中断，尿道窘迫疼痛，少腹拘急，或腰腹绞痛难忍，尿中带血。苔薄白微黄，边尖红，脉象浮数。

治法：清热利湿，通淋排石。

方药可用石韦散加减。方中石韦利尿通淋，凉血止血；冬葵子甘寒滑利，有利尿通淋之功；瞿麦、滑石、车前子，可清热利湿，通淋排石。若夹气滞，症见腰腹疼痛者，可加乌药、元胡、荔枝核、橘核、穿山甲、王不留行等，腰痛牵及腹部，拘急而痛者，可配合芍药甘草汤。若少阴阴虚体质，或石淋日久伤阴，症见咽干口渴，小便不利，舌红太少者，可用六味地黄丸或配合猪苓汤加减。临床常用经验方——加味三金二石汤，处方组成：金钱草15～30g，郁金12～15g，鸡内金9～12g，石韦15～30g，滑石15～30g（先煎），乌药9～12g，炮山甲9～12g，或炮山甲粉3g（冲服），王不留12～15g，白芍15～30g，炙甘草6g。该方适用于湿热下注之泌尿系结石症。既可通淋排石，更可化石，更能行气活血、化瘀散结，并可缓急止痛。若为妇女月经期，痛经，或心烦失眠，健忘，大便偏干者，可配合桃核承气汤或锦桂散加减。

6. 劳淋

临床表现：小便淋沥时作时止，遇劳即发，尿时涩痛较轻，腰酸膝软，神疲乏力，舌质淡，脉虚弱。

治法：健脾益肾。

方药可用无比山药丸加减。方中用山药、茯苓、泽泻健脾利湿；熟地、山茱萸、巴戟天、菟丝子、杜仲、牛膝、五味子、肉苁蓉、赤石脂益肾固涩。若脾虚气陷突出，症见气短乏力，神疲食少，少腹坠胀，舌淡胖，脉沉细者，可配合补中益气汤。若肾阴亏虚突出，症见头晕眼花，咽干，五心烦热，舌质红，脉细数者，可配合知柏地黄丸。若气阴两虚，症见乏力体倦，咽干，心烦失眠，五心烦热，腰膝酸软，尿频多夜甚，舌红太少，脉细数无力者，可用清心莲子饮加味。若肾阳虚衰，症见面色无华，畏寒肢冷，腰膝酸冷，舌体胖大，舌淡苔白，脉沉细者，可用济生肾气丸加味。临床常用经验方——加味清心莲子饮，处方组成：生黄芪15～30g，沙参9～12g，麦冬9～12g，石莲子9～12g，当归9～12g，川芎9～12g，丹参12～30g，地骨皮9～15g，柴胡9～12g，黄芩9g，陈皮9～12g，法半夏9～12g，茯苓12～30g，车前子12～15g（包煎），土茯苓15～30g，萆薢15～30g，石韦15～30g，白花蛇舌草15～30g，甘草6g。该方乃师名老中医张琪教授经验，主要适用于劳淋久病，气阴两虚，余邪未尽者。若肾元虚衰，湿浊邪毒内生，症见面色无华，乏力体倦，食少纳呆，皮肤瘙痒，大便不畅，夜尿频多，或小便淋漓不尽者，可加用熟大黄、苏叶、虎杖、金钱草、六月雪，或配合升降散加味。

【其他疗法】

针灸疗法：取膀胱俞、中极、阴陵泉、行间、太溪穴。毫针，常规刺法。若血淋加血海、三阴交；膏淋加肾俞、照海；气淋加曲泉；石淋加委阳、然谷；劳淋去行间，并取气海、关元加灸。

推拿疗法：可用一指禅推法推肾俞、膀胱俞，每穴约 2 分钟；用拇指按揉肾俞、膀胱俞、八髎，每穴约 2 分钟，以酸胀为度；用掌按揉法按揉腰骶部八髎 3 分钟。腹部可用一指禅推法推中极、关元、气海，每穴约 2 分钟；并用指按揉中极、关元、气海，每穴约 2 分钟，以酸胀为度；另外，还可用掌摩法摩小腹约 5 分钟。石淋，可用拇指按揉足三里、委阳、照海，每穴约 1 分钟，以酸胀为度。并用拿法拿下肢后侧、外侧肌肉约 3 分钟。

【预防调护】

注意外阴清洁，适当多饮水。应该注意每 2 ~ 3 小时排尿一次，避免憋尿。注意房事后即行排尿，排大便后从前向后擦净，以防止秽浊之邪由下阴上犯膀胱。妇女月经期、妊娠期、产后，更应注意外阴卫生，以免体虚受邪。日常饮食应以清淡为好，避免进食辛辣刺激性食品与甘肥醇酒。适当节欲，并保持心情舒畅。另外，还有尽量避免使用尿路器械，以尽量减少尿路感染危险。

【病案举例】

姚某，女，23 岁 1998 年 9 月 29 日初诊。尿频不爽、反复 1 年余。患者曾经中西医多方诊治，服用多种抗菌消炎药无效。既往有宫颈糜烂病史。刻下：尿频数，尿道热涩不爽，伴见胃脘胀满，少腹胀痛，痛苦异常。舌质暗，苔薄腻，脉象弦细，尿检高倍镜下白细胞 10 ~ 15 个。

中医诊断：淋证（肝郁气滞，湿热下注）。

辨证分析：肝主疏泄，膀胱主气化，肝郁气滞，郁热加湿热下扰膀胱，膀胱气化不利，故见尿频尿急、热涩不爽。肝气犯胃，肝胃气滞，故见脘腹胀满。肝失疏泄，气机不利，故见少腹胀满。综合舌脉证，舌质暗，苔薄腻，脉弦细，乃肝气郁结，郁热、湿热之证。病位在膀胱，与肝胃相关。病性以实为主，气滞、郁热、湿热同在。失治误治，则病归迁延，由实转虚，久则成劳淋顽证。

治法：疏肝和胃，理气散结，清热利湿。

方药：四逆散加味。

处方：柴胡 10g，赤芍 25g，白芍 25g，枳壳 10g，陈皮 10g，香附 9g，苏梗 6g，香橼 6g，佛手 6g，百合 30g，乌药 10g，丹参 30g，马鞭草 15g，刘寄奴 10g，石韦 15g，土茯苓 15g。7 剂。

二诊（1998 年 10 月 6 日）：服药后，尿频不爽症状减轻，仍述胃胀，尿检白细胞 3 ~ 6 个 /HP，治法不变，调方如下。

处方：柴胡 10g，赤芍 25g，白芍 25g，枳壳 10g，百合 30g，乌药 10g，丹参 30g，当归 15g，浙贝母 10g，苦参 9g，地肤子 25g，蒲公英 15g，白英 15g，甘草 6g。7 剂。

三诊（1998年10月13日）：服药后精神状态良好，胃胀、少腹胀痛消失，仅夜卧前尿频。尿检白细胞阴性。舌淡暗，苔薄白，脉沉细。改方清心莲子饮加味。处方：生黄芪12g，沙参10g，麦冬10g，地骨皮12g，石莲子12g，柴胡6g，黄芩5g，茯苓12g，车前子12g（包煎），乌药10g，白花蛇舌草15g，蒲公英25g，白英15g。

患者坚持服药3个月，尿检持续阴性。停药5年后随访，病情未反复。（摘自《国家中青年名中医——赵进喜》）

[**按语**] 泌尿系感染多为湿热之邪致病，以"风伤于上，湿伤于下"故也。因湿性黏滞，所以其致病常缠绵难愈。该患者即为顽固泌尿系感染，或与合并宫颈糜烂也有关系。虽经中西医多方诊治，服用多种抗菌消炎药无效。临床观察发现：这种情况多见于妇女，尤多见于少阳体质（肝郁）、性情喜抑郁者。本例患者症见尿频，热涩不爽，伴见胃脘胀满，少腹胀痛，具有典型气机郁滞病机。以肝郁气滞，肝气横逆犯胃，故见胃脘胀满，湿热下扰膀胱，下焦气机郁结，故见少腹胀痛，尿频热涩不舒。所以治当重视疏肝理气治法，用四逆散为主方；调中和胃，以香苏散为正治；更有验方百合丹参饮，善于养阴柔肝而和胃，行气活血以除满；配合马鞭草、刘寄奴、石韦、土茯苓，则取其清热利湿、解毒散结之用。二诊加用了《金匮》当归贝母苦参丸，既可散结解毒，配地肤子兼可利湿止痒。三诊诸症消失，当重视扶正，以防止病情反复，所以改方清心莲子饮加味，益气养阴，兼清余毒。治疗过程中，随方加用蒲公英、白英、马鞭草、刘寄奴、石韦、土茯苓、白花蛇舌草等味，皆清热解毒，或利湿解毒之剂。临床体会，对于顽固病例，具体用药选用较生僻的药物如凤尾草、爵床、白英、马鞭草、半枝莲、半边莲、倒叩草、猫爪草等，有时可取得较好疗效。

癃 闭

癃闭是膀胱气化失司，尿液不能正常排出所致的以小便量少，排尿困难，甚则小便闭塞不通为主症的病证。其中小便不畅，点滴而短少，病势较缓者称为癃；小便闭塞，点滴不通，病势较急者称为闭。癃与闭均是排尿困难，二者只是程度上有差别，因此多合称为癃闭。西医学的尿潴留，如神经性尿闭、膀胱括约肌痉挛、尿道结石、尿路狭窄、前列腺增生等可参考本病证进行诊治。

【沿革】

癃闭病名，首见于《内经》。《素问·宣明五气》指出："膀胱不利为癃，不约为遗溺。"《素问·标本病传论》指出："膀胱病，小便闭。"《灵枢·本输》指出："三焦者……实则闭癃，虚则遗溺，遗溺则补之，闭癃则泻之。"明确指出癃闭为膀胱不利，并与三焦有关。东汉张仲景的《伤寒杂病论》种虽无癃闭之名，但其论小便不利及其四逆散、白虎汤、大承气汤、栝楼瞿麦丸、当归贝母苦参丸、肾气丸等名方，至今仍为临床常用。隋代巢元方的《诸病源候论·便病诸候》指出："小便不通，由膀胱与肾俱有热故也。"强调肾与膀胱热结病机。唐代孙思邈的《备急千金要方·膀胱腑》更首先提出了导尿术，领先世界。宋代陈无择的《三因极一病证方论·淋闭叙论》指出："淋，古谓之癃，名称不同也。"提示当时淋癃仍未分明。元代朱丹溪《丹溪心法·小便不通》认为"气虚、血虚、有痰、风闭、实热"等均可导致小便不通，并运用探吐法治疗该病。明代张介宾的《景岳全书·癃闭》则将癃闭病因归纳为四个方面：有因火邪结聚小肠、膀胱者，此以水泉干涸而气门热闭不通；有因热居肝肾者，或以败精，或以槁血，阻塞水道而不通；有因真阳下竭，元海无根，气虚而闭者；有因肝强气逆，妨碍膀胱，气实而闭者。张介宾论癃闭病机已经相当全面。

【病因病机及其演变】

癃闭的病因包括体质因素、外邪侵袭、饮食不节、情志内伤、高年劳损与久病体虚以及癥积、结石阻结等。①体质因素：少阴肾虚体质最为多见。太阴脾虚、阳明胃热体质以及少阳气郁、厥阴肝旺体质者等均可发病。②外邪侵袭：包括风热犯肺，肺失宣肃，不能通调水道，或湿热外犯，蕴结膀胱，膀胱气化不行，皆可发为癃闭。③饮食失节：尤其是太阴脾虚、阳明胃热体质，过嗜醇酒厚味，内生湿热下注膀胱，或饮食内伤脾胃，脾胃气虚，不能升清降浊，可发为癃闭。④情志失调：尤其是少阳气郁、厥阴肝旺体质者，忧郁、焦虑，肝气郁结，气化不行，也可发为癃闭。⑤高年劳损，脾肾不足，或患消渴病、中风病等日久，久病肾虚，也可成为癃闭的发病基础。另外，体内癥积，或结石阻结，梗阻尿路，更可直接引发癃闭。

癃闭的病位在膀胱与肾，并与肝、脾、肺多脏相关。核心病机为膀胱气化功能失司，尿液不能正常排出。因其病因不同，病理性质也有虚实之分。其中因下阴不洁，湿热之邪从下上犯膀胱，膀胱气化不利而成癃闭，或邪热袭肺，肺失宣降，水道不通，而至小便不通者，或因惊恐、紧张、焦虑导致肝气郁结，疏泄失司，影响三焦气化之癃闭，或瘀血、痰浊、砂石内阻，尿路闭塞之癃闭，皆属于实证。若因饮食劳倦，损伤脾胃，脾气不升之癃闭，或年老体弱，久病虚损所致的肾阳虚衰之癃闭属于虚证。但应该指出的是，多种原因之癃闭又常相互关联，相互转化，常可表现为虚实夹杂之证。若论癃闭转归，实证多易治，而虚证多迁延难愈。癃闭失治误治，尿液久蓄膀胱，会影响到肾的气化功能。癃闭日久不愈，脾肾亏虚，虚损劳衰不断加重，则肾元虚衰，气化不行，湿浊邪毒内生，阻滞气机升降出入，则渐成关格危候。

【诊断要点】

1.临床表现 以小便不通，点滴而出，严重可出现小便闭塞，点滴全无为典型表现。查体触叩小腹部膨隆。

2.发病特点 本病多见于年老体弱之人，或产后妇女以及腹部手术后患者。或继发于消渴病、中风病等。多起病较急，或逐渐加重。

3.相关检查 血常规、尿常规、尿细菌培养加药敏、肾、膀胱、输尿管、前列腺B型超声检查，泌尿系逆行造影检查等，有利于诊断与鉴别诊断。

【类证鉴别】

1. 癃闭与淋证鉴别　癃闭与淋证均可表现为排尿困难、小便不利。而癃闭的典型表现为小便不通，点滴而出，甚至尿闭，点滴全无，每日总尿量明显减少，甚至无尿，为膀胱气化失司，小便不能正常排出所致，尿液潴留于膀胱。淋证的典型表现为尿频、尿急、尿痛，或伴腰痛、少腹拘急而痛，虽然每次尿量可能减少，但每日总尿量不减少，为肾虚、膀胱湿热下注，膀胱气化失司所致。

2. 癃闭与关格鉴别　癃闭与关格均可表现为小便不利甚至尿少、无尿。而癃闭的典型表现为小便不通，点滴而出，甚至尿闭，点滴全无，为肾与膀胱气化失司，小便不能正常排出所致，尿液潴留于膀胱。关格的典型表现为恶心呕吐与大小便不通并见，为多种肾系疾病久病不愈，肾元虚损劳衰不断加重，气化不行，湿浊邪毒内停，阻滞气机升降出入所致。癃闭日久，肾元虚衰，可渐成关格。

【辨证要点】

癃闭辨证首当辨虚实，其次再了解病势缓急与病情轻重。

1. 辨虚实　实证包括湿热、肺热、肝郁、血瘀阻结、结石梗阻等。虚证包括脾虚、肾虚等。癃闭病程短者，可表现为实证；病程久者，可表现为虚证，更多表现为虚实夹杂、本虚标实之证。

2. 辨缓急轻重　癃证的表现为小便量少、点滴而出，病势相对较缓。闭证的表现为小便闭塞不通，病势相对较急。由"癃"转"闭"提示病情加重；由"闭"转"癃"提示病情减轻。

3. 辨脏腑定位　癃闭的中心病位在膀胱，但与肾以及肝、脾、肺等多脏腑相关。病位有关于肾者，可表现为头晕目眩，耳鸣耳聋，腰膝酸软，五心烦热，或畏寒肢冷等。病位有关于肝者，可表现为性情抑郁，或性急易怒，嗳气，善太息，胸胁苦满，少腹胀痛等。病位有关于脾者，可表现为乏力体倦，食少纳呆，腹满，便溏等。病有关于肺者，可表现为发热，咳嗽，咳痰，胸闷，气促，咽干等。

4. 辨体质　少阴肾虚体质者，多为高年体弱，表现为神疲乏力，腰膝酸软，或腰膝酸冷。太阴脾虚体质者，多体弱乏力，食欲差，有腹满腹泻倾向。阳明胃热体质者，体壮，能吃能睡能干，食欲好，有便秘倾向。少阳气郁体质者，性喜抑郁，爱生闷气。厥阴肝旺体质者，性急易怒，容易冲动。

【治则治法】

癃闭的治疗以通利为原则。根据证候的虚实不同，脏腑定位有别，应注意处理好扶正与祛邪的关系。实证治当清邪热、散瘀结，或清利湿热，或清宣肺热，或行气疏导，或化瘀散结，或化石排石。虚证治当补脾肾、助气化，或益气升陷，或温肾化气。但应该注意的是，肾开窍于二阴，保持大便通畅，对解决癃闭也具有重要意义。另外，癃闭病情变化迅速，紧急导尿往往是必要的。积极救治癃闭，可避免发生关格等变证。

【分证论治】

1. 实证

（1）膀胱湿热证

临床表现：小便点滴不通，或量少而短涩热痛，小腹胀满，口苦口黏，或口渴不欲饮，或大便黏腻不畅，舌质红苔黄腻，脉滑数。

治法：清利湿热，通利小便。

方药可用八正散加减。参考处方：滑石 15～30g（先煎），白木通 9～12g，萹蓄 12～15g，瞿麦 12～15g，车前子 12～15g（包煎），炒栀子 9～12g，熟大黄 6～9g，灯心草 1.5～3g，甘草 6g。该方适用于阳明胃热体质，湿热蕴结膀胱所致癃闭。方中木通，应注意不可用含有肾毒性物质马兜铃酸的关木通。若为少阴阴虚体质，阴虚火旺，症见头晕眼花，咽干，五心烦热，腰膝酸软者，可配合知柏地黄丸，或用滋肾通关丸加味。临床常用经验方——加味滋肾通关汤，处方组成：知母 12～15g，黄柏 9～12g，肉桂 1.5～3g，生地 15～30g，金银花 15～30g，连翘 12～15g，蒲公英 15～30g，土茯苓 15～30g，石韦 15～30g，车前子 12～15g（包煎），川牛膝 12～15g，怀牛膝 12～15g，白花蛇舌草 15～30g，赤芍 12～30g，白芍 12～30g，甘草 6g。若阴虚热结，大便干结者，可重用知母、生地、赤白芍等。若少阴阴虚体质，烦劳过度，心火下移，症见心烦失眠，口舌生疮，舌尖红者，可配合导赤散合当归贝母苦参丸。此即为名老中医印会河教授"抓主症"用药的名方。

（2）肺热壅盛证

临床表现：小便不畅或点滴不通，咽干，呼吸急促，或有咳嗽，舌红，苔薄黄，脉数。

治法：清泄肺热，通利水道。

方药可用清肺饮加减。参考处方：黄芩 9～12g，桑白皮 12～30g，栀子 9～12g，麦冬 12～15g，车前子 12～15g（包煎），白木通 6～12g，泽泻 12～15g。该方适用于外感热病邪热壅肺、肺失宣肃所致癃闭。若外感风热，表证未解，症见发热恶风，咽干咽痛，鼻塞，头痛，脉浮者，可加金银花、连翘、滑石、薄荷、桔梗、甘草等，或配合银翘散、鸡苏散。若阳明胃热体质，气分热盛，症见高热不退，烦渴汗出者，可加用生石膏、知母、天花粉，或配合白虎汤。若阳明胃热体质，热结胃肠，症见潮热、手足汗出，腹满，大便不通者，则可加大黄、枳实、瓜蒌等，或配合承气汤类方。

（3）肝郁气滞证

临床表现：小便不通或通而不爽，情志抑郁，或急躁易怒，胁肋胀痛，舌红，苔薄黄，或舌苔边多浊沫，脉弦。

治法：疏利气机，通利小便。

方药可用沉香散加减。方中以沉香、橘皮疏肝理气；白芍、甘草，酸甘化阴以柔肝；当归、王不留行行气活血；石韦、滑石、冬葵子通利小便。临床常用经验方——行气开癃方，处方组成：柴胡 9～12g，黄芩 6～9g，清半夏 9～12g，猪苓 15～30g，茯苓 15～30g，知母 9～12g，黄柏 9～12g，肉桂 1.5～3g，乌药 9～12g，荔枝核 12～15g，赤白芍（各）15～30g，炙甘草 6g。该方实际上是四逆散、小柴胡汤、五苓散、滋肾通关丸的加减方，主要适用于少阳气郁或厥阴肝旺体质，气郁化热，疏泄不利，累及膀胱所致的癃闭。若气滞突出，症见腹满，大便不畅者，可加用枳实、大黄、木香、槟榔，或配合四磨汤。若气郁化火，郁热突出，症见口苦咽干，头晕目眩，大便干，舌红苔黄者，可加牡丹皮、山栀、熟大黄等，或配合大柴胡汤。若气郁化火，症见心烦郁闷，失眠者，可加百合、合欢花、夜交藤等。

（4）瘀浊阻塞证

临床表现：小便点滴而下，或尿如细线，甚则阻塞不通，小腹胀满疼痛，舌紫暗，或有瘀斑瘀点，脉涩或弦。

治法：行瘀散结，通利水道。

方药可用代抵当丸加减。方中以当归尾、山甲片、桃仁活血化瘀；大黄、芒硝通瘀散结；生地黄、肉桂为阴阳双补，生津以通利小便。临床常用经验方——加味桃核承气汤，处方组成：熟大黄 9～15g，元明粉 6～9g（冲服），桂枝 6～9g，茯苓 15～30g，猪苓 15～30g，车前子 12～15g（包煎），川怀牛膝（各）12～15g，桃仁 9～12g，当归 9～15g，生地 15～30g，炮山甲 9～12g，或炮山甲粉 3g（冲服），王不留行 12～15g，赤白芍（各）15～30g，炙甘草 6g。该方适用于瘀血内阻，瘀热互结所致的癃闭，包括跌扑损伤以及地震挤压伤，气血瘀结所致的癃闭。若痰瘀互结，甚至痰瘀蕴结成毒，症见下腹部癥积，按之硬满，小便不利者，可加用鳖甲、莪术、浙贝母、海藻、昆布、牡蛎、薏苡仁、土茯苓、半枝莲、白花蛇舌草等，或用三甲散加减。若湿热久羁，煎熬成石，梗阻尿道者，更可加金钱草、郁金、鸡内金、石韦、滑石、白芍、甘草等，即加味三金二石芍甘汤方意，也可加用海金沙、鱼枕骨等。

2. 虚证

（1）脾气不升证

临床表现：小腹坠胀，时欲小便而不得出，或量少而不畅，神疲乏力，食欲不振，气短而语声低微，舌淡苔薄，脉细。

治法：升清降浊，化气行水。

方药可用补中益气汤合春泽汤加减。临床常用经验方——益气通关汤，处方组成：党参 9～12g，黄芪 15～30g，白术 9～12g，升麻 3～6g，柴胡 3～6g，陈皮 9～12g，当归 9～12g，猪苓 15～30g，茯苓 15～30g，乌药 9～12g，知母 9～12g，黄柏 9～12g，肉桂 1.5～3g，炙甘草 6g。该方实际上是补中益气汤与滋肾通关丸合方加味。主要适用于太阴脾虚体质，老年人，或产后，或久病，脾虚气陷，症见气短乏力，尿有余沥，小便排出无力，欲尿不出者。若气虚，大肠肠道失常，症见便秘，无力排便者，白术、当归可用生白术、生当归，加大剂量可用至 30g 以上。若气阴不足，症见咽干口渴、烦热、舌红苔少者，可加生地、玄参、沙参、麦冬、地骨皮等。若久病脾肾两虚，阴阳俱虚，症见腰膝酸冷，舌淡胖，脉沉细者，可配合金匮肾气丸。若久病夹瘀，络脉瘀结，症见肢体麻木、疼痛，或半身不遂者，可加用桃仁、红花、地龙等，或配合补阳还五汤加减。

（2）肾阳衰惫证

临床表现：小便不通或点滴不爽，排出无力，面色㿠白，神气怯弱，畏寒肢冷，腰膝冷而酸软无力，舌淡胖，苔薄白，脉沉细或弱。

治法：温补肾阳，化气利水。

方药可用济生肾气丸加减。参考方药：熟地 24～30g，山茱萸 12～15g，山药 12～15g，茯苓 9～12g，泽泻 9～12g，丹皮 9～12g，桂枝 6～9g，附子 6～9g（久煎），川怀牛膝（各）12～15g，车前子 12～15g（包煎），乌药 9～12g，赤白芍（各）12～30g，炙甘草 6g。该方适用于少阴肾虚体质，老年人，或久病肾阳虚衰所致癃闭。若阳虚肠道传导失职，症见便秘、排出无力者，可重用赤白芍，或加生当归、肉苁蓉，或配合济川煎加减。若癃闭日久，肾元虚衰，症见尿少甚至无尿，伴恶心呕吐者，可加大黄、吴茱萸、紫苏叶等，或配合温脾汤加减。

【其他疗法】

针灸疗法，应分虚实，辨证选穴。实证取穴：中极、膀胱俞、秩边、阴陵泉、三阴交。若湿热蕴结者，配曲池、委阳；若肺热盛者，配肺俞、尺泽；若肝气郁结者，配肝俞、太冲；瘀浊阻结者，配曲骨、血海。泻法为主，每日 1 次。虚证取穴：关元、膀胱俞、肾俞、秩边。若脾气虚者，配脾俞、足三里；若肾阳虚者，配中极、三阴交、阴谷、太溪。补法为主，每日 1 次。虚证可取气海、关元穴加灸。敷脐疗法：可取 30～40g 食盐填满脐孔，热水浸湿毛巾后敷脐。注意保持敷布温度，并避免烫伤。或取小茴香 100g，粗盐粒 500g，炒热后放入布袋，热敷于脐下气海、关元等穴。另外，腹部按摩，可配合点按中极穴。病情急者，则应予紧急导尿。

【预防调护】

锻炼身体，规律起居，合理饮食，增强抵抗力，避免久坐少动，保持情绪稳定，避免不良情绪刺激，注意外阴局部卫生。同时，应该积极治疗原发病。对于尿潴留需进行导尿者，必须严格执行操作规范。急证患者，应该密切注意病情变化，谨防病情恶化而发生关格变证。

【病案举例】

范某，男，42 岁。主因腰骶部不适，伴双下肢麻木不仁，大小便皆不能自主排泄求诊。自述有尿意时尿不出，小腹胀满，无尿意时尿失禁，甚是痛苦，西医诊断为神经源性膀胱，治疗无效，遂求治于中医。察其舌暗红而苔腻略黄，脉象滑数。腹诊见腰椎疾病所致的腹肌弹性差，触之干燥，自我感觉异常。

中医诊断：癃闭（胃肠热结证）。

辨证分析：脾胃互为表里，胃主通降，脾为胃行其津液。胃肠结热，通降不行，则大便不通，如此则脾为胃行津液的功能受到制约，可出现小便异常，或尿频、遗尿，或排尿困难以致发生癃闭。综合舌脉证，舌暗红而苔腻略黄，脉象滑数，为胃肠结热之证，腹诊腹肌弹性差，触之干燥，自我感觉异常，符合麻子仁丸证腹证特点。病位在膀胱，与胃肠以及脾有关。病性虚实夹杂，以实为主，实为胃肠结热，虚为阴虚脾运不行。失治误治，癃闭日久，或生淋浊，或有关格之变。

治法：清泻胃肠，润肠通便，运脾布津。

方药：麻子仁丸方加味。

处方：麻子仁15g，酒大黄6g，川厚朴9g，枳实9g，杏仁10g，桃仁10g，柏子仁10g，生当归25g，生白术25g，生首乌25g。5剂。

服药后，患者大便情况显著好转，每日1～2次，小便也恢复自主排尿，遂改投麻仁滋脾丸成方巩固疗效。数月后复因情绪紧张使病情反复，采用通大便的治法，仍然有效。通便之方并不限于一剂麻子仁丸而已。（摘自《古方妙用》）

[**按语**] 治疗泄泻有分利治法，所谓"利小便以实大便"，其实通大便也可以利小便。如地震等灾难所致挤压综合征，就常用桃核承气汤之类，抢救急性肾衰。此例为腰椎疾病继发神经源性膀胱，即表现为大小便不能自主排出。胃肠结热，脾为制约，不能输布津液，所以用治疗脾约的麻子仁丸，加用柏子仁、生当归、生白术、生首乌润肠通便，迅疾取效。

关 格

关格是肾系久病，肾元受损，脾肾虚衰，气化不利，湿浊邪毒内停，阻滞气机升降出入而导致以呕逆与大小便不通并见为典型表现的病证。多见于肾风、尿血、水肿、淋证、癃闭等疾病。失治误治，渐积而成。早期症状常不典型，可仅见乏力，夜尿频多，食欲减退。重症患者，虚损劳衰不断加重，则可继发心悸、喘脱以及呕血、便血、痉厥、神昏等，可直接危及患者生命。西医学的慢性肾衰竭尿毒症可参考本病证进行诊治。继发于急性热病以及创伤重症的急性肾衰，可称为急症关格。

【沿革】

关格词出《内经》，非为病证。东汉张仲景在《伤寒论·平脉法》中指出："关则不得小便，格则吐逆。"认为关格的表现为小便不通和呕吐并见，其后为后世所重。明代张介宾的《景岳全书·关格》指出："关格证所伤根本已甚，虽药饵必不可废，如精虚者，当助其精；气虚者，当助其气，其有言难尽悉者，宜于古今补阵诸方中择宜用之，斯固治之之法，然必须远居别室，养静澄心假以岁月，斯可全愈。若不避绝人事，加意调理，而但靠药饵，则恐一曝十寒，得失相半，终无济于事也。"符合临床实际。清初喻嘉言的《医门法律·关格》更提出了"治客当急，治主当缓"原则，应用进退黄连汤治疗关格，有一定临床价值。李用粹的《证治汇补·癃闭·附关格》谓："既关且格，必小便不通，旦夕之间，陡增呕恶，此因浊邪壅塞三焦，正气不得升降，所以关应下而小便闭，格应上而生呕吐，阴阳闭绝，一日即死，最为危候。"提出了浊邪壅塞三焦、正气不得升降的病机。晚清何廉臣的《重订广温热论·验方妙用》更指出："溺毒入血，血毒攻心，甚或因毒上脑，其症极危，急宜通窍开闭，利溺逐毒，导赤泻心汤（陶节庵《伤寒六书》方）调入犀珀至宝丹，或导赤散合加味虎杖散，调入《局方》来复丹二三钱，尚可幸全一二。此皆治实证之开透法也。"提出了溺毒入血观点，选方用药，寓有前后分消浊毒之意。当代医家更普遍强调关格的通腑降浊治法，应用大黄制剂内服或保留灌肠以及冬虫夏草制剂等，皆取得了较好疗效。

【病因病机及其演变】

关格的病因主要是肾系久病，肾元虚损劳衰不断加重所致。发病有体质因素，同时感受外邪、饮食失节、情志失调、失治误治等，可成为关格发病的诱因。①体质因素：少阴肾虚体质最为多见。太阴脾虚、厥阴肝旺、少阳气郁、阳明胃热、太阳卫阳不足与太过体质都可能发病。②外受风寒、风热之邪，可累及于肺，内陷于肾，加重水肿、尿血等症状，或引发咳喘。③饮食失节：进食生冷，或过嗜肥腻醇酒辛辣等，寒湿、湿热内生，可阻滞气机，加重病情。④情志失调：肝气郁结，阻滞气机，或暴怒惹动肝风，肝阳化风，可加速病情进展，或生痉厥变证。⑤失治误治：不当用药，可直接损伤肾元，加速病情进展。

关格是由于水肿、癃闭、淋证等疾病反复不愈、迁延日久或失治误治而引起。中心病位在肾。基本病机是脾肾虚衰，肾元衰败，气化不利，湿浊毒邪内停，阻滞气机升降出入。肾元衰惫，气化不利，则小便不通；湿浊毒邪内蕴，上逆犯胃，则呕吐。病理性质为本虚标实，肾元衰败为本，湿浊毒邪为标。初起时病位在脾肾，病至后期可以损及多个脏腑。若肾阳衰败，寒水上犯，凌心射肺，久则转变为心悸、气喘；若阴虚或阴阳俱虚，肝阳化风，或湿浊邪毒上蒙清窍，则可表现为眩晕、转筋，甚至发生神昏痉厥之变。

【诊断要点】

1. 临床表现 以呕吐与大小便不通并见为典型表现，可伴有面色苍白或晦暗，神疲乏力，皮肤瘙痒，腰背酸痛，腿抽筋。甚至可见口中尿臭，甚或出现神昏痉厥等危候。

2. 发病特点 常有久病肾风、尿血、水肿、癃闭、淋证等病史。病情常反复发作，迁延日久，或因失治误治而致。

3. 相关检查 血肌酐、尿素、电解质、二氧化碳结合力以及血常规、尿常规、肾小球滤过率以及双肾 B 超检查等，有助于诊断与鉴别诊断。

【类证鉴别】

关格与癃闭鉴别 两者皆可见小便量少，所以需要鉴别。而癃闭的典型表现为小便量少，点滴而出，甚至闭塞不通，为膀胱气化失司，水蓄膀胱所致。关格的典型表现为呕吐与大小便不通并见，为肾元虚衰、气化不行，湿浊邪毒内停，阻滞气机升降出入所致。癃闭发病可急可缓，病程可短可长。而关格是由久病肾风、尿血、水肿、淋证、癃闭发展而来，病程长，预后较差。

【辨证要点】

关格辨证应首辨脾肾虚损程度，并注意浊邪性质，详审脏腑定位。

1. 明辨标本虚实　本虚证以肾元虚衰为主，可表现为气阴虚损，或表现为阳气虚衰，或表现为气血阴阳俱虚。标实证以血瘀、湿浊邪毒内停为主，或兼寒湿，或兼湿热，或表现为寒热错杂。更常表现为气滞、痰湿、痰饮、水停甚至动风、动血之证。

2. 辨脏腑定位　关格的中心病位在肾，与脾胃、膀胱、三焦关系密切。久病可表现为多脏同病。既可惹动肝风，表现为眩晕、抽筋、痉厥，又可累及心肺，引发心悸、喘脱危候。

3. 辨体质　少阴肾虚体质，多体弱，阴虚体质善思，烦热，有失眠倾向；阳虚体质，神疲，腰膝酸冷，畏寒，多睡眠。太阴脾虚体质，体力差，食欲差，有腹满、腹泻倾向。厥阴肝旺体质，性急易怒，容易冲动。少阳气郁体质，性格悲观，喜抑郁，爱生闷气。阳明胃热体质，体壮实，食欲好，有便秘倾向。太阳卫阳不足体质，腠理疏松，喜自汗，易感冒；太阳卫阳太过体质，畏热，感冒后容易出现咽痛、高热等。

【治则治法】

关格的治疗应遵照"治客当急，治主当缓"的精神，给予攻补兼施，标本兼顾治法，时刻以护肾元为念。扶正治本治法，气阴虚衰者，治以益气养阴；阳气虚衰者，治以温阳补气；气血阴阳俱虚者，气血阴阳同补。关格重症，肾元虚衰，肾之脏真之气已衰，徒行补肾无益，当重视健脾和胃，以后天养先天。此即"护胃气即所以护肾元"。祛邪治标治法，活血化瘀、泄浊利湿解毒为主。辨证兼寒湿者，治以温中散寒；兼湿热者，治以清热化湿；寒热错杂者，治以辛开苦降、寒温并用。务使湿浊邪毒，由前后分消。此即"泄浊毒即所以保肾元"。至于表现为气滞者，治当行气散结；兼痰湿者，治当化痰除湿；兼痰饮者，治当通阳化饮；兼水停者，治当利水消肿。他如动风者，治当平肝息风；动血者，治当凉血止血。

【分证论治】

1. 气阴虚损，血瘀湿浊证

临床表现：乏力体倦，咽干口渴，恶心呕吐，面色苍黄无华，或头晕眼花，腰膝酸软，五心烦热，心烦失眠，夜尿频多，或眼睑、肢体浮肿，小便黄赤，或有尿血，大便偏干，舌暗略红，舌苔薄腻偏黄，脉细或细数。

治法：益气养阴，活血化瘀，泄浊解毒。

方药可用参芪地黄汤合升降散加减。临床经验方——清补泄浊护肾方，处方组成：生黄芪15～120g，生地12～30g，山茱萸9～15g，当归9～15g，川芎9～12g，丹参 12～30g，鬼箭羽 12～15g，牛蒡子 9～15g，陈皮 9～12g，法半夏 9～12g，茯苓 9～30g，土茯苓 30～60g，萆薢 15～30g，石韦 15～30g，六月雪 15～30g，蝉蜕 9～12g，僵蚕 9～12g，姜黄 9～12g，熟大黄 9～15g。该方适用于少阴阴虚体质、厥阴肝旺体质等，肝肾为病，久病气阴两虚，肾络瘀结，湿浊邪毒内停之关格，攻补兼施，益气养阴，化瘀散结，兼可前后分消湿浊邪毒。同时，可配合虫草制剂护肾。若肾阴虚突出，症见咽干口燥，五心烦热，舌红少苔者，可配合大补阴丸，可加用玄参、龟板、知母、黄柏、地骨皮等。若湿热犯胃，症见恶心呕吐频发者，可配合苏叶黄连汤，加用苏叶、黄连、藿香、佩兰等。若肝肾亏虚，筋骨失养，症见腰酸背痛、腿抽筋者，可配合芍药甘草汤，或加薏苡仁、龙骨、牡蛎。若湿热郁闭，症见皮肤瘙痒者，可加地肤子、白鲜皮、苦参等，或配合萆薢渗湿汤。若水湿内停，症见水肿尿少者，可加猪苓、冬瓜皮、桑白皮等，或配合猪苓汤。若阳明胃热体质，湿热壅滞胃肠，症见腹胀，大便数日不通，舌苔黄腻者，可加大熟大黄用量，或代之以生大黄（后下），或加用赤白芍、虎杖、炒莱菔子等。若少阳气郁体质，郁热犯胃，症见口苦咽干，目眩，恶心欲吐，胸胁苦满，舌苔腻略黄，边多浊沫，脉细弦者，方可用小柴胡汤加减。若阴虚血热者，症见齿衄、鼻衄，或见肌肤紫斑者，可配合大黄黄连泻心汤，加用黄芩、黄连、三七粉、白茅根、地锦草、仙鹤草等，或加服云南白药。若肝肾阴虚，肝风内动，症见头晕头痛，目眩，手足抽搐，舌暗红苔黄，脉弦细数者，可杞菊地黄丸合羚羊钩藤汤，可用天麻、钩藤、桑叶、菊花、夏枯草、生石决明、龙骨、牡蛎等。若湿热浊毒，蒙热清窍，症见心烦不宁，甚至神昏谵语者，可配合菖蒲郁金汤，或配合安宫牛黄丸、至宝丹等，或用清开灵注射液、醒脑静注射液静脉点滴。

2. 阳气虚衰，血瘀湿浊证

临床表现：乏力体倦，恶心呕吐，或呕吐清水，颜面虚浮，面色苍白或黧黑或萎黄，腰膝酸冷，畏寒肢冷，神疲多睡，夜尿频多，小便色白，或水肿尿少，大便偏稀，舌体胖大，有齿痕，舌质暗淡苔白腻，脉沉细。

治法：益气温阳，化瘀散结，和胃泄浊。

方药可用当归补血汤、温脾汤加减。临床经验方——温补泄浊护肾汤，处方组成：炙黄芪 15～60g，党参 9～12g，炒苍白术（各）9～15g，茯苓 12～30g，猪苓 12～30g，桂枝 6～9g，木香 6～9g，砂仁 6～9g（后下），陈皮 9～12g，法半夏 9～12g，当归 9～12g，川芎 9～12、丹参 15～30g，苏叶 9～15g，土茯苓 15～30g，萆薢 15～30g，石韦 15～30g，蝉蜕 9～12g，僵蚕 9～12g，姜黄 9～12g，熟大黄 9～12g。该方适用于太阴脾虚或少阴阳虚体质，或久病脾肾阳虚，血瘀湿浊证之关格，为香砂六君子汤、当归补血汤、五苓散、升降散加减方。同时，可配合虫草制剂护肾。若脾肾阳虚，湿浊内蕴证，畏寒肢冷，呕吐酸水清稀者，方可用温脾汤合吴茱萸汤。若痰阻气滞，症见胸胁胀满，脘腹痞满，呕吐痰涎，口中黏腻，舌苔白腻，边多浊沫者，可配合二陈汤、香苏散加减。若水湿内停，症见颜面肢体浮肿，尿少者，可配合五苓散、五皮饮加减。若心肾阳衰，水饮内停，症见颜面肢体水肿，脘腹痞闷，咳逆倚息不得平卧，畏寒肢冷，脉沉细微者，可用真武汤加人参、丹参、猪苓、桑白皮、炒葶苈子等。

3. 气血阴阳俱虚，血瘀湿浊证

临床表现：小便量少，甚至无尿，恶心呕吐，面白唇暗，腰膝冷痛，易寒易热，四肢厥冷，舌蜷缩、淡胖，舌苔白腻，脉沉细或脉沉细数。

治法：滋阴助阳，和胃降浊。

方药可用当归补血汤、右归丸、大黄甘草汤加减。临床经验方——双补泄浊护肾汤，处方组成：炙黄芪15~60g，熟地12~30g，山茱萸9~15g，山药9~15g，鹿角胶9~12g（烊化），白芍12~30g，当归9~12g，川芎9~12g，丹参15~30g，陈皮9~12g，法半夏9~12g，猪苓12~30g，茯苓12~30g，土茯苓15~30g，石韦15~30g，萆薢15~30g，六月雪15~30g，蝉蜕9~12g，僵蚕9~12g，姜黄9~12g，熟大黄9~15g。该方适用于少阴阴阳俱虚体质，或久病关格，气血阴阳俱虚者。同时，可配合虫草制剂护肾。若湿热中阻，或寒热错杂，症见心下痞满，恶心呕吐，腹痛畏寒，或肠鸣泄泻，舌苔黄白相间者，可用黄连汤、半夏泻心汤加减。若心肾同病，宗气下陷，症见气短胸闷，动则加重，心悸，甚至咳逆依息不得卧，下肢水肿，舌胖，舌质暗淡，脉短，甚至三五不调者，可用升陷汤、葶苈大枣泻肺汤加减。若肾阳衰微，心阳欲脱，症见气喘息促，四肢厥冷，冷汗淋漓者，可用参附龙牡汤加味，或用参附注射液静脉点滴。若湿浊邪毒，蒙闭清窍，症见神志昏蒙，循衣摸床，口中尿臭者，可用菖蒲郁金汤，或急用苏合香丸醒神开窍，可继用导痰汤。

【其他疗法】

中药保留灌肠疗法：大黄15~30g，蒲公英30g，丹参30g，地榆炭30g，煅牡蛎30g，浓煎，保留灌肠，每日1次，每星期可灌肠5日休2日。若阳虚突出，腹部畏寒者，处方可加用炮附子15g，干姜12g。

药浴疗法：麻黄、桂枝、白芷、透骨草等，水煎外洗，热水熏蒸取汗，也可浴足。适用于病情稳定不存在心肾阳衰者。

针灸疗法，取双侧内关、三阴交、足三里、气海、中脘穴。针刺用补法，留针30分钟。10次为一疗程。同时可用艾条灸神阙、关元，每穴约40分钟。腹胀满、大便不通者，可配合腹部按摩。

【预防调护】

关格的预防，关键在于积极治疗原发病。同时做到饮食有节，起居有常，劳逸结合，顺应四时，预防感冒，合理用药，时刻以护肾元为念。

关格既成，则应严格遵守饮食禁忌。饮食应该清淡，低盐低脂，少吃肥甘醇酒以及豆制品、动物内脏、肉汤与辛辣刺激性食品，可适当进食牛奶、鸡蛋白、鲤鱼等，可适当多吃薯类等。注意休息，避免感冒，以预防病情进一步恶化，而生气喘、心悸、呕血、厥脱之变。

【病案举例】

案1　李某，女，62岁。1996年11月18日初诊。气短乏力伴恶心呕吐1年。患者发现糖尿病10年，发现糖尿病肾病肾功能不全1年，既往还有皮肤黑色素瘤病史。刻下症：恶心呕吐、心悸胸闷、气短不足以息，伴周身瘙痒、双下肢浮肿，小便不利。目前已应用胰岛素，日用量59U，血糖仍控制不满意，生活不能自理。遂求中医诊治。查：面色残黄，肌肤甲错，遍身抓痕，爪甲色淡，舌质淡暗苔腻，脉象沉细，化验血肌酐3.9mg/dL，尿素氮52mg/dL，血色素7.2g/dL。

中医诊断：关格（肾元虚衰，湿浊内停，胃气失和，气血亏虚，宗气虚陷，血瘀水停）。

辨证分析：肾主一身之气化，心主血脉。患者患消渴病日久，热伤气阴，阴损及阳，久病入络，肾络"微型癥瘕"形成，肾体受损，肾用失司，即成消渴病肾病。肾病既成，虚损劳衰不断加重，终至肾元虚衰，气化不行，浊毒内停，阻滞气机升降，胃气失和，故见恶心呕吐，小便不利。肾元虚衰，气血受损，宗气虚陷，不能贯通心脉，血瘀水停，故见心悸胸闷，气短不足以息，下肢浮肿。湿浊邪毒泛溢，故见皮肤瘙痒。综合舌脉证，舌质淡暗苔腻，脉象沉细，乃肾元虚衰，气血俱虚，湿浊内停之证。病位在肾，与脾胃以及心肺有关。病性虚实夹杂，本虚表现为心、脾、肾多脏同虚，气血阴阳俱虚，标实表现为湿浊、气滞、血瘀、水停。失治误治，则有悸脱、喘脱、厥脱之变。

治法：先拟补气升陷、泄浊和胃，兼以活血利水、化湿止痒。

方药：升陷汤加味。

处方：生黄芪18g，知母12g，升麻5g，柴胡5g，陈皮9g，清半夏9g，丹参15g，炒葶苈子15g，土茯苓30g，石韦30g，地肤子24g，苦参9g，送服保肾散（大黄粉等）15g。30剂。

二诊（1996年12月18日）：服药15剂，气短心悸减轻，大便每日3次，30剂药尽，心悸、气短、瘙痒等症状明显好转，仍述恶心，时有呕吐，调方当归补血汤合二陈汤加味。处方：生黄芪18g，当归12g，川芎12g，白术12g，茯苓15g，陈皮9g，清半夏12g，丹参15g，炒葶苈子15g，土茯苓30g，石韦30g，地肤子24g，苦参9g，送服保肾散（大黄粉等）12g。30剂。

三诊（1997年1月19日）：服药后恶心明显减轻，精神状态良好，生活已能自理。复查血肌酐1.7mg/dL，尿素氮28mg/dL，血色素100g/dL。效不更方。30剂。

四诊（1997年2月18日）：服药30剂，血色素升至11.2g/dL。停中药汤剂，继续服用保肾散（大黄粉等），每日12g，分三次温水冲服。

患者坚持服用2年，病情稳定。每日用胰岛素32U，血糖控制良好。其后，停用中药。停药3年后随访，病情持续稳定。（摘自《内分泌代谢病中西医诊治》）

[按语]糖尿病肾病是糖尿病最典型的微血管并发症，是消渴日久，失治误治，内热伤阴耗气，气阴两虚，或阴损及阳，阴阳俱虚，久病入络，气血痰湿热诸邪互相胶结，形成"微型癥瘕"，使肾体受损，肾用失司所致。藏精不能，故出现蛋白尿；主水

不能，可见水肿；日久损及肾元，肾主一身之气化功能失职，则浊毒内停。浊毒不仅可损伤气血，更可再伤肾元，阻滞气机升降出入，胃气失和，则可见恶心呕吐、大小便不通，终可致关格危候。所以早期治疗当在益气养阴、滋阴助阳的基础上，行气、活血、化痰、清热，重视化瘀散结治法；晚期则应时时以保肾元、护胃气为念，应重视泄浊解毒治法。该病例即为糖尿病肾病肾功能不全患者，症见恶心呕吐、周身瘙痒、双下肢浮肿、小便不利，是肾元虚衰，浊毒内停，胃气失和，气血受损。其心悸、胸闷、气短症状突出，气短不足以息，动则喘甚，是宗气虚陷，即张锡纯所谓"胸中大气下陷"。《内经》云："左乳之下，名曰虚里，其动应衣，脉宗气也。"又说："宗气出于胸中，贯心脉而行呼吸焉。"以宗气虚陷，不能贯通心脉而维持呼吸，故见心悸、胸闷、气短等症。治用升陷汤加味，加陈皮、清半夏和胃、丹参活血、炒葶苈子泻肺利水、土茯苓、石韦利湿解毒、大黄等泄浊解毒，地肤子、苦参祛湿止痒，缓缓取效。后因浊毒内停、胃气失和恶心呕吐症状突出，调方当归补血汤合二陈汤加味，基本思路未变。最后停中药汤剂，改散剂长期服用，巩固疗效。仍为泄浊解毒、保护肾元之意。

案 2　张某，男，22 岁。1993 年 4 月 3 日初诊。腰酸疲乏伴恶心呕吐 1 年。患者隐匿起病，初次到医院即发现进入到了慢性肾功能衰竭尿毒症期，合并心衰，接受中西医结合内科保守治疗，西药强心、利尿、扩血管、抗贫血、纠正酸中毒，配合中药内服、灌肠，疗效不明显。刻下：恶心呕吐不止、心悸胸闷、气短不能平卧，胃脘胀满，腹痛，腹泻日十余次，周身瘙痒、双下肢浮肿，小便不利。诊查：面色残黄，爪甲色淡，舌质淡，苔浊腻水滑，脉象弦细而数无力，扪腹部冷凉。测血压 150/100mmHg。化验血肌酐 14mg/dL，尿素氮 107mg/dL，血色素 5.9g/dL，尿蛋白（++），血二氧化碳结合力 27Vol%。心电图示：左心室肥厚，ST–T 改变。

中医诊断：关格（气血阴阳俱虚，湿浊内停，寒热错杂）。

辨证分析：肾为先天之本，藏元阴元阳，主一身之气化；脾为后天之本，主运化，脾胃共为气血生化之源。肾劳久病，虚损劳衰不断加重，肾元虚衰，气化不行，浊毒内停，久则五脏俱损，气血阴阳俱虚，寒热错杂，气机升降失司，渐成关格危候，故见恶心呕吐、小便不利。久用泻下之药，脾胃阳虚，故见腹痛、腹泻。综合舌脉证，舌质淡，苔浊腻水滑，脉象弦细而数无力，乃气血阴阳俱虚、湿浊邪毒内停之证。病位在肾，与脾胃等多脏相关。病性虚实夹杂，虚为五脏同病，气血阴阳俱虚，实为气滞、血瘀、痰阻、水停，湿浊内停是关键，寒热错杂是特征。失治误治，则随时可发生心悸厥脱之变。

治法：先拟辛开苦降，寒温同用，泄浊和胃。

方药：黄连汤加减。

处方：黄连 12g，党参 12g，黄芩 9g，干姜 9g，桂枝 9g，陈皮 9g，清半夏 9g，猪苓 25g，茯苓 25g，丹参 15g，炒葶苈子 25g，大枣 12 枚，车前子 15g（包煎），炮附子 9g，熟大黄 9g。3 剂。

二诊（1993 年 4 月 6 日）：第一次服药即感腹中温暖，当日大便次数减少.3 剂服完，恶心呕吐、心悸气短、胀满浮肿诸症均减，脱离险境。效不更方，调治月余，血肌酐、尿素氮等指标均有不同程度下降。病情趋于平稳。（摘自《国家中青年名中医——赵进喜》）

[按语] 多种肾脏疾病发展到晚期，均会发生慢性肾衰尿毒症，治疗困难，透析和肾移植，费用昂贵。补肾培元、益气养血、泄浊解毒治法是中医常用治法。以大黄为主的复方灌肠，也有一定疗效。但中医治病贵在活法圆机，素体脾虚，大便糖稀者，则不可过用苦寒，总当以顾护胃气为要。辨证方法也不可拘泥于脏腑辨证一途。因为慢性肾衰尿毒症，病情异常复杂，五脏六腑俱受其累，气血阴阳俱虚，三焦同病，气滞、血瘀、痰阻、水停诸邪同在，按照脏腑辨证的思路开出的处方必然是面面俱到，如网络原野，不得要领。而张仲景辨方证方法，强调"有是证，用是方"，用药针对性强，便于抓住主要矛盾，值得推崇。本例患者就是这种情况，开始中医用脏腑辨证方法，曾开出五脏兼顾、气血阴阳同补、气滞、血瘀、痰阻、水停同治的大方子，又泥于排毒之说，用大量大黄灌肠，因用药无针对性，不仅无效，反增腹泻等症，不利于控制心衰。《伤寒论》云："伤寒，胸中有热，胃中有邪气，腹中痛，欲呕吐者，黄连汤主之。"指出寒热错杂、上热下寒的腹中痛，欲呕吐，可用黄连汤。与本例表现一致。其实，名医喻嘉言就已提出可用进退黄连汤治疗关格。所以，我们师其意选用黄连汤，并结合二陈汤、葶苈子大枣泻肺汤、大黄附子汤等。因抓住了主要矛盾，故应手而效。但终因经济条件限制，患者未能坚持治疗，十分可惜。

遗 精

遗精是心肾不宁、精关不固所致的以频繁梦中遗精，或无梦自遗，甚至清醒时精液自行流出为主症的病证。其中，有梦而遗为梦遗；无梦而遗，或清醒时精液自行流出者为滑精。成年未婚男子，或婚后久旷者，精满自溢所致的间断性遗精，属于生理性遗精，不在此例。

【沿革】

《内经》就有关于遗精的论述。如《灵枢·本神》指出："怵惕思虑则伤神，神伤则恐惧，流淫而不止。……恐惧而不解则伤精，精伤则骨酸痿厥，精时自下。"《灵枢·淫邪发梦》指出："厥气……客于阴器，则梦接内。"叙述了遗精的病因。东汉张仲景的《金匮要略·血痹虚劳病脉证并治》称之为"失精""梦失精"，指出"夫失精家，少腹弦急，阴头寒，目眩，发落，脉极虚芤迟，为清谷，亡血，失精，脉得诸芤动微紧，男子失清，女子梦交，桂枝龙骨牡蛎汤主之"，有论有方。隋代巢元方的《诸病源候论·虚劳病诸候》指出："肾气虚弱，故精溢也。见闻感触，则动肾气，肾藏精，今虚弱不能制于精，故因见闻而精溢出也。"重视肾虚病机与见闻感触等。宋代许叔微的《普济本事方·膀胱疝气小肠精漏》载有治遗精方4首，明确遗精和梦遗有别。元代朱丹溪的《丹溪心法·遗精》认为遗精病因除肾虚外，还有湿热。明代李中梓的《医宗必读·遗精》更指出五脏之病皆可引起遗精："苟一脏不得其正，甚则必害心肾之主精者焉。"王纶的《明医杂著·梦遗精滑》也指出："梦遗、精滑，世人多作肾虚治，而用补肾涩精之药不效，殊不知此症多属脾胃，饮酒厚味，痰火湿热之人多有之。盖肾藏精，精之所生，由脾胃饮食化生，而输归于肾。今脾胃伤于浓厚，湿热内郁，中气浊而不清，则其所化生之精，亦得浊气。肾主闭藏，阴静则宁。今所输之精，既有浊气，则邪火动于肾中，而水不得宁静，故遗而滑也。"张介宾的《景岳全书·遗精》指出："遗精之证有九：凡有所注恋而梦者，此精为神动也，其因在心；有欲事不遂而梦者，此精失其位也，其因在肾；有值劳倦即遗者，此筋力有不胜，肝脾之气弱也；有因用心思索过度彻遗者，此中气有不足，心脾之虚陷也；有因湿热下流或相火妄动而遗者，此脾肾之火不清也；有无故滑而不禁者，此下元之虚，肺肾之不固也；有素禀不足而精易滑者，此先天元气之单薄也；有久服冷利等剂，以致元阳失守而滑泄者，此误药之所致也；有壮年气盛，久节房欲而遗者，此满而溢者也。凡此之类是皆遗精之病。""治遗精之法，凡心火甚者，当清心降火；相火盛者，当壮水滋阴；气陷者，当升举；滑泄者，当固涩；湿热相乘者，当分利；虚寒冷利者，当温补下元；元阳不足，精气两虚者，当专培根本。"比较全面的归纳出遗精之证有九种，强调应在重视心肾基础上，辨证选方。

【病因病机及其演变】

遗精的病因包括体质因素、情志失调、饮食不节、劳倦内伤等，尤其多与心存妄想、恣情纵欲有关。①体质因素：以少阴肾虚体质最多见。其次，太阴脾虚体质、少阳气郁、厥阴肝旺体质等，也可发病。②情志失调：尤其是少阳气郁体质、少阴阴虚体质与太阴脾虚体质，七情内伤，五志过极，或心存妄想，烦劳过度，心肝火旺，君相火动，扰动精室，精关不固，则成遗精。忧思伤脾，惊恐伤肾，肾气不固，也可成遗精。③饮食不节：过食醇酒厚味，伤及脾胃，痰火、湿热扰动精室，可成遗精。④劳倦内伤：尤其少阴肾虚体质，恣情纵欲，房劳太过伤肾，肾气亏虚，失于封藏，精关不固，可见遗精；或肾阴虚耗，相火扰动精室，可发生遗精。太阴脾虚体质，加以劳倦太过，伤及心脾，脾虚失于统摄，也可见遗精。

遗精的病位主要在肾，涉及心、肝、脾。病机重点为心肾不宁、精关不固。病性分虚实两端。病程短者，多实。实者多为心肝火旺，或痰火内蕴，湿热下注，扰动精室。病程长者，多虚。虚者以肾虚不固，失于封藏，或中气亏虚，脾虚失摄，精微不固。实际上，临床上也表现为虚实夹杂，而且实证、虚证也常可互相转化。尤其是随着病程延长，肾虚逐渐加重，阴虚、气虚，阴损及阳，则为阳虚，甚至阴阳俱虚，性功能不断减退，可渐成阳痿顽疾。

【诊断要点】

1.临床表现 以频繁梦中遗精，或无梦自遗，甚至清醒时精液自行流出为主症。

其中，有梦而遗为梦遗；无梦而遗，或清醒时精液自行流出者，名为滑精。可伴见头晕目眩、耳鸣腰酸、失眠等症。

2. 发病特点　有恣情纵欲、劳倦内伤、情志失调、久嗜醇酒厚味等病史。

3. 相关检查　精液常规、尿常规及 B 超前列腺检查等，有助于诊断与鉴别诊断。

【类证鉴别】

1. 遗精与早泄鉴别　遗精是没有进行性交而精液流出，而早泄是在性交之始，精液泄出而不能进行正常的性生活。

2. 遗精与精浊鉴别　精浊为尿道口时时流出米泔样或者糊状浊物，茎中作痒疼痛，痛甚如刀割样，常发生于大便时或排尿终末。

【辨证要点】

1. 辨虚实　初起以实证为多，日久则以虚证为多。实证以心肝火旺、痰火内蕴、湿热下注者为主，症见口苦口干、心烦不寐、口舌生疮、急躁易怒、小便黄赤浑浊、大便不爽等；虚证则属肾气亏虚、心脾不足所致，症见心悸怔忡、失眠健忘、腰酸乏力、眩晕耳鸣等。

2. 辨脏腑定位　遗精病位有心、肾之别，在心者多为烦劳过度，或心存妄想所致，主要见于青壮年或未婚之人，以梦遗为主，兼见心中烦热、急躁易怒、口干口苦，舌红，脉数等。在肾者多为房劳过度，劳倦伤肾所致，主要见于中年人，以滑精为主，兼见头晕目眩、健忘耳鸣、腰膝酸软、五心烦热、自汗盗汗、舌淡或红，脉沉细。

3. 辨体质　少阴阴虚体质者，多体形瘦长，烦热，性功能亢进，有失眠倾向；少阴阳虚体质者，体弱，形寒畏冷，性功能较差，神疲多睡。太阴脾虚体质者，体弱，食欲差，有腹满腹泻倾向。少阳气郁体质者，性喜抑郁，爱生闷气。厥阴肝旺体质者，性急易怒，容易冲动。

【治则治法】

遗精的治疗：实证宜清热宁心，虚证宜补肾固摄。具体而言，实证：心火内炽者，治宜清心安神；肝火内郁者，治宜凉肝泻火；痰火内扰者，治宜化痰清火；湿热下注者，治宜清热除湿。治疗实证遗精，不可过用苦寒，以免损伤脾肾，加重肾虚。虚证：肾虚者，治宜补肾固肾摄精；心脾不足者，治宜补益心脾摄精。而肾阴虚者，治宜滋阴固肾；肾阳虚者，治宜壮阳固肾；气阴两虚者，治宜益气养阴固肾；阴阳俱虚者，治宜滋阴壮阳固肾。治疗虚证遗精，应注意阴中求阳，不可过用温燥，以免助虞伤阴。

应该指出的是，久病遗精，多虚实夹杂。常有脾肾不足，或气阴两虚，兼有湿热蕴结，瘀阻精窍等。临证时应标本兼顾，补虚泻实，注意补虚不助邪，泻实不伤正。临床上可在健脾补肾、养阴清热、育阴潜阳基础上结合清热利湿、祛瘀化痰、养心安神等治法。

【分证论治】

1. 实证

（1）心火内炽，心肾不交证

临床表现：失眠多梦，梦则遗精，心中烦热，心悸不宁，头晕目眩，咽干，健忘，腰膝酸软，小便黄赤。舌红苔薄黄，或少苔，脉细数。

治法：清心宁神，滋肾养阴。

方药可用黄连清心饮合三才封髓丹加减。参考处方：黄连9～12g，莲子心9～12g，当归9～12g，酸枣仁12～15g，茯神9～12g，天冬9～12g，生地12～15g，太子参12～15g，黄柏9～12g，砂仁6g（后下），生甘草6g。该方适用于少阴阴虚体质，烦劳引动心火内扰之遗精。若心火盛，心烦失眠，口舌生疮，舌尖红，脉细数者，可用黄连阿胶汤合朱砂安神丸。若遗精日久，肾阴虚突出，相火妄动，腰膝酸软，头晕耳鸣，五心烦热，咽干，善恐健忘，舌红，脉沉细而数者，可用知柏地黄丸或大补阴丸。若气阴两虚，心火内盛，心烦失眠，咽干，气短，神疲乏力，腰膝酸软，舌尖红，脉细数无力者，可用清心莲子饮加减。

（2）肝火内郁，心肾不宁证

临床表现：心烦易怒，失眠多梦，梦中遗精，头晕胀痛，口苦咽干，耳鸣如雷，腰膝酸软，小便黄赤，舌红苔黄，脉弦细数。

治法：凉肝泻火，宁神固精。

方药可用龙胆泻肝汤加减。参考处方：龙胆草9～12g，黄芩6～9g，栀子9～12g，泽泻9～12g，白木通6～9g，车前子9～12g（包煎），柴胡9～12g，生地12～15g，当归9～12g，生龙牡（各）15～30g（先煎），甘草6g。该方适用于少阳郁热或厥阴肝旺体质，心肝火旺所致的遗精。木通一定要用白木通，因关木通有肾毒性，不可轻用。若肝郁脾虚、肾阴不足，症见腹满食少，乏力体倦，腰膝酸软，脉弦细者，方药可用滋水清肝饮加减。

（3）痰火内扰，心神不安证

临床表现：心烦失眠，多梦，梦中遗精，头晕，胸脘满闷，口中黏腻，舌质略红，舌苔腻而黄，脉滑数。

治法：化痰清热，宁心安神。

方可用黄连温胆汤加减。参考处方：黄连9～12g，清半夏9～12g，陈皮9～12g，枳壳9～12g，竹茹9～12g，茯神9～12g，生龙牡（各）15～30g（先煎），炙甘草6g。该方适用于少阳郁热体质、少阴阴虚体质，气郁痰火，或阴虚夹痰火之遗精。临床还可随方加入沙参、麦冬、五味子、炒枣仁、莲子心等宁心安神。

（4）湿热下注，精关不固证

临床表现：遗精，或尿时有少量精液外流，小便热涩，黄赤浑浊，排尿不爽，腰膝酸困，少腹胀满，会阴潮湿，大便不爽，或见脘腹满闷，口中黏腻，舌红苔腻而黄，脉濡滑或滑数。

治法：清热除湿，固肾摄精。

方药可用程氏萆薢分清饮加减。参考处方：萆薢 12 ~ 15g，黄柏 9 ~ 12g，车前子 12 ~ 15g（包煎），茯苓 9 ~ 12g，莲子心 9 ~ 12g，丹参 12 ~ 30g，石菖蒲 9 ~ 12g，土茯苓 15 ~ 30g，薏苡仁 15 ~ 30g，白花蛇舌草 15 ~ 30g。该方适用于太阴脾虚体质，湿热下注之遗精。若湿热夹瘀，症见少腹胀痛，会阴作胀，舌暗者，可加用桃仁、红花、红藤、马鞭草、刘寄奴、白花蛇舌草等，化瘀解毒。若太阴脾虚体质，湿热下注，症见腰膝酸困沉重，大便黏滞不爽，或溏稀者，可用四妙丸加味。

2. 虚证

（1）肾阴亏虚，肾精不固证

临床表现：头痛，眩晕，耳鸣，频频遗精，甚至滑精，腰膝酸软，咽干，五心烦热，舌红少苔，脉细数。

治法：补肾滋阴，固肾摄精。

方药可用六味地黄丸或左归丸加减。参考处方：熟地 12 ~ 30g，山药 12 ~ 15g，山茱萸 12 ~ 15g，丹皮 9 ~ 12g，茯苓 9 ~ 12g，泽泻 9 ~ 12g，菟丝子 12 ~ 15g，枸杞子 12 ~ 15g，沙苑子 9 ~ 12g，五味子 9 ~ 12g。该方主要适用于少阴阴虚体质，或久病肾阴虚之遗精。临床上可随方加入女贞子、芡实、金樱子等，或用金锁固精丸加减。若气阴两虚，症见乏力体倦，气短懒言，脉细数无力，治当益气养阴，可用参芪地黄汤合局方玄菟丸加减。

（2）肾阳虚损，肾气不固证

临床表现：神倦乏力，遗精久久不愈，或有滑精，自觉畏寒，四肢冷凉，腰膝酸冷，舌质淡苔薄白，脉沉细弱。

治法：温肾壮阳，益气摄精。

方用右归丸合五子衍宗丸加减。参考处方：熟地 12 ~ 30g，山药 12 ~ 15g，山茱萸 12 ~ 15g，枸杞子 12 ~ 15g，当归 9 ~ 12g，杜仲 12 ~ 15g，菟丝子 12 ~ 15g，鹿角胶 9 ~ 12g（烊化），炮附子 6 ~ 9g（久煎），肉桂 3 ~ 6g，覆盆子 12 ~ 15g，五味子 9 ~ 12g。若阴阳俱虚，症见腰背酸痛，遗精滑精，性欲减退，小便清长，面色苍白，畏寒肢冷，咽干，易寒易热，舌质淡胖，有齿痕，苔白，或苔黄，脉沉细无力者，治当滋阴壮阳、补肾培元，方药可用知柏地黄丸与金匮肾气丸同用。或用二仙汤加沙苑子、芡实、金樱子、菟丝子、五味子、女贞子、枸杞子等调补阴阳，固肾摄精。

【其他疗法】

针灸治疗遗精有较好疗效，可起到交通心肾、固精止遗的作用。针刺时应根据具体情况选择恰当的经络穴位，补泻得宜，或补肾固精，或清泻君相之火，或清利湿热，总之勿犯虚虚实实之戒。此外，神动则精泄，在针灸治疗过程中亦应始终重视调神。遗精病虽在肾，然本在心，此时应调其心神，使神舍心，方得其法，如此君火既安，相火自能从令，上下相济，神清气静，而梦遗自止。

【预防调护】

遗精的预防，应重视劳逸结合，积极锻炼身体，保持心情舒畅。平素少进烟酒及辛辣刺激食品。注意排除杂念，节制房事，戒除手淫不良习惯。傍晚进食不宜过饱，睡前最好温水洗脚，睡眠采用侧卧式，并注意避免被褥过厚，内裤过紧，以减少诱发遗精的各种因素。

【病案举例】

赵某，男，19 岁。1986 年 5 月 12 日初诊。主因梦中遗精月余来诊。患者 1 月前因迎考紧张劳累，出现梦中遗精，几乎每夜皆有遗精。刻下症：梦遗，伴有睡眠不实，五心烦热，多梦易醒，伴阴囊潮湿，头晕，腰膝酸软，饮食可，大便偏干，小便色黄。舌尖红，舌苔薄黄，脉细数。

中医诊断：遗精（阴虚火旺，心肾不交）。

辨证分析：心主火，藏神；肾主水，藏精。烦劳过度，心火自旺，不能下交肾水，则心肾不交，心动于上，精摇于下，故见梦遗、睡眠不安。心火扰动，故见多梦易醒、五心烦热。肾阴不足，故见头晕、腰膝酸软。综合舌脉证，舌尖红苔薄黄，脉细数，乃阴虚火旺、心肾不交之证。病位在肾，心火是关键。病性虚实夹杂，虚为肾阴虚，实为心火盛。失治误治，则病归缠绵，或为滑精，或阴损及阳，更生阳痿变证。

治法：滋阴降火，清心安神。

方药：知柏地黄丸加味。

处方：熟地 24g，山药 12g，山茱萸 12g，茯苓 9g，丹皮 9g，泽泻 9g，知母 12g，黄柏 12g，莲子心 9g，黄连 9g，白芍 15g，炙甘草 6g，生龙牡各 30g（先煎）。7 剂。配合朱砂安神丸，每次 1 丸，每日 2 次。

用药得当，睡眠安好，服药 1 周仅遗精 1 次。原方再服 14 剂，其病若失。（赵进喜医案）

[按语] 遗精包括梦遗与滑精，虽说均存在精关不固，但梦遗的关键应该是调心。此例即因烦劳诱发梦遗，是心火盛，心肾不交，所以用知柏地黄丸加莲子心、黄连清心火为主，配合朱砂安神丸镇心安神，迅疾取效。

阳　痿

阳痿是指因肾虚，或兼心脾两虚，或夹气郁、湿热、血瘀引起宗筋失用所致的青壮年男子性交时多次阴茎不能勃起或举而不坚，不能完成房事，以致严重影响正常性生活为主症的病证。西医学的男子性功能障碍和某些慢性疾病表现以阳痿为主者，均可参照本病证进行诊治。

【沿革】

阳痿首载于《内经》，该书认为虚劳与邪热是引起阳痿的主要原因，如《素问·五常政大论》曰："气大衰而不起不用。"《灵枢·经筋》指出："热则筋弛纵不收，阴痿不用。"至隋、唐、宋代，医家多认为阳痿的发生由劳伤、肾虚所致。如隋代巢元方的《诸病源候论·虚损阳痿候》认为："劳伤于肾，肾虚不能荣于阴器，故痿弱也。"宋代严用和的《重订严氏济生方·虚损论治》指出："五劳七伤，真阳衰惫……阳事不举。"因此，在治疗上主张以温肾壮阳为主。明代对阳痿成因的认识更为深入，提出郁火、湿热、情志所伤亦可致阳痿。王纶的《明医杂著·卷三》指出："男子阳痿不起，古方多云命门火衰，精气虚冷，固有之矣，然亦有郁火甚而致痿者。"张介宾的《景岳全书·阳痿》认为："亦有湿热炽盛，以致宗筋弛纵。"在治疗方面，张景岳提出对命门火衰所致阳痿者用右归丸、赞育丸、石刻安肾丸；血气薄弱者宜右归丸、斑龙丸、全鹿丸；思虑、惊恐导致脾肾亏损者必须培养心脾，充养胃气；实者须清火以坚肾。清代医家重视肝郁在阳痿发病过程中起的作用，如沈金鳌的《杂病源流犀烛·前阴后阴源流》指出："有失志之人，抑郁伤肝，肝木不能疏达，亦致阴痿不起。"

【病因病机及其演变】

阳痿的病因包括体质因素、房劳、情志、饮食失节以及久病等多个方面。①体质因素：以先天禀赋不足为基础，或后天失养影响，多见于少阴肾虚体质，也可见于太阴脾虚、少阳气郁体质等。②房劳所伤：尤其是少阴肾虚体质者，若房劳过度，色欲竭精，肾精不足，可成阳痿。③情志失调：尤其是少阳气郁体质者，情志抑郁，可肝郁气结；太阴脾虚、少阴肾虚体质者，思虑劳神，则心脾受伤，恐惧伤肾，则肾气受伤，也可引发阳痿。④饮食失节：尤其是太阴脾虚体质者，过食醇酒厚味，湿热下注，也常可导致阳痿。⑤久病体虚：如消渴病、郁证等日久不愈，除可导致肾虚外，久病入络，络脉血瘀，气郁日久，气滞血瘀，也与阳痿的发生关系密切。

阳痿总为肾虚宗筋失用所致。基本病机为肝、肾、心、脾受损，气血阴阳亏虚，阴络失荣；或肝郁湿阻，气滞血瘀，导致宗筋不用而成。病位在宗筋，病变脏腑以肾为中心，涉及肝、心、脾多脏。病理性质有虚实之分，且多虚实相兼。

【诊断要点】

1.临床表现 成年男子性交时，阴茎痿而不举，或举而不坚，或坚而不久，无法进行正常性生活。但须除外阴茎发育不良引起的性交不能。常可伴有神疲乏力，腰酸膝软，畏寒肢冷，夜寐不安，精神苦闷，胆怯多疑，或小便不畅，滴沥不尽等症。

2.既往史 本病常有房劳过度、手淫频繁、久病体弱，或消渴病、惊悸、郁病等病史。

【类证鉴别】

阳痿需与早泄鉴别　早泄是指在性交之始，阴茎虽能勃起，但随即过早排精，排精之后因阴茎痿软遂不能进行正常的性交。阳痿是指性交时不能勃起。两者有所不同，但早泄日久，也可转为阳痿。

另外，新婚夫妻初次性生活，男方紧张、激动，女方恐惧、羞涩，配合不好，导致性交失败，其不是病态，应互相理解、安慰。而男子在发热、过度疲劳、情绪不佳等情况下，也会出现一时性，或阶段性的阳痿，也不必过重的思想负担。若思想负担过重，或过多埋怨、指责，日久反倒真有可能导致阳痿。

【辨证要点】

1. 辨虚实　虚证以肾虚最为多见，也有表现为心脾两虚者；实证包括肝郁气结和湿热下注、络脉瘀结，常与肾虚同见，单纯实证较为少见。标实者需区别气滞、湿热，气滞者一般表现为情志抑郁，烦躁、易怒、善太息，舌暗苔边有浊沫，脉弦；湿热者，表现为阴囊潮湿，会阴部灼热、瘙痒、腰膝酸困、沉重，大便不爽，小便黄赤，舌苔黄腻，脉象滑数或濡数；络脉瘀结者，表现为肌肤甲错，舌暗或有瘀斑，脉弦细或涩。本虚者，应辨气血阴阳虚损之差别，病变脏器之不同。肾虚者，表现为阳痿阴冷，精液清冷，性欲淡漠，头晕耳鸣，精神疲惫，腰膝酸冷，短气乏力，舌淡暗，体胖大有齿痕，脉沉细尺弱；心脾气血两虚者，表现为神疲乏力，气短懒言、头晕心悸，失眠健忘，胃纳不佳，面色无华，舌淡苔薄，脉细弱。

2. 辨体质　少阴肾阴虚体质者，多畏热，思维敏捷，性功能相对亢奋，有失眠倾向；少阴阳虚体质者，多畏寒，神疲多睡，性功能相对较差。太阴脾虚体质者，食欲多较差，或有腹胀腹泻倾向。少阳气郁体质者，多敏感，爱生闷气，性喜抑郁。

【治则治法】

阳痿的治疗原则：应根据病情虚实，给予针对性的治疗。阳痿虚证属于肾虚者，治以补肾填精；心脾两虚者，治以补益心脾。阳痿实证属于气郁者，治以疏肝解郁；久病血瘀者，治以活血祛瘀；湿热下注者，治以清热祛湿。因阳痿毕竟是以肾虚宗筋失用所致，总体而言，是虚证多而实证少，所以补肾治法最为常用。

【分证论治】

1. 虚证

（1）肾虚精亏证

临床表现：阳痿阴冷，精液清冷，性欲淡漠，头晕耳鸣，精神疲惫，腰膝酸冷，短气乏力，舌淡暗，体胖大有齿痕，脉沉细尺弱。

治法：滋阴壮阳，补肾填精。

方药可用左归丸或赞育丹加减。参考处方：巴戟天 9 ~ 12g，肉桂 3 ~ 6g，淫羊藿

12～15g，韭菜子 12～15g，枸杞子 12～15g，雄蚕蛾 9～12g，熟地黄 12～30g，山茱萸 12～15g，当归 9～12g，鹿茸粉 3～6g（冲服），露蜂房 9～12g，九香虫 g。该方适用于少阴阳虚体质，或内伤久病，肾虚阳痿患者。若命火不足，症见乏力神疲，畏寒症状突出者，可重用人参、淫羊藿、仙茅、锁阳、阳起石等。若阴阳俱虚，畏寒状不突出者，可选用五子衍宗丸。

（2）心脾两虚证

临床表现：阳痿不举，神疲乏力，气短懒言、头晕心悸，失眠健忘，胃纳不佳，面色无华，舌淡苔薄，脉细弱。

治法：补益心脾，活血强筋。

方药可用妙香散、归脾汤等方化裁。参考处方：人参 3～6g（另煎兑），黄芪 15～18g，白术 9～12g，茯苓 9～12g，当归 9～12g，熟地黄 12～15g，酸枣仁 12～30g，远志 9～12g，淫羊藿 12～15g，鹿角片 9～12g，九香虫 9～12g，枸杞子 12～15g，阳起石 12～15g，雄蚕蛾 9～12g，木香 6～9g，白芍 12～15g，炙甘草 6g。该方适用于太阴脾虚体质、少阴肾虚体质，或内伤劳倦损伤心脾者。若肾虚突出，症见腰膝酸软，头晕神疲，乏力者，可配合蛇床子、菟丝子、雄蚕蛾、露蜂房、蜈蚣等。若兼肝郁，症见胸胁苦满，善太息者，可加用柴胡、赤白芍、枳壳、香附、合欢花、夜交藤等。

2. 实证

（1）肝郁气滞证

临床表现：阳痿不举，情志抑郁，烦躁易怒太息，舌暗，舌苔边有浊沫，脉弦。

治法：疏肝理气，活血强筋。

方药可用四逆散加减。临床经验方——解郁展势汤，处方组成：柴胡 6～9g，枳壳 6～9g，赤芍 12～15g，白芍 12～15g，香附 9～12g，乌药 9～12g，当归 9～12g，熟地 12～30g，枸杞子 12～15g，菟丝子 12～15g，蛇床子 12～15g，白术 9～12g，茯苓 9～12g，露蜂房 9～12g，九香虫 9～12g，甘草 6g。该方适用于少阳气郁体质，情志失调，肝气郁结者。因其人多有明显焦虑情绪和神经衰弱倾向，所以应注意心理行为治疗。若兼脾虚，症见食少，腹满便溏者，可加用山药、莲子、芡实、金樱子等。

（2）湿热下注证

临床表现：阳痿不举，阴囊潮湿，会阴部灼热、瘙痒，腰膝酸困、沉重，大便不爽，小便黄赤，舌苔黄腻，脉象滑数，或濡数。

治法：清热除湿，活血强筋。

方药可用四妙散、龙胆泻肝汤加减。临床常用经验方——加味四妙起痿汤，处方组成：苍术 12～15g，白术 12～15g，黄柏 9～12g，薏苡仁 15～30g，川牛膝 12～15g，怀牛膝 12～15g，白芍 12～15g，龙胆草 6～9g，黄芩 6～9g，土茯苓 15～30g，萆薢 15～30g，车前子 12～15g（包煎），柴胡 6～9g，蛇床子 1～15g，地肤子 12～30g，当归 9～12g，生地 12～15g，甘草 6g。该方适用于太阴脾虚体质或少阳气郁体质，湿热郁结者。若脾虚湿滞，症见腹满，呕恶，舌苔腻者，可加藿香、佩兰、白豆蔻等。若湿热久留，肝肾阴伤，湿热未净，症见头晕眼花，咽干，脉弦细，苔黄腻者，可配合知柏地黄丸。若外阴湿痒突出者，可配合地肤子、蛇床子、苦参水煎外洗。

（3）络脉瘀结证

临床表现：阳痿不举，肌肤甲错，舌暗或有瘀斑，脉弦细，或涩。

治法：活血化瘀，通络。

方药可用血府逐瘀汤加减。参考处方：桃仁9～12g，红花9～12g，川芎9～12g，赤芍12～15g，怀牛膝9～15g，当归9～12g，熟地12～15g，柴胡6～9g，枳壳6～9g，露蜂房9～12g，九香虫9～12g，蜈蚣3～6g，水蛭9～12g，淫羊藿12～15g，肉苁蓉12～30g，乌药9～12g，甘草6g。该方适用于少阳气郁体质，或久病血瘀者。临床上常可加刺猬皮、炮山甲等。因久病肾虚，久病多瘀，所以阳痿久病，常需要补肾药与活血化瘀同用。

【其他疗法】

食疗药膳：韭菜籽10g，配合粳米100g，细盐少许，煮粥。或用肉苁蓉30g，大米50g，煮粥。或用淫羊藿30g，人参15g，鹿茸片15g，泡酒饮用。适用于阳痿肾阳不足证者。

针灸疗法：肾阳虚者，可取肾俞、京门、太溪、复溜、命门等穴；肝郁气滞者，可取肝俞、太冲、期门、曲泉等穴；心脾两虚者，可选用脾俞、足三里、神门等穴；湿热下注者，可选用足三里、膀胱俞、丰隆等穴。阳虚者，可以取气海、关元穴加灸。

自我按摩与兜肾囊法可增强性功能，可用于已婚阳痿患者。其中夫妻合阴阳按摩法对精神、心理因素引起的性生活不和谐，也有肯定疗效。

【预防护理】

劳逸结合，心情舒畅，节制饮食，积极治疗消渴病、郁证等，避免服用可能引起阳痿的药物，有利于阳痿的预防。既病阳痿，夫妻双方应该互相配合。男方树立自信心，克服悲观情绪，女方温柔、体贴，多鼓励、多劝慰，有利于病情迅速康复。

【病案举例】

软某，男，36岁。1982年12月19日初诊。结婚5年未育。阳痿，或举而不坚，纵偶获坚挺，一触即泄，而且精液量少。伴有头晕腰酸，善食而形瘦，寐少而梦纷。婚前有手淫史。舌淡红，苔薄，脉沉细。

中医诊断：阳痿（肾气不足，虚阳浮越）。

辨证分析：肾主藏精，主生殖。脾为后天之本，为气血生化之源。患者结婚5年未育，是肾虚宗筋失用，故见阳痿。肾阳不足，虚阳浮越，故见头晕，睡眠差，多梦。综合舌脉证，舌淡红，苔薄，脉沉细，乃肾亏阳虚之证。病位在宗筋，病变脏腑主要在肾，与脾相关。病性以虚为主，肾阳虚为主。失治误治则缠绵难愈，或可出现郁证等变证。

治法：温肾扶阳，佐以潜降。

方药：五子衍宗丸加味。

处方：菟丝子 15g，枸杞子 15g，五味子 9g，车前子 9g（包煎），党参 15g，山药 15g，麦芽 30g，谷芽 30g，赤芍 9g，续断 15g，炒杜仲 15g，紫石英 30g（先煎），紫河车 9g。

服药 22 剂，自觉症状明显好转，阳痿已愈。仍以上方调治，嘱节制房事，养精蓄锐。次年其妻已怀孕。（摘自《中国现代名中医医案精华》）

[**按语**] 阳痿有功能性、器质性以及混合性阳痿之分，病因复杂。《灵枢·邪气脏腑病形》谓之"阴痿"，《素问·痿论》谓之"宗筋弛纵"和"筋痿"。病在宗筋，病变脏腑多以肝肾为中心而涉及心、脾。此例为肾虚，虚阳浮越，所以投用五子衍宗丸加紫石英等，取得了较好疗效。

腰 痛

腰痛是外感、外伤导致腰部经脉拘急，气血瘀滞，或肾虚，腰府失养所致的以一侧或两侧腰部疼痛为主症的病证。西医学的腰肌劳损、腰外伤以及部分腰椎疾病等，可参照本病证进行诊治。

【沿革】

腰痛早在《内经》就有论及。认为腰痛的发生与循行于腰部的足三阴三阳、奇经八脉有关，还指出："腰为肾之府，转侧不能，肾将惫矣。"重视肾与督脉为病。东汉张仲景的《金匮要略》更提出"肾着"概念，用甘姜苓术汤治疗寒湿腰痛，重视温脾除湿。并用肾气丸治疗肾虚腰痛，至今仍为临床应用。唐代《千金》《外台》收载了不少治疗腰痛的方剂，开始用杜仲、桑寄生等补肾药治疗腰痛，孙思邈更提出名方独活寄生汤，并提出按摩、宣导等综合治疗手段。元代朱丹溪的《丹溪心法》论腰痛病因"湿热、肾虚、瘀血、挫闪、痰积"，已较全面。清代李用粹的《证治汇补》论腰痛治法，更明确提出"治惟补肾为先"，有实际指导意义。郑树圭的《七松岩集》认为腰痛可分虚实，认为虚为"两肾自病"，而实"非肾家自实"，是腰部经脉气血阻滞所致。近代名医张锡纯的《医学衷中参西录》也指出腰痛为"筋骨之病，是以肝肾主之"，所以治疗主张"用补肾之剂，而引以入督之品"，符合临床实际。可以说，中医对腰痛的认识日趋深化。

【病因病机及其演变】

腰痛的病因，包括体质因素、外感、外伤以及劳倦内伤等。①体质因素：以少阴肾虚体质、太阴脾虚体质最为多见。②外感湿邪：外感寒湿和湿热、风湿，久居冷湿之地，或涉水冒雨，劳汗当风，衣着湿冷，都可感受寒湿、风湿之邪。寒邪凝滞收引，湿邪黏聚不化，寒湿风湿经脉受阻，气血运行不畅，因而发生腰痛。或长夏之际，湿热交蒸，或寒湿、风湿之邪蕴积日久，郁而化热，转为湿热，湿热阻遏经脉，引起腰痛。③跌仆外伤，损伤经脉气血，或因久病，气血运行不畅，或体位不正，腰部用力不当，屏气闪挫，导致经络气血阴滞不通，均可使瘀血留着腰部而发生疼痛。④劳倦内伤：形劳太过，或高年久病，或房室不节，可导致肾虚，腰府失养，而发生腰痛。

腰为肾之府，乃肾之精气所溉之域。肾与膀胱相表里，足太阳经过之。此外，任、督、冲、带诸脉，亦布其间，故内伤则不外乎肾虚，而外感风寒湿热诸邪，以湿性黏滞，"湿伤于下"，最易痹着腰部，所以外感总离不开湿邪为患。内外二因，相互影响。肾虚是发病的关键所在，风寒湿热的痹阻不行，常因肾虚而客，否则虽感外邪，亦不致出现腰痛。至于劳力扭伤，则又和瘀血有关。外感邪气方面，寒湿、风湿蕴积日久，郁而化热，可转化为湿热，寒湿、湿热留恋不去，日久又常可兼见瘀血。

【诊断要点】

1. 临床表现　以一侧或双侧腰痛为主症。可表现为腰部冷痛、酸痛、沉重而痛、刺痛、隐痛等。

2. 发病特点　有外受潮湿，或腰部外伤史，或高年体虚，或有劳力过度，或长期伏案工作，久坐病史。

3. 相关检查　血常规、血沉、抗"O"、类风湿因子、抗核抗体谱检查以及腰椎 X 摄片、MRI 检查等，有助于诊断与鉴别诊断。

【类证鉴别】

腰痛作为一个症状，可见于内、外、妇、儿各科许多疾病，所以应注意排除风湿痹证（风湿病）、肾风（肾炎）、石淋（泌尿系结石）以及妇女带下病（盆腔炎）等多种疾病引起的腰痛。其中，焦树德教授所谓"大偻"，相当于西医学的强直性脊柱炎，可表现为腰背、胸背疼痛，强直不舒，俯仰不能，"行则偻俯"，日久终成"尻以代踵，脊以代头"之局，多风湿毒邪伤于肾督所致，与普通腰痛相比，具有独特发病特点，预后相对较差。

【辨证要点】

1. 首辨外感、外伤、内伤腰痛　同时应分辨虚实寒热。大抵感受外邪所致者，包括寒湿腰痛、风湿腰痛、湿热腰痛，多实；外伤所致者，常为气滞血瘀，多实，发病急，病程短。内伤所致者，腰痛多虚。但外感、外伤腰痛，日久伤肾，则为实中夹虚证；内伤腰痛，复感外邪，则形成虚中夹实之证，

2. 辨虚实寒热　大抵感受外邪所致者，包括寒湿腰痛、风湿腰痛、湿热腰痛、外伤所致者，常为气滞血瘀，多实，发病急，病程短；内伤所致者，腰痛多虚。但外感、外伤腰痛，日久伤肾，则为实中夹虚证；内伤腰痛，复感外邪，则形成虚中夹实之证，

3. 辨体质　太阴脾虚体质者，体弱，食欲差，有腹满腹泻倾向，容易为湿邪所伤。少阴肾虚体质，包括阴虚体质，烦热，思维敏捷，有失眠倾向；阳虚体质，形寒肢冷，

神疲多睡。

【治则治法】

腰痛以肾虚为本，补肾强腰是治疗各种腰痛的基本大法，凡腰痛各证均可酌加续断、桑寄生、杜仲补肾强腰之品。鉴于湿邪在腰痛发病中的特殊地位，而脾主土恶湿，所以健脾治法也很重要，以致陈士铎的《石室秘录》把白术作为治疗腰痛之圣药。更因为外感、外伤引起腰部经脉拘急、气血凝滞，才导致腰痛，所以活血通络也是治疗腰痛的常用治法。可随证选用三七、当归、土鳖虫等药物。当然，腰痛的具体治疗，还是应当辨证论治。属实证者，治宜祛邪通络。寒湿腰痛，治当散寒除湿；风湿腰痛，治当祛风除湿；湿热腰痛，治当清热除湿；外伤腰痛，治当理气活血。而肾虚腰痛，治宜补肾。临床上，医者当细审邪正，主次轻重，注意腰痛病机的虚实转化，尽量做到标本兼顾。

【分证论治】

1. 寒湿腰痛

临床表现：腰部冷痛沉重，转侧不利，逐渐加重。静卧痛不减，遇阴雨天则加重。苔白腻，脉沉而迟缓。

治法：散寒行湿，温经通络。

方药可用甘姜苓术汤加减。参考处方：干姜 9～12g，苍术 12～15g，白术 12～15g，狗脊 15～30g，续断 12～15g，桑寄生 12～15g，羌活 6～9g，独活 6～9克g，赤芍 12～30g，白芍 12～30g，炙甘草 6g。该方适用于太阴脾虚体质，加以寒湿内侵所致腰痛。

2. 风湿腰痛

临床表现：腰痛左右不定，牵引两足，或连肩背，或关节游痛，阴雨天加重，恶风，舌白腻，脉浮滑，或濡。

治法：祛风除湿，强腰止痛。

方药可选用独活寄生汤加减。参考处方：独活 6～9g，桑寄生 12～15g，杜仲 12～15g，当归 12～15g，白芍 12～30g，川芎 9～12，肉桂 3～9g，苍术 12～15g，白术 12～15g，续断 12～15g，狗脊 15～30g，炙甘草 6g。肩背痛加姜黄 12～15g；上肢或手指肿痛者，加桂枝 6～9g，桑枝 15～30g；牵及下肢，可加用木瓜、草薢各 9～15g，薏苡仁、土茯苓 25～30g 等。该方适用于太阴脾虚体质、少阴肾虚体质，外受风湿，或风寒湿邪久治不愈，肝脾肾亏虚者。

3. 湿热腰痛

临床表现：腰部弛痛，沉重酸困，暑热季节或夏日阴雨天疼痛加重，而活动后或可减轻，小便短赤，苔黄腻，脉濡数或弦数。

治法：清热祛湿，舒筋止痛。

方药可用四妙丸加减。参考处方：苍白术各 12～15g，黄柏 9～12g，薏苡仁

15～30g，川牛膝 12～15g，怀牛膝 12～15g，草薢 9～5g，土茯苓 25～30g，木瓜12～15g，续断 12～15g，桑寄生 12～15g，丹参 12～15g，当归 12～15g。该方适用于太阴脾虚体质，外受湿热，或部分寒湿日久化热，湿热下注者。

4. 瘀血腰痛

临床表现：腰痛如刺，痛有定处，日轻夜重。证轻者俯仰不便，重则不能转侧，痛处拒按。舌质暗紫，或有瘀斑，脉涩。部分病人有外伤史。

治法：活血化瘀，理气止痛。

方药可用身痛逐瘀汤或活络效灵丹加减。参考处方：丹参 12～15g，桃仁 9～12g，红花 9～12g，当归 9～12g，乳香 9～12g，没药 9～12g，三七 3～6g（分冲），血竭粉3g（分冲），土鳖虫 9～12g。外伤所致者，也可应用云南白药，或服用七厘散。腰痛牵及下肢，或肩背疼痛，肢节疼痛，舌暗者，包括风湿腰痛日久，血瘀证候突出者，可用身痛逐瘀汤加减。有妇女腰痛，或有腹痛，月经痛，性交痛，健忘，心烦失眠，如狂，大便不畅，舌暗有瘀斑，左侧少腹有压痛者，可用桂枝茯苓丸加酒军、红藤，或用桃核承气汤加减。主要适用于妇女盆腔瘀血综合征的患者。

5. 肾虚腰痛

临床表现：腰痛以酸软为主，喜按喜揉，腿膝无力，遇劳更甚，卧则减轻，常反复发作。偏阳虚者，则少腹拘急，面色白，手足不温，少气乏力，舌淡，脉沉细。偏阴虚者，则心烦失眠，口燥咽干，面色潮红，手足心热，舌红少苔，脉弦细数。

治法：偏阳虚者，温补肾阳；偏阴虚者，滋补肾阴。

方药：偏阳虚者，以右归丸为主方，注意重用狗脊、白术 15～30g，续断、桑寄生、杜仲剂量可用 12～15g。偏阴虚者，以左归丸为主方，可加用女贞子、旱莲草12～15g，鳖甲、龟板剂量可用 15～25g，续断、桑寄生、当归剂量可用 12～15g，也可加用土鳖虫 9～12g。若虚火甚者，可酌加大补阴丸。如腰痛日久不愈，无明显阴阳偏虚者，可服用青娥丸补肾。高年劳倦，腰椎退行性病变腰痛，多肝肾亏虚，筋骨失养所致，所以治疗当着重滋补肝肾、强筋壮骨，河北邯郸名医韩志和主任医师有验方，药用续断、桑寄生各 12～15g，杜仲 12g，白芍 15～30g，甘草 6g，威灵仙 9～12g。若兼颈项不舒加葛根 15～25g；肩背痛加姜黄 12～15g；心悸、心胸闷痛加丹参 15～30g，降香 9～12g；上肢麻木加桑枝 15～30g；下肢掣痛加川怀牛膝、木瓜各 15g，薏苡仁25～30g。屡有佳效。腰痛剧烈，牵掣下肢者，阳虚寒凝病机突出，可用炙麻黄、桂枝、炮附子、白术、羌活、独活、南星、全蝎、当归、乳香、没药以及炙马钱子等，温经散寒、解痉止痛。若腰痛偏于一侧，或牵掣一侧疼痛，大便不稀，舌苔白厚，脉实者，是寒实凝滞，更可用大黄附子汤加味。

【其他疗法】

局部外用法：腰痛局部外贴伤湿止痛膏、麝香追风膏、狗皮膏等。或用湿敷方：吴茱萸、黑附子、肉桂、干姜、川芎、苍术、羌活、独活、威灵仙、土元、全虫、冰片各10g，细辛 6g，红花 15g，皂角 9g，川椒 30g。将上述药物烘干，研为细末、过筛，取生姜汁或酒调成膏状敷于患处。适用于外受风寒湿腰痛。

针灸疗法：急性腰痛，取委中、肾俞、大肠俞、腰阳关、秩边、阿是穴。寒湿腰痛加灸大椎温阳散寒；瘀血腰痛加膈俞以活血化瘀。急性腰扭伤，可刺委中放血。慢性腰痛，可取肾俞、气海俞、大肠俞为主穴，配合腰眼、命门、阳关，针后可加灸，每次10～20分钟，每日1次。也可配合拔罐疗法。

【预防调护】

平素应注意避免居处潮湿，避免外伤，劳逸结合，适当锻炼，增强体质。外感腰痛患者，更应注意适寒温，并改善居处条件，以免反复感受外邪，导致病情迁延不愈。

【病案举例】

沈某，男，69岁。2001年10月20日初诊。患者既往有慢性房颤病史。近期出现腰痛，牵及一侧下肢掣痛，畏寒，大便不爽，舌质暗，苔白腻，脉沉。西医经检查提示有腰椎管狭窄，转请中医治疗。

中医诊断：腰痛（肝肾亏虚，寒湿痹阻）。

辨证分析：肝主筋，肾主骨，肝肾亏虚，则筋骨失养，若加以外受寒湿之邪，寒湿积滞，腰部经络痹阻，即可表现为腰痛。筋脉失于濡养，拘急为病，故见腰痛抽掣而痛。寒湿结聚，故见腰痛畏寒，伴有大便不爽。综合舌脉证，舌质暗，苔白腻，脉沉，乃肝肾亏虚、寒湿凝滞之证。病位在腰府，与肝肾及腰部经脉有关。病性为虚实夹杂，虚证为肝肾亏虚，实证为寒湿、血瘀等。失治误治，病情日久，或可成痿躄顽证。

治法：先拟温下，散寒破结，兼以补肾强腰，舒筋活络。

方药：大黄附子汤加味。

处方：熟大黄10g，细辛3g，炮附子9g，木瓜30g，续断15g，寄生15g，狗脊15g，川牛膝15g，怀牛膝15g，赤芍25g，白芍25g，炙甘草6g。3剂，每日1剂。

二诊（2001年10月24日）：服药后，腰腿痛诸症明显减轻，大便每日2次，饮食睡眠情况良好。舌苔腻，脉沉。改用滋补肝肾、舒筋活络之方。处方：续断15g，当归12g，寄生15g，狗脊15g，杜仲12g，生白术30g，生薏苡仁30g，威灵仙12g，川怀牛膝各15g，赤白芍各25g，炙甘草6g，丹参15g。每日1剂。

三诊（2001年11月12日）：患者病情平稳，腰腿痛症状基本消失。随访1年未复发。（摘自《金匮要略与中医现代临床》）

[**按语**] 腰椎管狭窄属退行性病变，治疗困难。该例患者何以选用大黄附子汤加味，是受到了日本汉方医家用方经验的启发。大黄附子汤出自《金匮要略》，原治胁下偏痛，发热，大便不通，脉沉弦者，病机是寒实积滞、气机阻结所致，体现着温下之法，可散寒破结。日本汉方医家认为：肝胆疾病、腰椎间盘突出、坐骨神经痛等，无论何病，只要是偏侧疼痛，不是实热之证，投用大黄附子汤即可取得满意疗效。此例即基于此用方理念，投用大黄附子汤，加用木瓜、续断、寄生、狗脊、川怀牛膝、赤白芍、炙甘草等补肝肾、强筋骨、舒筋活络的药物，是针对退行性病变肝肾不足、筋骨失养、

筋脉拘急而痛的病机特点。若加大附子、细辛用量，则可能止痛作用更好。当然，对于慢性久病，止痛毕竟不是最终目的，所以，取效后及时改用固本治法，缓缓行之，以期巩固疗效。

痹 证

痹证是指风、寒、湿、热邪杂至，痹阻经脉所致，以肢体肌肉、关节、筋骨疼痛、重着、酸楚，或关节肿大畸形、屈伸不利为特征的病证。发病率较高，危害大。常因天气阴冷、潮湿，或外感、劳倦等诱发病情加重。包括"风湿痹""尪痹"等。临床上，多种风湿免疫病包括风湿性关节炎、类风湿关节炎等多种关节疾病，均可参照本病证进行诊治。

【沿革】

痹证在《内经》中称之为"痹"，《素问·痹论》有专篇论述。认为痹证为"风寒湿三气杂至"所致，多遇寒加重，"遇热则缓"，不仅明确指出"行痹""痛痹""着痹"的主因，而且还论及"五体痹"（皮、肌、脉、筋、骨痹）、"脏腑痹"等，尤其是对"心痹"表现及其发展趋势，切合临床实际。治疗则强调温通，重视针刺疗法。汉代张仲景的《伤寒杂病论》首先提出"风湿"病证名称，《金匮要略》更设"中风历节病"专篇。其风湿三方，桂枝附子汤、白术附子汤、甘草附子汤以及麻黄加术汤、麻黄薏甘汤、防己黄芪汤、柴胡桂枝汤、白虎加桂枝汤、附子汤、乌头汤、桂枝芍药知母汤等，至今为临床习用。隋代巢元方的《诸病源候论·风湿痹候》强调"由血气虚，则受风湿，而成此病"，提出了"风湿痹"病证名，重视痹证发病的体质因素。唐代孙思邈的《备急千金要方》、王焘的《外台秘要方》则收载了大量治疗痹证的方剂。如独活寄生汤即出自《备急千金要方·诸风》。金元时期的张洁古《医学启源·用药备旨》创当归拈痛汤治疗"湿热为病肢节烦痛"；张从正《儒门事亲·指风痹痿厥近世差玄说二》论"痹痛以湿热为源，风寒为兼，三气合而为痹"，皆重视湿热病因之说。明代张介宾的《景岳全书·风痹》指出痹证须分阴证、阳证，阴证即"寒痹"，阳证即"热痹"，并认为痹证"寒证多而热证少"，更指出："痹因外邪，病本在经，而深则连脏，故其在上则有喘呕、有吐食，在中则为胀满、为疼痛，在下则为飧泄、为秘结诸病。"即论"脏腑痹"复杂表现。明代李中梓的《医宗必读·痹》更阐明了"风寒湿痹"祛风、除湿、散寒治法，并提出"治风先治血，血行风自灭"之说。清代叶天士的《临证指南医案·诸痛》论久痹不愈者，提出"久病入络"，主张用虫类药搜剔通络；吴鞠通《温病条辨·湿温》创立宣痹汤，主治"湿热痹证"，寒战发热，骨节烦疼；鲍相璈《验方新编·腿部》收载四神煎，主治"鹤膝风"，"两膝疼痛，膝肿粗大，大腿细，形似鹤膝，步履维艰"；王清任的《医林改错·痹症有瘀血说》更提出瘀血致痹说，并创身痛逐瘀汤。皆为当今临床常用。

【病因病机及其演变】

痹证的病因，与体质、气候、居处环境等多方面因素有关。多为体质因素，加以风、寒、湿、热之邪杂至，而引发肢体肌肉、关节、筋骨、经络气血痹阻而为病。①体质因素：太阴脾虚或少阴肾虚体质，正气不足，太阳卫阳不足体质，卫表不固，抗邪无力，或气血亏虚，产后气血受伤，腠理疏松；或劳逸失度，长期劳力，筋骨劳损；或老年体虚，肝肾不足，筋骨失养。正虚之下，都容易导致风寒湿热侵袭，或内生痰湿等。②外邪因素：气候寒冷，或居处潮湿，或贪凉露宿、睡卧当风，或冒雨涉水等，均可致风寒湿邪外犯，滞留于关节、肌肉、筋骨，经络气血痹阻，则可发为风寒湿痹，此在素体阳虚者尤为多见。以感受风、寒、湿邪，常有所偏胜，所以发病有行痹、痛痹、着痹之分。此即《素问·痹论》所论"风寒湿三气杂至，合而为痹也。其风气胜者为行痹，寒气胜者为痛痹，湿气胜者为著痹也"。若素体阳旺，感受风寒湿邪，就容易化热；或风寒湿痹迁延不愈，日久化热；或久居炎热潮湿之地，湿热外受；甚或直接感受风湿热邪，均可导致风湿热邪，痹阻经脉气血，则发为风湿热痹。外邪致痹，往往因体质从化不同而表现为寒化热化之异。更有体质因素加以外受风寒湿热之邪，迁延不愈，留痰留瘀，而成关节肿大畸形，甚至功能废用者，则为尪痹。

痹证的基本病机为外邪侵袭，肢体经脉气血闭阻。痹者，闭也。不通则痛。病理性质：疾病初期多以邪实为主，病久正气受伤，多虚实夹杂。因病初起感受风寒湿或风湿热邪，病程较短，正气未伤，所以多邪实为主。病程日久，风寒湿热之邪，势必伤及气血阴阳，故多虚实夹杂之候。因本虚易于感邪，可以表现为标实证，受邪后，邪气又可以伤正，导致本虚证，所以正虚、邪实常互为因果，本虚证与标实证常兼夹并见。另外，痹证的标实证，并不限于风寒湿热之邪。因为久痹不已，尤其是尪痹顽疾，外邪与气血相搏，津液不得随经运行，凝聚成痰，血脉涩滞不通，着而成瘀。素体太阴脾虚，少阴肾虚，水湿运化失职，气血运行不畅，也可留痰留瘀。瘀血痰浊痹阻经络，流注关节，使经络气血闭阻尤甚，即可表现为关节肿大、僵硬、畸形。《类证治裁·痹证》论久痹"必有湿痰败血瘀滞经络"即此。

痹证的转归预后，与患者体质、感邪轻重以及治疗是否得宜等有关。一般而言，风湿痹证初发，病邪轻浅，经及时有效的治疗，多可痊愈。如果体质虚弱，或感邪深重，或反复感受外邪，或失治、误治等，导致病情反复发作，往往可引发病邪深入，由肌肤而渐至筋骨、脉络，甚至损及脏腑，发为脏腑痹，则病情缠绵难愈，预后较差。风寒湿痹，日久化热可转化为风湿热痹；风湿热痹，反复受邪，邪气深入，"内舍其合"，于是就会出现相应的脏腑病变，形成顽固难愈的"脏腑痹"。如"肺痹"，可表现为咳嗽、咳痰、气短；"心痹"则表现心脉痹阻，气短，胸闷，心悸，加重则可表现为"心下鼓"，即上腹部膨隆，急症还可表现为"上气而喘"等，甚至可危及患者生命。而尪痹，多体质因素加以风寒湿热之邪外受，治疗较为困难，日久留痰留瘀，瘀血、痰浊阻痹经络，可表现为关节肿大、屈伸不利等；久痹不已，气血耗伤，肝肾亏虚，筋骨失养，还可以导致多脏虚损，甚至发生肢体关节功能废用。《素问·痹论》指出："五脏皆有合，病久而不去者，内舍于其合也。"认为风湿痹日久，可以导致脏腑痹发生。

【诊断要点】

1. 临床表现 肢体关节、肌肉疼痛、重着，关节屈伸不利，甚则关节肿大变形，或僵硬以致功能废用。

2. 发病特点 一般起病比较缓慢，寒冷、潮湿等气候变化容易诱发或使病情加重。某些痹证发病与体质关系密切，如尪痹多发生于中青年，女性比较多见。

3. 相关检查 红细胞沉降率、C反应蛋白、抗溶血性链球菌"O"，类风湿因子、血尿酸、免疫球蛋白、抗核抗体谱、有关血清酶检查以及病变部位的骨关节X线和CT、磁共振等影像学检查等，有助本病诊断与鉴别诊断。

【类证鉴别】

1. 痹证与痿证鉴别 痹证与痿证均属于肢体经络相关病证，就临床特征而言，痹证以肢体关节疼痛为主，而痿证的肢体关节多无疼痛；痿证表现为肢体乏力，肌肉萎缩，无力运动，而痹证主要是因关节疼痛，导致屈伸不利，或因疼痛活动受限，日久继发肌肉痿软。就发病与病机特点而言，痹证多体质因素加以外感风寒湿热之邪，痹阻经络气血所致，而痿证为肺热津伤、湿热下注，或久病脾胃气虚、肝肾亏虚等，引起筋脉失养，宗筋失用所致。但临床上也有表现为有肢体肌肉萎缩无力与肌肉关节疼痛并见者，为"痿痹同病"，需要具体分析其病因病机与证候轻重。

2. 痹证与"痛风"鉴别 痹证尤其是"热痹"与"痛风"，均可表现为关节红肿热痛等。痹证"热痹"为风湿热邪，阻痹经脉，临床可表现为关节红肿热痛、伸屈不利，或伴有发热、恶风、咽痛等，常见于肩、肘、膝等关节，急性发作者常有外感风热，或风湿夹热病因。痛风主要是体质因素，加以过嗜醇酒厚味等，内生湿热，湿热阻痹经络气血所致。急性发作者的典型表现为关节红肿热痛，夜间突然发作，剧痛难忍，或伴有关节周围结节，如石如豆，常见于足踝，尤其常见足大趾肿痛。

3. "风湿痹"与"尪痹"鉴别 "风湿痹"与"尪痹"均属于痹证范畴，就临床表现而言，"风湿痹"表现为肢体关节疼痛、沉重、肿胀、伸屈不利，或红肿热痛，多见于肩、肘、髋、膝关节，不会发生关节畸形，功能废用，"尪痹"的典型表现为关节肿胀疼痛，伸屈不利，尤其是晨起关节僵硬，可持续1小时以致数小时，多见于腕与手指关节、踝与足卧关节等，日久常发生关节畸形，甚至功能废用。就发病与病机特点而言，"风湿痹"为风寒湿热之邪，痹阻经络气血所致，相对易治，预后总体较好；而"尪痹"发病与体质因素相关较大，病程中常因外感风寒湿热之邪，诱发病情加重，日久留痰留瘀，更可耗伤气血，损伤肝肾，相对难治，预后总体较差。

【辨证要点】

痹证临床应首辨病邪，其次辨别虚实，并注意体质特点。

1. 辨病邪偏胜 风寒湿热之邪杂至，具体应该分清病邪偏胜。风邪偏胜者，多见肢体关节疼痛游走不定；寒邪偏胜者，可见疼痛较剧，遇寒则甚，得热则缓；湿邪偏盛者，多见重着而痛，手足沉重，肌肤麻木；热邪偏胜者，多见红肿热痛，筋脉拘急者。临床上，更有寒热错杂者。辨证应当详审寒热主次，分清先后。

2. 辨标本虚实 新病多实证，久病多虚实夹杂，本虚证与标实证同见。实证，多急性起病，痛势较剧，脉实有力；虚证，病程较长，可表现为疼痛绵绵，痛势较缓，脉虚无力。标实证除了风寒湿热之邪痹阻以外，还常有痰阻、血瘀证等；本虚证则包括气血阴阳之虚，常表现为肝肾亏虚、脾胃不足。辨证应该明辨虚实，标本缓急。

3. 辨痰瘀多少 痹证顽疾，尤其是尪痹，迁延不愈，临床常见肢体关节肿大，甚则强直畸形，屈伸不利，痛如针刺，痛有定处，或见昼轻夜重，多痰瘀交结所致。临证应当依据关节肿痛的具体情况，结合舌脉，分辨痰瘀多少，判断孰轻孰重。

4. 辨体质 体质因素常是痹证发生的基础。阳盛体质者，如太阳卫阳太过，或少阴阴虚体质者，感受外邪，容易从阳化热，发为"热痹"；如太阴脾虚，或少阴阳虚体质者，感受外邪，则容易从阴化寒，发为"寒痹"。太阳卫阳太过体质，多见于青少年，平素畏热不怕冷，或咽干口渴，容易感冒，而且感冒后容易表现为高热、咽痛等；少阴阴虚体质者，多体形瘦长，体质较弱，体力一般，怕热不怕冷，思维敏捷，有失眠倾向；太阴脾虚体质者，体质较弱，食欲差，比较畏寒，进食生冷，则有腹泻倾向；少阴阳虚体质者，体质弱，平素畏寒，神疲乏力，腰膝酸冷，性功能较差。

【治则治法】

痹证的治疗总以祛邪通痹为基本原则。初病多邪实，当重视祛邪。祛风、散寒、祛湿、清热为常用祛邪之法，具体临床应针对病邪气偏胜，权衡主次，杂合以治。当然祛邪也应兼顾扶正。唯以"血得热则行，遇寒则凝"，更当重视温通治法。久痹顽疾，兼痰、瘀者，又当配合化痰、祛瘀治法。久病伤正，辨证属于虚实夹杂者，当扶正、祛邪并重。具体应针对标本虚实，酌用益气养血、补益肝肾等法。养血可补虚，活血能祛风，所谓"治风先治血，血行风自灭"，即强调治血。尤其是病程久延，邪伏较深者，更当合用虫类药以搜风通络。

痹证病情复杂多变，尤其"尪痹"等顽疾，单一疗法常难收效，所以应重视综合治疗。内服中药的同时，可以选择配合针灸、药浴、热熨、外敷、熏洗、磁疗、蜡疗、激光、电疗、气功、中药离子导入等特色疗法。

【分证论治】

1. 风湿痹

（1）行痹

临床表现：关节、肌肉游走性疼痛，屈伸不利，可涉及多个关节，尤其是上肢关节，初起可伴有发热、恶风，舌苔薄白，脉浮或浮缓。

治法：祛风除湿，散寒通痹。

方药可用防风汤加减。参考处方：防风 6 ~ 9g，麻黄 9 ~ 12g，桂枝 9 ~ 12g，葛根

12～15g，当归9～12g，茯苓9～12g，羌活6～9g，独活6～9g，威灵仙9～12g，白芷6～9g，赤芍15～30g，白芍15～30g，炙甘草6g。本方祛风除湿，散寒通痹，适用于风寒湿痹风邪偏胜者。若上肢痛为主者，可加姜黄、桑枝，以祛风通痹，引药上行；若下肢痛为主者，可加牛膝、木瓜，以祛风通痹，引药下行；腰背酸痛者，多与肾虚有关，可加狗脊、续断、桑寄生，以温肾壮督，引药入肾经；若为太阴脾虚体质，或太阳卫阳不足者，临床表现为乏力多汗，肢体酸困，肢节疼痛者，可加黄芪、苍术、白术，或径用防己黄芪汤加味，以祛风除湿、益气固表；如体质素虚，气血亏虚，或妇女产后受风，表现为肢节疼痛，恶风汗出，脉弱等表虚证表现者，可用桂枝新加汤加味。

（2）痛痹

临床表现：关节、肌肉疼痛突出，遇寒痛增，得热则减，关节拘紧，屈伸不利，初起可见发热、恶寒，舌苔薄白，脉弦紧，或浮紧。

治法：温经散寒，祛风除湿。

方药可用乌头汤加减。参考处方：制川乌6～9g（久煎），麻黄9～12g，桂枝9～12g，黄芪12～30g，羌活6～9g，独活6～9g，白芷6～9g，威灵仙9～12g，赤白芍（各）15～30g，炙甘草6g。本方温经散寒止痛为主，适用于风寒湿痹，寒邪偏胜，关节冷痛突出者。若寒象较重，关节冷痛较剧，屈伸不利者，可加炮附子（久煎）、细辛、青风藤，以增强温经散寒，通痹止痛之力；痛痹反复发作，遇寒痛增，稍劳加重，畏寒肢冷者，可重用黄芪，配合麻黄附子细辛汤，以温阳散寒；血虚寒凝，四肢厥冷，脉细欲绝者，可用当归四逆汤加味，以养血散寒、温通经脉；素体少阴阳虚，寒湿内侵，背恶寒，骨节疼痛，口中和，手足寒，脉沉等里虚寒证者，可用附子汤加味，温阳散寒、温经止痛。至于川乌、草乌、附子三药的药性，川乌、草乌功擅温经散寒止痛，能祛风除湿；附子功擅回阳救逆，温肾助阳，散寒止痛。草乌毒性最强，川乌次之，附子毒性较小。用药剂量尤其是初次应用，不宜过大，可从小剂量开始。较大剂量，可分多次服药，并密切观察病情变化，随时停服。一般应该用炮制品，炮附子，有盐附子、黑附子、白附片之分。乌头、附子经严格炮制后，毒性可明显降低。李时珍曾指出："乌附毒药，非危病不用，而补药中少加引导。"不主张长期服用。而且一般不与半夏、瓜蒌、贝母、白及同用，并应该先煎久煎。川乌、草乌、附子的主要化学成分都有乌头碱、次乌头碱、中乌头碱。实验结果表明，川乌、草乌镇痛作用较附子明显。毒性反应常表现为唇舌、肢体麻木，头晕，烦躁，恶心，吐涎，抽搐等，严重者，可发生心律失常、血压降低、昏迷，危及患者生命。临床观察发现：入酒剂，更容易发生等性反应。金银花、甘草、绿豆、黑豆、生姜等可以降低乌头、附子毒性。

（3）着痹

临床表现：关节、肌肉疼痛、酸楚、重着，麻木不仁，屈伸不利，尤其是下肢关节，可伴有肢体酸困，大便稀溏，舌苔白腻，脉濡缓。

治法：除湿通络，祛风散寒。

方药可用薏苡仁汤加减。参考处方：薏苡仁15～30g，苍术9～15g，白术9～15g，羌活6～9g，独活6～9g，防风6～9g，麻黄6～9g，桂枝9～12g，制川乌6～9g（久煎），当归 9～12g，川芎 6～12g，炙甘草 6g。本方祛湿止痛，发散风寒，适用于风寒湿痹，湿邪偏胜，表现为关节酸困沉重者。若关节肿胀甚者，加防己、海桐皮、萆薢、土茯苓，以渗湿通痹；素体太阴脾虚，脘闷纳呆，大便溏薄者，加党参、茯苓、砂仁，以健脾化湿；素体湿盛，外受寒湿，肢体烦痛，初期见表证者，可用麻黄加术汤微微发汗；汗出当风，久伤饮冷，风湿外受，湿郁化热，表证未除，表现为一身尽疼，发热，日晡加剧者，可用麻杏苡甘汤，取微汗，祛风除湿；病程久延，湿聚成痰，表现为关节漫肿、僵硬，有硬结者，加清半夏、制天南星、僵蚕、白芥子，以化痰散结。而对风寒湿痹，病程日久，风、寒、湿邪偏盛不明显者，则可用蠲痹汤加减，益气和营，祛风胜湿，通络止痛，临证可根据感受病邪偏胜的具体情况，灵活加减。风寒湿痹，久痹不愈，肢体筋脉疼痛，麻木拘挛，关节屈伸不利，疼痛游走不定，舌淡紫苔白，脉沉弦或涩，更可用小活络丹祛风除湿、化痰活血、通络开痹。

（4）热痹

临床表现：关节、肌肉游走性疼痛，痛处灼热红肿，痛不可触，得冷稍舒，可涉及一个或多个关节，可见皮下结节或红斑，常兼发热、恶风、汗出、烦渴，舌质红舌苔黄或黄腻，脉滑数或浮数。

治法：祛风清热，祛湿通络。

方药可用白虎加桂枝汤合宣痹汤加减。参考处方：生石膏 15～30g（先煎），知母 9～12g，黄柏 9～12g，连翘 9～15g，桂枝 3～6g，防己 9～12g，杏仁 9～12g，薏苡仁 15～30g，滑石 15～30g（先煎），忍冬藤 15～30g，晚蚕沙 9～12g，炙甘草 6～9g。白虎汤清热宣痹为主，宣痹汤可清热利湿，宣痹通络，两方相合适用于风湿热痹，发热烦渴、关节烦痛者。若见发热、恶风、咽痛症状突出者，可加金银花、牛蒡子、荆芥、薄荷、桔梗、七叶一枝花，以疏风清热，解毒利咽；若湿重于热，症见身热不扬，肢体困重，脘痞纳呆者，可加苍术、羌活、白芷、白蔻仁，以疏风除湿宽中；若热重于湿，热迫血分，皮肤有红斑者，加生地、丹皮、赤芍、紫草、丹参、水牛角，以清热凉血活血，或径用犀角地黄汤加减；如热毒炽盛，关节红肿，疼痛剧烈，壮热烦渴者，可改用五味消毒饮合犀黄丸，以清热解毒，凉血止痛。而对于湿热相搏，外有风邪，或风湿痹证，日久化热，表现为周身肢节烦痛，或肩背沉重，或脚膝肿痛，舌苔白腻微黄，脉弦数者，可径用当归拈痛汤化裁。

2. 尪痹

临床表现：久痹不已，关节疼痛时轻时重，遇疲劳加重，关节屈伸不利或畸形，形体消瘦，腰膝酸冷，脉沉细或弦细。

治法：补益肝肾，益气养血，祛风除湿，活络通痹。

方药可用独活寄生汤加味。参考处方：独活 9～12g，杜仲 12～15g，桑寄生 12～15g，当归 9～12g，白芍 12～30g，党参 9～12g，黄芪 15～30g，肉桂 3～6g，威灵仙 12～15g，白芷 6～9g，苍术 12～15g，白术 12～15g，茯苓 12～15g，炙甘草 6g。该方适用于风寒湿邪外受，久痹不愈，肝肾亏虚，气虚不足者。若尪痹，外受风寒湿邪，化热伤阴，症见关节肿胀疼痛，晨起僵硬，伸屈不利，持续 1 小时以致数小时不解，阴冷、潮湿天气加重，身体羸弱，头眩短气，乏力体倦，胃脘不舒，恶心欲吐，口干咽干，或足踝肿胀突出，舌质淡暗，舌苔白微黄，脉沉弦，或脉细弦滑者，若尪痹外受风寒湿之邪，日久化热，久病伤正，阴阳两伤之"尪痹"，表现为肢节疼痛、足踝肿胀、身体虚羸、头眩短气、咽干乏力、恶心欲吐者，方可用桂枝芍药知母汤加减。参考处方：桂枝9～12g，赤白芍各15～30g，知母12～15g，制附子9～12g，防风6～9g，麻黄6～12g，苍术12～15g，白术12～15g，防己12～15g，威灵仙9～12g，白芷6～9g，秦艽9～12g，清风藤15～30g，忍冬藤15～30g，鸡血藤15～30g，生姜6～9g，炙甘草6g。若寒重于热者，肢节疼痛明显者，可重用桂枝、附子，或更加骨碎补、补骨脂、淫羊藿甚至川乌、草乌等，以温阳散寒，提高温经止痛之力；如热重于寒者，可重用知母，或更加生石膏、金银花、七叶一枝花等，以清热解毒通痹；痛在上肢者，可加姜黄、桑枝、伸筋草，以祛风舒筋活络，引药上行；痛在下肢者，加独活、木瓜、牛膝、薏苡仁，以祛湿通络开痹，引药下行；如表现为腰脊酸痛，腰膝酸软者，可加狗脊、杜仲、桑寄生、鹿角片等，以补肾强督。至于湿热下注，表现为下肢关节肿痛，腰腿酸困，大便不爽，小便黄赤，舌根部苔黄厚腻者，可加苍术、黄柏、薏苡仁、牛膝、萆薢、土茯苓，以清热除湿通痹，或径用加味二妙散方。更有寒热错杂，或上热下寒，表现口苦、咽干、头晕目眩、心烦失眠与肢节冷痛、腰腿酸冷、脘腹不舒、大便溏者，则可用柴胡桂枝汤加味。《伤寒论》原治"伤寒六七日，发热，微恶寒，肢节烦疼，微呕，心下支结，外证未去者，柴胡桂枝汤主之"。临床借用治类风湿关节炎，表现为口苦、咽干、心烦，或有发热、恶寒，或有呕逆，腹诊表现为心下支结，心下痞结或硬满，或支撑两胁，或脘腹畏寒，肢体关节肿胀疼痛，伸屈不利，舌苔黄白相间，脉细弦，辨证属于风寒湿邪阻痹肢体经络气血，兼有郁热者，常有佳效。临床应用：常可配合祝谌予教授四藤一仙汤，常加用青风藤15～30g，络石藤15～30g，忍冬藤15～30g，秦艽12～15g，威灵仙9～12g，白芷6～9g；肩背不舒，上肢关节为主者，加姜黄9～12g，桑枝15～30g；下肢关节痛为主者，加川怀牛膝（各）12～15g，木瓜12～15g；腰腿痛，畏寒肢冷者，加狗脊12～15g，川续断12～15g，桑寄生12～15g，杜仲12～15g；睡眠差者，加合欢皮12～30g，夜交藤12～30g，生龙骨15～30g，生牡蛎15～30g；发热，咽痛者，加金银花12～30g，七叶一枝花6～9g。应用得宜，屡取佳效。

久病不已，痰瘀痹阻，关节、肌肉疼痛如刺，固定不移，或关节紫黯、肿胀，肌肤顽麻或重着，或关节僵硬，有硬结、瘀斑，面色黯黑，或胸闷多痰，舌质紫黯或有瘀斑、瘀点，舌苔白腻，脉弦涩，可加用陈皮、清半夏、制南星、白芥子、僵蚕、露蜂房、土贝母等，以化痰除湿，加用桃仁、红花、当归、川芎、丹参、鬼箭羽、穿山龙等，以化血化瘀，或径用指迷茯苓丸、身痛逐瘀汤加减。尪痹顽疾，痰瘀交结，疼痛不止者，更可加用穿山甲、白花蛇、土鳖虫、全蝎、蜈蚣等，以搜风化瘀通络。

久病体虚，或素体气虚，卫阳不固，自汗恶风者，可遵玉屏风散方意，加用黄芪、党参等，以益气固表；气血不足，面色无华，乏力体倦，心悸，爪甲色淡者，可遵当归补血汤、八珍汤方意，加黄芪、当归、阿胶、鸡血藤等以益气养血；风湿热邪，久伤正气，气阴两虚，表现为身体羸弱，乏力体倦，咽干心烦，肢节肿大，甚至膝关节肿大如鹤膝，舌暗红，舌苔少者，则可用四神煎加味，以益气养阴、通络开痹。若痰瘀痹阻证，临床表现为关节肿大、僵硬、变形、刺痛，关节肌肤紫暗、肿胀，按之较硬，肢体顽麻或重着，屈伸不利，或有硬结、瘀斑，面色黧黑，眼睑浮肿，或胸闷痰多，舌质紫暗或有瘀斑，舌苔白腻，脉弦涩，病机为痰瘀互结，留滞肌肤，闭阻经脉，治以化痰行瘀，蠲痹通络，主方是双合汤（桃仁、红花、当归、川芎、白芍、茯苓、半夏、陈皮、白芥子、竹沥、姜汁），可随方加用乌梢蛇、穿山甲、露蜂房、制南星等。

3. 脏腑痹

临床表现：肢体关节疼痛，反复发作加重，日久不愈，面色黧黑，胸闷气短，或心悸，或咳嗽、喘促，甚或咳逆倚息不得平卧，心下痞坚，或下肢浮肿，食少腹满，便溏，或大便不畅，少腹坠胀，夜尿频多，甚或咳则遗尿，或小便不利，舌淡暗，脉沉细，或沉紧数，或脉结代，甚或三五不调。

治法：祛邪开痹，益气活血，通阳化饮。

方药可用升陷汤合木防己汤加减。参考处方：生黄芪15~60g，知母9~12g，升麻3~6g，柴胡3~6g，人参6~15g（另煎，兑入），桂枝6~12g，防己12~15g，白术12~15g，茯苓12~30g，猪苓12~30g，紫苏子12~15g，炒葶苈子12~30g，大枣12枚，丹参12~30g。本方益气升陷、活血化瘀、通阳化饮诸法同用，适用于久痹不已，内舍脏腑，"脏腑痹"，尤其是"心痹""肺痹"表现为宗气下陷、脉络痹阻、痰饮内阻者。气阴两虚，心悸，气短，咳喘，咽干，汗多，脉细数者，可配合生脉散，以益气养阴，养心敛肺；气血受损，阴阳俱虚，乏力体倦，心动悸，脉结代者，可用炙甘草汤，以益气养血滋阴，通阳复脉；心肾阳衰，水饮内停，畏寒肢冷，头晕心悸，小便不利者，可用真武汤加味，以温阳利水消饮；心肾阳衰，虚阳浮越，两颧红赤如妆，心悸喘促，汗出多，脉微欲绝，或三五不调者，可用参附龙牡汤加大剂量山茱萸等，以急救回阳，固脱平喘；若少腹坠胀，尿有余沥，夜尿频多，或咳则遗尿，可用补中益气汤、五子衍宗丸，以益气健脾，固肾摄精；若胁痛腹满，腰腿冷痛，大便不通者，可用大黄附子汤，以散寒破结，通腑泄浊；若畏寒肢冷，食少腹满，大便稀溏者，可配合桂附理中丸、香砂六君子汤，以健脾温肾、和胃散寒。

【其他疗法】

中成药也应辨证用药，并可配合外用膏剂。如小活络丸，功能：祛风散寒，化痰除湿，活血止痛。适用于风寒湿邪闭阻、痰瘀阻络所致的痹证，症见肢体关节疼痛，或冷痛，或刺痛，或疼痛夜甚、关节屈伸不利、麻木拘挛者。每丸重3g，黄酒或温开水送服，一次1丸，1日2次。大活络丹，功能：祛风止痛，除湿豁痰，舒筋活络。适用于风湿痹痛，经久不愈，关节肿胀、麻木重着，筋脉拘挛，关节变形、屈伸不利等。每丸重3.5g，温黄酒或温开水送服，一次1丸，1日1~2次。益肾蠲痹丸，功能：温补肾阳，益肾壮督，搜风剔邪，蠲痹通络。适用于症见发热，关节疼痛、肿大、红肿热痛、屈伸不利，肌肉疼痛、瘦削或僵硬，畸形的顽痹。每袋8g，口服，1次8～12g，1日3次。尪痹颗粒，功能：补肝肾，强筋骨，祛风湿，通经络。适用于久痹体虚，关节疼痛，局部肿大、僵硬畸形，屈伸不利及类风湿关节炎见有上述证候者。每袋6g，开水冲服，1次6g，1日3次。风湿马钱片，功能：祛风除湿，活血祛瘀，通络止痛。适用于风湿闭阻、瘀血阻络所致的痹证，症见关节疼痛、刺痛或疼痛较甚，风湿性关节炎、类风湿关节炎、坐骨神经痛见上述证候者。常用量：1次3～4片；极量：1次5片；1日1次。睡前温开水送服，连服7日为一疗程，两疗程间需停药2～3日。雷公藤多甙片，功能：抗风湿。适用于治疗类风湿关节炎、狼疮性肾炎、强直性脊柱炎等。每片50mg，口服：每日每千克体重1～1.5mg，分3次饭后服用。一般首次应给足量，控制症状后减量。宜在医师指导下服用。正清风痛宁，功能：祛风除湿，活血通络，利水消肿。适用于风湿与类风湿关节炎属风寒湿痹证者，症见：肌肉酸痛，关节肿胀，疼痛，屈伸不利，麻木僵硬等。每片含盐酸青藤碱60mg。适用于风湿与类风湿关节炎属风寒湿痹证者。1次1片，1日2次，2个月为一疗程。

外用膏剂，如狗皮膏，功能：祛风散寒，活血止痛。适用于风寒湿邪、气血瘀滞所致的痹证，症见四肢麻木、腰腿疼痛、筋脉拘挛，或跌打损伤、闪腰岔气、局部肿痛等。外用可将膏药加温软化，贴于患处或穴位。麝香壮骨膏，功能：镇痛，消炎。适用于风湿痛，关节痛，腰痛．神经痛，肌肉酸痛，扭伤，挫伤。

其他如热熨疗法，可取生川乌9g，生草乌9g，生附子9g，生半夏9g，生南星9g，生姜30g，樟脑30g，桂枝30g，红花30g。上药共研末，酒拌，装布袋。将药袋围摊于关节局部，外用热水袋热熨30分钟，每日3～4次。主治寒湿痛痹。注意事后洗手。敷贴疗法，可取大黄3份，红花、白芷、厚朴、当归尾各2份，川乌、草乌、乳香、没药、姜黄、肉桂、茴香、穿山甲、桑枝、黄柏各1份。共碾成细粉，取凡士林适量调成糊状，涂纱布上，外敷患处，外加绷带，胶布固定，热水袋热敷。每日2次，每次半小时，隔日更换1次。功能：祛风散寒，除湿活血，化瘀通络，消肿止痛。适用于尪痹关节肿胀冷痛者。

【预防调护】

痹证的防护，首先应注意避免外邪侵袭，注意尽量避免汗出当风、受寒、冒雨涉水等，并注意根据季节气候变化增减衣物，积极防治外感病。同时注意改善居外环境，保持室内清洁干燥，空气流通，阳光充足，温度适宜，避免久居潮湿阴冷之地。再次，应该坚持锻炼身体，改善体质，可以选择传统运动，如太极拳、八段锦等，以提高机体抵抗力，减少痹证的发生或诱发加重。但痹证急性期应适当休息，减少关节活动；病情稳定后，则应及时进行肢体功能锻炼。关节屈伸不利或强直者，可协助活动肢体关节，循序渐进，进行康复训练。另外，还应该注意保持心情舒畅与合理膳食。注意克服不良情绪刺激，保持乐观向上的心境，避免过多忧郁、焦虑、甚至绝望等负面情绪。饮食应以富有营养、易于消化的食物为原则，避免生冷、辛辣、肥甘厚腻食物。

【病案举例】

案 1　李某，女，50 岁。2002 年 5 月 24 日初诊。患者主诉两肘、两膝关节肿痛 2 月余，下肢关节尤甚，腰痛，胃纳可，二便正常。自述有受凉史，检查抗核抗体（−）、风湿免疫（−），两膝关节 X 线未见异常。舌淡红苔薄黄，脉沉细。

中医诊断：风湿痹（风寒湿痹，化热伤阴）。

辨证分析：为感受风湿，化热伤阴，而风寒湿邪未去。

治法：温经行痹，祛风除湿，佐以养阴之品。

方药：桂枝芍药知母汤加减。

处方：炙麻黄 10g，桂枝 10g，白术 10g，炙附子 10g，防风 10g，白芍 12g，知母 12g，生姜 2 片，炙甘草 6g。水煎服。

服药 7 剂后，患者关节疼痛缓解，两肢乏力，舌脉如常。前方加黄芪 30g，当归、茯苓各 10g，继服 14 剂后关节痛消，精力好转。随访 1 年无复发，可照常工作。（摘自《〈金匮要略〉与中医现代临床》）

案 2　张某，女性，45 岁。有结缔组织病史，近期发热，在某医院住院月余高热不退，伴见恶寒，夜间为甚，汗出则解，肢体关节疼痛肿胀，伸屈不利，口苦咽干，头晕，恶心欲呕，舌红苔腻略黄，脉沉。

中医诊断：尪痹（风寒湿痹，少阳郁热）。

辨证分析：为风寒湿痹，日久化热，郁热不解。

治法：清解郁热，祛风除湿，通经活络。

方药：柴胡桂枝汤加减。处方：北柴胡 12g，银柴胡 12g，黄芩 9g，清半夏 12g，沙参 12g，金银花 15g，连翘 12g，赤芍 25g，白芍 25g，牡丹皮 12g，丝瓜络 12g，桂枝 9g，白芷 6g，秦艽 12g，威灵仙 12g，忍冬藤 25g，桔梗 6g，甘草 6g。应用单味中药处方颗粒剂，开水冲服。

服药后，热退身凉，应手而效，诸症明显减轻，1 周后出院，发热再未复发。（摘自《〈伤寒论〉与中医现代临床》）

［按语］尪痹多久病，常表现为寒热错杂，或少阳郁热，兼见胃寒，或肢节冷痛，兼见口苦、咽干、心烦失眠，皆可用柴胡桂枝汤治疗。此例即结缔组织病，既有风寒湿痹关节痛表现，又有口苦、咽干、发热表现，为比较典型的柴胡桂枝汤证表现，所以投用柴胡桂枝汤配合白芷、威灵仙、秦艽等、忍冬藤等，祛风、散寒、除湿、清热开痹，而迅疾起效。

案 3　关某，男，18 岁。1992 年 4 月 3 日初诊。患强直性脊柱炎 1 年余，贫血，乏力，咽干，伴周身关节酸痛，腰骶疼痛，生活不能自理，由其母骑自行车送来。查舌淡红，苔少，脉沉细。

中医诊断：大偻（肝肾亏虚，气阴两伤）。

辨证分析：肾主藏精，主骨生髓，肝主藏血，主筋脉，督脉主持诸阳。风寒湿热之邪外犯，久则伤肾，肾督亏虚，筋骨失养，故可见腰背痛、周身筋骨酸痛。久病伤阴耗气，气阴两虚，故可见乏力、咽干。综合舌脉证，舌淡红，苔少，脉沉细，乃肾督亏虚、肝肾不足、气阴受伤、外邪留恋之证。病位在肾督、筋脉，与肝脾相关。病性虚实夹杂，以虚为主，肝肾亏虚，气虚、阴虚、血虚，实为风湿热邪留恋不去。失治误治，则缠绵不愈，可导致"尻以代踵，脊以代头"之残局。

治法：滋补肝肾，益气养阴，舒筋活络。

方药：四神煎加味。处方：生黄芪 60g，石斛 15g，制远志 15g，川怀牛膝各 15g，金银花 30g，忍冬藤 30g，川续断 15g，当归 12g，丹参 30g，桑寄生 15g，木瓜 15g，青风藤 30g，鸡血藤 30g，白芍 30g，炙甘草 6g。7 剂。

复诊（1993 年 4 月 10 日）：症状明显减轻，守方继续服用，1 个月后生活自理，3 个月后冒雨能自己骑车到京看病。（摘自《国家级中青年名中医——赵进喜》）

[按语] 四神煎方出清代鲍相璈《验方新编》一书，由生黄芪半斤，远志肉、牛膝各三两，石斛四两，金银花一两组成，要求生黄芪、远志肉、牛膝、石斛用水十碗煎二碗，再入金银花一两，煎一碗，一气服之。服后觉两腿如火之热，即盖暖睡，汗出如雨，待汗散后，缓缓去被，忌风。原治鹤膝风，表现为两膝疼痛，膝肿粗大，大腿细，形似鹤膝，步履维艰，日久则破溃之证。临床用治强直性脊柱炎、类风湿关节炎，用之得宜，屡有佳效。另外，该方与外科顾步汤相类，所以笔者临床也常用此方配合四妙勇安汤诊疗糖尿病足等，也屡有佳效。此例即强直性脊柱炎患者，投用四神煎配合川续断、桑寄生、白芍、甘草、青风藤、木瓜、鸡血藤等，滋补肝肾、舒筋活络，所以取得了良好疗效。

痿 证

痿证是指阴血不足，筋脉失于濡养，或湿热留滞，导致肢体筋脉弛缓，肢体软弱无力，不能随意运动，或伴有肌肉萎缩为主症的病证。其发生于下肢痿软无力，不能步履者，所以又称痿躄。西医学的多发性神经炎、运动神经元疾病、脊髓病变、重症肌无力、周期性麻痹等，有痿证表现者，均可参照本病证进行诊治。

【沿革】

早在《内经》就对痿证有专篇论述。《素问·痿论》论其病因病机，强调"肺热叶焦"，筋脉失润，并提出了"治痿者独取阳明""各补其荥而通其俞，调其虚实，和其逆顺"的治疗原则。《素问·生气通天论》则提出了"湿热不攘，大筋软弱，小筋弛长，软短为拘，弛长为痿"，提出湿热留滞也可导致痿证。隋唐时期，痿证多混杂于风门。宋代陈无择的《三因极一病证方论·五痿叙论》指出："痿躄证属内脏气不足之所为也。"重视内伤致虚导致痿证之理。金元时期，张子和始对"风、痹、痿、厥"进行鉴别,《儒门事亲·指风痹痿厥近世差玄说》指出:"夫四末之疾,动而或痉者,为风;不仁或痛者,为痹;弱而不用者,为痿;逆而寒热者,为厥;此其状未尝同也。故其本源,又复大异。"朱丹溪的《丹溪治法心要·痿》设专篇论痿,并指出痿证病因"有热、湿痰、血虚、气虚",明确提出痿证"不可作风治",而且基于脏腑生克补泻之论,阐述了痿证"泻南方、补北方"的治则。明代张介宾的《景岳全书·痿证》更强调痿证"非尽为火证……而败伤元气者亦有之",并强调"元气败伤,则精虚不能灌溉,血虚不能营养者亦不少",重视补益精血治法。清代叶天士的《临证指南医案·痿》更总结痿证为"肝肾肺胃四经之病",认识日趋完善。

【病因病机及其演变】

本病的病因包括体质因素以及外受温热、湿热、饮食所伤、久病失治误治、高年体虚、劳倦内伤、跌仆外伤等。①体质因素:太阴脾虚、少阴肾虚体质为多,其他如阳明胃热体质、厥阴肝旺体质等也可以发病。②邪毒外受:少阴阴虚体质者容易感受温热邪毒,而太阴脾虚体质者,若遇居处潮湿,或暑夏季节,就容易感受湿热之邪,肺热津伤,津液不布,筋脉失于濡养,或湿热不攘,筋脉弛缓,即可发为痿证。③饮食所伤,可内生湿热,或损伤脾胃,或久病失治误治,药毒可损伤脾胃,气血生化乏源,不能荣养四肢,也可发为痿证。④高年体虚,或劳倦内伤,可直接损伤脾胃,气血无以化生,也可损伤肝肾,导致筋脉失养,则可引发痿证。⑤外伤、跌仆可导致瘀血内阻,或久病入络,留痰留瘀,阻痹气血,筋脉失养,也可导致痿证。

痿证的病位在筋脉肌肉,但与肝、肾、肺、脾、胃等多脏腑相关。可以说,五脏之病变皆能导致痿证。基本病机为气血津液不足,筋脉肌肉失养,或湿热留滞筋脉,筋脉弛缓而不能用。证候特点以虚证为多。或因劳损、久病,或因温热伤阴,引起五脏受损,气血阴阳虚亏,或精血不足,或津液亏虚,则四肢筋脉肌肉失养而弛缓,不能束骨而利关节,以致肌肉软弱无力、消瘦枯萎,即可发为痿证。也有实证,或虚实互见者。如湿热之邪,留滞筋脉,筋脉弛缓,即成湿热痿,即为实证。更有久病痰瘀阻滞气血,也可导致筋脉失于濡养,进而发生筋脉弛缓,也可发为痿证。一般说来,痿证以热证、虚证为多,但本虚标实、虚实夹杂者常见。至于久痿不愈,病情进展,终可致肺脾肾精气虚衰,若出现舌体瘫软、呼吸和吞咽困难者,则提示病情危重,多预后不良。

【诊断要点】

1.临床表现 肢体筋脉弛缓不收,下肢或上肢、一侧或双侧,软弱无力,甚则瘫痪,部分病人伴有肌肉萎缩。或可表现为睑废、视歧、声嘶低暗、抬头无力等症状,甚则影响呼吸、吞咽。

2.发病特点 部分患者发病前可有外感、腹泻病史,或有神经毒性药物接触史,或家族遗传史。或发生于外伤以及久病者。

3.相关检查 肌酶检测、肌电图、CT、MRI 检查等有助于诊断与鉴别诊断。

【类证鉴别】

1. 痿证与偏枯鉴别　两者均可见以双下肢瘫痪或四肢瘫痪。而痿证表现为肢体筋脉弛缓不收，软弱无力，或肌肉萎缩多见，下肢多发。起病时无神昏，不伴有口舌歪斜、语言謇涩等症，为肢体筋脉弛缓所致，病位在筋脉，虚证多见。而中风病表现为一侧上下肢偏废不用，常伴有语言謇涩、口舌歪斜，日久患肢肌肉枯瘦，是风痰瘀血痹阻脑络所致，病位在脑，多见虚实夹杂证。

2. 痿证与痹证鉴别　两者均可见肢体活动不利，或见肌肉萎缩。而痿证表现为肢体软弱无力，或出现肌肉萎缩或瘫痪，肢节无疼痛，为肢体筋脉弛缓所致。痹证表现为肌肉、关节、筋骨发生疼痛、酸楚、麻木、重着、灼热、屈伸不利，甚或关节肿大变形。痹证日久，长期肢体活动受限，日久可致肢体废用，或出现肌肉萎缩，为风寒湿热之邪，痹阻经脉气血所致。

【辨证要点】

1. 辨脏腑病位　病在肺者，发病急，病程短，可见发热、咳嗽、咽痛，或在外感发热后出现肢体软弱无力。病在脾胃者，病程较长，多见四肢痿软、食少便溏、乏力体倦。病在肝肾者，下肢痿软无力，步履不能，甚则不能站立，常可伴有头晕目眩、腰脊酸软等。

2. 辨标本虚实　痿证以虚为多，常见本虚标实。虚证包括气虚、阴虚、气阴两虚、阴阳俱虚，可表现为脾胃气虚，或表现为肝肾阴精亏虚等。实证包括温热、湿热、痰湿、血瘀等，可表现为温热伤津、湿热留滞、痰瘀互结等。临床上，常有表现为虚实证候互见者。

3. 辨体质　太阴脾虚体质者，体弱，食欲差，有腹满腹泻倾向。少阴肾虚体质，阴虚者，烦热，有失眠倾向；阳虚者，形寒肢冷，神疲多睡。阳明胃热体质者，体壮，食欲好，有大便干倾向。厥阴肝旺体质者，性急易怒，容易冲动。

【治则治法】

痿证的治疗，当分虚实，虚证治以扶正补虚为主，实证治以祛邪和络为主。本虚标实，虚实兼夹者，标本同治，正邪两顾。扶正补虚法，包括益气健脾、滋补肝肾等法，或补气，或养阴，或益气养阴，或阴阳两补。祛邪和络法，包括清热润燥、清热利湿、化痰祛瘀等法。久病及肾，久病入络，常可配合补肾通督、活血通络治法。

至若《内经》所谓"治痿独取阳明"，则是强调脾胃在治疗痿证过程中的重要地位。脾胃互为表里，为气血生化之源，而脾主四肢、主肌肉。而阳明为多气多血之经，《素问·痿论》指出："阳明者，五脏六腑之海，主润宗筋，总宗筋之会，宗筋主束骨而利关节也。"肺之津液、肝肾之精血，都有赖于脾胃的滋养与补充。如果阳明为病，脾胃功能失调，则气血生化无源，肺与肝肾无以充养，四肢筋脉、肌肉失于濡养，宗筋不能起到束骨利关节的功能，肢体筋脉弛缓，即可发生痿证，或引起痿证病情加重。所以治疗痿证必须重视脾胃，重视阳明。但"独取阳明"不是独补阳明，当包括补阳明之气、养阳明之阴、清阳明之热、除阳明之湿等。而且"独取阳明"，也不意味着益肺、补肝肾不重要，临床上常需要肺胃同补、脾肾两益。其实，《内经》论痿证治疗，不仅是指药物治疗，更重视的是针灸疗法。另外，更因督脉主持诸阳，而久病及肾，久病入络，所以痿证治疗还常需要配合补肾通督、活血通络治法。

【分证论治】

1. 肺热津伤证

临床表现：发病急，病起发热，或热后突然出现肢体软弱无力，可较快发生肌肉瘦削，皮肤干燥，心烦口渴，咳呛少痰，咽干不利，小便黄赤或热痛，大便干燥。舌质红苔黄，脉细数。

治法：清热润燥，养阴生津。

方药可用清燥救肺汤加减。参考处方：西洋参 3~6g（另煎兑），或太子参12~30g，北沙参 12~15g，麦冬 9~12g，生石膏 15~30g（先煎），桑叶 9~12g，炙枇杷叶 9~12g，杏仁 9~12g，阿胶 9~12g（烊化），胡麻仁 12~15g，丝瓜络12~15g，忍冬藤 15~30g，丹皮 12~15g，甘草 6g。该方可清热润燥、养阴宣肺，适用于温燥伤肺，气阴两伤之证，尤其是少阴阴虚体质者。若高热，口渴汗多者，可配合白虎汤加减，可重用生石膏，并加知母、金银花、连翘等。若肺热夹痰，症见咳嗽痰多者，可加用黄芩、瓜蒌、桑白皮、川贝母等。若肺阴虚突出，症见咳呛少痰，咽喉干燥者，可加桑白皮、天花粉、芦根、玉竹等。若身热已退，肺胃阴虚，症见食欲减退，口干咽干者，可用益胃汤加石斛、薏苡仁、麦芽等。

2. 湿热浸淫证

临床表现：起病较缓，逐渐出现肢体困重，痿软无力，尤以下肢或两足痿弱为甚，兼见微肿，手足麻木，扪及微热，喜凉恶热，或有发热，胸脘痞闷，小便赤涩热痛。舌质红，舌苔黄腻，脉濡数或滑数。

治法：清热利湿，濡养筋脉。

方药可用加味二妙散加减。参考处方：苍术 12~15g，黄柏 9~12g，薏苡仁 15~30g，土茯苓 15~30g，萆薢 15~30g，防己 12~15g，蚕沙 9~12g，木瓜12~15g，川怀牛膝（各）12~15g，龟板 15~30g（先煎），秦艽 12~15g，忍冬藤15~30g，丝瓜络 12~15g，鸡血藤 15~30g，炙甘草 6g。该方可清利湿热、补肾通脉，主要适用于湿热痿证，尤其是太阴脾虚体质者。若急性起病，湿热弥漫三焦，症见胸脘痞闷，身热不扬，舌苔腻者，可配合三仁汤加减。若湿热互结，热邪偏盛，症见身热肢体困重，小便赤涩热痛者，可加金银花、连翘、蒲公英、赤小豆等。若湿热伤阴者，症见两足掀热，心烦口干，舌质红或中剥，脉细数者，可去苍术，重用龟板，另加生地、玄参、玉竹、石斛等。

3. 脾胃虚弱证

临床表现：起病缓慢，肢体软弱无力逐渐加重，神疲肢倦，肌肉萎缩，少气懒言，纳呆便溏，面色㿠白或萎黄无华，面浮。舌淡苔薄白，脉细弱。

治法：补中益气，健脾升清。

方药可用参苓白术散合补中益气汤加减。临床常用经验方——益气起痿汤，处方组成：黄芪18~120g，党参9~12g，白术9~12g，当归9~12g，丹参15~30g，升麻3~6g，柴胡3~6g，鸡血藤15~30g，五爪龙15~30g，炙甘草6g。该方适用于太阴脾虚体质，气虚痿证。可加用制马钱子粉，0.3~0.6g，冲服，或装胶囊。若脾虚食滞，症见食少纳呆者，可加炒谷芽、炒麦芽、山楂、炒神曲等。若气血亏虚，症见肢体软弱无力、神疲肢倦较重者，可重用黄芪、党参、当归，或加白芍、鹿角胶、阿胶等。若气虚血瘀，症见肢体瘫软，肌肤甲错者，可配合活络效灵丹，或加用全蝎、蜈蚣、水蛭、土鳖虫、地龙等。

4. 肝肾亏损证

临床表现：起病缓慢，渐见肢体痿软无力，尤以下肢明显，腰膝酸软，不能久立，甚至步履全废，腿胫大肉渐脱，或伴有眩晕耳鸣，舌咽干燥，遗精或遗尿，或妇女月经不调。舌红少苔，脉细数。

治法：补益肝肾，滋阴清热。

方药可用虎潜丸加减。临床常用经验方——滋补起痿汤，处方组成：黄芪18~120g，熟地12~30g，山茱萸12~15g，石斛12~15g，巴戟天9~12g，当归12~15g，肉苁蓉12~15g，龟板15~30g（先煎），鹿角片9~12g，茯神9~12g，制远志9~12g，石菖蒲9~12g，白芍15~30g，丹参15~30g，鸡血藤15~30g，生龙牡（各）15~30g（先煎），炙甘草6g。该方适用于少阴肾虚体质，肝肾亏虚痿证。若肾阳虚，症见神疲，怯寒怕冷，阳痿早泄，尿频而清，妇女月经不调，脉沉细无力者，可加淫羊藿、鹿角霜、紫河车、附子、肉桂，或服用鹿角胶丸、加味四斤丸等。若气血亏虚，症见面色无华，或萎黄，头晕心悸者，可重用黄芪，或加党参、龙眼肉、酸枣仁等。若肾虚腰脊酸软突出者，可加用狗脊、续断、桑寄生等。若偏于肾阴虚，症见头晕眼花，咽干口燥较重者，可用六味地黄丸加牛骨髓、鹿角胶、枸杞子等。

5. 脉络瘀阻证

临床表现：久病体虚，四肢痿弱，肌肉瘦削，手足麻木不仁，四肢青筋显露，可伴有肌肉活动时隐痛不适。舌痿不能伸缩，舌质暗淡或有瘀点、瘀斑，脉细涩。

治法：益气养营，活血行瘀。

方药可用圣愈汤合补阳还五汤加减。参考处方：党参9~15g，黄芪18~120g，当归9~12g，川芎9~12g，熟地9~12g，赤白芍（各）12~30g，地龙12~15g，桃仁9~12g，红花9~12g，水蛭6~12g，土鳖虫6~9g，鸡血藤15~30g，炙甘草6g。该方适用于久病痿证气虚血瘀者。若夹痰湿阻结，症见肢体沉重，手足麻木，舌苔厚腻者，可加用陈皮、清半夏、木瓜、白芥子等。若下肢痿软无力者，可加杜仲、续断、桑寄生、怀牛膝、木瓜等。若血瘀日久，新血不生，症见肌肤甲错，形体消瘦，手足痿弱，大便干者，可配合大黄䗪虫丸等。

【其他疗法】

针灸疗法：若肺热津伤者，可选少商、列缺、尺泽穴，配穴：合谷、肩髃、足三里、阳陵泉等，毫针刺，平补平泻法。若湿热浸淫者，可选穴足三里、解溪、髀关、合谷、曲池，配穴：手三里、肩髃、阴陵泉、三阴交，毫针刺，用泻法为主，或平补平泻。若脾胃虚弱者，可选气冲、胃俞、关元、中脘、血海、足三里、三阴交、解溪、丰隆穴，配穴：肩髃、曲池、合谷、外关、梁丘，毫针刺，可配合头针治疗，用补法。若肝肾亏虚者，可选肾俞、肝俞、太溪、悬钟、三阴交、气冲穴，配穴：曲池、肩贞、合谷、肩髃、阳陵泉、足三里，毫针刺，用补法。若脉络瘀阻者，可选环跳、足三里、阳陵泉、委中、悬钟、解溪、太冲、手三里、脾俞、胃俞穴，配穴：风市、梁丘、血海、阴陵泉、三阴交等，毫针刺，采用平补平泻针法。应注意重视取阳明经穴位如足三里等。

【预防调护】

平素重视锻炼身体，增强体质，避免居潮湿之地，积极防御外邪侵袭，有利于痿证预防。

痿证既病，更当加强功能训练，避免过度劳累，规律安排作息，给予清淡而富于营养的食物，忌食辛辣刺激性食品。肢体瘫软者，应重视患肢保暖，尽量让肢体保持功能体位，防止肢体挛缩和关节僵硬，并时刻重视避免冻伤或烫伤。重症病人，卧床不起，吞咽呛咳，呼吸困难者，则应该经常翻身拍背，鼓励患者排痰，以防止痰热壅肺，或发生褥疮。

【病案举例】

案 1 仲某，男，5 岁。1982 年 6 月 12 日初诊。初夏患上呼吸道感染，数日后出现下肢无力，继而上肢也感无力，故收住院。住院后，上肢无力更甚，突然咽喉麻痹，呼吸障碍，吞咽困难，不能进食，神志昏蒙，喉中痰鸣，西医诊断为急性多发性神经根炎。病情危急，请王玉玲大夫会诊。舌红少苔，脉细。

中医诊断：痿证（肺热津伤证）。

辨证分析：肺主清宣，主气，司呼吸，肺朝百脉。患者初夏外感热邪，首先伤肺，肺之气阴受伤，可进一步损伤五脏，即可发为痿证，而表现为肢体乏力。肺气大伤，肺不主气，故可见呼吸困难，吞咽障碍。综合舌脉证，舌红少苔，脉细，乃肺热伤阴耗气之证。病位在筋脉，与肺胃相关。病性虚实夹杂，虚为气虚、阴虚，实为肺热、胃火。病情危急，失治误治，则有喘脱之变。

治法：清燥救肺，扶正祛邪。

方药：清燥救肺汤加减。

处方：西洋参 10g（另煎兑），麦冬 10g，生石膏 15～30g（先煎），桑叶 96g，炙枇杷叶 10g，杏仁 10g。水煎 1 剂，缓缓喂之。

二诊：气急渐平，喉中仍有痰声，舌脉如前。宗前方加川贝 6g，鲜芦根 30g。再服 1 剂，症状大减，神清气平。

其后，病人脱险，再收前方调理渐安。（摘自《中国现代名中医医案精华》）

[**按语**]《内经》有肺热叶焦，发为痿躄之论，此例就是这种情况，所以投以清燥救肺汤加减，清热润燥、养阴宣肺，配合西医呼吸机救急，最终取得了很好疗效。

案 2 陈某，女，38 岁。患者 8 岁时出现眼睑下垂等症，诊断为重症肌无力，治疗 1 年后病情好转，之后一直未再服药。1999 年发现高血压病。2002 年 3 月初出现全身乏力、四肢酸痛、右眼睑下垂等，经某西医院检查，新斯的明试验阳性，诊断为重症肌无力（迟发重症型），治疗 1 个月，病情逐渐加重，于 2002 年 4 月 8 日转中医院治疗。入院时患者慢性病容，精神倦乏，右眼睑下垂，眼球活动尚灵活，口腔有痰涎分泌物，颈软乏力，双肾区轻度叩击痛，四肢乏力，腱反射存在，BP 140/80mmHg。舌质淡胖，苔薄黄，脉沉细。

中医诊断：痿证（脾胃虚损）。

辨证分析：脾主肌肉，主四肢，脾胃共为气血生化之源。患者久病脾胃气虚，脾不能为胃行其津液，阳明不能总宗筋之会，筋脉失于濡养，则为痿躄，症见眼睑下垂、四肢酸痛、周身乏力。综合舌脉证，舌质淡胖，苔薄黄，脉沉细，病位在筋脉肌肉，与阳明胃以及脾肾相关。病性以虚为主，气虚下陷为关键。失治误治，病情可逐渐加重，可见呼吸困难，或有喘脱之变。

治法：益气健脾、升阳举陷。

方药：补中益气汤加减。

处方：黄芪 30g，五爪龙 30g，牛大力 30g，千斤拔 30g，党参 20g，白术 15g，当归 10g，升麻 12g，柴胡 8g，法半夏 12g，陈皮 3g，甘草 5g。并给予强肌健力口服液每次 1 支，每日 3 次。西药溴吡斯的明，每次 60mg，每 8 小时 1 次，口服心痛定降压。并予静滴黄芪注射液、川芎嗪注射液以益气活血。期间因合并感染开始应用抗生素，泼尼松也由 5mg 逐渐加大量至 50mg，每日 1 次。

二诊（2002 年 5 月 28 日）：因恶寒阵发，手指、双肩臂和双下肢小腿处麻木感，双下肢乏力，大便质稀，舌淡红，寸脉浮，尺脉弱。特邀邓铁涛教授会诊。分析病情认为重症肌无力，本为虚损病，用抗生素和激素等免疫抑制剂后，脾胃之气更伤，易感受外邪，故诊其脉寸脉浮，微有外感，尺脉弱，为肾虚之故也，应先祛除外感为先。

处方：黄芪 150g，五爪龙 50g，太子参 30g，白术 15g，云苓 15g，升麻 10g，柴胡 10g，陈皮 3g，豨莶草 10g，菟丝子 10g，甘草 3g，薏苡仁 15g，当归头 12g。

三诊（2002 年 5 月 31 日）：服药 3 剂，外感愈后，适当加强补肾。处方：黄芪 150g，五爪龙 50g，党参 30g，白术 15g，云苓 15g，升麻 10g，柴胡 10g，巴戟天 15g，菟丝子 15g，当归头 15g，陈皮 5g，甘草 3g。

其后，病情逐渐减轻。直至 2002 年 7 月 18 日患者月经来潮，无明显不适，步行出院。随访半年，病情稳定，生活自理，强的松已减量为每日 30mg。（邓铁涛医案）

[**按语**]《素问·痿论》提出了"治痿独取阳明"的治则，阳明不应该仅仅理解为胃。因为脾与胃互为表里，脾又主肌肉、主四肢，所以健脾益气，尤其是补中益气汤治疗痿证，应给予充分重视。邓铁涛教授习用此方，更习惯加用大剂量五爪龙，补气而不助热。而刘弼臣教授则常用本方加制马钱子，一般小儿最大剂量每日 0.1g，成人最大剂量每日 0.2g。张锡纯《医学衷中参西录》对此药也曾给予高度评价，唯其炮制方法最当讲究，绝对不可生用。

肥 满

肥满是指脾胃、肝肾功能失调，痰湿内聚，体内膏脂堆积所致的以体重异常增加，尤其是以腹部肥满、腰围增粗，所谓"纵腹垂腴"为特征的病证。近年来，随着经济和社会的发展、饮食结构的变化，发病率日益提高，并成为多种现代难治病发病的基础。西医学的单纯性肥胖症以及多种内分泌疾病所致的肥胖，均可参照本病证进行诊治。

【沿革】

中医古代文献中，有"肥人"的概念，早在《内经》中就已指出其与过嗜膏粱厚味有关。《素问·阴阳应象大论》就有"肥贵人""年五十，体重，耳目不聪明"的记载。《灵枢·逆顺肥瘦》更指出："广肩腋项，肉薄厚皮而黑色，唇临临然，其血黑以浊，其气涩以迟。"《灵枢·卫气失常》更把高体重者分为"肉人""脂人""膏人"三类。骨骼肌肉壮实，皮肉紧凑，肌理致密，为肉人；躯体和四肢肥瘦比例均匀，身材匀称，脂肪多，肉松软，富有弹性，为脂人；而腰背腹部明显肥胖，而臀部、四肢却相对瘦小，腰腹围大于臀围，"纵腹垂腴"者，为膏人。此"膏人"即典型肥满患者。《素问·奇病论》论"脾瘅"，"数食甘美而多肥"，进一步可转为"消渴"。《素问·通评虚实论》指出："凡治消瘅，仆击，偏枯，痿厥，气逆，发满，甘肥贵人，则膏粱之疾也。"提示肥胖的发生与过食肥甘、安逸少动有关，与消渴病、中风病等证相关。东汉张仲景的《金匮要略》论所谓"尊荣人"，"骨弱而肌肤盛"，实际其论述就有关肥胖。元代朱丹溪提出了"肥人多痰"的观点，《丹溪心法·中湿》明确指出肥胖应从湿热及气虚两方面论治。明代张介宾的《景岳全书·杂证谟·非风》也强调肥人多气虚。清初陈士铎的《石室秘录·肥治法》更强调治痰须补气兼消痰，并补命火，使气足而痰消，很有实际价值。此外，前人还认识到肥胖与其他多种病证有关，《内经》认识到肥胖可转化为消渴病，还与仆击、偏枯、痿厥、气满发逆等多种疾病有关。吴本立的《女科切要》更指出："肥白妇人，经闭而不通者，必是痰湿与脂膜壅塞之故也。"已经认识到肥胖还可以引起经闭等。

【病因病机及其演变】

肥满的病因包括体质因素、饮食失节、情志失调、劳逸结合或药石所伤等。①体质因素：太阴脾虚体质、阳明胃热体质多见，少阳气郁、少阴肾虚体质也可发生。②饮食失节：尤其是太阴脾虚或阳明胃热体质，过嗜醇酒厚味、煎炸烧烤，脾胃失于健运，内生痰湿，或变生湿热、痰火等，进一步可见肥满。③情志失调：尤其是少阳气郁体质，加以情志抑郁，气郁生痰，痰湿、痰火内聚，可发为肥满。④久卧少动，气血瘀滞，或痰湿不化，也可成为肥胖的发病基础。⑤药石所伤，久病失治误治，脾肾受伤，水湿不化，痰湿内停，也可发为肥满。

肥满的病机是脾胃肝肾功能失调，痰湿内聚所致。脾主运化，胃主受纳，肝主气机，肾主蒸化，脾胃肝肾失调，则不能化生水谷精微，充养全身，津液输布失常，导致痰湿内聚，或变生湿热、痰火，膏脂停聚于腹部，故见腹部肥满，体重增加。因痰湿、湿热、痰火等可阻滞气血，则成痰湿血瘀互结，或脾肾气虚，表现为气虚血瘀痰阻等，则可变生肥胖及其多种其他相关病证。若痰热、湿热伤阴耗气，即为消渴病；湿热阻痹经络气血，皆为痛风；若痰湿血瘀，痹阻胸阳，心脉瘀阻，即为胸痹心痛；若内生肝火，夹痰上冲，即为眩晕；痰火血瘀，痹阻脑络，则为中风病。

【诊断要点】

1. 临床表现　体重增加，尤其是可表现为腹部肥满，腰围明显增宽。一般而言，肥满患者的实际体重超过标准体重的20%以上，或体重质量指数（体质指数）异常升高，数值大于24。

2. 发病特点　发病有体质因素，或有家族史。常有长期过嗜醇酒厚味或久坐少动等不良生活方式。

3. 除外特殊人群　应排除健美和举重运动员等特殊人群的非脂肪堆积性体重超重，或肢体水肿、胸水、腹水引起的体重增加。

附：标准体重计算公式：标准体重（kg）=[身高（cm）−100]×0.9。
体质指数计算公式：体质指数 = 体重（kg）÷ 身高²（m²）

【类证鉴别】

1. 肥满与水肿鉴别　肥满与水肿均表现为体重异常增加。而肥满表现为以腹部肥满、腰围增粗等，切诊肌肤以手按之无陷下不起之状；有的自幼肥胖，有的随年龄增长而逐渐形成，肥胖常持续存在；发病与体质因素，过嗜醇酒厚味、煎炸烧烤，情志抑郁，久卧少动等有关。水肿可仅见于眼睑，或为颜面浮肿，下肢浮肿，也可表现为全身浮肿，或兼有胸水、腹水，切诊肌肤以手按之陷下不起之状，甚至按之如泥，或伴有咳喘、心悸，或见腹部叩之如鼓，有振水之声；后天发病，症状可时轻时重，甚至完全消退；有肾风水肿和心衰水肿之分，肾风水肿可由外感诱发，或隐匿起病，与肾虚外感、邪毒内陷、血瘀水停有关，心衰水肿则可继发于肺胀、心痹等疾病。

2. 肥满与瘿劳鉴别　肥满、瘿劳以及部分经闭患者，均可表现为体重增加。肥满以腹部肥满"纵腹垂腴"为特征，为脾胃肝肾功能失调，痰湿内聚所致。而瘿劳，常见颈前瘿肿，伴有乏力、畏寒，神疲多睡，颜面、肢体浮肿，按之凹陷不突出，大便秘结等，可继发于瘿瘤，或瘿气误治等，为阴损及阳，心肾阳虚，日久成劳所致。至于妇女经闭伴见肥胖，其实与肥满不难鉴别。

【辨证要点】

1. 辨虚实 初病多实证，可表现为痰湿、湿热、痰火，或兼气滞、血瘀等。久病多虚，或虚实夹杂，可表现为脾气虚、肾阳虚，但也可表现为脾肾阳虚、气阴两虚，甚至阴阳俱虚等。

2. 辨体质 太阴脾虚体质者，体弱，食欲差，面色黄，虚胖，或有腹满腹泻倾向。阳明胃热体质者，体壮，食欲亢盛，面色红，有便秘倾向。少阳气郁体质者，性喜抑郁，爱生闷气，或喜烦闷。少阴肾虚体质者，体弱，神疲多睡，畏寒，或烦热，有失眠倾向。

【治则治法】

肥满的治疗应在明辨虚实的基础上，重视化痰除湿、行气导滞治法。针对实证，应用减法。若胃肠湿热积滞者，当清热除湿、通腑导滞；气郁痰阻者，应疏肝解郁、行气化痰。针对虚证则反用加法，或补脾，或补肾，或脾肾两补。若脾虚湿阻者，应健脾益气、化湿行滞；若肾虚湿停者，应补肾益气、通阳化湿。若气阴两虚，夹痰湿、湿热者，治当益气养阴、化痰除湿，或清热化湿；若脾肾阳虚，痰湿、水饮不化者，治当温补脾肾、化痰除湿、通阳化饮。兼气滞者，兼以行气导滞；兼血瘀者，兼以活血化瘀。

【分证论治】

1. 实证

（1）湿热积滞

临床表现：素体壮实，体形肥胖，面色红赤，多食易饥，渴喜凉饮，或有脘腹胀满，大便偏干，甚至大便秘结，数日一行，或大便不爽，舌偏红，舌苔厚腻，或黄腻，脉象滑数有力。

治法：清泄胃热，宽肠导滞。

方药可用小承气汤合保和丸加减。临床经验方——清泄减肥方，处方组成：熟大黄 6～12g，厚朴 9～12g，枳实 9～12g，赤白芍（各）12～30g，陈皮 9～12g，清半夏 9～12g，茯苓 12～15g，焦神曲 9～12g，焦麦芽 9～12g，焦山楂 9～12g，丹参 15～30g，荷叶 12～30g，甘草 6g。该方适用于阳明胃热体质，或湿热壅滞者。若日久阴虚，症见咽干口渴者，可配合增液汤。若兼有血瘀，症见胸闷刺痛，少腹急结有压痛，肌肤甲错，唇舌紫暗者，可应用桃核承气汤加味。若外感风寒，或兼皮肤瘙痒，大便不畅者，可用防风通圣散加减。

（2）气郁痰阻

临床表现：体质较弱，体形肥胖，性喜抑郁，善太息，或有胸胁脘腹胀满，少腹胀痛，或伴有嗳气，妇女月经不调，大便不调，舌淡红或略暗，舌苔有沫，脉象弦，或弦细，或弦滑。

治法：疏肝解郁，行气化痰。

方药可用逍遥散合导痰汤加减。临床经验方——解郁减肥汤，处方组成：柴胡 9~12g，枳实 9~12g，赤白芍各 12~30g，陈皮 9~12g，清半夏 9~12g，茯苓 9~15g，泽泻 9~15g，白术 9~15g，当归 9~12g，川芎 9~12g，姜黄 9~12g，石菖蒲 9~12g，郁金 12~15g，焦山楂 9~15g，海藻 15~30g，荷叶 12~30g。该方适用于少阳气郁体质，气郁痰阻者。若气郁化热，症见口苦咽干、头晕、心烦失眠者，可加丹皮、栀子、黄芩，或用小柴胡汤加减。如少阳郁热内结，症见头晕头痛，面红目赤，心烦易怒，腹满，大便干者，可用大柴胡汤加味。若气郁痰阻血瘀，症见肥胖见经闭者，可配合苍术难名丹、桃红四物汤等。

2. 虚证

（1）脾虚湿阻

临床表现：素体较虚，体形肥胖，四肢困重，神疲乏力，不耐劳作，颜面色黄，或气短懒言，或自汗易感，饭量不大，或口渴不欲多饮，或脘腹胀满，大便不干，甚或大便溏稀，进食油腻、生冷后尤甚，舌体胖大，舌苔白腻，脉象缓弱，或细滑无力。

治法：健脾益气，化湿行滞。

方药可用参苓白术散合平胃散加减。临床经验方——健脾减肥汤，参考处方：太子参 12~15g，苍白术（各）12~15g，厚朴 9~12g，陈皮 9~12g，清半夏 9~12g，茯苓 12~15g，泽泻 12~15g，山药 12~15g，莲子 12~15g，生薏苡仁 15~30g，焦山楂 12~30g，石菖蒲 12~15g，荷叶 12~30g，红曲 12~30g，桔梗 6~9g，炙甘草 6g。该方适用于太阴脾虚体质，或湿困脾胃者。若湿邪化热，湿热下注，症见腰腿酸困，大便不爽，小便黄赤者，可配合四妙丸。若肠道湿热，症见咽干口渴、泄泻者，可配合葛根芩连汤。若脾肾两虚，气阴两虚，症见乏力体倦，咽干口渴者，可用玉液汤加减。

（2）肾虚湿停

临床表现：素体虚弱，体形肥胖，腰膝酸软，或有腰膝冷痛，神疲乏力，不耐劳作，颜面色白，甚或面色黧黑，或有畏寒自汗，或少腹胀满冷凉，或有肢体浮肿，男子阳痿，妇女月经不调，甚至闭经，或有夜间尿频，或有便秘，大便不干，舌体胖大有齿痕，舌苔白腻或水滑，脉象沉细，或沉细而滑。

治法：补肾益气，通阳化湿。

方药可用济生肾气丸合五苓散加减。参考处方：熟附子 6~9g（久煎），桂枝 6~9g，生地 15~30g，山茱萸 12~15g，山药 12~15g，白术 12~15g，茯苓 12~15g，泽泻 12~15g，猪苓 12~15g，焦山楂 12~15g，车前子 12~15g（包煎），川怀牛膝（各）12~15g，薏苡仁 12~30g，杜仲 12~15g，桑寄生 12~15g，枸杞子 12~15g，菟丝子 12~15g，丹参 15~30g。该方适用于少阴肾虚体质，或久病肾虚湿停者。若阴阳俱虚，性功能减退，腰膝酸冷，男子阳痿，女子闭经者，可配合五子衍宗丸，或配合桃红四物汤加减。

【其他疗法】

针灸治疗，以中脘、天枢、足三里、丰隆、阴陵泉、太冲、内庭、气海、曲池等穴为主，平补平泻法。耳针疗法，以内分泌、皮质下、饥点、脾、胃等耳穴为主，可用王不留行子于穴位贴敷，时时按压。

【预防护理】

预防肥满首先应养成良好的生活方式。持之以恒地锻炼身体。饮食有节，应注意清淡饮食，少吃肥甘、醇酒、厚味，或煎炸油腻之物，适当多吃水果、蔬菜，不可暴饮暴食，酗酒等。肥满既成，更当节制饮食，适当加强活动量，密切注意病情变化，坚持定期体检，以防止病情进展，变生消渴病、胸痹心痛、眩晕、中风病等病证。

【病案举例】

刘某，男，43 岁。中国民航华北空管局干部。2000 年 1 月 3 日初诊。主因疲乏无力，头晕、咽干，时腹胀满，伴小便不适感来诊。患者身高 170cm，体重 76kg，10 月 17 日查空腹血糖 6.58mmol/L，餐后 2 小时血糖 9.8mmol/L，总胆固醇 5.82mmol/L，低密度脂蛋白 4.09mg/dL，甘油三酯、高密度脂蛋白在正常范围，谷丙转氨酶 43U/L，尿糖（＋），B 超示脂肪肝，西医诊断为代谢综合征。舌暗红苔薄腻，脉右沉、左略弦。

中医诊断：肥满（阴虚肝旺，湿热郁结）。

辨证分析：脾主运化，胃主受纳，肝主疏泄，肾主封藏。脾胃失调，或饮食失宜，损伤脾胃，即可内生湿热；情志失调，肝气郁结，气郁化热，即可伤及肾阴。脾胃肝肾功能失调，湿滞体内，即为肥满。湿热伤气，故可见乏力、腹满。阴虚肝旺，故可见头晕咽干。湿热下注，故见小便不适。综合舌脉证，舌暗红，苔薄腻，脉右沉，左略弦，乃湿热郁结、阴虚肝旺之证。发病与脾胃肝肾有关。病性虚实夹杂，实证为湿热、郁热、气滞、血瘀，虚证包括阴虚、气虚。失治误治，则可变生消渴病诸多变证。

治法：滋肾疏肝，清热利湿。

方药：四逆散合滋肾通关丸加味。

处方：柴胡 9g，赤芍 15g，白芍 15g，枳壳 9g，甘草 6g，知母 9g，黄柏 9g，肉桂 1.5g，土茯苓 30g，白花蛇舌草 9g，石斛 12g，竹叶 1g，马鞭草 12g，刘寄奴 12g，生薏苡仁 30g，败酱草 12g。并嘱其控制饮食、适当运动，保持心情舒畅。

二诊（2001 年 2 月 6 日）：仍述疲乏，舌暗红，苔有沫，脉沉，改方：柴胡 9g，赤芍 25g，白芍 25g，枳壳 9g，甘草 6g，生地 15g，黄连 9g，葛根 25g，丹参 315g，仙鹤草 30g，鬼箭羽 15g，地骨皮 25g，荔枝核 15g，草决明 15g，焦山楂 12g，枸杞子 15g。

三诊（2001 年 2 月 19 日）：诸症减轻，但仍有疲乏，腹泻 2～3 次/日，复查餐后 2 小时血糖 7.2mmol/L，尿检（－），舌暗红苔有沫，脉沉。原方减草决明，加苍术 15g，白术 15g，山药 15g，茯苓 12g，五味子 9g。

四诊（2000 年 3 月 7 日）：自述有饥饿感，复查空腹血糖为 5.8mmol/L，餐后 2 小时血糖为 5.2mmol/L。2001 年 4 月 24 日复查空腹血糖为 6.5mmol/L，糖化血红蛋白 6.05%，转氨酶正常，遂改用加味逍遥丸合赵慈航糖宁散。

坚持服药至 2001 年 8 月 7 日，复查餐后 2 小时血糖 5.1mmol/L，病情持续平稳。后多次复查血糖，均正常。（摘自《内分泌代谢病中西医诊治》）

[按语] 代谢综合征，以高体重、高血糖、高血脂以及高血压、高尿酸为临床特点，有的可伴有冠心病、脂肪肝等，肥胖是其重要发病基础。胰岛素抵抗表现突出。而中医药在改善胰岛素抵抗方面具有显著优势。此例即肥满患者，存在糖耐量低减，脂肪肝，肝功能异常，坚持服用中药治疗，体重减轻，胰岛素抵抗缓缓得以改善。

消渴病

消渴病是热伤气阴所致的以多饮、多食、多尿或尿有甜味、乏力或体重减轻为典型表现的病证。其发病与体质因素以及饮食肥甘、情志失调、劳倦等多种因素有关。久病络脉瘀结，可继发胸痹心痛、中风偏瘫、水肿关格、视瞻昏渺、痿痹脱疽等多种病证。西医学的糖尿病，基本上相当于中医学"消渴病"。而中医学广义的"消渴"，则应该包括西医学的尿崩症、甲状腺功能亢进症、糖尿病等。临床上，糖尿病及其多种血管神经并发症与尿崩症等相关病证，均可参照本病证进行诊治。

【沿革】

消渴病名，首见于《素问·奇病论》。《内经》论"脾瘅""消渴""消瘅"，重视脾胃，并对消渴病的病因病机、预后转归有系统论述。汉代张仲景于《金匮要略》专篇讨论消渴病，在明确"胃中有热，即消谷引饮"的同时，更提出厥阴消渴和肾虚消渴，而且有证有方。晋陈延之《小品方》明确提出消渴病尿甜，而且认为是水谷精微下流所致。唐代孙思邈《备急千金要方》、王焘《外台秘要》则收载了大量治疗消渴病的方剂。《备急千金要方》重视消渴病治禁："其所慎者有三：一饮酒、二房室、三咸食及面。"《外台秘要》更引用隋代甄立言的《古今录验》云："消渴，病有三：一渴而引水多，小便数，无脂似麸片甜者，此皆消渴病也；二吃食多，不甚渴，小便有油者，此消中病也；三渴而饮水不能多，小便数，阴痿弱，但腿肿，脚先瘦小，此肾消病也。"有利于认识消渴病及其相关病证鉴别。宋代《太平圣惠方》则首先提出了"三消"的概念。宋代朱瑞章的《卫生家宝》则首先指出消渴病可变生"脱疽"。金元刘河间的《三消论》明确提出"此三消者，燥热同也"，并指出消渴病"可变为雀目或内障"。张子和的《儒门事亲》更主张"三消皆从火断"，指出消渴病"多变聋盲、疮癣、痤痱之类"，"或蒸热虚汗，肺痿劳嗽"。至明代王肯堂的《证治准绳》更基于前人论述，提出肺、胃、肾三消分治的规范，影响明清以致今日。当然，历代医家也有重视脾虚病机者，如金元张洁古、李东垣等，就重视健脾益气，主张采用参苓白术散、七味白术散、甘露饮子等方治疗消渴病。而明清张景岳、赵献可等，更重视补肾，治疗消渴病主张应用加味肾气丸等方。至于近代，张锡纯《医学衷中参西录》强调消渴病虽可分上、中、下三消，但皆起于中焦脾，重视益气养阴，并创玉液汤等，其影响深远。北京四大名医之一施今墨先生也强调健脾助运与滋肾养阴同等重要。祝谌予教授则主张分型辨证，并创活血化瘀治法。吕仁和教授在继承《内经》理论的基础上，又主张分期分型辨证，提出了消渴病继发病证络脉"微型癥瘕"形成病机，重视化瘀散结治法。可以说，认识日益深化。

【病因病机及其演变】

消渴病的病因为体质因素加以饮食失节、情志失调、劳逸失度、药石所伤以及外感邪毒等引起。其中，体质因素是其发病的内在基础。热伤气阴病机贯穿消渴病病程始终。①体质因素：先天禀赋不足，后天失养，体质偏颇，如素体阳明胃热、少阴阴虚，或厥阴肝旺、少阳气郁体质者，常是引发消渴病的内在因素。②饮食失节：长期过嗜肥甘醇酒、辛辣香燥、煎炸烧烤，可内生湿热、痰火，或有胃肠结热，热伤气阴，则发为消渴病。③情志失调：长期过度的精神刺激，如郁怒不解，气郁化火，郁热伤阴耗气，或劳心竭虑，营谋强思等，阳气过用，五志化火，热伤气阴，则可发为消渴病。④年老体虚或劳逸失度：高年体虚，劳逸失度，或劳心太过，暗耗阴血，房劳伤肾，或久坐多卧，气血瘀滞，或痰湿阻滞，化热伤阴，亦有关消渴病发病。⑤外感邪毒：风热外犯，或外感温热毒邪，不仅可直接伤阴，进而也可以伤气，从而发生消渴病。⑥药石所伤：药石燥烈，可伤阴劫液，而致消渴病。

一般认为，消渴病的基本病机主要是阴虚燥热，病变脏腑主要在肺、胃、肾，尤其以肾为关键。病理因素主要是虚火与浊瘀，病理性质为本虚标实，阴虚为本，燥热为本，互为因果。但结合现代临床实际分析，消渴病的病机特点应该是热伤气阴，病位在于脾胃肝肾，可兼及多脏。内热在消渴病发生发展过程中起着重要作用。消渴病的病机特点包括四方面：即阴虚为本，燥热为标；气阴两虚，阴阳俱虚；阴虚燥热，变生百病；久病血瘀，继发百证。但实际上消渴病初期并不多见阴虚，相反，热才是发病的始动因素。一方面，热为阳邪，容易伤阴；另一方面，热为壮火，"壮火食气"，也可伤气，所以出现口渴多饮、乏力体倦等症。所谓气阴两虚，甚至阴阳俱虚，都是热伤气阴，或阴损及阳的结果。而且此"热"具有不同的表现形式，包括胃肠结热、肝经郁热、脾胃湿热、痰火中阻等。消渴病热伤气阴，所以临床可见阴虚、气虚、气阴两虚，其中气阴两虚证尤为多见。正因为消渴病多虚，正虚之处便是存邪之处，易感外邪，或内生邪毒，所以多发痨瘵、疮痈、淋浊等病。阴虚内热，或加以外感高热，或吐下过汗，阴竭液脱，燥热化生浊毒，浊毒蒙闭清窍，阻滞气机升降出入，即成神昏、腹痛呕逆，或为厥脱之变。更因久病血瘀，久病入络，气虚帅血无力，阴虚液竭，痰湿、湿热阻滞气血，忧郁气郁气滞，久病阳虚失于温通，皆可为血瘀。久病络脉瘀结，诸多病理产物互相胶结，而致"微型癥瘕"形成，则继发百病。若心之络脉瘀结，即为胸痹心痛、心悸怔忡；若脑之络脉瘀结，即为中风偏瘫、眩晕痴呆；若肾之络脉瘀结，即为水肿胀满、关格呕逆；若目之络脉瘀结，即为视瞻昏渺、内障眼病；若肢体络脉瘀结，即为血痹痿厥，或生脱疽之变。

【诊断要点】

1. 临床表现 消渴病以口渴多饮、多食易饥、尿频量多或尿有甜味、乏力或形体消瘦为典型表现。但临床上也有症状不典型者，或仅见乏力、咽干、阴痒者，病久常并发眩晕、肺痨、胸痹心痛、中风病、雀目、疮痈等。严重者可见烦渴、头痛、呕吐、腹痛、呼吸短促，甚或昏迷厥脱危象。

2. 发病特点 多发于中年以后，以及嗜食膏粱厚味、醇酒炙搏之人。青少年期发病，多病情较重。发病与禀赋偏颇关系密切，家族史有助于诊断。

3. 相关检查 空腹血糖、餐后 2 小时血糖、糖化血红蛋白和尿糖、尿比重、葡萄糖耐量试验等，有助于确定诊断。必要时查尿酮体、血尿素氮、肌酐、二氧化碳结合力及血钾、钠、钙等，有助于诊断与鉴别诊断。

【类证鉴别】

消渴病与瘿气病鉴别 消渴病的典型表现为多饮、多食、多尿或尿有甜味，乏力或消瘦，颈前无瘿肿；瘿气病的典型表现为多食、乏力、消瘦，无多饮、多尿、尿甜，颈前常有瘿肿，常伴有烦热、心悸、多汗、性急易怒、突眼、手颤等症。消渴病多发于中年以后、嗜食肥甘或肥胖者，以体质因素加以饮食失节、情志失调等引发，热伤气阴是基本病机，日久络脉瘀结，多胸痹心痛、中风病、水肿、关格、痿痹、脱疽、视瞻昏渺等继发病证；瘿气病多发于女性，有地域特点，发病与情志内伤、饮食与水土失宜、体质因素等有关，迁延日久，可伴见心悸怔忡加重，或出现鹘眼凝睛，影响视力。

【辨证要点】

一般认为，消渴病辨证要点首先分清三消脏腑定位，上消属肺，中消属胃，下消属肾；其次应该辨标本虚实，并明辨本症与并发症。我们临床重视辨体质、辨病、辨证相统一，更重视标本虚实辨证。

1. 辨体质 阳明胃热体质者，多体壮，偏胖，平素食欲亢盛，能吃能睡，有便秘倾向，发病容易表现为多食易饥、烦热、大便干结等症；少阴肾虚体质者，多体形瘦长，多思虑，有失眠倾向，发病容易表现为咽干口渴、多饮多尿、心烦失眠、腰膝酸软、性功能障碍等；厥阴肝旺者，性格暴躁，发病容易表现为头晕头痛、面红目赤、烦躁易怒等症；少阳气郁者，性喜抑郁，多愁善感，发病容易表现为口苦、咽干、头晕、烦闷、失眠、月经不调等症；太阴脾虚体质者，体形多虚胖，食欲差，有腹泻倾向，发病容易表现为乏力、腹胀、泄泻等症。

2. 辨脏腑定位 消渴病的中心病位为脾胃肝肾，常累及心肺多脏。临床上，不同患者的具体脏腑定位侧重点常有不同，或侧重于脾胃，或侧重于肝，或侧重于肾，更有多脏同病者。

3. 辨标本虚实 消渴病多本虚标实，本虚证常见阴虚、气虚、气阴两虚、阴阳俱虚，标实证有内热、气滞、痰湿、血瘀之分。其中，热证进一步又可分胃肠热结、脾胃湿热、肝经郁热、痰火中阻，而且表现为肝阳上亢者也不少见。但应该指出的是，本虚与标实两者常互为因果。一般初病多以热证、实证为主，病久则热与阴虚、气虚互见，或表现为与气阴两虚，甚至阴阳俱虚证互见，并常兼见气滞、痰湿、血瘀诸标实证候。

【治则治法】

消渴病以清热、益气、养阴为基本治法。因为消渴病存在热伤气阴的病机，常见气虚、阴虚、气阴两虚甚或阴阳俱虚，所以临床上应结合脏腑定位，处理好治本与治标的关系，重视清热与补虚治法。一般说来，病情稳定期，宜标本同治；病情急变期，以治标为主，兼以治本，或先治标后治本。消渴病清热治法的具体应用，应结合脏腑辨证：胃肠结热者，治以清泄结热；肝经郁热者，治以清解郁热；脾胃湿热者，治以清化湿热；痰火中阻者，治以清热化痰。消渴病补虚治法的具体应用，应结合脏腑定位，针对性地应用补气、养阴治法，或益气与养阴并行，或滋阴与温阳兼施。消渴病血瘀证多见，尤其是久病络脉瘀结者，常用活血化瘀治法，包括化瘀散结、活血通络治法。

【分证论治】

1. 阴虚津亏证

临床表现：口渴引饮，咽干舌燥，伴见五心烦热，尿黄便干，或有盗汗，舌红或瘦，苔少甚至光红，脉象细数。

治法：养阴增液。

方药可用六味地黄汤或合增液汤加减。临床常用经验方——知地清滋糖宁方，处方组成：生地 15~30g，山茱萸 12~15g，山药 12~15g，茯苓 9~12g，泽泻 9~12g，牡丹皮 9~12g，麦冬 9~12g，玄参 15~30g，知母 12~15g，黄连 9~12g，葛根 15~30g，天花粉 15~30g，地骨皮 15~30g，荔枝核 12~15g，翻白草 15~30g，仙鹤草 15~30g。该方适用于少阴阴虚体质，或内热伤阴者。兼相火妄动，咽干耳聋、烦热梦遗者，可用知柏地黄丸、大补阴丸；若肺肾阴虚，症见咽干、干咳者，可用麦味地黄丸；若心肾阴虚，症见心烦失眠者，可用天王补心丹。若兼肺热，咳嗽黏痰者，可配合泻白散、黛蛤散；若兼心火，心烦失眠、口舌生疮、小便赤涩者，可配合导赤散。若阳明胃热体质，或兼胃肠结热，症见烦热多食，大便干结者，可配合大黄黄连泻心汤。若少阳气郁体质，或兼肝经郁热，口苦咽干，心烦失眠者，可配合大柴胡汤。若厥阴阴虚体质，肝肾阴虚，症见视物模糊者，可用杞菊地黄丸；若兼肝阳上亢，症见头晕目眩者，方可用镇肝熄风汤、建瓴汤等。而传统三消辨证，上消，肺热津伤，口渴多饮为主症者，以消渴方为主方。若烦渴，小便频繁，脉数无力者，兼气阴两伤，方可用玉泉丸合二冬汤。肺胃热盛，烦躁多饮，舌干口燥者，方可用白虎加人参汤。中消，胃热燥盛证，多食易饥，大便干，苔黄脉滑实者，方可用玉女煎加减。阴虚便秘，大便数日不行，主张方用增液承气汤。

2. 脾气亏虚证

临床表现：神疲乏力，气短懒言，食少腹满，大便偏稀，四肢倦怠，小便频多，舌胖，苔薄白，脉细缓。

治法：健脾益气。

方可用参苓白术散加减。临床经验方——参术清补糖宁方，处方组成：人参6～12g（另煎兑）或生晒参粉3g（冲服），生黄芪15～30g，白术12～15g，苍术12～15g，茯苓9～12g，山药12～15g，薏苡仁15～30g，莲子9～15g，白扁豆6～9g，砂仁6～9g（后下），煨葛根15～30g，丹参15～30g，黄连9～12g，马齿苋15～30g，地骨皮15～30g，荔枝核12～15g，仙鹤草15～30g，桔梗6～9g，甘草6g。该方适用于太阴脾虚体质，或病久伤脾者。若兼阴虚，症见咽干口渴者，可加生地、玄参、葛根等，或选用玉液汤加减。若兼痰湿，形体肥胖，肢体沉重者，可配合二陈汤、平胃散加减；若兼湿热，脘腹胀闷，腰腿酸困，泄泻臭秽，或大便不爽，小便黄赤者，可用葛根芩连汤、四妙丸加减。

3. 气阴两虚证

临床表现：神疲乏力，口渴喜饮，口干咽燥，小便频多，可伴见气短懒言，五心烦热，腰膝酸软，大便偏干，舌淡红，或嫩红，苔少，脉细数无力。

治法：益气养阴。

方药可用参芪地黄汤、生脉散加减。临床经验方——参地清补糖宁方，处方组成：生晒参6～12g（另煎兑）或人参粉3g（冲服），生黄芪15～30g，生地15～30g，山茱萸12～15g，山药12～15g，茯苓9～12g，丹皮9～12g，麦冬9～12g，五味子9～12g，知母12～15g，黄连9～12g，葛根15～30g，丹参15～30g，地骨皮15～30g，鬼箭羽12～15g，荔枝核12～15g，仙鹤草15～30g。该方适用于少阴肾虚体质、太阴脾虚体质，或久病热伤气阴者。若阳明胃热体质，兼胃肠结热，症见烦热多食，大便干结者，可配合三黄丸等。若少阳气郁体质，兼肝经郁热，症见口苦咽干，心烦失眠者，看配合小柴胡汤加减；若兼痰热中阻，心胸烦闷，失眠多梦者，可配合黄连温胆汤、小陷胸汤加减。若久病血瘀，肢体麻痛者，可配合补阳还五汤加减。

4. 阴阳俱虚证

临床表现：口干多饮，夜尿频多，五心烦热，畏寒神疲，腰膝酸冷，四肢无力，汗多易感，性欲淡漠，男子阳痿，大便不调，舌体胖大，舌苔少，或有白苔，脉沉细，或沉细数而无力。

治法：滋阴温阳。

方药可用金匮肾气丸加减。临床经验方——桂地滋补糖宁方，处方组成：炮附子3～9g（久煎），肉桂3～6g，黄连9～12g，生地15～30g，山茱萸12～15g，山药12～15g，茯苓9～12g，泽泻9～12g，丹皮9～12g，黄芪15～30g，生晒参6～12g（另煎兑）或人参粉3g（冲服），淫羊藿12～15g，胡芦巴12～15g，葛根15～30g，丹参15～30g，鬼箭羽12～15g，地骨皮15～30g，荔枝核12～15g，仙鹤草15～30g。该方适用于少阴肾虚体质，或久病肾虚阴阳俱虚者。一般认为，这组证候属下消阴阳俱虚证，单纯肾阴虚证方可以六味地黄丸为主方。若偏肾阴虚夹热，咽干口渴者，可加用玄参、知母、黄柏等；若肾虚性功能障碍突出，表现为男子阳痿，妇女带下清稀者，可配合五子衍宗丸。若为脾肾阳虚兼寒湿证，脘腹胀满、疼痛，喜温喜按，泄泻，甚至完谷不化者，可用附子理中丸、四神丸；若为脾肾阳虚停饮证，呕吐痰涎、清水，背寒，眩晕，脘腹痞满，肠鸣辘辘者，可用苓桂术甘汤。

临床上，消渴病证候特点是本虚标实、虚实夹杂，临床表现除了本虚证，常常兼有一个甚至数个标实证候。常见标实证：胃肠热结证，常表现为口渴多饮，消谷善饥，大便干结，心胸烦热，舌质红，苔黄干，脉象滑利而数，治当清胃泄热，方可用增液承气汤合三黄丸，药可用大黄、黄连、黄芩、栀子、石膏、知母、天花粉等。湿热困脾证，常表现为纳食不香，口干黏腻，头晕沉重，脘腹胀闷，大便不爽，小便黄赤，或尿频涩痛，小便浑浊，舌质红，舌苔黄腻，脉象滑数，或弦滑而数，治当清化湿热，方可用黄连平胃散合四妙丸，药可用苍术、白术、黄连、黄柏、苦参、薏苡仁、马齿苋等。肝经郁热证，常表现为口苦咽干，口渴引饮，胸胁满闷，太息频频，头晕目眩，烦躁易怒，失眠多梦，小便黄赤，舌质红，苔薄黄，脉弦数，治当清解郁热，方可用丹栀逍遥散、小柴胡汤、大柴胡汤，药可用柴胡、黄芩、薄荷、郁金、赤芍、白芍、丹皮、栀子等；痰火中阻证，常表现为头晕沉重，心胸烦闷，失眠多梦，舌红苔黄腻，脉滑数，治当清化痰热，方可用黄连温胆汤、小陷胸汤，可用瓜蒌、黄连、陈皮、半夏、茯苓、僵蚕、海蛤壳等；肝阳上亢证，常表现为头痛眩晕，口苦咽干，颜面潮红，耳鸣耳聋，躁烦易怒，失眠多梦，小便黄赤，舌边红，苔黄，脉弦，治当平肝潜阳，方可用天麻钩藤饮，药可用桑叶、菊花、夏枯草、生石决明、珍珠母、磁石、决明子、槐花黄芩、赤白芍等。若夹肺热者，方可用泻白散，药可用黄芩、桑叶、桑白皮、地骨皮等；若夹心火者，方可用导赤散，药可用黄连、栀子、莲子心、生地、竹叶等；若夹肝火者，方可用龙胆泻肝汤，药可用龙胆草、黄芩、桑叶、菊花、夏枯草等；若夹胃火者，方可用白虎汤、玉女煎，药可用石膏、知母、大黄、黄连等。

另外，消渴病常有情志抑郁，可见气机瘀滞证，表现为情志抑郁，太息频频，胸胁苦满，脘腹胀满，少腹不舒，或妇女月经不调，舌苔起沫，脉弦，治当疏肝理气，方可用逍遥散、四逆散、四磨汤等。消渴病肥胖者，可见痰湿阻滞证，表现为体形肥胖，口中黏腻，四肢沉重，神疲嗜睡，脘腹胀满，舌苔白腻，脉象滑或濡缓，治当化痰除湿，方可用二陈汤、白金丸合指迷茯苓丸。至于消渴病血脉瘀阻证，临床也很多见，可表现为胸闷心痛、偏身麻木，甚至偏瘫，肢体麻痛，肌肤甲错，妇女月经不调，经血舌暗有血块，口唇色暗，舌暗或有瘀斑，脉弦或涩，治当活血化瘀，可用桃红四物汤、桃核承气汤、大黄䗪虫丸等方。

而消渴病久病血瘀，则多为络脉病变，热伤气阴，气虚、阴虚、气阴两虚甚至阴阳俱虚基础上，热结、气滞、痰湿、血瘀等诸多病理产物，互相胶结，常导致络脉瘀结，成为多种继发病证发病的基础。心脉瘀阻，即为胸痹心痛、心悸怔忡；风痰瘀血，痹阻脑络，即为中风眩晕；肾络瘀结，"微型癥瘕"形成，肾体受损，肾用失司，即可见水肿、胀满或生关格危候；肝肾亏虚，目络瘀结，加以肝火上炎，灼伤目络，即可成视瞻昏渺；肢体络脉痹阻，气血不能布达于四肢，即可血痹、痿、厥，甚至发生脱疽之变。治疗在强调益气扶正基础上，应该重视活血通络、化瘀散结，可酌加水蛭、土鳖虫、地龙、僵蚕、炮山甲以及鬼箭羽、鸡血藤、海藻、牡蛎等。另外，消渴病多正虚，容易感受外邪，或内生邪毒，则可发生痨瘵、疮疡、淋浊等，变生百病。

【其他疗法】

针刺疗法：针刺或点按胰俞、胰俞，又称"胃管下俞""胃脘下俞""胃下俞"，位于足太阳膀胱经上第 8 胸椎棘突下旁开 1.5 寸的部位，针刺或点按该穴，或脉冲治疗，常配合脾俞、肾俞、足三里、三阴交等，可用于消渴病辅助治疗。

单方如晚蚕沙焙干，每用冷水下 6g，连服半个月。可清热止渴。或桑白皮饮，桑白皮三两，锉。煎服法：以水三大盏，煎至二盏，去滓，温温频服一小盏。主治消渴病。（摘自《太平圣惠方》）

【预防护理】

应该注意饮食有节，保持心情舒畅，劳逸结合。一般而言，饮食宜清淡，而且进食量应有所节制。多饮水，禁烟限酒。不可过食甘肥以及咸食，少吃辛辣、油腻、煎炸、烧烤等。平素应保持心情舒畅，情绪稳定，避免郁怒等精神刺激，并应该注意消除紧张、恐惧、忧虑等不良情绪。适当增加运动量，避免久坐。起居应有规律，避免劳心过度。

同时，应该密切监测病情变化。注意定期复查相关指标，早期诊断，积极采取干预措施，以避免病情加重，引发气机逆乱，阴竭液脱危证，或进一步发展，导致诸多继发病证，或发生痨瘵、疮疖等。

【病案举例】

案1 李某，男，61 岁。1997 年 9 月 16 日初诊。主因口渴多饮伴腰酸疲乏无力 3 年来诊。患者既往体健，食欲好，工作能力强，身居要职，3 年前体检发现糖尿病，长期服用"消渴丸"（每粒含优降糖 0.25mg），血糖仍不能良好控制。刻下：口渴喜饮，食欲旺盛，腰膝酸软无力，周身疲乏，大便偏干。诊查：面色潮红，舌质暗红，苔薄黄略腻，脉象细滑，化验空腹血糖 199mg/dL，餐后血糖 232mg/dL，糖化血红蛋白 8.3%。

中医诊断：消渴病（胃肠结热，气阴两虚）。

辨证分析：肾主水，主藏精；胃主土，以通降为顺。患者素体为阳明胃热体质，喜食煎炸烧烤，则胃肠结热，结热伤阴耗气，则气阴两虚，肾气不固，故可见咽干口渴，食欲旺盛，腰膝酸软，乏力体倦。胃肠通降不行，故大便偏干。综合舌脉证，病位与肾以及胃肠相关。病性是虚实夹杂，实证肾胃肠结热，虚证是气阴两虚，以阴虚为主。失治误治，久病络脉瘀结，可发生便秘、中风病诸多变证。

治法：清泄胃热，滋阴补肾，兼以益气。

方药：消渴方加减。

处方：生地 25g，玄参 25g，天花粉 25g，葛根 25g，知母 15g，黄连 10g，山药

15g，丹参 15g，鬼箭羽 15g，荔枝核 15g，仙鹤草 30g。30 剂。

二诊（1997 年 10 月 18 日）：服药 30 剂，口渴减轻，自述体力好转，大便每日 1 次，效不更方。

三诊（1997 年 11 月 16 日）：口渴、腰酸症状消失，舌质不红，黄腻苔退，脉象细，化验空腹血糖 119mg/dL，餐后血 182mg/dL，糖化血红蛋白 7.3%。守方治疗。30 剂。

四诊（1997 年 12 月 16 日）：服药 30 剂，病情平稳，化验空腹血糖 109mg/dL，餐后血 162mg/dL，糖化血红蛋白 6.3%。继续守方治疗。30 剂。

五诊（1998 年 1 月 16 日）：服药 30 剂，精神状态良好，体力如常，化验空腹血糖 106mg/dL，餐后血 152mg/dL，糖化血红蛋白 6.1%。仍取原方之意，改服中成药治疗。嘱其坚持饮食控制、适当运动，保持心理平衡。

3 年后随访，病情仍持续稳定，空腹血糖、餐后血糖、糖化血红蛋白化验均在正常范围。（摘自《国家中青年名中医——赵进喜》）

[**按语**] 糖尿病特别是 2 型糖尿病是临床常见多发病，其发生与体质因素和饮食失节、情志失调、劳倦过度等因素有关，胰岛素抵抗是其重要的发病基础。临床观察发现：阳明体质（胃热）者最多，少阴体质（肾虚）、厥阴体质（肝旺）、少阳体质（肝郁）者也不少，另外还有太阴体质（脾虚）者。该患者就是阳明体质，长期高热量饮食，烦劳过度，导致糖尿病，即中医"消渴病"，所谓"二阳结为之消"。胃肠结热伤阴，日久可伤及肾阴，热为邪热，为壮火，更可耗气，故气阴两虚证多见。久病阴损及阳，阴阳俱虚，久病入络，导致络脉血瘀，则成为多种并发症的病理基础。所以，其治疗应重视清泄胃热，仅强调阴虚为本，一味滋阴补肾解决不了根本问题。另外，活血化瘀治法近年受到重视，对防治糖尿病并发症确实具有重要意义。因此，本例处方选用了天花粉、葛根、知母、黄连，清胃泄热、生津止渴；生地、玄参、山药，滋阴固肾；丹参、鬼箭羽、荔枝核，理气血、化瘀结；更加仙鹤草，民间谓之"脱力草"，有益气增力之功，而不助邪热。故投方有效，守方 3 月余，取得了良好疗效。随访 3 年，病情稳定。考虑中药通过多靶点作用，减轻了 2 型糖尿病胰岛素抵抗。足见，中医药治疗糖尿病确实具有独特优势。

案 2 梁某，男，71 岁。1996 年 11 月 13 日初诊。主因口渴 10 年余，伴双下肢体麻木、疼痛、冷凉 1 年来诊。患者发现糖尿病 10 年余，有心梗、心肌室壁瘤心脏手术史。长期服用西药磺脲和双胍类降糖药，近期已注射胰岛素，血糖控制一般。近期出现双下肢体麻木、疼痛，不能步履，生活不能自理。西医诊断为糖尿病周围神经病变。嘱服胰激酞原酶片，治疗无效。求中医诊治。刻下：咽干不欲多饮，头晕目花，有时心悸胸闷，疲乏无力，肢体麻木、疼痛、冷凉，夜间痛甚，伴四末冷凉，大便偏干。患者持杖艰于步行，痛苦异常。诊查：形体消瘦，肌肤甲错，爪甲枯萎，舌质暗红，苔薄腻，脉象沉细略弦。

中医诊断：消渴病·血痹（气阴两虚、络脉瘀结）。

辨证分析：气为血之帅，血为气之母，气行则血行，气虚则血瘀。患者消渴病日久，久病入络，热伤气阴，气阴两虚，气虚血瘀，络脉瘀结，故可见咽干、乏力、肢体麻木疼痛。肾阴虚，清窍失养，故见头晕眼花。心气虚，心脉痹阻，故可见心悸胸闷。络脉瘀结，气血不能布达于四肢，故见肢体冷凉，肌肤甲错。热结于内，通降不行，故见大便偏干。综合舌脉证，乃气阴两虚，气虚血瘀，络脉痹阻之证。病位在络脉，发病与肝脾心肾胃肠多脏相关。病性虚实夹杂，虚为气虚、阴虚，实证为血瘀，兼有热结。失治误治，外受邪毒，或内生热毒，可有脱疽之变。

治法：益气养阴，活血通络，化瘀开痹。

方药：补阳还五汤加减。

处方：生黄芪30g，沙参15g，玄参25g，赤芍25g，白芍25g，当归30g，丹参15g，葛根25g，狗脊15g，木瓜15g，淫羊藿15g，桂枝6g，黄连6g，金银花15g，桃仁12g，红花9g，鬼箭羽15g，地龙3g，水蛭3g，土鳖虫3g，僵蚕3g，三七粉3g（冲服）。30剂。

二诊（1996年12月12日）：服药大便通畅，肢体麻痛症状明显好转，精神状态良好，可持杖步行散步。效不更方，30剂。

三诊（1997年1月12日）：诸症均减，体力与精神状态良好，已不须拐杖自行散步。继续守方。30剂。

四诊（1997年2月10日）：病情平稳，复查血糖化验正常。基本无症状，精神体力均佳，视力改善。

坚持服用汤药半年余，病情持续稳定。多次化验血糖，控制良好，2年后随访，肢体麻木疼痛未进展。（摘自《糖尿病及其并发症中西医诊治学》第2版）

[按语] 糖尿病周围神经并发症，病情复杂，治疗困难。是消渴病日久，失治误治，内热伤阴耗气，或阴损及阳，久病入络所致，病在肢体之络脉。本例患者辨证即属于气阴两虚，气虚血瘀，络脉痹阻，所以治宜益气养阴，活血通络、化瘀开痹。处方：选用了清代名医王清任的补阳还五汤加味。该方生黄芪须重用，一般30～60g，最大可用至120g。加沙参、玄参者，兼以养阴，配大剂量赤白芍、当归，即可养血活血，柔筋缓急止痛，又可通便。丹参、葛根为祝老所谓活血对药，狗脊、木瓜是吕仁和教授脊瓜汤之配伍。仙灵脾、桂枝补肾温经以活血，黄连、金银花清热坚阴以对病。他如桃仁、红花、鬼箭羽、地龙等辈，总为活血化瘀、通络开痹之意，其中虫药最善搜风通络，不可不知。三七粉为活血药，有较好的止痛作用，散剂冲服效果较好。

痛 风

痛风是体质因素加过嗜醇酒厚味，内生湿热，痹阻经络气血所致的以周身关节尤其是跖趾关节红肿热痛为典型表现的病证。沿海地区多发，男性多于女性。西医学的高尿酸血症所致特发性关节炎等，可参照本病证进行诊治。

【沿革】

痛风古称"历节""白虎历节风"等。痛风的病名，始见于金元时期李东垣《东垣十书》、朱丹溪《丹溪心法》及《格致余论》的论述。元代朱丹溪《丹溪心法·痛风》指出："遍身骨节疼痛，昼静，夜卧如虎啮之状，名曰白虎历节风。"《格致余论·痛风》指出："彼痛风者，大率因血受热已自沸腾，或卧当风，寒凉外搏，热血得寒，污浊凝涩，不得运行，所以作痛，痛则夜甚，发于阴也。"所论痛风发病特点与西医学认识完全一致。明代龚廷贤《万病回春·痛风》指出："痛风者，遍身骨节走注疼痛也，谓之白虎历节风，都是血气、风湿、痰火，皆令作痛，或劳力寒水相搏，或酒色醉卧，至风取凉，或卧寒湿之地，或雨汗湿衣蒸体而成。"明确指出痛风发病与酒色以及劳力、寒湿诱发有关。虞抟《医学正传·痛风》更指出："痛风，盛人脉涩小，短气自汗出，历节痛不可屈伸，此皆饮酒汗出当风所致也。"明确指出痛风发病有体质因素，肥胖人加以饮酒当风，可引发痛风。近代唐容川《血证论·痹痛》指出："身体不仁，四肢疼痛，今名痛风，古曰痹证。虚人感受外风，客于脉分，则为血痹……瘀血窜走四肢，亦发疼痛，证似血痹……"认为痛风患者存在气虚、阳虚，日久更可致血瘀。符合临床实际。

【病因病机及其演变】

痛风的病因包括体质因素、饮食失节以及外感寒湿、劳力等。①体质因素，太阴脾虚体质最为多见。其他如阳明胃热体质、少阳气郁体质、少阴肾虚体质等也可发病。②饮食失节，尤其是过嗜醇酒厚味、油腻、海鲜等，脾气受伤，可内生湿热、痰湿，湿热、痰湿痹阻经络气血，可发为痛风。③外受风寒，或劳力伤气，或居处潮湿等，可痹阻经络气血，也可成为痛风急性发作的诱因。

痛风虽然同在肢体经络，与脾胃肝肾密切相关。核心病机是湿热痹阻经络气血所致。脾主运化，胃主受纳，肝主疏泄，肾主蒸化，素体脾虚、肾虚，过嗜醇酒厚味、海鲜、油腻等，可内生湿热、痰湿等，而阳明胃热体质者，内湿更容易从阳化热，湿热壅滞经络，气血痹阻，故可见引发痛风急性发作，表现为肢节红肿热痛。痛风久病，湿热下注，煎熬成石，可成石淋。若痛风湿热，损伤肝肾，或留痰留瘀，所以可见骨节肿大畸形，或生痰核结节。若湿热留恋，损伤脾肾，可导致脾肾虚损，脾肾虚损劳衰不断加重，肾元虚衰，湿浊邪毒内生，损伤气血，败坏脏腑，甚至可渐成关格危候。

【诊断要点】

1. 临床表现　痛风急性发作典型表现是关节红肿热痛，疼痛剧烈，尤其是以足太阴脾经络循行之处第 1 跖趾关节最为多发，足背、足跟、踝、膝等关节也常受累。反复发作者，关节附近可见痰核结节，甚至可见白色粉末脱落。

2. 发病特点　痛风可分为急性发作期、间歇发作期。急性发作前可无先兆，常于深夜被关节痛惊醒，疼痛进行性加剧，在 12 小时左右达到高峰，多在 2 周内自行缓解。

可反复发作。或伴发石淋，甚至导致肾元虚衰，可渐成关格危候。

3. 相关检查　血常规加血沉、尿常规、血生化、肝肾功能、血尿酸、尿尿酸以及X线摄片等，有助于诊断与鉴别诊断。

【类证鉴别】

痛风与风湿痹证鉴别　两者均可见关节疼痛，尤其是风湿热痹，更可见肢节红肿热痛，需要鉴别。而痛风最常见脚部跖趾关节红肿热痛、疼痛剧烈，经常在夜间突然发作，多过嗜醇酒内生湿热，痹阻经络气血所致，病因以内伤为主，常继发石淋，甚至可发生肾劳、关格等。风湿热痹肢节红肿热痛，多见于肩臂、肘、膝关节为主，常有咽痛红肿等诱因，病因以外感为主，多感受风湿热邪，或风寒湿邪入里化热，阻痹经络气血所致，常继发心痹等。

【辨证要点】

1. 辨分期　首当明辨疾病分期，急性期多湿热阻痹经络证，也有夹有风寒湿证，或夹有肝经郁热证，或外伤血瘀证者。缓解期可表现为湿热留恋、脾肾亏虚证，或痰湿血瘀、肝肾亏虚证。

2. 辨标本虚实　急性期多实证，可表现为湿热证。缓解期多虚实夹杂、本虚标实，本虚证包括脾虚证、肾虚证、肝虚证，或表现为脾肾气虚证、肝肾亏虚证。

3. 辨体质　太阴脾虚体质者，体弱，食欲差，有腹满腹泻倾向。阳明胃热体质者，体壮实，食欲亢进，有便秘倾向。少阳气郁体质者，性喜抑郁，爱生闷气。少阴肾虚体质者，体弱，烦热，思维敏捷，有失眠倾向。

【治则治法】

痛风的治疗以除湿通痹为原则。急性期应以祛邪治标、分消湿热为重点。若风寒湿诱发者，治当祛风、散寒、除湿，兼以舒筋活络。若肝经郁热者，治当清解郁热为主。若外伤血瘀滞者，治当活血化瘀为主。缓解期则当扶正祛邪、标本同治。治标之法，若见湿热者，治当清热除湿；若见痰湿者，治当化痰除湿；若见血瘀者，治当活血化瘀。治本之法，若见脾虚者，治当健脾益气；若见肾虚者，治当补肾培元；若见肝虚者，治当补肝养阴。脾肾不足者，健脾补肾；肝肾亏虚者，滋补肝肾。至若湿热煎熬成石者，治当清利湿热、通淋排石；湿热留恋、肾元虚衰者，治当利湿补肾、泄浊解毒。

【分证论治】

1. 急性发作期

（1）湿热痹阻证

临床表现：关节红肿热痛，发病急骤，病及一个或多个关节，疼痛剧烈，夜间为甚，多兼发热、恶风、口渴或口中黏腻、胸脘痞闷、头晕困重、腰腿沉重酸痛、大便不爽，小便黄赤，舌质红，苔黄，脉滑数或弦滑。

治法：分消湿热、舒筋活络。

方药可用四妙散合上中下通治痛风方加减。临床常用经验方——分消湿热痛风汤，参考处方：炒苍白术（各）9～15g，黄柏9～12g，薏苡仁15～30g，川怀牛膝（各）12～15g，虎杖12～15g，金钱草12～15g，秦艽12～15g，秦皮12～15g，蚕沙9～15g，赤白芍（各）12～30g，威灵仙9～12g，白芷6～9g，防己12～15g，土茯苓15～30g，萆薢15～30g，忍冬藤15～30g，鸡血藤15～30g，炙甘草6g。该方适用于太阴脾虚体质，湿热下注者。若阳明胃热体质，湿热壅结，症见腹满，大便不畅者，可加用熟大黄、姜黄、蒲公英等，或配合升降散。若外受风寒湿诱发，症见阴冷天气，风寒潮湿而诱发痛风发作，或伴有口不干、胸闷痞闷，小便清长，大便不爽，头晕困重，肢体畏寒，舌质红，苔白腻，脉沉紧者，可用羌活胜湿汤加减。若少阳气郁体质，或忧郁伤肝，肝经郁热，症见头晕，口苦咽干，心烦失眠，大便干，舌苔黄，边多浊沫，脉弦滑者，可加用柴胡、黄芩、法半夏等，或配合大柴胡汤、四逆散方加减。

（2）痰瘀痹阻证

临床表现：关节局部肿痛，局部色紫暗，发热不甚，夜间疼痛为甚，遇阴冷天气或受外伤而诱发，或伴有口不干，胸闷痞闷，小便清长，大便不爽，头晕困重，舌质淡暗，苔白腻，脉沉细弦，或弦细滑。

治法：化痰除湿、活血化瘀。

方药可用指迷茯苓丸合身痛逐瘀汤加减。参考处方：炒苍白术（各）12～15g，香附9～12g，羌活6～9g，独活6～9g，秦艽12～15g，威灵仙9～12g，白芷6～9g，陈皮9～12g，法半夏9～12g，茯苓12～15g，川怀牛膝（各）12～15g，土茯苓15～30g，萆薢15～30g，穿山龙15～30g，当归9～12g，川芎9～12g，桃仁9～12g，红花9～12g，制乳香9～12g，制没药9～12g，赤白芍（各）12～30g，炙甘草6g。该方适用于痛风久病反复发作，痰瘀互结者。若兼湿热下注，症见脚趾红肿热痛，大便不爽者，可加黄柏、忍冬藤、虎杖、金钱草等，或配合四妙丸加减。若少阳气郁体质，兼郁热，症见口苦咽干、目眩者，可加用柴胡、黄芩、夏枯草等，或配合小柴胡汤加减。

2. 缓解期

（1）湿热留恋，脾肾不足证

临床表现：关节局部时有肿痛，局部色紫暗，屈伸不利，或见皮下结节或痛风石，或伴有头晕，耳鸣，食少纳呆，咽干口腻，胸脘痞闷，舌质淡暗，苔腻，脉沉细弦，或沉细而滑。

治法：清热利湿，健脾补肾。

方药可用四妙丸合五子衍宗丸加减。参考处方：炒苍白术12～15g，黄柏9～12g，薏苡仁15～30g，川怀牛膝（各）12～15g，枸杞子12～15g，菟丝子12～15g，车前子12～15g（包煎），秦皮12～15g，茵陈12～15g，金钱草12～15g，炙黄芪15～30g，当归9～12g，川芎9～12g，丹参15～30g，党参9～12g，茯苓9～15g，女贞子9～12g，旱莲草12～15g，白芍12～15g，炙甘草6g。该方适用于太阴脾虚、少阴肾虚体质，或痛风久病湿热损伤脾肾者。若夹痰湿，症见肥胖，肢体沉重，舌苔白腻者，可配合二陈汤，或加陈皮、法半夏、荷叶、红曲等。若兼气滞，症见脘腹胀满，善太息，嗳气者，可配合四逆散，或加用柴胡、枳壳、香附、乌药、荔枝核等。

（2）痰湿瘀结，肝肾亏虚证

临床表现：关节局部时有肿痛，局部色紫暗，屈伸不利，或见皮下结节或痛风石，或伴有头晕，耳鸣，咽干，胸脘痞闷，腰膝酸痛，肢体麻木，小便清长，大便不爽，舌质淡暗，苔腻，脉沉细弦，或弦细滑。

治法：化痰祛瘀，滋补肝肾。

方药可用独活寄生汤加减。参考处方：独活 6～9g，续断 12～15g，桑寄生 12～15g，党参 9～12g，当归 9～12g，赤白芍（各）12～30g，秦艽 12～15g，威灵仙 9～12g，白芷 6～9g，川怀牛膝（各）12～15g，茯苓 9～15g，泽泻 9～15g，土茯苓 15～30g，萆薢 15～30g，木瓜 12～15g，炒苍白术（各）12～15g，伸筋草 12～15g，生龙牡（各）15～30g（先煎），三七粉 3～6g（冲服），炙甘草 6g。适用于少阴肾虚体质，或痛风久病，肝肾所伤者。若血瘀突出，症见关节疼痛突出，肢体麻木，肌肤甲错者，可加用三七粉（冲服），或加炮山甲、苏木、桃仁、红花、地龙、鸡血藤等。

3. 并发症期

（1）湿热下注，尿石阻结证

临床表现：尿中突然中断，腰痛，牵涉少腹疼痛，向会阴部放射，伴尿下砂石，尿血，尿道不适，小便黄赤，舌质暗红，苔腻而黄，脉沉而弦。

治法：清热利湿，化石散结。

方药可用四逆散、三金二石汤加减。参考处方：柴胡 9～12g，枳壳 9～12g，赤白芍（各）12～30g，郁金 12～15g，金钱草 12～15g，鸡内金 9～12g，生薏苡仁 15～30g，石韦 15～30g，滑石 15～30g（先煎），土茯苓 15～30g，萆薢 15～30g，王不留行 12～15g，炙甘草 6g。若腰痛、腹痛急性发作，抽掣而痛，疼痛剧烈者，可重用芍药甘草汤并加威灵仙、秦艽等。若尿出细小砂石未净，小便窘迫者，可配合葵子茯苓丸，加用猪苓、茯苓等。

（2）湿热内伤，肾元虚损证

临床表现：头晕耳鸣，神疲乏力，咽干口腻，或有恶心呕吐，胸脘痞闷，腰膝酸软，夜尿频多，或有浮肿、尿少，大便不爽，舌质淡暗，舌苔腻，脉沉细而滑。

治法：清热化湿，化浊和胃，补肾培元。

方药可用当归补血汤、左归丸、升降散加减。参考处方：黄芪 15～30g，当归 9～12g，熟地 12～15g，山茱萸 12～15g，山药 9～12g，川芎 9～12g，丹参 12～30g，白术 9～12g，茯苓 9～12g，土茯苓 15～30g，萆薢 15～30g，苏叶 9～12g，香附 9～12g，陈皮 9～12g，法半夏 9～12g，虎杖 12～15g，金钱草 12～15g，土茯苓 15～30g，萆薢 15～30g，六月雪 15～30g，蝉蜕 9～12g，僵蚕 9～12g，姜黄 9～12g，熟大黄 9～15g。该方适用于痛风久病，脾肾两虚，肾衰虚衰，虚损劳衰不断加重，渐成关格者。若肝肾亏虚，筋骨失养，症见腰酸背痛腿抽筋者，可配合芍药甘草汤并加用续断、桑寄生、薏苡仁、生龙牡等。

【其他疗法】

中药外治法：痛风急性期，可用二黄散（大黄、黄柏研细末），醋调敷患处，或如意金黄散，用水调敷患处。还可用中药水煎熏洗法。可取黄柏、大黄、马齿苋、忍冬藤、鸡血藤等中药，煎汤置于桶内，以热气熏蒸患部，待药液变温后，浸洗患处。

针灸疗法：湿热痹证宜针，久痹正虚可灸。常取穴位：肩痛取肩髃、肩井、肩贞、压痛点，肘痛取何谷、手三里、曲池、尺泽；腕痛取阳池、外关、合谷、太冲；膝痛取膝眼、阳陵泉、曲泉；踝痛取中封、昆仑、解溪、丘墟、委中、绝骨；第一跖趾关节痛取太冲、太白、三阴交；拇趾痛取太白、大都、太冲、三阴交。耳针：关节相应部位、神门、肝、肾、皮质下。操作：每次选 3～5 穴，行强刺激，可留针 30 分钟。或用耳穴压豆法。取相应压痛点、交感、神门、内分泌、肾、脾等穴，以王不留行子贴压。

【预防调护】

控制体重，调整饮食结构，平衡饮食，是预防痛风发病的关键。痛风急性发作者，可适当多吃薯类、谷物以及牛奶、鸡蛋、水果、蔬菜等，控制豆类食品（包括豆制品、豌豆等）啤酒、海鲜、动物内脏、肉汤等。可适当控制肉类的摄入。如果进食瘦肉、鸡鸭肉等，应该在煮沸后去汤食用，避免食用炖肉或卤肉等。禁食动物油。主动多饮水。尽量不用浓茶、咖啡、辣椒等食品，以免诱发痛风发病或加重。

【病案举例】

李某，男，60 岁。2002 年 1 月 23 日初诊。主因左脚趾跖关节红肿疼痛反复发作 2 年，加重 1 天来诊。体形高大肥胖，口苦，头晕，咽干，伴有胸胁胀满，腰痛酸困，小便黄赤，大便不畅。患者查空腹血糖 6.8mmol/L，总胆固醇 5.8mmol/L，低密度脂蛋白 4.0mg/dL，甘油三酯、高密度脂蛋白正常，血尿酸 9.6mg/dL，B 超示脂肪肝、胆囊炎，西医诊断为胰岛素抵抗综合征，有高尿酸血症。舌暗红，苔薄腻略黄，有沫，脉弦滑。测血压 160/95mmHg。

中医诊断：痛风（肝经郁热，湿热痹阻）。

辨证分析：肝主疏泄，脾主运化。肝郁化热，故可见口苦、咽干、目眩；脾失健运，湿热内生，阻痹经络气血，故可见脚趾关节红肿热痛。湿热下注，故可见腰腿酸困，小便黄赤，大便不爽。综合舌脉证，中医辨证为肝经郁热，湿热下注，阻痹经络气血，舌暗红，苔薄腻略黄，有沫，脉弦滑，乃肝经郁热、湿热痹阻经络之证。病位在关节经络，与肝脾有关。病性以实为主，一为郁热，一为湿热。失治误治，则病归缠绵，或为石淋，更可有肾劳关格之变。

治法：清泄郁热，清热除湿，舒筋活络。

方药：四逆散合四妙散加味。

处方：柴胡 9g，赤白芍（各）25g，枳壳 9g，甘草 6g，苍白术（各）12g，黄柏 9g，生薏苡仁 25g，土茯苓 30g，金钱草 15g，萆薢 12g，威灵仙 12g，秦艽 12g，川怀牛膝（各）15g，熟大黄12g。7剂。并嘱其控制饮食，调节情绪。配合西药氨氯地平降压。

二诊（2002年1月23日）：脚痛已愈，大便较前通畅，口苦、咽干诸症减轻，自述双目干涩，舌暗红，苔腻略黄有沫，脉弦，原方加草决明15g，茵陈12g，泽泻12g，14剂。

三诊（2000年2月7日）：自述精神好，体力倍增。原方继用28剂。

四诊（2002年3月7日）：复查血尿酸8mg/dL，空腹血糖5.6mmol/L，转氨酶正常，血脂指标好转。遂改用加味逍遥丸合二妙丸、新清宁等成药。并予菊花10g，草决明15g，泡水当茶饮。

坚持服药至年余，病情持续平稳，脚痛未再复发。（摘自《内分泌代谢病中西医诊治》）

[**按语**] 痛风以脚痛为主症，虽常有风寒、潮湿等诱因，但发病的主因依然是湿热内郁，与长期的生活习惯有关。本例患者为阳明体质，胃气盛，过食甘肥，内生湿热，加以情绪波动，气郁化热，湿热下注，阻痹经络，故见脚痛关节红肿；郁热上熏，故见口苦、咽干、目眩、眼干涩等；胃肠通降不行，故大便不畅。所以，方用四妙丸清热除湿加威灵仙、秦艽舒筋活络，用四逆散加大黄等，舒肝解郁，清泄结热，更加金钱草、草解、土茯苓等清利湿热。可谓对证之方。所以服药7剂，脚痛消失，效不更方，治疗一个时期后，取得较好的疗效。一年中痛风未再发作。

瘿 病

瘿病是体质因素、情志失调、饮食及水土失宜等因素引起，导致气滞、痰凝、血瘀壅结颈前，以颈前喉结两旁结块肿大为主要临床特征的一类疾病。在古代文献中，尚有瘿囊、影袋、土瘿、气瘿、肉瘿、瘿瘤、石瘿以及瘿气、瘿瘤等相关病证。其中瘿囊、影袋是指其颈前瘿肿下垂如囊如袋；土瘿是指其发病与地域及饮食失宜有关；气瘿是指其发病与情志失调关系密切；肉瘿、瘿瘤，表现为颈前瘿肿，一侧或两侧，有结节如樱核、如核桃，光滑，质地稍硬；石瘿表现为颈前结节坚硬如石，固定不移，或伴有颈旁瘰疬。相当于西医学的地方性甲状腺肿、结节性甲状腺肿、甲状腺瘤、甲状腺癌等。如颈前瘿肿，疼痛突出，发病初似外感，伴有发热咽痛者，可称为瘿痛，发病与外感风热邪毒有关。更有兼见烦热、汗出、性急易怒、多食、消瘦、肢体震颤、双目外突、心悸、脉数者，发病常与情志失调有关，可称瘿气；而表现为畏寒、汗少、神疲多睡、颜面肢体浮肿、大便少、脉迟者，可称瘿劳。相当于西医学的甲状腺功能亢进症与甲状腺功能减退症。临床上，多种甲状腺疾病，均可参考本病证进行诊治。

【沿革】

瘿病，早在战国时期《庄子·德充符》就有记载。《吕氏春秋·尽数篇》更指出"轻水所，多秃与瘿人"，认为瘿病发病与地理环境有关。《三国志·魏书》记载贾逵"发愤生瘿，后所病稍大，自启愿欲令医割之"，而曹操劝说："吾闻'十人割瘿九人死'"，提示公元3世纪前，已有手术治疗瘿病开展。《肘后方》首先提出应用昆布、海藻治疗瘿病。《诸病源候论·瘿候》指出："瘿者由忧恚气结所生，亦曰饮沙水，沙随气入于脉，搏颈下而成之。"认为瘿病的病因主要是情志内伤及水土因素。《备急千金要方》及《外台秘要》记载了数十个治疗瘿病的方剂，其中常用到海藻、昆布、羊靥、鹿靥等药，表明此时对含碘药物及用甲状腺作脏器疗法已有相当认识。《圣济总录·瘿瘤门》指出"山居多瘿颈，处险而瘿"，并从病因的角度将五瘿作了归类，"石瘿、泥瘿、劳瘿、忧瘿、气瘿，是为五瘿。石与泥则因山水饮食而得之；忧、劳、气则本于七情"。《三因极一病证方论·瘿瘤证治》主要根据瘿病局部证候的不同，提出了瘿病的另外一种分类法："坚硬不可移者，名曰石瘿；皮色不变，即名肉瘿；筋脉露结者，名筋瘿；赤脉交络者，名血瘿；随忧愁消长者，名气瘿"，并指出："五瘿皆不可妄决破，决破则脓血崩溃，多致夭枉。"比较符合临床实际。《儒门事亲·瘿》指出常食用海带等海中之物，可以防治瘿病。《医学入门·外科脑颈门·瘿瘤》则将瘿病称之为瘿气或影囊，"原因忧恚所致，故又曰瘿气，今之所谓影囊者是也。"《本草纲目》明确指出黄药子可"凉血降火，消瘿解毒"。《外科正宗·瘿瘤论》提出瘿瘤"乃五脏瘀血、浊气、痰滞而成"，所以治当"行散气血""行痰顺气""活血消坚"，主张海藻玉壶汤等方治疗。《杂病源流犀烛·瘿瘤》说："瘿瘤者，气血凝滞、年数深远、渐长渐大之症。"指出瘿多因气血凝滞，随病程延长，日久渐结而成。认识日益深化。

【病因病机及其演变】

瘿病的病因与情志内伤、饮食及水土失宜有关，但也常存在体质因素。外感邪毒也常可诱发瘿病。①体质因素：少阳气郁体质、厥阴肝旺体质，尤其是女性患者，若遇到情志内伤、饮食失宜，最容易导致气郁痰结、气滞血瘀、肝郁化火等，故女性易患瘿病。少阴阴虚体质之人，痰气郁结之后，也容易化火伤阴，导致瘿病迁延不愈。②情志内伤：心情抑郁，情绪紧张，工作压力大，烦劳过度，或长期不良情绪刺激，恼怒或忧思，容易导致肝气郁滞，或心肝火旺。气机郁滞，则津液易于凝聚成痰，痰气结于颈前，则成瘿病。即古所谓"气瘿""劳瘿""忧瘿"之类。痰气凝滞日久，则成血瘀，痰、气、瘀互结，则可见瘿肿较硬或有结节，甚至表现为坚硬如石，而成"石瘿"。瘿病日久，内生郁热，心肝火旺以致肝胃火旺，或进一步伤阴耗气，则表现为阴虚、气虚、气阴两虚，则为"瘿气"。③饮食及水土失宜：饮食失调，或居住在内陆高山缺碘地区，水土失宜，影响脾胃的功能，聚湿生痰，结于颈前，则为瘿病。即古所谓"土瘿"之类。④外感邪毒：风为百病之长，常兼夹其他邪气伤人，如风热、风寒、风湿等。其中，尤其以风热邪毒最为多见。外感风热，留恋不去，经络气血壅滞，可表现为瘿肿疼痛；进一步伤阴耗气，阴损及阳，还可以导致阴虚火旺、气阴两虚、阴阳俱虚等，即为"瘿气""瘿劳"。

瘿病的形成以气滞痰结为基本病机，日久可引起血瘀，常为气、痰、瘀三者合而为病。情志失调，肝气郁结，常是瘿病发病的始因。气滞日久，津液聚而为痰，气郁痰结。气行则血行，气滞则血瘀。气滞痰结日久，必然导致血瘀形成。气滞痰结血瘀，即可表现为颈前瘿肿。气郁痰结，进一步发展而为气滞痰结血瘀，部分患者可成"石瘿"，则治疗困难。

瘿气，常表现为热证，尤其以肝火多见，可表现为心肝火旺，或表现为肝胃火旺。也可表现为郁热、痰火、瘀热、风热、热毒等。少阳气郁体质者，情志失调，肝气郁结，肝郁可以化火；厥阴肝旺体质者，恼怒可以生肝火；用心烦劳，"气有余便是火"，可以生心火；饮食失宜，可以生胃火，所以瘿病患者表现为心肝火旺或肝胃火旺。更因痰结血瘀也可化火，所以也可表现为痰火、瘀热等。至于外感风热所致者，则更常表现为热毒壅郁之证。

瘿病病程日久，常见阴虚、气阴两虚，甚至阴阳俱虚。以火热为阳邪，容易伤阴，所以"瘿气"常见阴虚，或阴虚火旺之证。火热之邪，为"壮火""壮火食气"，不但可以伤阴，也可以耗气，所以"瘿气"也常见气阴两虚证。更以阴阳互根，久病不愈，阴损及阳，所以也可表现为阴阳俱虚证，甚至呈虚劳表现，即为"瘿劳"。

总之，瘿病的核心病机是气滞痰结血瘀，而"瘿气"多热，热伤气阴，可表现为阴虚、气阴两虚。日久阴损及阳，阴阳俱虚者，则为"瘿劳"，或终生难愈。中心病位在肝，与脾、胃、心、肾等脏腑也有密切关系。初病多实，久病多虚实夹杂，常表现为本虚标实。本虚证可见阴虚、气阴两虚，甚至阴阳俱虚；标实证常见气滞、痰结、血瘀、肝火（心肝火旺、肝胃火旺），也有表现为郁热、痰火、瘀热以及风热、热毒等。而"瘿气"重症，失治误治，热邪壅盛，心神被扰，神明失用，可发生壮热、神昏、厥脱危证。久病不已，热伤气阴，心脉失养，可发生心悸怔忡顽证。更因肝开窍于目，瘿病日久，肝肾阴虚，不能上荣于目，加之肝火夹痰瘀，上结于目窠，又常表现为双目外突，古称"鹘眼凝睛"。

【诊断要点】

1. 临床表现　颈前结块肿大，其结块可随吞咽动作而上下，触之多柔软、光滑。病程日久则肿块质地较硬，或可扪及结节，甚至表现为推之不移。肿块开始，可如樱桃或指头大小，一般增长缓慢，大小程度不一，大者可如囊如袋。一般无明显的全身症状。其中，"瘿囊"一般颈前肿块较大，两侧比较对称，肿块光滑、柔软，病程久者可扪及结节。"瘿瘤"颈前肿块偏于一侧，或一侧较大，或两侧均大。瘿肿大小如樱核，大如核桃，质常较硬。"石瘿"，病情严重者，肿块增大迅速，质坚硬如石，结节高低不平，固定不移，可有较明显的全身症状。"瘿痛"，颈前瘿肿，伴有明显疼痛，发病初期伴有外感发热咽痛等症状。而"瘿气"除了表现为颈前瘿肿外，患者还常表现烦热、烦躁易怒、多汗、多食易饥、腹泻、体重减轻或消瘦、肢体震颤、双目外突、心悸、脉数等症状。"瘿劳"除了表现为颈前瘿肿外，患者还常表现为畏寒、神疲乏力、颜面肢体肿胀、便秘、脉沉等症状。

2. 发病特点　瘿病多见于女性，尤其是少阳气郁与厥阴肝旺体质者，常有情志失调病史。而"土瘿"以离海较远的内陆地区发病较多。"瘿肿"则常因外感而诱发。

3. 相关检查 甲状腺 B 超检查、甲状腺功能检查、基础代谢率测定，有助于诊断瘿病并分辨其不同类型、了解病情严重程度。

【类证鉴别】

1. 瘿病与瘰疬鉴别 瘿病与瘰疬均为颈部结块，所以需要鉴别。鉴别点包括具体部位与性质不同。瘿病的肿块在颈部正前方，肿块一般较大，结节小如樱核，大如核桃，甚至如囊如袋，一般无明显全身症状；而瘰疬的患病部位是在颈项的两侧，肿块一般较小，如珠如豆，个数多少不等，可累累如串，连结三五枚，或可伴有潮热、盗汗等。瘿病好发于女性，尤其是少阳气郁与厥阴肝旺体质者，常有情志失调史，或内陆地区多发，多气滞痰结血瘀而成；瘰疬好发于青少年少阴阴虚体质，劳倦过度，或老年"消渴病"患者，多阴虚痰火凝结而成。常有"肺痨"病史。颈部与甲状腺 B 超以及 X 线胸片检查等，有助于鉴别诊断。

2. 瘿气与消渴病鉴别 两者均可表现为多食易饥、乏力、怕热、体重减轻或消瘦等，所以需要鉴别。瘿气以颈前瘿肿为典型表现，常表现为烦热、汗出、烦躁易怒、肢体震颤、双目外突、心悸、脉数等症状，有腹泻倾向，无多饮、多尿或尿甜。消渴病为多饮、多食、多尿或尿有甜味为典型表现，大便常偏干，烦躁易怒不突出，无肢体震颤、双目外突。瘿气久病，可继发心悸怔忡顽证或"鹘眼凝睛"。消渴病日久，常发生络脉病变，继发胸痹心痛、中风眩晕、水肿关格、视瞻昏渺、血痹痿厥、脱疽等病证。瘿气好发于女性，少阳气郁、厥阴肝旺体质者，常有情志失调史，多气滞痰结基础上，心肝或肝胃火旺，伤阴耗气所致。消渴病发病男女差别不大，各年龄段均可发病，老年与肥胖者尤为多发，更多见于阳明胃热、少阴阴虚体质者。常有饮食失节、情志失调等病史，多胃肠结热、脾胃湿热以及郁热、痰火等，热伤气阴所致。甲状腺 B 超以及甲状腺功能检查与血糖、糖化血红蛋白检查等，有助于鉴别诊断。

【辨证要点】

1. 辨标本虚实 初病多实，久病多虚实夹杂。本虚证包括阴虚、气阴两虚、阴阳俱虚证，但也有表现为气虚、阳虚者。标实证包括气滞、痰结、血瘀以及肝火、郁热、痰火、瘀热、风热、热毒等。

2. 辨脏腑定位 瘿病中心病位在肝，并与脾胃心肾多脏有关。肝郁可以兼见脾虚；肝火可以伴有心火、胃火，表现为心肝火旺，或肝胃火旺；阴虚火旺，或气阴两虚，或阴阳俱虚，病位多有关心、肾。而"瘿劳"患者更有表现为脾肾阳虚、心肾阳虚等证。

3. 辨体质 少阳气郁体质者，性喜抑郁，内向，悲观，容易生闷气，最容易发生气郁，或郁热内生；厥阴肝旺体质者，性情暴躁，控制情绪能力差，性急易怒，遇不良情绪刺激，容易内生肝火，或导致肝阳上亢。少阴阴虚者，思维敏捷，有失眠倾向，烦劳过度，容易阴虚火旺，或表现为气阴两虚等。

【治则治法】

理气化痰、消瘿散结为瘿病的基本治法。瘿肿质地较硬及有结节者，应适当配合活血化瘀。瘿病日久，证候表现为虚实夹杂者，应注意处理好治本与治标的关系。同时，应注意分辨有火、无火，并结合脏腑定位，处理好补虚与清热治法的关系。

本虚证的治疗，治当补虚。阴虚者，治当滋阴；气阴两虚者，治当益气养阴；阴阳俱虚者，治当阴阳两补。肝肾同病者，滋补肝肾；心肾同病者，补益心肾。脾气虚者，治当健脾益气；肾阳虚者，治当补肾温阳；心肾阳虚者，治当温阳补益心肾。清热治法也很重要。若肝火亢盛，心肝火旺或肝胃火旺者，治当清肝泻火，或兼以清心，或兼以清胃。临床兼郁热者，治当解郁清热；痰火者，治当清热化痰；瘀热者，治当化瘀清热。外感风热诱发者，治当疏风清热；热毒壅郁者，治当清热解毒。

【分证论治】

1. 气郁痰阻证

临床表现：颈前瘿肿，质软，颈部觉胀，胸闷，喜太息，或兼胸胁窜痛，病情的波动常与情志因素有关，舌苔薄白，舌苔边有浊沫，脉弦。

治法：理气舒郁，化痰消瘿。

方药可用四海舒郁丸加减。参考处方：柴胡9~12g，白芍12~30g，香附9~12g，陈皮9~12g，昆布12~30g，海带12~30g，海藻12~30g，海螵蛸15~30g，海蛤壳12~15g。每日1剂。水煎服。本方疏肝理气、消瘿散结，适用于气滞痰结"气瘿""土瘿"，尤其是少阳气郁体质者。气滞痰阻，胸闷、咽颈不适者，可加用牛蒡子、桔梗、苏叶、射干等；痰湿中阻，心胸满闷，失眠，多梦，舌苔白腻，脉滑者，可配合温胆汤；肝郁脾虚，腹满，大便稀溏，脉细弦者，可用逍遥散加减；气郁化热，口苦咽干，心烦多梦，舌苔薄腻略黄，脉弦而滑，可用小柴胡汤、柴胡龙骨牡蛎汤化裁；肝经郁热，脾胃虚寒，口苦咽干，心烦失眠，腹满，畏寒，便溏，脉弦细沉者，可用柴胡桂枝干姜汤加减；痰火扰心，心胸烦闷，失眠多梦，舌尖红，舌苔黄腻者，可用黄连温胆汤加减。

2. 痰结血瘀证

临床表现：颈前出现肿块，按之较硬或有结节，肿块经久未消，胸闷，纳差，苔薄白或白腻，脉弦或涩。

治法：理气活血，化痰消瘿。

方药可用海藻玉壶汤加减。参考处方：海藻12~30g，昆布12~30g，青皮9~12g，陈皮9~12g，清半夏9~12g，浙贝母9~12g，连翘9~12g，当归9~12g，川芎9~12g，莪术6~9g，薏苡仁15~30g，甘草6g。每日1剂，水煎服。此方理气化痰、化瘀散结，适用于气滞痰结血瘀，"瘿瘤""石瘿"，尤其是少阳气郁体质者。瘿肿结块较硬，多结节者，可酌加黄药子、穿山甲、三棱、露蜂房等。痰瘀久结，郁而化火，而见烦热、咽干，舌红、苔黄、脉数者，可配合消瘰丸，加用玄参、夏枯草等。

3. 肝火炽盛证

临床表现：颈前轻度或中度肿大，一般柔软、光滑，烦热，出汗，性情急躁易怒，眼球突出，手指颤抖，面部烘热，口苦，舌质红苔薄黄，脉弦数。

治法：清肝泄火。

方药可用栀子清肝汤加减。参考处方：柴胡 9～12g，白芍 12～15g，黄芩 9～12g，龙胆草 9～12g，连翘 12～15g，浙贝母 9～12g，夏枯草 12～15g，当归 9～12g，玄参 9～12g，黄药子 6～12g，甘草 6g。每日 1 剂，水煎服。此方清肝泻火为主，适用于"瘿气"肝火炽盛证，尤其是少阳气郁或厥阴肝旺体质者。此时一般不用海藻、昆布等药。瘿气经治疗肝火、阳亢症状缓解后，可酌情应用含碘中药如香附、夏枯草、川贝、玄参、牛蒡子、黄药子、丹参、龙骨、牡蛎等以软坚消瘿。尤其是玄参、夏枯草、牡蛎等含碘相对少的药物，更不应该作为瘿气禁忌药。其中，黄药子消瘿散结、凉血降火作用好，但有肝毒性，所以剂量应从小剂量开始用，根据病情再稍稍加量，长期应用尤当慎重。若心肝火旺，心烦失眠，口舌生疮，小便黄者，可配合导赤散、黄连阿胶汤；肝胃火旺，多食易饥，烦热口渴者，可配合清胃散，加用生地、黄连、玉竹、生石膏、知母、天花粉等；肝火亢盛，风阳内动，手指颤抖者，加石决明、鳖甲、钩藤、生龙骨、牡蛎等。更有"瘿痛"初期，外感风热诱发，表现为颈前瘿肿疼痛，伴有发热恶寒，头身痛，或有口苦，咽干咽痛，舌红舌苔薄黄，脉弦滑数者，可用小柴胡汤合银翘散加减；热毒壅郁，瘿肿红肿热痛，烦热尿赤者，可用五味消毒饮合黄连解毒汤加减。

4. 阴虚火旺证

临床表现：瘿肿或大或小、质软，病起缓慢，心悸不宁，心烦少寐，易出汗，手指颤动，眼干，目眩，倦怠乏力，舌质红，舌体颤动。脉弦细数。

治法：滋养阴精，宁心柔肝。

方药可用天王补心丹加减。参考处方：生地 12～15g，玄参 12～15g，麦冬 9～12g，天冬 9～12g，当归 9～12g，茯苓 9～12g，五味子 9～12g，丹参 12～30g，浙贝母 9～12g，黄连 6～12g，黄芩 6～9g，连翘 12～15g，夏枯草 12～15g，酸枣仁 12～15g，柏子仁 12～15g，远志 9～12g，白芍 12～30g，甘草 6g。每日 1 剂，水煎服。此方滋阴降火，适用于"瘿气"阴虚火旺证，尤其是少阴阴虚体质者。肾阴虚，心火旺，心烦失眠者，可用黄连阿胶汤加味；阴虚内热，烦热多汗出，动则汗出者，可用当归六黄汤加味，可用浮小麦、生龙骨、生牡蛎等。临床常用经验方——加味当归六黄汤，即当归六黄汤配合消瘿丸加味方。处方组成：黄芪 15～30g，当归 9～12g，生熟地各 9～12g，黄芩 6～9g，黄连 6～12g，黄柏 6～12g，连翘 9～15g，浙贝母 9～12g，夏枯草 12～15g，煅龙牡（各）30g。浮小麦 30g。每日 1 剂，水煎服。功效：滋阴泻火，益气固表。原用治阴虚火旺所致的盗汗，临床表现为烦热盗汗，面赤心烦，口干唇燥，大便干结，小便黄赤，舌红苔黄，脉细数者。临床用治甲状腺功能亢进、结核病、糖尿病、更年期综合征等属阴虚火旺者，均有良好疗效。临床上，兼有心悸、气短者，可配合生脉散；手指震颤者，可加龟板、石决明、珍珠母等；脾虚大便稀者，减少当归、生地、熟地用量，加炒苍白术、莲子等；心烦失眠，舌苔腻而黄者，可加陈皮、清半夏、茯苓、甘草、酸枣仁等。

5. 气阴两虚证

临床表现：颈前肿大，目突手颤，心悸，动则尤甚，胸闷气短，咽干，疲乏少力，消谷善饥，腰膝酸软，舌红少苔，脉细数无力。

治法：益气养阴，消瘿散结。

方药可用生脉散、五参汤加减。参考处方：太子参12~30g，麦冬9~12g，五味子6~9g，党参9~12g，玄参12~15g，沙参12~15g，丹参15~30g，苦参9~15g，黄连6~12g，连翘12~15g，浙贝母9~12g，夏枯草12~15g，生龙牡（各）15~30g，甘草6g。每日1剂，水煎服。此方益气养阴，养心复脉，适用于"瘿气"气阴两虚证，尤其是以心悸为主症者。如夹有痰热，胸闷心悸，心烦失眠，舌红，舌苔黄腻，脉滑数者，可配合黄连温胆汤、小陷胸汤加减；宗气下陷，胸闷气短，心悸，动则尤甚，脉短，甚或三五不调者，可配合升陷汤加味；久病血瘀，心胸闷痛，心悸不宁，舌暗，脉三五不调者，可加用桃仁、红花、姜黄、甘松等。

6. 阴阳俱虚证

临床表现：颈前肿大，目突手颤，口干目涩，心悸，胸闷气短，神疲少力，颜面肢体浮肿，畏寒肢冷，大便不畅，女子月经不调或闭经，男子阳痿，性欲下降，腰膝酸冷，舌体胖，舌质淡暗，脉沉细或迟。

治法：滋阴益气，通阳复脉。

方药可用右归丸加减。参考处方：黄芪15~30g，当归12~30g，肉苁蓉12~30g，肉桂3~6g，炮附子3~6g，熟地12~30g，山茱萸12~15g，山药12~15g，茯苓9~15g，猪苓9~15g，泽泻9~15g，龟板胶12~30g(烊化)，鹿角胶12~30g(烊化)，丹参15~30g。每日1剂，水煎服。此方益气滋阴补肾温阳，适用于"瘿劳"阴阳俱虚证。肾阳亏虚，性功能减退者，可配合五子衍宗丸；心肾阳虚，大便不通，腰膝酸冷者，可用济川煎加减；心肾阳虚，心脉失养，心悸，胸闷，畏寒肢冷，脉迟缓者，可配合麻黄附子细辛汤加淫羊藿、黄芪、丹参等；脾肾阳虚，水湿不化，颜面肢体浮肿，舌苔白腻水滑者，可用附子理中汤合五苓散加减。

【其他疗法】

小金丸可散结消肿、化瘀止痛，适用于痰凝气滞瘿病、甲状腺瘤及结节性甲状腺肿等。雷公藤多苷可祛风除湿，适用于"瘿痛"伴有肢体关节疼痛、畸形、晨起伸屈不利以及"鹘目凝睛"等。"瘿痛"急性期瘿肿疼痛或伴咽痛发热者，可取金黄膏外敷。"瘿气"阴虚火旺者，可取黄药子（研）、乳香（研）、没药（研）、夏枯草膏等按比例相配，外敷。针刺疗法：①夹脊穴（颈3~5）、合谷、天突、曲池、风池，用泻法，适用于瘿病气郁痰阻证；②取间使、内关、神门穴，用泻法，三阴交、太溪、照海、复溜用补法。留针30分，适用于阴虚火旺的瘿病。

【预防调护】

保持精神愉快，防止情志内伤，避免瘿病发生或病情波动、反复，保持充足睡眠，减少工作压力。内陆远离海洋地域，应该注意通过饮食调摄，补充加碘盐，日常多吃海带等，以预防瘿病发生。"瘿气"患者，一般有要求禁食海带与加碘食盐。同时，应强调锻炼身体，增强体质，预防感冒，避免风热外感，诱发瘿病反复。

【病案举例】

案1 陈某，女，49岁。2009年3月4日初诊，主因心悸、汗出半月来诊。检查甲状腺功能示：T3 2.37ng/mL（0.16～1.81），TSH 0.07μIU/mL（0.35～5.50），aTPO 142.60U/mL。甲状腺B超示：甲状腺结节。西医诊断：甲状腺结节，甲状腺功能亢进症。刻下症：汗出明显，心慌，心烦，性情急躁，纳可，眠差梦多，二便调，舌红苔黄腻，脉数。

中医诊断：瘿病，瘿气（气郁化火，痰热内蕴证）。

辨证分析：肝主疏泄气机，主情志，心主藏神。肝气郁结，气郁痰阻，郁热内结，可为瘿病。郁热蒸腾津液外出，故多汗；痰热扰动心神，故见心悸、心烦、眠差多梦。综合舌脉证，舌红苔黄腻，脉数，乃郁热痰火之证。病位在肝，与心、胃相关。病性以实为主，气郁、郁热、痰结同在。失治误治，病情进展，则缠绵难愈，或有悸脱之变。

治法：清热解郁，化痰散结。

处方：浙贝母12g，玄参12g，夏枯草15g，连翘12g，生龙骨30g（先煎），生牡蛎30g（先煎），黄连9g，竹茹6g，陈皮9g，清半夏12g，柴胡9g，枳壳9g，赤芍15g，白芍15g，酸枣仁15g，甘草6g。20剂。同时给予他巴唑25μg，每日3次；谷维素30mg，每日3次，口服。

二诊（2009年3月25日）：汗出，心慌，心烦症状明显减轻，舌红苔黄腻，脉细。处方：原方去赤白芍、枳壳、竹茹，加茯苓12g，黄芩9g，沙参12g。14剂。血常规提示白细胞下降，考虑为服用他巴唑的不良反应，故予停用。

三诊（2009年4月7日）：汗出，心悸症状消失，晨起口唇干，情绪易激，眠差。处方为3月25日方加合欢花15g，夜交藤15g，14剂。

四诊（2009年4月23日）：眠差，其余症状均消失。守4月7日原方不变，14剂。坚持服药，病情持续稳定。

2010年12月7日复查甲功：aTPO 14.2IU/mL（＜9），其余数值均正常。（摘自《内分泌代谢病中西医诊治》）

[按语] 本例患者为少阳气郁体质，辨证为气郁化火，痰热内蕴，所以治以清热解郁、化痰散结，而选用消瘰丸、四逆散合黄连温胆汤加减。消瘰丸出自《医学心悟》，原方用浙贝母化痰散结解郁，煅牡蛎软坚散结，玄参滋阴降火、润燥软坚，三药合用既有清热、化痰、散结、解郁，亦兼有养阴之效，有未病先防之意，是治疗瘿病的传世名方，临床常在原方基础上改煅牡蛎为生牡蛎，加用连翘、夏枯草、山慈菇、生薏苡仁

等，可增强清热散结之力，即甲亢从肝论治之意趣。心率偏快者，更可加用黄连。现代研究表明黄连、苦参均有很好的减慢心率的作用。如心悸症状突出者，气阴两虚者，可径用五参汤、天王补心丹；汗出症状突出者，阴虚火旺者，则可用当归六黄汤加减。应用抗甲状腺药物表现为白细胞减少者，可加用枸杞子、五味子、茵陈等，以保肝降酶，兼以升高白细胞，减轻西药副作用。

案 2 张某，女，32 岁。1998 年 4 月 7 日初诊。主因心悸、汗出 2 月余来诊。患者 3 个月前有病毒性脑炎病史，既往还有肝功能异常史。目前服用西药他巴唑、心得安，心悸症状不见好转。遂求中医诊治。刻下症：心悸，汗出，疲乏少力，性情急躁，食欲好，食后恶心，大便每日 1~2 次。体形偏瘦，心率 130 次/分，舌尖红，苔薄黄，脉象细数。

中医诊断：瘿病之瘿气，心悸（气阴两虚、郁热内结）。

辨证分析：肝主情志，心藏神。肝经郁热，伤阴耗气，气阴两虚，心神失养，心神不宁，故可见心悸、汗出、疲乏少力。肝胃热盛，故见性急、食欲旺盛。脾胃不和，故见食后恶心、大便不调。综合舌脉证，舌尖红，苔薄黄，脉象细数，乃气阴两虚、郁热之证。病位在心，与肝胃有关。病性虚实夹杂，虚为气阴两虚，实以郁热为主。失治误治，则病归缠绵，或有悸脱之变。

治法：益气养阴，清热散结。

处方：太子参 12g，沙参 12g，玄参 12g，苦参 15g，丹参 15g，黄连 10g，麦冬 10g，五味子 15g，枸杞子 30g，夏枯草 15g，牡蛎 25g（先煎），连翘 12g，金银花 15g。7 剂。

二诊（1998 年 4 月 14 日）：服药 7 剂，心悸、汗出、疲乏诸症均减，心率 100 次/分，效不更方，14 剂。

三诊（1998 年 4 月 28 日）：精神状态良好，心率 80 次/分。遂停用心得安，继续守方。7 剂。

四诊（1998 年 5 月 5 日）：诸症均减，舌尖红，脉象如常，原方去金银花，14 剂。

五诊：复查甲状腺功能检查正常，嘱减他巴唑用量，继用天王补心丹巩固疗效。（摘自《赵进喜临证心悟》）

[**按语**] 甲状腺功能亢进，少阳体质、厥阴体质比较多见。郁热内结，可伤耗气阴，其心悸症状突出者，可用五参汤、天王补心丹；汗出症状突出者，可用当归六黄汤；腹泻症状突出者，可用参苓白术散。本患者心悸，中医辨证为郁热于内，气阴两虚，所以治当清热散结、益气养阴。方剂选用古方五参汤和生脉散、消瘰丸加减。之所以用黄连是因为观察发现：黄连与苦参皆有很好的减慢心率的作用，有人认为赤芍、丹皮也有类似作用。所以应用大剂量枸杞子、五味子，是因为此二药可保肝降酶，前者兼有升高白细胞，可减轻西药副作用，有甲状腺肿大、结节者，还可加用莪术、浙贝母等软坚散结。实践证明：中西药结合可使西药毒减效增，使患者临床症状迅速改善。

案 3 朱某，女，56 岁。2002 年 3 月 7 日初诊。主因胸闷、心悸、疲乏 1 月余来诊。患者有先天性疾病，身材矮小，驼背畸形。既往冠心病病史。目前服用复方丹参片，心悸症状不见好转。而来求中医诊治。刻下症：疲乏少力，胸闷，心悸，气短不足以息，食欲欠佳，有时背痛，精神萎靡，腰膝酸冷，大便 2 日一行。化验甲状腺功能 T3、T4 异常降低，西医诊断为甲状腺功能低下。颜面浮肿，心率 56 次 / 分，舌质暗，舌尖红，苔薄白，脉象沉细而缓。

中医诊断：瘿病，瘿劳（心脾肾阴阳两虚，气虚血瘀）。

辨证分析：心居上焦，主火，为君主之官；肾居下焦，主水，为先天之本；脾胃居中焦，为后天之本。久患瘿病，日久虚损，阴损及阳，则成心脾肾阴阳两虚，则因虚成劳。心气不足，气虚血瘀，心神失养，故见胸闷气短，心悸乏力。肾阳不足，肾精亏虚，故见精神萎靡，腰膝酸冷。脾气不足，运化失司，传导不行，故见食欲减退，大便不畅。综合舌脉证，舌质暗，舌尖红，苔薄白，脉象沉细而缓，是心、脾、肾多脏同病，阴阳俱虚，气虚血瘀水停之证。病位是心脾肾多脏同病。病性以虚为主，虚实夹杂，虚证是气虚、阴虚、阳虚，实证是血瘀、水停。失治因虚致实，水肿可加重，或有悸脱、厥脱之变。

治法：益气活血，养心保元，补肾温阳。

方药：升陷汤加减。

处方：黄芪 18g，知母 12g，升麻 5g，柴胡 5g，桔梗 5g，太子参 12g，沙参 12g，丹参 15g，仙灵脾 15g，陈皮 6g，香橼 6g，佛手 6g，苏梗 6g，枳壳 6g，7 剂。14 剂。配合西药甲状腺片 20mg，口服。

二诊（2002 年 3 月 21 日）：服药 14 剂，胸闷，心悸，疲乏诸症均减，心率 65 次 /分，效不更方，14 剂。

三诊（2002 年 4 月 6 日）：精神状态良好，心率 70 次 / 分。化验甲状腺功能 T3、T4 为正常低值，嘱其继续守方治疗。

随访年余，病情稳定。（摘自《内分泌代谢病中西医诊治》）

[**按语**] 甲状腺功能低下，多表现为肾阳虚证，或兼心阳不足，或兼脾阳不足，当属中医"虚劳""虚损"之类，多发于少阴阳虚体质之人。其甲状腺囊肿、甲状腺瘤继发者，可称为"瘿瘤虚损证"，其继发于甲状腺癌者，可称为"石瘿虚损证"，其继发于亚急性甲状腺炎者，可称为"瘿痛虚损证"。治疗当补肾温阳。兼心阳不足者，养心；兼脾阳不足者，健脾。本例患者胸闷、心悸、气短，心动过缓，有冠心病病史，中医辨证心肾阴阳俱虚，气虚血瘀，心系症状比较突出，所以治当心肾阴阳两补，益气活血，治心为主。方剂选用升陷汤和香苏散加减。即是以治心为主，兼以治肾，兼以治胃，虽说心肾同治，更有心胃同治之意。所以用仙灵脾者，一以温阳补肾，一以通阳复脉也。临床观察发现：仙灵脾与麻黄、附子、细辛、桂枝等，皆有提高心率的作用。魏执真教授经验：羌活、独活除湿开痹，陈皮、半夏化痰除湿，应用得宜，也能起到类似作用。

汗 证

汗证是指人体阴阳失调，营卫失调，腠理不固，或内热蒸腾，津液外泄引起的以汗出异常为主症的病证。根据汗出异常的临床表现，可分为自汗、盗汗、脱汗、战汗、黄汗等。其中，自汗、盗汗临床较为多见。不因环境因素影响，白昼时时汗出，动则益甚者，为自汗；寐中汗出，醒来自止者，为盗汗，亦称寝汗。西医学的植物神经紊乱以及甲状腺功能亢进、糖尿病植物神经病变、更年期综合征、结核病、风湿病等多种疾病，临床表现为异常汗出者，皆可参考本病证进行诊治。

【沿革】

《内经》就对汗出的生理病理有系统论述。《素问·阴阳应象大论》所谓"肺生皮毛"，《素问·宣明五气》所谓"心为汗"，《素问·阴阳论》所谓"阳加于阴，谓之汗"，明确指出肺主皮毛，而汗为心液，为心所主，是阳气蒸化阴液而成。汉代张仲景的《伤寒杂病论》则论及"无汗""自汗""战汗""脱汗"等，并应用桂枝汤及其类方桂枝加龙骨牡蛎汤、桂枝附子汤、小建中汤以及小柴胡汤、白虎汤、承气汤、四逆汤等治疗异常汗出，《金匮要略》更在"水气病篇"分列"黄汗"，并主张用芪芍桂酒汤治疗。元代李东垣的《兰室秘藏》收载当归六黄汤，被称为治疗阴虚盗汗之圣药。朱震亨的《丹溪心法》在继承前人"阳虚自汗，阴虚盗汗"认识的基础上，提出了"自汗属气虚、血虚、湿、阳虚、痰""盗汗属血虚、阴虚"的观点。明代张介宾的《景岳全书·汗证》则指出："自汗、盗汗亦各有阴阳之证，不得谓自汗必属阳虚，盗汗必属阴虚也。"清代王清任的《医林改错》更指出血瘀也可以导致自汗、盗汗，应用血府逐瘀汤治疗汗证，首先创立活血化瘀治法。

【病因病机及其演变】

汗证的病因与体质因素、外邪留恋、饮食失节、情志失调、劳倦内伤以及久病失治误治、妇女天癸将竭等多方面因素有关。①体质因素：太阳卫阳不足者，最容易发生自汗，平素腠理疏松，容易感冒；太阴脾虚，少阴阳虚体质者以及阳明胃热体质者，也可以发生自汗。少阴阴虚体质者，最容易发生盗汗。②外邪留恋：尤其是太阳卫阳不足，容易损伤卫阳，或曾经咳喘，损伤肺气，导致营卫失和，表气不固，导致自汗等。而汗出如水中，衣里冷湿，水气内郁，营卫失和，则为黄汗。③饮食失节：辛辣、醇酒厚味，内生湿热，湿热熏蒸，津液外出，也可分为自汗、盗汗。④情志失调：气郁化热，郁热蒸腾津液外出，也可引发汗证。⑤劳倦内伤：烦劳过度，思虑太过，或消渴病等久病失治误治，过用辛散宣透发汗之药，伤阴耗气，或损阳伤血，阴虚火旺，血虚阳浮，或气虚、阳虚，卫阳不足，表气不固，可致盗汗、自汗。另外，妇女七七，天癸竭，肾虚，阴阳失调，气血失和，也可发生汗出异常，常表现为烘热汗出等。

汗证的病位在卫表肌腠，其发病与肺、心以及肝、肾多脏腑相关。核心病机是人体阴阳失调，营卫失调，表气不足，腠理不固，或内热蒸腾，津液外泄。病理性质有虚、实两端。实证可表现为郁热、湿热等，蒸腾津液外泄；虚证可为肺气亏虚、阳气虚衰，表气不固。而外邪留恋在表，营卫失和；阴虚火旺，热迫阴津外泄；水湿外侵，水气内逼，表气郁闭，营卫失和；妇女绝经前后，肝郁肾虚，阴阳失调，营卫不和等，均为虚实夹杂之证。更有外感急病，邪正交争，表现为寒战汗出者，是为"战汗"。而久病重病或危急重症，脏气虚衰，阳气过耗，不能敛阴，卫外不固而汗液外泄，则为"脱汗"，失治误治，则有大汗亡阳厥脱之变，可危及患者生命。

【诊断要点】

1. 临床表现 以汗出异常为主要表现。其中，清醒状态下，异常多汗，动则益甚者为自汗；睡眠中汗出津津，醒后汗止者为盗汗；汗出色黄，染衣着色者为黄汗；外感急病过程中，全身战栗而汗出者为战汗；危急重病，出现全身大汗淋漓，或汗出如油，并伴亡阴、亡阳等表现者为脱汗。

2. 发病特点 常有外感病后体虚、烦劳过度、情志不舒、嗜食辛辣醇酒、劳倦内伤以及久病失治误治等病史。

3. 相关检查 血常规、血生化、X线胸部摄片、痰涂片找抗酸杆菌以及行抗链球菌溶血素"O"、血沉、免疫学、甲状腺功能、性激素检查等，有助于诊断与鉴别诊断。

【类证鉴别】

1. 汗证与生理性汗出鉴别 汗证的诊断，首先应该排除生理性汗出。生理性汗出，主要是指因气温高、着衣加被、剧烈运动、进食过快、情绪激动等因素影响，引起出汗的情况，属正常汗出，无其他不适。另外，外感病患者，还需要应用辛散宣透之药，发汗退热，也与病理性出汗有别。

2. 汗证与肺痨、瘿气、消渴病汗出鉴别 异常汗出作为一个症状，可见于肺痨、瘿气、消渴病久病等多种病证，所以汗证诊断还需要与以上具有汗出异常症状的多种疾病相鉴别。肺痨常见盗汗，同时可见咳嗽、咳血、潮热等，是一种常见的有传染性的肺系疾病。瘿气常见自汗，同时可见颈前瘿肿，多食易饥，烦热易怒，心悸，肢体颤抖，体力减退，甚至消瘦，突眼等。消渴病久病也可见自汗、盗汗，同时可见口渴多饮、多食、多尿、乏力或体重减轻以及心悸、视物模糊、肢体麻痛等。

3. 不同类型的自汗、盗汗、黄汗、战汗、脱汗鉴别 自汗、盗汗、黄汗、战汗、脱汗等，临床各有特点。自汗是指自然清醒状态下，不因天热衣厚、激动、劳作而异常多汗，动则汗出益甚，可见于气虚，表气不固，或营卫失和，或泄热内郁者。盗汗是指睡眠后多汗，醒后汗止，常见于阴虚火旺，气血亏虚者。黄汗，常有汗出入水中浴，衣里冷湿病史，临床表现为汗出色黄如柏汁，沾衣色黄，常伴有肢体肿胀、沉重、疼痛等，为水湿郁闭，营卫失和所致。战汗，多发生于急性外感病过程中，突然恶寒战栗，身汗出，为邪正交争之象。常伴有热，口渴，烦躁不安。若汗出之后，热退脉静，气息调畅，为正气拒邪，则病趋好转。但邪盛正衰，也有一汗而亡者。脱汗，多发生于危急重症，临床表现为大汗淋漓，汗出如珠，又称绝汗，病势危急之象。常伴见声低息短，精神疲惫，四肢厥冷，脉微欲绝或散大无力，多阳气欲脱，多预后不良。

【辨证要点】

汗证辨证重点是明辨阴阳虚实。

1. 辨阴阳虚实 自汗多属气虚不固，盗汗多属阴虚内热。但因郁热、湿热等邪热郁蒸所致自汗、盗汗，则属实证。病程久者，更常表现为阴阳虚实错杂，本虚标实。自汗久则伤阴，盗汗久则伤阳，常可表现为气阴两虚，或阴阳两虚。邪热郁蒸，病久伤阴，也可见虚实兼夹之证。

2. 辨体质 太阳卫阳不足体质者，多体弱，腠理疏松，平素汗出较多，容易感冒，对气候变化适应能力较差；太阴脾虚体质者，多体弱，食少，有腹满、腹泻倾向；少阴阴虚体质者，体形多瘦长，精力充沛，思维敏捷，不怕冷，有失眠倾向；少阴阳虚体质者，神疲多睡，平素畏寒，性功能差；阳明胃热体质者，身体壮实，体力好，精力充沛，平素怕热，食欲好，有大便干倾向；少阳气郁体质者，性喜抑郁，爱生闷气；厥阴肝旺体质者，性格急躁易怒。

【治则治法】

汗证治疗的基本原则是调和气血阴阳、调和营卫、敛阴固表。临床上应根据具体证候特点，或疏风散邪、调和营卫，或补气益肺、固表止汗，或清泄里热、抑阳敛阴，或调补阴阳、敛肝止汗，或滋阴降火、敛阴止汗，或益气养血、敛阳止汗，或活血化瘀、调和气血等法。黄汗，治当宣通湿邪、固表和营；战汗，治当扶正祛邪、因势利导；脱汗，治当回阳救逆、固脱止汗。汗证的治疗，在辨证治疗的基础上，可随方加入收敛固涩止汗之药。

【分证论治】

1. 自汗

（1）营卫不和证

临床表现：外感未愈，自汗恶风，周身酸楚。或表现为半身，或某些局部出汗，或有头痛，舌淡红苔薄白，脉浮缓或浮弱。

治法：疏风散邪，调和营卫。

方药可用桂枝汤加减。参考处方：桂枝9~15g，白芍9~15g，生姜9~12g，大枣6~12枚（擘开），炙甘草6~9g，煅龙牡（各）30g（先煎）。该方适用于太阳卫阳不足体质，或外感病后，外邪留恋未尽者。兼气虚，表气不固者，可加用黄芪、党参；兼阳虚，表阳不足者，可加附子、人参，或用桂枝附子汤。若时时汗出，心悸失眠者，可加用酸枣仁、柏子仁、五味子、浮小麦等。注意服桂枝汤后，应服热稀粥借谷气助药力，首次服药应该微微取汗为宜。

（2）肺气不足证

临床表现：汗出畏风，动则加重，呼吸气短，咳喘乏力或神疲乏力，少气懒言，面色无华，舌质淡，脉弱。

治法：补气益肺，固表止汗。

方药可用玉屏风散。参考处方：黄芪 12～30g，炒白术 12～15g，防风 6g，乌梅 9～12g，五味子 9～15g，浮小麦 15～30g，煅龙牡（各）30g（先煎），白芍 12～30g，炙甘草 6g。适用于太阳卫阳不足以及太阴脾虚体质，或咳喘伤肺，气虚卫表不固者。若自汗易感，恶风寒，鼻塞，喷嚏频频，流清涕者，可加桂枝、白芷、辛夷花等。兼阴虚，咽干干咳者，可加沙参、麦冬、五味子等。若脾胃虚弱突出，纳呆，腹满，便溏者，可加炒谷芽、炒麦芽、陈皮、鸡内金等。

（3）里热郁蒸证

临床表现：蒸蒸汗出，或头额汗出，或手足汗出，面赤气粗，身热口渴，烦躁不安，大便干结，舌质红，苔黄或苔糙，脉滑数。

治法：清泄里热，抑阳敛阴。

方药可用白虎汤加味。参考处方：生石膏 15～30g（先煎），知母 12～15g，党参 9～12g，麦冬 9～12g，五味子 9～12g，炙甘草 6g，粳米 50g。若湿热蕴结，症见但头汗出，齐颈而还，心烦，腹满，大便干，小便黄，可用茵陈蒿汤加味。若少阳郁热，症见头晕目眩，口苦咽干，胸胁苦满，心烦喜呕，舌苔边多浊沫，可用小柴胡汤加味。若胃肠结热，症见手足溅然汗出，腹满，大便干结，舌苔黄厚，脉滑数而实者，可用小承气汤加味。若胃热盛，肾阴虚，症见烦热汗出，咽干口渴，牙龈肿痛，舌红苔薄者，可用玉女煎加味。

（4）阴阳俱虚证

临床表现：阵发汗出，面部烘热，与情绪波动有关，伴见头晕耳鸣，心烦失眠，胸胁满闷，腰膝酸冷，性功能减退，妇女月经量少，甚或经闭，舌胖，舌苔薄白或薄黄，脉沉。

治法：调补阴阳，敛肝止汗。

方药可用二仙汤加味。参考处方：淫羊藿 9～15g，仙茅 9～12g，当归 9～12g，巴戟天 9～12g，知母 9～15g，黄柏 9～12g，浮小麦 15～30g，煅龙牡（各）30g（先煎），白芍 12～30g，炙甘草 6g。适用于少阴阴阳俱虚体质以及妇女绝经前后，天癸将竭，阴阳俱虚，阴阳失和、气血不和者。若肾虚肝郁，气郁痰热扰心，症见头晕目眩，口苦咽干，心烦易怒，失眠多梦者，可加用柴胡、黄芩、陈皮、清半夏、茯苓，或配合小柴胡汤方。若兼有脾虚，兼有食少，腹满，大便稀，或颜面、下肢浮肿者，可加用苍术、白术、猪苓、茯苓、车前子等，或配合五苓散。

2. 盗汗

（1）阴虚火旺证

临床表现：睡则汗出，醒则自止，伴有口燥咽干，五心烦热，潮热颧红，腰膝酸软，干咳，痰中带血，舌红少苔，脉细数。

治法：滋阴降火，敛阴止汗。

方药可用当归六黄汤加减。临床常用经验方——加味当归六黄汤，处方组成：生黄芪 15～30g，当归 9～12g，黄柏 6～9g，黄连 6～9g，生地 12～15g，熟地 12～15g，黄芩 9g，浮小麦 15～30g，生龙牡各 30g（先煎）。适用于少阴阴虚体质，或内热伤阴者。若肾阴虚突出，症见头晕眼花，咽干，腰膝酸软，尿频者，可加用山茱萸、桑叶、芡实、金樱子等。若痰热扰心，症见心烦失眠，多梦，舌苔腻略黄，脉细滑数者，可加用陈皮、清半夏、茯苓、甘草，或配合黄连温胆汤。若郁热、痰火内结，症见咽干咽堵，心胸烦闷，性急易怒，脉弦数者，可加用玄参、连翘、浙贝母、夏枯草，或配合消瘰丸。若阴虚肺热，症见午后低热，咳嗽、咯血者，可加用地骨皮、鳖甲、知母、百部、夏枯草、生白芍、藕节、仙鹤草等。

（2）心脾两虚证

临床表现：睡则汗出，醒则自止，伴有心悸眠差，气短神倦乏力，面色无华，纳差，舌质淡，脉细弱。

治法：益气养血，敛阳止汗。

方药可用归脾汤加减。参考处方：炙黄芪 15～30g，党参 9～12g，白术 9～12g，茯苓 9～12g，当归 9～12g，酸枣仁 12～15g，龙眼肉 12～15g，木香 6～9g，制远志 9～12g，五味子 9～12g，浮小麦 15～30g，煅龙牡（各）15～30g（先煎）。炙甘草 6g。若兼阴虚，症见咽干心烦、舌红少津者，可加麦冬、五味子。若兼阳虚，症见畏寒肢冷，腰膝酸冷者，可加肉桂、附子、山茱萸、五味子、煅龙牡等。

（3）血瘀阻滞证

临床表现：睡中汗出，醒后自止，或日间自汗，伴见夜间口渴，但欲漱水不欲咽，或心悸眠差，或胸闷胸痛，颜面瘀斑，肌肤甲错，舌质暗有瘀斑，脉细弦。

治法：活血化瘀，调和气血。

方药可用血府逐瘀汤加减。参考处方：柴胡 6～9g，枳壳 9～12g，赤白芍（各）12～30g，生地 12～15g，当归 9～12g，桃仁 9～12g，红花 9～12g，桔梗 6～9g，怀牛膝 9～12g，五味子 9～12g，浮小麦 15～30g，煅龙牡（各）15～30g（先煎），炙甘草 6g。若兼阴虚，症见咽干心烦、舌暗红者，可加沙参、麦冬、五味子。若气郁突出，症见胸胁苦满，烦闷失眠，善太息，嗳气，舌边多浊沫，脉弦者，可加用香附、苏梗、合欢花、夜交藤等。

3. 黄汗

临床表现：汗出而黏，色黄如柏汁，染衣着色。伴见发热，恶风，肢体肿胀，沉重酸痛，渴不欲饮，或脘痞纳呆。舌质暗，舌苔腻或水滑，脉沉。

治法：通阳化湿，固表和营。

方药可用芪芍桂酒汤加味。参考处方：炙黄芪 12～15g，桂枝 9～12g，赤白芍各 9～12g，生姜 6～9g，大枣 5 枚，食醋 50mL、炙甘草 6g。苦酒实为食醋。若湿邪阻滞，食少，脘腹痞闷者，可加用苍术、白术、苏梗等。若湿邪化热，湿热下注，阴囊汗出，瘙痒者，可加用苍术、黄柏，或配合二妙丸、四妙丸等。若腰以上烦热汗出，腰以下无汗，双小腿冷凉，身体痛重，烦躁，不能食，小便不利者，可用桂枝加黄芪汤治疗。

4. 战汗

临床表现：急性外感病过程中，突然全身恶寒，战栗，而后汗出，可伴有发热口渴，烦躁，舌苔薄白或薄黄，脉紧，或数，或沉伏。

治法：扶正祛邪，因势利导。

若外受风寒，能战栗恶寒而汗出顺利者，一般不需特殊治疗，可适当进食热汤、稀粥之品，得汗则解。若恶寒战栗而无汗者，此属正气亏虚，用人参、生姜煎汤服之，以扶正祛邪；若汗出过多，症见精神疲惫，四肢厥冷，治宜益气回阳，可用参附汤、生脉散煎汤频服。若战汗之后，病未解，表证仍在，症见恶风发热，头身痛，脉浮者，可用麻黄汤，或荆防败毒散解表；若已无表证，里热内结，症见烦热，口渴，腹满，大便干结者，可用增液承气汤加减。若表里同病，郁热不解，症见头晕目眩，恶寒发热，口苦咽干，心烦喜呕者，可用小柴胡汤加减。若外有风热，内有热结，症见发热，咽痛，心胸烦热，口渴，大便干，小便黄赤，舌红苔黄者，可用凉膈散加减。

5. 脱汗

临床表现：突然大汗淋漓，汗出如油。见于多种急危重症，精神疲惫，四肢厥冷，气短息微。舌卷少津，脉微欲绝，或脉大无力。

治法：益气回阳，救逆固脱。

方药可用参附汤龙牡汤加味。参考处方：红参 9 ~ 30g（另煎兑），炮附子 9 ~ 12g（久煎），麦冬 9 ~ 12g，五味子 9 ~ 12g，山茱萸 15 ~ 30g，煅龙牡（各）15 ~ 30g（先煎），炙甘草 6g。或急予参附注射液静脉输注。若阴阳俱虚，气脱液竭者，可以配合生脉散，或急予生脉注射液静脉输注。

【其他疗法】

针灸疗法：自汗，可选曲池、合谷、复溜、足三里穴，针刺用平补平泻法。盗汗，可选心俞、肾俞、太溪、劳宫、神门、复溜穴，针刺用补法。另外，也可行耳针疗法取肺、交感、肾、心、内分泌、肾上腺、三焦、神门、耳迷根穴，用王不留行敷贴穴位。每次 3 ~ 4 穴，中等刺激按压。

中药外敷：五倍子、桂枝、白芍，按 2：1：1 比例共为细末，外敷神阙穴，上贴伤湿止痛膏等，配合中药辨证论治，治疗盗汗有效。

【预防调护】

汗证的预防，重点在于养成良好的生活方式。而对于汗证患者，则应适寒温、调情志、节饮食、规律生活，适当锻炼，以增强体质。汗出多者，应及时用干毛巾将汗擦干，或用滑石粉外敷。应当经常更换内衣，并注意保持衣服、床单、被褥的干燥清洁。而对于战汗、脱汗者，则应密切注意病情变化，时刻提防厥脱之变。

【病案举例】

案 1 董某，男，53 岁。2000 年 9 月 19 日初诊。主因糖尿病 5 年，下半身盗汗 1 年余来诊。患者长期服用西药降糖药，血糖控制欠满意。刻下：周身烦热难耐、瘙痒，下半身盗汗，每于晨起两三点发作，腰痛，性功能减退，睡眠差，大便尚调。舌质略暗，苔正，脉象沉细。

中医诊断：汗证（少阴肾虚，阴阳失调）。

辨证分析：为少阴肾虚，阴阳失调。

治法：补肾固肾，调和阴阳，兼以止痒。

方药：二仙汤加味。

处方：知母 12g，黄柏 9g，肉桂 3g，黄连 6g，生地 25g，山茱萸 15g，生山药 15g，茯苓 9g，泽泻 9g，丹皮 9g，地肤子 25g，苦参 9g，仙灵脾 15g，磁石 25g（先煎），莲子 15g。7 剂。

二诊（2000 年 9 月 26 日）：服药 7 剂，周身烦热、瘙痒明显减轻，餐后 2 小时血糖为 11.4mmol/L，尿糖 +（++++），原方加荔枝核 15g。7 剂。

三诊（2000 年 11 月 28 日）：服中药后诸症均减，遂停服汤药，专服大剂量西药口服降糖药，近期下半身烦热刺痒症状反复，仍为晨起两三点发作最甚，伴见尿频，查餐后 2 小时血糖为 7.1mmol/L，尿糖阴性，舌暗红。考虑肝气旺，故加用白芍 25g，乌梅 9g，生牡蛎 25g（先煎），嘱其继续守方治疗。其后病情复归安好。（摘自《内分泌代谢病中西医诊治》）

[按语] 糖尿病植物神经病变，病情复杂，症状多样。本例患者见周身烦热、瘙痒，下半身盗汗，每于晨起两三点发作，性功能减退，睡眠差，即是植物神经功能紊乱的症状。乃消渴病日久，失治误治，内热伤阴耗气，阴损及阳，久病及肾基础上，阴阳失调所致。所以治疗当补肾固肾，调和阴阳。处方体现了六味地黄丸、滋肾通关丸、交泰丸甚至二仙汤方意，药用苦参、地肤子者，意在止痒，乃对症治疗之法。用仙灵脾者，可以兴阳，为糖尿病性功能障碍所必用。用磁石者，功擅重镇收摄，兼可安神、明目、聪耳，对糖尿病并发症有阴虚阳亢或虚阳浮越病机者最为适宜，只要食欲正常，大便不稀，就可大胆应用。而莲子有白莲子和石莲子之分，前者健脾兼可固摄止泻，在胃中排空较慢，可作为糖尿病患者日常食疗原料，后者则主要以固涩见长，我们更多用其治疗遗精、带下、糖尿病肾病尿蛋白、尿糖等。至于本例患者症见下半身烦热、刺痒、盗汗，每于晨起两三点发作加重者，与"五更泻"机理类似，不仅是肾阳虚，更与肝气旺，肝气疏泄太过有关。因肝主疏泄，肾主闭藏是一对矛盾，而早晨两三点钟，为肝之主时，肝气旺，疏泄太过，肾气虚，闭藏不及，所以在早晨两三点钟肝主之时，发生烦热、刺痒、盗汗发作。一般解释"五更泻"机理，为肾阳不足，五更阳气当生而不生，经不起推敲。既不能解释五更泻主方以平肝散寒的吴茱萸何以为主药，更不能解释脾虚泄泻、肝脾不调痛泻何以也常发生在早晨。所以，三诊治疗在补肾、调和阴阳的基础上，加用了养肝、柔肝、敛肝、平肝的白芍、乌梅和牡蛎。实践证明确有良好疗效。

应该指出的是：本例患者初服中药有效，但未能守方，故而导致病情反复。说明服用中药，贵在坚持。另外，患者服用大剂量西药降糖药后，虽使血糖得到了良好控制，患者的痛苦并未因血糖下降而消失，充分说明中西药各有优势，我们临床上决不能厚此薄彼，总当以有利于患者病情为要务。

案2 张某，男，46岁。2000年6月28日初诊。自汗盗汗近半年。患者有2型糖尿病病史6年。近半年无明显诱因出现异常汗出。刻下症：时时汗出，活动、进食则汗出加重，并见烦热易寒易热，胃脘痞满，支撑两胁，牵及少腹，腰膝冷痛，双下肢浮肿，伴有口苦、咽干，心烦、失眠，月经不调。舌质暗，苔薄腻略黄，脉尺沉、右关弦滑。

中医诊断：汗证（肾虚肝郁，气血失和，阴阳失调）。

治法：补肾疏肝，理气活血，调和阴阳。

处方：柴胡12g，赤芍25g，白芍25g，枳壳9g，陈皮9g，淫羊藿9g，仙茅9g，巴戟肉9g，知母9g，黄柏9g，当归12g，川芎9g，丹参25g，百合30g，乌药9g。7剂。

二诊（2000年6月5日）：服药诸症大减，胃胀减轻，原方继用。

三诊（2000年6月12日）：未遵医嘱，停药1周，症状又见反复，诊舌脉如前，化验空腹血糖为7.8mmol/L，尿检蛋白为25mg/dL，高倍镜下白细胞5~7个/HP，仍按原方，加蒲公英15g，白花蛇舌草15g。7剂。

四诊（2000年6月19日）：患者烘热汗出已止，胃胀基本消失，食纳可，精神好，尿检转阴。守方再服14剂。

后长期门诊治疗，病情稳定。

[**按语**] 妇女更年期综合征临床常见，肾虚是其最基本的病机。但古人有"女性以肝为先天"之说，肝郁病机也非常突出。所以，其治疗不离肝肾。临床观察发现：妇女更年期综合征的临床表现十分复杂，更与糖尿病、高血压病、骨质疏松症、外阴阴道炎、泌尿系感染等有密切关系，所以临床治疗不可少懈。本例患者因情志因素诱发，表现为头晕目眩，疲乏无力，烘热汗出，易寒易热，胃脘痞满，支撑两胁，牵及少腹，腰膝冷痛，双下肢浮肿，伴有口苦、咽干，心烦、失眠，月经不调，症状委为繁杂。但仔细分析仍不外肾虚、肝郁两端。肾虚，阴阳失和，故见头晕、疲乏、烘热汗出、腰膝冷痛、双下肢浮肿；肝郁，肝气犯胃，气滞血瘀，郁热扰心，故见胃脘痞满，支撑两胁，口苦、咽干，心烦、失眠，月经不调。所以治疗当肝肾并治，气血两调，阴阳双补。方用四逆散、二仙汤、百合乌药散，取得了较好疗效。三诊加蒲公英、白花蛇舌草者，乃针对泌尿系感染而设，清热利湿解毒之意。

血 证

血证是指热灼血络，迫血妄行，或气不摄血，或瘀血阻滞等原因导致血液不循常道，或上溢于口鼻诸窍，或下泄于前后二阴，或渗出于皮肤，而形成的一类出血性疾患的统称。包括鼻衄、齿衄、咳血、吐血、便血、尿血、紫斑等。在古代医籍中，亦称失血。西医学血液系统疾病以及其他多系统疾病引起的出血，均可参照本病证进行诊治。

【沿革】

《内经》对血的生理病理就有认识。所谓"血溢""血泄""衄血""咳血""呕血""溺血""溲血""便血"等，皆属血证范畴。东汉张仲景的《金匮要略·惊悸吐衄下血胸满瘀血病脉证治》收载了泻心汤、柏叶汤、黄土汤等治疗吐血、便血的方剂，至今临床常用。隋代巢元方的《诸病源候论·血病诸候》称为血病，对其病因病机有较详细的论述。唐代孙思邈的《备急千金要方》则收载了不少治疗血证的方剂，名方犀角地黄汤影响深远。宋代严用和的《济生方·失血论治》指出："所致之由，因大虚损，或饮酒过度，或强食过饱，或饮啖辛热，或忧思恚怒。"其论血证病因病机，强调多因于热者，名方归脾汤也收载于此书。金代刘完素的《素问玄机原病式·热类》同样强调失血主要是因为热盛。明代虞抟的《医学正传·血证》始提出"血证"之名。缪仲淳的《先醒斋医学广笔记·吐血》提出了治疗吐血的行血、补肝、降气三要法，影响深远。张介宾的《景岳全书·血证》则进一步对血证病机进行了归纳。"凡治血证，须知其要，而血动之由，惟火惟气耳。故察火者但察其有火无火，察气者但察其气虚气实，知此四者而得其所以，则治血之法无余义矣"，简明扼要。赵献可的《医贯·阴阳论》提出"有形之血，不能速生；几微之气，所当急固"，为人参汤补气固脱治疗血证提供了理论依据。近代唐容川的《血证论》作为血证的专书，更对多种血证的病因病机、辨证论治等予以系统论述，所提出的止血、消瘀、宁血、补血的治血四法，实为通治血证之大纲。基于此，今人把治火、治气、治血三原则与止血、宁血、补血三要法，很有临床价值。

【病因病机及其演变】

血证的病因包括体质因素、感受外邪、情志过极、酒食不节、劳倦过度、久病或大病等多种因素。①体质因素：太阴脾虚体质、少阴阴虚体质以及太阳卫阳不足、太阳卫阳太过体质、阳明胃热体质、少阳气郁体质、厥阴肝旺体质，均可发生血证。②感受外邪：温热及湿热之邪以及外感风热燥邪，热灼血络，皆可导致血证。③情志过极：尤其是少阳气郁、少阴阴虚与厥阴肝旺体质，情志内伤，郁热内生，五志化火，灼伤血络，则成血证。④饮食失节：尤其是阳明胃热体质者，酒食过多或过食辛辣，则湿热蕴积，或胃肠结热，灼伤血络，可成血证。太阴脾虚体质者，加以酒食不节，脾胃受伤，脾不统血，则为血证。⑤劳倦过度：劳伤心脾，累及于肾，或脾虚不能统血，或阴虚火旺，灼伤血络，皆可成血证。另外，还有久病或大病，或经误治，药毒所伤，或脾虚气不摄血，或阴虚火旺，灼伤血络，或久病入络，瘀血阻滞，血不归经，也可引起血证。

血证病因复杂，但核心病机无外乎火热偏盛，迫血妄行和气虚失于统摄，而致血溢脉外、瘀血内阻、血不归经这三个方面。从病性上看，火热之邪中又分实火和虚火。气虚之中又分为单纯气虚和气损及阳致阳气虚衰。从病机变化上看，又常发生实证向虚证转化的情况。血证始为火热偏亢者，若反复发作，阴分必伤，虚火内生；或火热伤络，反复发作不愈，出血既多，气亦不足，气虚阳衰，更难摄血。因此，在一定情况下，属实的火热之邪引起的反复不止的出血，可以导致阴虚和气虚的病理变化；而阴虚和气虚又是导致出血日久不愈和反复发作的病因。另外，出血之后，已离经脉而未排出体外的血液，蓄结而为瘀血，瘀血又会妨碍新血的生长及气血的正常运行，使出血反复难止。更有血证急证，失治误治，气随血脱，亡阴亡阳，则有变生厥脱之虞。

【诊断要点】

1. 临床表现　血液或从口、鼻，或从尿道、肛门，或从肌肤而外溢。其中，血自鼻道外溢而非因外伤、倒经所致者，为鼻衄。血自齿龈或齿缝外溢，且排除外伤所致者，为齿衄。血由肺、气道而来，经咳嗽而出，或觉喉痒胸闷，一咯即出，血色鲜红，或夹泡沫，或痰血相兼，痰中带血，为咳血。发病急骤，吐血前多有恶心、胃脘不适、头晕等症，血随呕吐而出，常伴有食物残渣等胃内容物，血色多为咖啡色或紫暗色，也可为鲜红色，或伴有大便色黑如漆，或呈暗红色，为吐血。大便色鲜红、暗红或紫暗，甚至黑如柏油样，次数增多，为便血。小便中混有血液或夹有血丝，排尿时无疼痛，为尿血。肌肤出现青紫斑点，小如针尖，大者融合成片，压之不褪色，好发于四肢，尤以下肢为甚，常反复发作，或可伴有鼻衄、齿衄、尿血、便血及崩漏者，为紫斑。

2. 既往史　咳血多有慢性咳嗽、痰喘、肺痨等病史。吐血、便血常有胃痛、胁痛、黄疸、癥积等病史。紫斑以小儿与成人皆可患病，而以以女性为多见。

3. 相关检查　血常规、血沉、胸部 X 线、CT 检查、支气管镜或造影检查、痰细菌培养、痰抗酸杆菌检查和脱落细胞病理检查等有助于明确咳血的原因。呕吐物、大便潜血试验、上消化道钡餐造影、纤维胃镜和 B 超检查等有助于明确吐血、便血诊断与鉴别诊断。尿常规检查、镜下红细胞或隐血试验以及尿红细胞相位差显微镜检查等有助于尿血诊断与鉴别诊断。其他如血小板计数、出凝血时间、血块退缩时间、凝血酶原时间、束臂试验等检查，必要时做骨髓穿刺检查等，更是血证诊断以及探查其病因的重要手段。

【类证鉴别】

1. 咳血与吐血鉴别　咳血，血来自肺、气道，血色鲜红，常混有痰液，常伴有咳嗽、胸闷、喉痒等症状，出血后多日痰中带血，一般无黑便。吐血，血来自胃、食道，血色紫暗，常混有食物残渣，常伴有胃脘不适或胃痛、恶心等症状，一般无痰中带血，多见黑便。

2. 便血与痔疾出血鉴别　便血的典型表现为大便带血或全为血便，色鲜红，或暗红，也可仅表现为黑便，肛肠科检查无内痔、外痔等。痔疾出血发病较急，便时或便后出血，常伴有异物感或疼痛，肛门或直肠检查时可发现内痔、外痔、肛裂等。

3. 尿血与血淋鉴别　尿血的临床表现为尿中混有血液或夹有血丝，无尿急、尿频、尿痛等。血淋也表现为尿中混有血液或夹有血丝，或尿色红赤，如咖啡色，或如洗肉水样，常伴有腰痛，少腹疼痛，尿频、尿急、尿痛等。

4. 紫斑与发疹鉴别　紫斑呈点状或片状，紫斑隐于皮内，触之不碍手，压之不褪色。发疹如粟粒状，高于皮肤，触之碍手，压之褪色。

5. 紫斑之斑毒与肌衄鉴别　两者皆表现为皮肤发斑。而斑毒多急性起病，发病前常有外感风热、湿热，或进食虾蟹，或药石所伤为诱因，皮肤紫斑，下肢尤其多见，常伴有发热、腹痛、便血、尿血、肢节疼痛等。肌衄多起病隐匿，发病前无外感与进食虾蟹病史，或有用药史，皮肤发斑，呈点或片状，可伴有齿衄、鼻衄，妇女月经过多，多无发热、腹痛、便血、肢节疼痛等。

【辨证要点】

血证的辨证，首先当辨不同病证，如咳血与吐血等，其次应辨脏腑病变以及证候虚实等。

1. 辨病证　根据引起出血的原因与出血部位，结合临床表现与病史，可分辨血证下属的具体病证。如从口中吐出的血液，有吐血与咳血之分；小便出血有尿血与血淋之别；大便下血则有便血、痔疮出血之异。

2. 辨脏腑定位　血证下属的同一具体病证，可由不同脏腑病变引起。如鼻衄，有肺热、胃火、肝火的不同；吐血，有胃热与肝火犯胃之别；齿衄，有胃火与肾阴虚之分；尿血，则有病在膀胱与肾或在脾之异。

3. 辨虚实　初病多实，久病多虚；因火者，有实火、虚火；因气者，有气虚、气逆。实者，多火热，气逆；虚证，多阴虚、气虚，甚至阳虚、气脱。

4. 辨体质　太阴脾虚体质者，体弱，食欲差，有腹满腹泻倾向。少阴阴虚体质者，思维敏捷，烦热，有失眠倾向。太阳卫阳不足体质者，体弱，易感，恶风，出汗较多，易发生过敏。太阳卫阳太过体质者，畏热，感冒后容易咽痛，常继发高热喘嗽等。阳明胃热体质者，体壮，食欲好，有便秘倾向。少阳气郁体质者，爱生闷气，抑郁。厥阴肝旺体质者，性急易怒，控制情绪能力差。

【治则治法】

血证的治疗，包括治火、治气、治血三个原则。

1. 治火　火热熏灼，损伤脉络，是血证最常见的病机，应根据证候虚实的不同，实火当清热泻火，虚火当滋阴降火，并应结合受病脏腑的不同，分别选用适当的方药。

2. 治气　气为血之帅，气能统血，气行则血行，气脱则血脱；另一方面，气有余便生火，火热偏亢则扰动血脉，血不归经。故对实证当清气降气，虚证当补气益气。

3. 治血　应该根据出血的病因病机和证候的差异而施以不同的止血方法。如实火亢盛，迫血妄行者，当凉血止血；气虚不能摄血，出血不止者，当收敛止血；瘀血阻络，血难归经者，当活血止血。

另外，还应根据出血的不同阶段，采用不同的治疗方法及药物。如血证初期，出血较多较急，应急塞其流，以治其标，急予"止血"治法；血止之后，则应祛除病因，以澄其源，即采用"宁血"的治法；而善后阶段，则应补养气血，以扶其正，即采用"补虚"的治法。此止血、宁血和补虚三治法，即所谓血证治疗三要法。

【分证论治】

1. 鼻衄 多由火热迫血妄行所致，其中以肺热、胃热、肝火为常见，但也可因阴虚火旺所致。但也有少数病人，可由气虚不能摄血引起。

（1）热邪犯肺证

临床表现：鼻燥衄血，口干咽燥，或兼有身热，恶风，头痛，咳嗽，痰少等症，舌质红苔薄，脉数。

治法：清泄肺热，凉血止血。

方药可用桑菊饮加减。参考处方：桑叶 9～15g，菊花 9～12g，薄荷 6～9g（后下），连翘 9～12g，黄芩 9～12g，侧柏叶 12～15g，芦根 9～12g，白茅根 15～30g，杏仁 9～12g，桔梗 6～9g，甘草 6g。该方适用于风热或燥热外犯，热灼血络所致鼻衄。若肺热盛而无表证者，去薄荷、桔梗，可加黄芩、栀子、地骨皮、桑白皮等。若阴伤较甚，症见口、鼻、咽干燥者，可加生地、玄参、麦冬等。若热毒结于咽喉，症见咽喉肿痛者，可加玄参、马勃等。

（2）胃热炽盛证

临床表现：鼻衄，或兼齿衄，血色鲜红，口渴欲饮，鼻干，口干臭秽，烦躁，便秘，舌红，苔黄，脉数。

治法：清胃泻火，凉血止血。

方药可用玉女煎加减。参考处方：生地 15～30g，麦冬 9～12g，知母 12～15g，生石膏 30g（先煎），怀牛膝 12～15g，牡丹皮 12～15g，炒栀子 9～12g，黄芩 9～12g，白茅根 15～30g。该方适用于少阴阴虚体质、阳明胃热体质，胃热炽盛，或热盛伤阴者。若胃热盛突出，症见烦热、大便秘结者，可加生大黄、蒲公英等，或用调胃承气汤加味。若阴伤较甚，症见咽干口渴，舌红苔少，脉细数者，可加玄参、天花粉、石斛等。

（3）肝火上炎证

临床表现：鼻衄，头痛，目眩，耳鸣，烦躁易怒，两目红赤，口苦，舌红，脉弦数。

治法：清肝泻火，凉血止血。

方药可用龙胆泻肝汤加减。参考处方：龙胆草 9～12g，柴胡 9～12g，栀子 9～12g，黄芩 9～12g，白木通 9～12g，泽泻 9～12g，车前子 9～12g（包煎），生地 12～15g，当归 9～12g，白茅根 15～30g，牡丹皮 9～12g，生白芍 15～30g，甘草 6g。该方适用于少阳郁热体质、厥阴肝旺体质，肝火犯肺者。若阴虚突出，症见口鼻干燥，舌红少津，脉细数者，可加玄参、麦冬、女贞子、旱莲草等。若阴虚内热，症见手足心热者，可加知母、黄柏、玄参、龟板、地骨皮等。

（4）气血亏虚证

临床表现：鼻衄，或兼齿衄、肌衄，神疲乏力，面白头晕，耳鸣，心悸，夜寐不宁，舌质淡，脉细无力。

治法：补气摄血。

方药可用归脾汤加减。参考处方：炙黄芪15～30g，党参9～12g，茯苓9～12g，白术9～12g，当归9～12g，酸枣仁12～15g，远志9～12g，龙眼肉9～12g，木香6～9g，制远志9～12g，白芍12～30g，茜草12～15g，仙鹤草15～30g，阿胶9～12g（烊化），炙甘草6g。该方适用于太阴脾虚体质，或劳倦内伤，或久病脾虚，气不摄血者。若阳气虚，症见畏寒肢冷，鼻衄久病不愈者，可加用茜草、柏叶炭、炮姜炭等。

2. 齿衄　以阳明经脉入于齿龈，齿为骨之余，故齿衄主要与胃肠及肾的病变有关。

（1）胃火炽盛证

临床表现：齿衄，血色鲜红，齿龈红肿疼痛，头痛，口臭，舌红，苔黄，脉洪数。

治法：清胃泻火，凉血止血。

方药可用加味清胃散合泻心汤加减。参考处方：生地12～30g，丹皮12～15g，水牛角15～30g（先煎），熟大黄9～15g，黄连9～12g，黄芩9～12g，连翘12～15g，当归9～12g，甘草6g。该方适用于阳明胃热体质，或饮食失节，胃热炽盛者。若阳明胃热体质，内热炽盛，症见烦热，口渴者，可加石膏、知母，或配合白虎汤加味。若胃肠结热，症见腹满便秘者，可加大黄、芒硝、蒲公英，或用调胃承气汤加味。

（2）阴虚火旺证

临床表现：齿衄，血色淡红，起病较缓，常因受热及烦劳而诱发，齿摇不坚，舌质红，苔少，脉细数。

治法：滋阴降火，凉血止血。

方药可用六味地黄丸合茜根散加减。参考处方：熟地黄18～30g，山药12～15g，山茱萸12～15g，茯苓9～12g，牡丹皮9～12g，泽泻9～12g，茜草根12～15g，黄芩9～12g，白茅根15～30g，藕节12～15g，仙鹤草15～30g，侧柏叶12～15g，阿胶9～12g（烊化），炙甘草6g。该方适用于少阴阴虚体质，虚火上炎者。若阴虚虚火甚，症见低热、手足心热者，可加地骨皮、白薇、知母等。

3. 咳血

（1）燥热伤肺证

临床表现：喉痒咳嗽，痰中带血，口干鼻燥，或有身热，舌质红，少津，苔薄黄，脉数。

治法：清热润肺，宁络止血。

方药可用桑杏汤加减。参考处方：桑叶9～15g，栀子9～12g，淡豆豉6～9g，沙参9～12g，梨皮12～15g，藕节12～15g，川贝母6～9g，杏仁9～12g，甘草6g。该方肃肺止咳。若风热犯肺，症见咳嗽，咽痛者，可加金银花、连翘、牛蒡子，或用桑菊饮加味。若燥热伤津较甚，症见干咳无痰，或痰黏不易咯出，苔少，舌红乏津者，可加麦冬、玄参、天冬、天花粉。若痰热蕴肺，肺络受损，症见发热，面红，咳嗽，咳血，咳痰黄稠，舌红，苔黄，脉数者，可加桑白皮、黄芩、知母、山栀、大蓟、小蓟、茜草、侧柏叶等。

（2）肝火犯肺证

临床表现：咳嗽阵作，痰中带血或纯血鲜红，胸胁胀痛，烦躁易怒，口苦，舌质红，苔薄黄，脉弦数。

治法：清肝泻火，凉血止血。

方药可用泻白散合黛蛤加减。参考处方：方中青黛6～9g（分冲），黄芩9～12g，桑白皮12～30g，地骨皮15～30g，海蛤壳12～15g（先煎），藕节12～15g，生白芍15～30g，甘草6g。该方适用于厥阴肝旺体质，或少阳气郁体质，肝火盛者。若肝火较甚，症见头晕目赤，心烦易怒者，可加丹皮、栀子、龙胆草、夏枯草等。若血分热盛，症见咳血量较多，纯血鲜红者，可用犀角（水牛角代）地黄汤加三七粉冲服。近代名医张锡纯先生秘红丹，治疗咳血也颇常用。

（3）阴虚肺热证

临床表现：咳嗽痰少，痰中带血，或反复咳血，血色鲜红，口干咽燥，颧红，潮热盗汗，舌质红，脉细数。

治法：滋阴润肺，宁络止血。

方药可用百合固金汤加减。方中百合、麦冬、玄参、生地、熟地滋阴清热，养阴生津；当归、白芍柔润养血；贝母、甘草肃肺化痰止咳；方中之桔梗，因其性提升，不利治疗咳血，故临证应减去。临床经验方——武书海家传凉血咳血方，处方组成：生地25g，玄参15g，百合25g，沙参15g，麦冬12g，知母15g，黄芩9g，川贝母9g，生白芍25g，藕节15g，侧柏叶15g，芦根12g，白茅根30g，地骨皮25g，桑白皮25g，三七粉6g（冲服），要求新鲜藕汁频饮，不拘量。该方主要用于肺痨咳血者。临床常随方加用百部12g，丹参15g，仙鹤草30g，屡获佳效。药用生白芍柔肝是其特色。若咳血量多者，也可合用十灰散冲服。若久病不已，反复咳血者，可加阿胶（烊化）、当归、炙甘草等。若阴虚虚热偏盛，症见潮热、颧红者，可加青蒿、鳖甲、地骨皮、白薇，或配合青蒿鳖甲汤加减。若阴虚火旺，症见盗汗久治不愈者，可加浮小麦、五味子、牡蛎，或用当归六黄汤加味。

4. 吐血

（1）胃热壅盛证

临床表现：脘腹胀闷，嘈杂不适，甚则作痛，吐血色红或紫黯，常夹有食物残渣，口臭，便秘，大便色黑，舌质红，苔黄腻，脉滑数。

治法：清胃泻火，化瘀止血。

方药可用泻心汤合十灰散加减。参考处方：黄芩6～12g，黄连9～12g，大黄9～12g，三七粉6g（冲服）。该方适用于阳明胃热体质，胃热或肝胃郁热，热灼血络所致吐血。《金匮要略》用泻心汤治疗呕血"心气不足"，实"心气不定"也，从字形看，汉隶笔法"足"近于"定"，提示出血量大，所以可自觉心悸而心跳加快，即"心气不定"也。名老中医董建华院士常用止血散治疗上消化道出血，其方就是用生大黄粉、三七粉、白及粉混合而成，大黄可清热凉血止血，三七粉可活血止血，白及粉可收敛止血，三味药混合加水调成糊状，治疗消化性溃疡出血疗效良好。若胃气上壅，症见胃中不适，气上撞心，恶心呕吐者，可加用代赭石、旋覆花、白芍、降香等。若热伤胃阴，症见口渴，舌红而干脉细数者，可加百合、白芍、麦冬、石斛、天花粉等，或用经验方百合丹参饮加麦冬、石斛、三七粉等。

（2）肝火犯胃证

临床表现：吐血色红或紫黯，口苦胁痛，心烦易怒，寐少梦多，舌质红绛，脉弦数。

治法：泻肝清胃，凉血止血。

方药可用龙胆泻肝汤加减。参考处方：龙胆草9～12g，柴胡6～9g，黄芩8～9g，栀子9～12g，生地12～15g，藕节12～15g，陈皮9～12g，清半夏9～12g，茯苓9～12g，代赭石15～30g（先煎），当归9～12g，三七粉3～6g（冲服），白芍12～30g，炙甘草6g。该方适用于少阳郁热或厥阴肝旺体质，肝胃郁热，或肝火犯胃，灼伤胃络所致吐血。所以用代赭石、白芍者，即所谓"宜降气不宜降火""宜补肝不宜伐肝""宜行血不宜止血"故也。应注意苦寒之药，可用不可过用。若胃痛，牵及胁痛者，可加用川楝子、元胡、降香、茜草等。若肝郁多怒，胃郁气逆，症见吐血、衄血及吐衄，屡服他药不效者，可用近代名医张锡纯先生秘红丹，常有捷效。药用大黄面3g、肉桂面3g，和匀，生赭石18g煎汤送服。

（3）气虚血溢证

临床表现：吐血缠绵不止，时轻时重，血色暗淡，神疲乏力，心悸气短，面色苍白，舌质淡，脉细弱。

治法：健脾益气摄血。

方药可用归脾汤加减。参考处方：炙黄芪15～30g，党参9～12g，茯苓9～12g，白术9～12g，当归9～12g，陈皮9～12g，清半夏9～12g，木香6～9g，制远志9～12g，乌贼骨15～30g，茜草12～15g，仙鹤草15～30g，白芍12～30g，炙甘草6g。该方适用于太阴脾虚体质，或劳倦内伤，或久病脾虚，气不摄血者。若久病胃疾，脾胃虚寒，症见形寒肢冷，胃痛畏寒，吐血反复者，可加用茜草、柏叶炭、炮姜炭、乌贼骨等，或用柏叶汤加味。所以用凉血止血之侧柏叶者，以"血遇寒则凝"而"止血不远凉"也。若吐血量多，或吐血不止，伴有心悸气短，甚至四肢厥冷，冷汗淋漓，脉微欲绝，气虚欲脱者，可急用独参汤，药用大剂量人参煎汤救急，或用生脉注射液静脉输注；气脱阳亡者，可急用参附汤，或用参附注射液静脉输注。

5.便血

（1）肠道湿热证

临床表现：便血色红黏稠，大便不畅或稀溏，或有腹痛，口苦，舌质红，苔黄腻，脉濡数。

治法：清化湿热，凉血止血。

方药可用地榆散合槐角丸加减。方中地榆、茜草、槐角凉血止血；栀子、黄芩、黄连清热燥湿，泻火解毒；茯苓淡渗利湿；防风、枳壳、当归疏风理气活血。临床经验方——苇茎槐花汤，处方组成：芦根 12~15g，桃仁 9~12g，杏仁 9~12g，冬瓜仁 15~30g，生薏苡仁 15~30g，地榆 12~15g，槐花 12~15g，木香 6~9g，焦槟榔 6~9g，当归 9~12g，枳壳 6~9g，防风 3~6g，白芍 12~30g，甘草 6g。该方适用于阳明胃热体质，胃肠结热，或湿热壅滞，症见大便干结，或大便黏滞不爽，腹满或痛，"肠风"，便血鲜红，如箭喷射而出，或夹有泡沫者。所以用《千金》苇茎散者，以肺与大肠相表里故也。该方用治痔疾出血，也有佳效。所谓"先血后便"之"近血"，即病近肛肠也。若湿滞为主，症见大便污秽、黏滞者，即古人"脏毒"之类，可加用蚕沙、皂角子、马齿苋、白花蛇舌草等。若便血日久，湿热未尽，营阴已亏，症见咽干口渴，舌红少苔者，可加用生地、阿胶等。

（2）脾胃虚寒证

临床表现：便血紫黯，甚则黑色，腹部隐痛，喜热饮，面色不华，神倦懒言，便溏，舌质淡，脉细。

治法：健脾温中，养血止血。

方药可用黄土汤加味。参考处方：灶心土 30~60g（先煎取汁煎药），炮姜 9~12g，炒白术 9~12g，炮附子 6~9g（久煎），生地黄 12~15g，阿胶 9~12g（烊化），茜草 12~15g，乌贼骨 15~30g，黄芩 6~9g，炙甘草 6g。适用于太阴脾虚体质，或胃病日久，虚寒便血。无灶心土，有人主张用代赭石代之。所以用黄芩，时人多以为苦寒以反佐，实际是制性存用，可凉血止血。所治"远血"，可理解为病在胃，而不在肛肠也。临床所见未必是"先便后血"，黑便或血粪混杂者多。若阳虚较甚，症见胃痛腹满喜温，畏寒肢冷者，可加用艾叶、肉桂等。

（3）气虚不摄证

临床表现：便血色红或紫黯，食少，体倦，面色萎黄，心悸，少寐，舌质淡，脉细。

治法：益气摄血。

方药可用归脾汤加减。参考处方：炙黄芪 15~30g，党参 9~12g，茯苓 9~12g，白术 9~12g，当归 9~12g，地榆炭 12~15g，槐花炭 12~15g，乌贼骨 15~30g，茜草 12~15g，仙鹤草 15~30g，白芍 12~30g，炙甘草 6g。该方适用于太阴脾虚体质，或劳倦内伤，或久病脾虚，气不摄血所致便血者。此类患者常兼见皮肤紫斑、妇女月经过多等。若脾虚气陷，症见神疲气短，便血色淡，或有肛门下坠者，可重用黄芪加柴胡、升麻，或用补中益气汤加地榆炭、槐花炭、仙鹤草等。

6.尿血 常见肉眼血尿如浓茶水，或洗肉水，实际上也应该包括所谓"镜下血尿"。

（1）下焦湿热证

临床表现：小便黄赤灼热，尿血鲜红，心烦口渴，面赤口疮，夜寐不安，舌质红，脉数。

治法：清热利湿，凉血止血。

方药可用小蓟饮子加减。药用小蓟、生地、藕节、蒲黄凉血止血；栀子、白木通、竹叶清热泻火；滑石、甘草利水清热，导热下行；当归养血活血。临床常用经验方——清心凉血汤，处方组成：生地 12～30g，玄参 12～15g，麦冬 9～12g，当归 9～12g，白芍 12～30g，丹参 15～30g，紫草 12～15g，金银花 12～15g，连翘 12～15g，黄芩 9～12g，炒栀子 9～12g，竹叶 6～9g，芦根 12～15g，女贞子 9～12g，旱莲草 12～15g，白茅根 15～30g，仙鹤草 15～30g，半枝莲 15～30g，白花蛇舌草 15～30g，甘草 6g。该方适用于肾风尿血，尤其是湿热或热毒灼伤血络所致者。常见于太阳卫阳太过体质，外感湿热与风热、温热邪毒，或少阴阴虚体质，烦劳过度，心火下移者。若夹血瘀，症见腰痛、腹痛，尿中夹有血块者，可加桃仁、红花、牛膝、白芍，或更加三七粉冲服。若热毒盛，症见烦热、大便秘结者，可加大黄、蒲公英等。

（2）肾虚火旺证

临床表现：小便短赤带血，头晕耳鸣，神疲，颧红潮热，腰膝酸软，舌质红，脉细数。

治法：滋阴降火，凉血止血。

方药可用知柏地黄丸加减。临床常用经验方——养阴凉血汤，处方组成：金银花 12～15g，连翘 9～12g，黄芩 6～9g，知母 9～12g，黄柏 9～12g，生地 15～30g，山茱萸 12～15g，山药 12～15g，茯苓 9～12g，泽泻 9～12g，丹皮 9～12g，女贞子 9～12g，旱莲草 12～15g，生炒蒲黄（各）9～12g（包煎），白茅根 15～30g，仙鹤草 15～30g。该方适用于少阴阴虚体质，或久病热毒伤阴，热灼血络尿血，包括肾风尿血证。若血热突出，症见皮肤紫斑，或尿血色红者，可加用三七粉冲服，并加当归、川芎、丹参、紫草、茜草等。若阴虚火旺，症见五心烦热，或低热者，可加用地骨皮、青蒿、鳖甲等。

（3）肾气不固

临床表现：久病尿血，血色淡红，头晕耳鸣，精神困惫，腰脊酸痛，舌质淡，脉沉弱。

治法：补益肾气，固摄止血。

方药可用无比山药丸加减。参考处方：炙黄芪 15～30g，生熟地（各）12～15g，山药 12～15g，山茱萸 12～15g，怀牛膝 9～12g，肉苁蓉 12～15g，菟丝子 12～15g，杜仲 9～12g，巴戟天 9～12g，茯苓 9～12g，泽泻 9～12g，五味子 9～12g，赤石脂 15～30g（先煎），白茅根 15～30g，仙鹤草 15～30g。该方适用于少阴肾虚，或久病肾虚，阴阳俱虚，肾气不固者。若肾风久病尿血，症见面色晦暗，舌暗或有瘀斑者，可加当归、川芎、丹参、三七粉等。若夹湿热邪毒，症见咽干或痛，舌暗红，舌苔黄腻者，可加用薏苡仁、半枝莲、白花蛇舌草等。临床常用经验方——加味清心莲子饮，处方组成：生黄芪 15～30g，沙参 9～12g，麦冬 9～12g，石莲子 9～15g，地骨皮 12～15g，金银花 12～15g，连翘 9～12g，柴胡 9～12g，黄芩 6～9g，茯苓 9～15g，车前子 9～15g（包煎），当归 9～12g，川芎 9～12g，丹参 15～30g，白茅根 15～30g，仙鹤草 15～30g，小蓟 15～30g，白花蛇舌草 15～30g。该方适用于少阴阴虚体质，外感风热、湿热瘀滞伤肾所致肾风尿血证。名老中医张琪教授、黄文政教授等，均常用清心莲子饮治疗肾炎血尿，屡有佳效。若湿热留恋日久者，可加用倒扣草、半枝莲、薏苡仁、败酱草等。

（4）脾不统血证

临床表现：久病尿血，甚或兼见齿衄、肌衄，食少，体倦乏力，气短声低，面色不华，舌质淡，脉细弱。

治法：补中健脾，益气摄血。

方药可用归脾汤加减。参考处方：炙黄芪15～30g，党参9～12g，茯苓9～12g，白术9～12g，当归9～12g，地榆炭12～15g，槐花炭12～15g，小蓟15～30g，茜草12～15g，荠菜花12～15g，白茅根15～30g，仙鹤草15～30g，炙甘草6g。该方适用于太阴脾虚体质，或劳倦内伤，或久病脾虚，气不摄血所致尿血伴皮肤紫斑或妇女月经过多者。若脾肾阳虚，症见面色无华、腰膝酸冷者，可加用龟板胶、鹿角胶、阿胶等。

7. 紫斑

（1）血热妄行证

临床表现：皮肤出现青紫斑点或斑块，或伴有鼻衄、齿衄、便血、尿血，或有发热，口渴，便秘，舌质红苔黄，脉弦数。

治法：清热解毒，凉血止血。

方药可用十灰散加减。方中大蓟、小蓟、侧柏叶、茜草根、白茅根清热凉血止血；棕榈皮收敛止血；丹皮、栀子清热凉血；大黄通腑泄热。临床常用经验方——银翘凉血消斑汤，处方组成：金银花12～15g，连翘12～15g，黄芩9～12g，升麻9～12g，水牛角片15～30g，生地15～30g，赤芍12～15g，丹皮12～15g，丹参15～30g，紫草12～15g，地榆炭12～15g，槐花12～15g，蝉蜕9～12g，徐长卿12～30g，白茅根15～30g，仙鹤草15～30g。该方适用于外感风热或温热邪毒，热邪迫血妄行，斑毒急证。多见于少阴阴虚体质，或太阳卫阳太过体质者。若热毒炽盛，充斥全身，症见发热，烦渴，神识恍惚者，可加生石膏、滑石、知母等，甚至可送服紫雪丹。若热壅胃肠，气血郁滞，症见腹痛、便血者，加白芍、甘草、地榆、槐花等。若湿热痹阻经脉，症见关节肿痛者，可加用秦艽、威灵仙、青风藤、忍冬藤、鸡血藤、穿山龙、桑枝等，或配合名老中医祝谌予教授四藤一仙汤方。若湿热或热毒下陷于肾，症见尿血，或尿多浊沫，或伴水肿者，可加用小蓟、茜草、白茅根、仙鹤草、土茯苓、石韦、猪苓、茯苓、穿山龙、半枝莲、白花蛇舌草等。

（2）阴盛火旺证

临床表现：皮肤出现青紫斑点或斑块，时发时止，常伴鼻衄、齿衄或月经过多，颧红，心烦，口渴，手足心热，或有潮热，盗汗，舌质红苔少，脉细数。

治法：滋阴降火，宁络止血。

方药可用茜根散加味。参考处方：生地15～30g，白芍15～30g，当归9～12g，茜草根12～15g，黄芩9～12g，侧柏叶12～15g，女贞子9～12g，旱莲草12～15g，白茅根15～30g，仙鹤草15～30g，阿胶9～12g（烊化），甘草6g。该方适用于少阴阴虚体质，或久病热灼血络所致斑毒证。若阴虚较甚，症见头晕眼花，咽干，腰膝酸软者，可加玄参、麦冬、山茱萸、山药等，或配合六味地黄丸。若阴虚内热偏胜，症见五心烦热，或低热者，可加用地骨皮、白薇、秦艽、鳖甲、忍冬藤等。

（3）气不摄血证

临床表现：反复发生肌衄，久病不愈，神疲乏力，头晕目眩，面色苍白或萎黄，食欲不振，舌质淡，脉细弱。

治法：补气摄血。

方药可用归脾汤加减。方中党参、茯苓、白术、甘草补气健脾；当归、黄芪益气生血；酸枣仁、远志、龙眼肉补心益脾，安神定志；木香理气醒脾。可随方加用茜草、紫草、仙鹤草等。若兼阳虚，症见乏力神疲，形寒肢冷者，可配合龟鹿二仙胶，或更加鹿角片、肉桂、阿胶、鸡血藤等。此归脾汤适应证，常兼有齿衄、鼻衄，妇女月经过多者，即肌衄之类也。若脾肾阳虚，若症见乏力，腹满便溏，四肢不温，舌淡苔白者，则可用理中汤加味。若斑毒久病，肺脾气虚，肝经郁热，症见乏力自汗，易感冒，或兼鼻衄，遇冷空气则喷嚏阵作，咽干口苦，心烦眠差者，临床常用经验方——屏风克敏汤，处方组成：生黄芪15~30g，炒白术9~15g，防风6~9g，银柴胡9~12g，黄芩9~12g，白芍12~30g，蝉蜕9~12g，乌梅9~12g，五味子9~12g，紫草12~15g，茜草12~15g，丹参15~30g，徐长卿15~30g，甘草6g。此方即玉屏风散配合名老中医祝谌予教授过敏煎加味，其适应证在太阳卫阳不足体质、太阴脾虚以及少阳气郁体质多发。若风邪留恋，症见咽痒咳嗽者，可加桔梗，并配合薄荷、钩藤对药。若皮肤瘙痒，或有风团者，可加地肤子、白蒺藜、苦参等。若素有鼻衄者，可加用辛夷花、白芷等。若恶风畏寒突出者，可加小剂量桂枝。若肝气犯胃，或气郁痰阻，胃脘不舒，失眠多梦者，可加用苏叶、香附、陈皮、清半夏等。

【其他疗法】

鼻衄应重视局部用药，及时止血。如局部用云南白药止血；或用棉花蘸青黛粉塞入鼻腔止血；或用湿棉条蘸塞鼻散（百草霜15g，龙骨15g，枯矾60g，共研极细末）塞鼻等，常有疗效。而对吐血可借助胃镜，取马勃、大黄煎液，胃镜下局部用药。而便血尤其是直肠疾病所致的便血，可采用中药保留灌肠疗法。药用生大黄、地榆炭、槐花炭、煅牡蛎等，水煎浓缩后，保留灌肠，每日1次。疗效优于单纯内服中药。

【预防调护】

血证的预防，应该注意饮食有节、起居有常、劳逸适度。平素不要过嗜辛辣香燥、油腻炙煿之品，戒除烟酒嗜好。同时，避免情志过极，注意克服紧张、恐惧、忧虑等不良情绪。

血证既成，应该注意休息。血证重者，应卧床休息，严密观察病情的发展和变化。若出现头昏、心慌、汗出、面色苍白、四肢湿冷、脉芤或细数等，则应及时救治，谨防厥脱之变。吐血量大，或频频吐血者，应暂予禁食，并积极治疗原发病。

【病案举例】

案 1 郑某，男 57 岁。既往有胃溃疡多年，反复发作腹部疼痛，半年前经某医院胃镜检查提示溃疡仍存。因饮酒后致胃脘部剧痛难忍，出现呕吐咖啡色物约 300mL，并有头晕目眩、口苦咽干、神疲乏力、泛酸、小便黄赤，舌红边有小红点、苔黄，脉弦细数。急查胃镜示：胃溃疡并出血。

中医诊断：吐血（胃腑积热）。

辨证分析：胃为阳土，以通降为顺。患者久患胃疾，胃腑积热，胃气失和，热灼血络，络破血溢，故可见呕血。肝胃郁热，木郁则酸，故见口苦咽干，反酸。综合舌脉证，舌红边有小红点、苔黄，脉弦细数，乃胃腑积热之证。病位在胃，与肝相关。病性以实为主，实为胃热、肝火。失治误治，热伤阴耗气，或有厥脱之虞。

治法：清泄积热、凉血止血。

方药：泻心汤加味。

处方：黄连 9g，黄芩 9g，陈皮 9g，代赭石 30g，三七片 12g，白及 12g，海螵蛸 15g，大黄 15g，元胡 9g。1 剂服后，未再呕血，腹痛大减，泄下黑便黏如柏油。方加鲜白茅根 30g，鲜柏炭 20g，凉血止血，减大黄用量，进服 3 剂，腹痛基本消失，大便色已转黄，守前法酌减用量，投 10 余剂，以清余邪而病愈，随访 2 年未复发。（摘自《〈金匮要略〉与现代临床》）

[**按语**]《金匮要略》论曰："心气不足，吐血，衄血，泻心汤主之。"此"心气不足"而用"泻心"，难以理解。我们认为"不足"，当从《备急千金要方》改作"不定"为是，即心烦不安之意。以呕血、衄血过多，心率加快，所以可表现为"心气不定"、心烦不安。此方用芩、连苦寒泻热，大黄荡实，泻其胃热，降其心火，则吐血自除，此釜底抽薪之妙法。盖血以上行为逆，下行为顺，凡诸吐血初起，体实者均可用此法也。陈修园注《十药神书》谓："余治吐血，诸药不止者，用《金匮》泻心汤百试百效，其效在生大黄之多，以行瘀也。"《血证论·吐血》亦云："方名泻心，实则泻胃，胃气下泄，则心火有所消导，而胃中之热气亦不上壅，斯气顺而血不逆矣。"该方法《金匮要略》要求"上三味，以水三升，煮取一升，顿服之"者，与《伤寒论》大黄黄连泻心汤煎服法有别，所以方名有异，适应证有别。"顿服"乃血证治疗理应救急之意。

案 2 尹某，女，13 岁。1993 年 8 月 12 日初诊。间断性肉眼血尿、持续性镜下血尿 2 年余。患者曾经上海、南京多家大型医院诊治，西医诊断为 IgA 肾病，中西医治疗无效。刻下：镜下血尿，每于感冒后加重，咽干咽痛，疲乏易感，远道来诊。诊查：咽略红，舌质略红，苔薄黄，脉象细数。化验血肌酐、尿素氮正常，尿检高倍镜下红细胞 10 ~ 15 个。

中医诊断：尿血（气阴两虚，热毒瘀滞，灼伤肾络）。

辨证分析：肺居上焦，主卫，外合皮毛；肾居下焦，主一生气化。外感风热、温热之邪，首先犯肺，卫分之邪不解，下陷于肾，热毒灼伤肾络，即成尿血。热伤气阴，气阴两虚，故见疲乏、易感、咽干。综合舌脉证，舌质略红，苔薄黄，脉象细数，乃气阴两虚、热毒瘀滞之证。病位在肾络。病性虚实夹杂，虚证是气虚、阴虚，实证是热毒、少阳郁热等。失治误治，则病情缠绵，虚损劳衰不断加重，可成肾劳关格之变。

治法：益气养阴，活血解毒，疏利少阳。

方药：清心莲子饮加减。

处方：生黄芪12g，沙参9g，麦冬9g，地骨皮12g，石莲子12g，柴胡9g，黄芩6g，云茯苓9g，车前子9g（包煎），丹参15g，益母草12g，女贞子12g，旱莲草15g，金银花15g，连翘12g，土大黄5g，白花蛇舌草12g。30剂。

二诊（1993年9月18日）：服药后咽痛、疲乏减轻，守原方，120剂。

三诊（1994年1月19日）：服药后精神状态良好，平素很少感冒。复查血肌酐、尿素氮正常，尿检高倍镜下红细胞1～3个。遂停中药汤剂，改汤为散，装0号胶囊，每日12g，分3次温水冲服。

坚持服用年余，尿检持续阴性。停药5年后随访，病情未反复。（摘自《肾炎病防治与自我调养》）

[**按语**] IgA肾病血尿相当于中医肾风病的尿血证，急性期的辨证治疗可参考温病学的卫气营血辨证方法，稳定期则应以脏腑气血阴阳辨证结合病因辨证为主。一般说来，肾风病均有肾虚的一面，甚至可表现为肾阳失用、水气不化，但盲目补肾，尤其是温阳补肾，常可助热留邪。因此，我们临床强调益气养阴、活血解毒、疏利少阳治法，因为元阴、元阳虽藏于少阴肾，但阳气的启动在少阳，少阴肾主温化水液、蒸腾气化，少阳主启运阳气、疏利气机，所以疏利少阳可起到清解郁热，舒调气机，有利于恢复肾阳蒸腾气化之用。此即《内经》所谓"少阳属肾，上连于肺，故将两脏"之意。另外，肾风病位在肾，但有关于肺，肺肾阴虚、肺气不固、热毒郁肺而表现出咽喉炎、扁桃体炎，常是招致外邪的内在不良因素。因此，治肾应重视治肺。本例患者即为气阴两虚、热毒留恋之证，故表现为反复感冒。郁热不解，灼伤肾络，故见尿血。所以当在益气养阴的基础上，清热解毒，并予疏利之剂。更因肾风病常为热毒或湿热留于血分，多瘀，治疗又当随方加入活血化瘀药物，所谓"治风先治血，血行风自灭"也。方用《局方》清心莲子饮加味就体现了以上治疗思路，故缓缓取效。难能可贵的是患者能坚持治疗2年余，可谓配合良好。《内经》云："病为本，工为标，标本不得，神不使也。"俚语说："医生治病不治命。"都是在强调患者一方在疾病康复方面所起的重要作用。

案3 李某，男，17岁。2000年4月16日初诊。双下肢皮肤紫癜伴蛋白尿、镜下血尿1年余。患者曾经北京多家综合医院肾病科诊治，西医诊断为紫癜性肾炎，经治疗紫癜消失。刻下症：尿蛋白（++），镜下血尿，自汗易感，咽干咽痛，疲乏，小便黄，大便偏干。诊查：咽红，舌质暗红，苔薄黄略腻，脉象细滑数。血肌酐122μmol/L，尿检红细胞5～8个/HP。

中医诊断：斑毒·肾风·血尿（气阴两虚，热毒上犯，湿热瘀滞）。

辨证分析：肺居上焦，主卫，外合皮毛；肾主下焦，主水，主一身气化。若外感风热、温热、湿热邪毒，或素体阴虚，热毒内伏，外感引动伏邪，即会导致热毒下陷，卫分之邪，灼伤营血，热毒下陷，灼伤血络，则可见皮下紫斑与尿血并见。热伤气阴，阴虚故见咽干，气虚故见乏力自汗。热毒内伏，最易引动外邪，所以容易反复感冒。综合舌脉证，舌质暗红，苔薄黄略腻，脉象细滑数，乃气阴两虚，热毒内伏，湿热瘀滞之证。病位在血分，肾之络脉为病，发病与肺胃相关。病性虚实夹杂，虚证为气虚、阴虚，实证是热毒、湿热等。失治误治，则病归缠绵，反复发作，则可损伤肾元，或为肾劳关格痼疾。

治法：益气养阴，活血解毒，清热利湿。

方药：清营汤合二至丸加减。

处方：生黄芪12g，生地15g，丹参15g，牡丹皮12g，紫草15g，黄芩6g，土茯苓30g，石韦30g，生薏苡仁25g，女贞子12g，旱莲草15g，金银花15g，连翘12g，土大黄5g，白花蛇舌草12g。每日1剂。

二诊（2000年5月15日）：服药后咽痛、疲乏减轻，复查尿蛋白（＋），尿检红细胞1～5个/HP。仍按原方加减出入。

三诊（2000年6月15日）：服药后精神状态良好，平素很少感冒，汗出减少。复查血肌酐正常，尿检红细胞1～3个/HP，尿蛋白转阴。舌暗略红，脉细。宗原方加减。处方：生黄芪12g，当归12g，丹参15g，川芎12g，土茯苓30g，石韦30g，生薏苡仁25g，金银花15g，连翘12g，苏叶6g，土大黄5g，白花蛇舌草12g。每日1剂。坚持治疗近两年，尿蛋白持续阴性。

考入大学后，改用中药单味处方颗粒剂。处方：生黄芪10g，当归10g，川芎10g，丹参10g，土茯苓30g，生薏苡仁25g，金银花10g，连翘10g，制大黄6g，板蓝根15g。每日1剂。

2005年2月1日复诊，尿检阴性，血肌酐89μmol/L，尿素氮8mmol/L，精神体力良好。（摘自《国家级中青年名中医——赵进喜》）

[按语] 紫癜性肾炎，相当于中医斑毒继发的肾风病，或表现为血尿，或表现为蛋白尿，中医认为多风热或湿热邪毒伤肾，肾气不固，或邪毒瘀于血分，络破血溢所致。虽说属于肾病，但常在外感邪毒、风热犯肺或热毒郁肺的基础，虽说是里证，实际上常有外感表证存在，或常因外受风邪而诱发加重，虽说是前窍之病，但实际上有相关于后窍。所以治疗方面，我们主张上下同治、表里同治、前后同治，治疗的关键则以保护肾功能为第一要义。此即所谓"三维护肾"疗法，临床实际应用，屡取佳效。该病例即紫癜性肾炎患者，平素易感，咽干咽痛，病虽在肾，但热毒壅肺病机存在。所以治疗选用了清热解毒、疏风宣肺、泄下排毒等药物，体现"三维护肾"的治疗思路，客观上取得了较好疗效。若一见肾病，即补肾、固肾，或徒事清利，未必就能取得良好疗效。

饮 证

饮证是指肺脾肾功能失调，水液输布失常，停积于体内某一局部的一类病证，又称痰饮。根据水液停积部位具体不同，饮证即广义的痰饮，又可划分为痰饮、悬饮、溢饮、支饮四类。狭义的痰饮即指水饮停积于胃肠，常表现为心下痞满，胃中有振水音，水走肠间辘辘有声；饮留胸胁者，即为悬饮，主要表现为咳嗽，气急，咳引胁痛；饮停胸肺者，即为支饮，主要表现为咳逆喘息，甚至不能平卧；饮留四肢者，即为溢饮，主要变现为身痛困重，肢体肿胀酸痛。西医学的胃肠功能紊乱、不完全肠梗阻、梅尼埃病、渗出性胸膜炎、肺心病、慢性心功能不全等疾病，可参考本病证进行诊治。

【沿革】

《内经》论饮证，《素问·气交变大论》指出："岁土太过，雨湿流行，肾水受邪，甚则饮发，中满时减。"《素问·至真要大论》指出："太阴所胜，饮发于中。"重视脾肾在饮证发病中的中心地位。古无痰字，东汉张仲景的《金匮要略》有"痰饮"专篇，即专论饮证。"痰"当作淡，通澹，《说文》释曰"水摇动貌"。该书分饮证为四，曰痰饮，曰悬饮，曰支饮，曰溢饮，根据饮停的不同病位与临床表现而分之。而且明确提出了"病痰饮者，当以温药和之"的原则，名方苓桂术甘汤、五苓散、肾气丸、小半夏加茯苓汤、白术泽泻汤、十枣汤、木防己汤、厚朴大黄汤、葶苈子大枣泻肺汤、大青龙汤、小青龙汤等，至今为临床习用。唐代孙思邈的《备急千金要方·痰饮》指出："夫五饮者，由饮酒后及伤寒饮冷水过多所致。"唯用吐、下法治饮，自成特色。宋代严用和的《济生方·痰饮论治》指出："人之气道，贵乎顺，顺则津液流通，决无痰饮之患，调摄失宜，气道闭塞，水饮停膈。"其论饮证病机重视气滞。杨仁斋首先将饮与痰的概念作了明确的区分，提出饮清稀而痰稠浊的观点。其后张介宾、沈金鳌等都曾对痰与饮进行了鉴别。《医宗金鉴》还提出"阴盛为饮，阳盛为痰"，提示体质偏阴者多为饮，偏阳者可以为痰。清代叶天士的《临证指南医案·痰饮》更明确提出"外饮宜治脾，内饮治肾"大法，可谓简明扼要。

【病因病机及其演变】

饮证的病因包括体质因素、外受寒湿、饮食不节、劳欲所伤，或老年多病等。①体质因素：以太阴脾虚、少阴阳虚体质最为多见。太阳卫阳不足、少阳气郁体质，或少阴阴虚体质者也有所见。②外受寒湿：尤其是太阳卫阳不足与太阴脾虚体质，寒湿内侵，可导致肺失宣通，脾失健运，水液不归正化，可为饮邪。③饮食不节：尤其是太阴脾虚休质，若加以过嗜生冷，醇酒厚味，可聚湿成饮。④劳欲所伤，或老年久病，脾肾受伤，阳虚水液不化，可成饮证。

肺主宣发肃降，可通调水道；脾主运化水湿，输布津液；肾主一身气化，可蒸腾水液。生理状态下，水液的吸收、输布和排泄，主要依赖肺脾肾功能的正常，病理情况下，多种病因导致肺失宣肃、脾之转输无权、肾之蒸化失职，水液不能正常运化输布，则聚而为水为饮，水饮停聚于人体不同局部，就会表现为痰饮、悬饮、支饮、溢饮等。病性总属阳虚阴盛。肺脾肾功能失调，三焦气化不利，水液停积于人体某一局部为饮邪发生的核心病机。治疗及时，多可逐渐取效。但如果失治误治，尤其是支饮患者，饮邪上凌心肺，可继发喘、悸，或变生心水，甚至可发生厥脱之变。

【诊断要点】

1. 临床表现　饮停胃肠者为痰饮，主要表现为心下痞满，胃中有振水声，肠间辘辘有声，清水痰涎；饮留胸胁者为悬饮，主要表现为咳嗽，气急，胁肋胀痛；饮停胸肺者为支饮，主要表现为咳逆喘息，痰白量多；饮溢四肢者，主要变现为身痛困重，肢体肿胀疼痛。舌苔多白滑或厚腻，或舌淡体胖，脉象多为沉弦而滑。

2. 发病特点　起病可急可缓，可因外感，或内伤劳倦引起发病或病情加重。支饮还可继发于咳喘、肺胀等病证。

3. 相关检查　X线、内窥镜、胃肠动力学检查、血常规、血沉、尿常规、痰培养、胸腔积液等检查有助于诊断与鉴别诊断。

【类证鉴别】

1. 悬饮与胸痹心痛鉴别　两者均可表现为胸闷或痛。而悬饮表现为胸胁闷痛，持续不解，咳唾，转侧、呼吸时疼痛加重，肋间饱满，并有咳嗽、咯痰等肺系证候，为饮停胸胁所致。胸痹心痛表现为胸膺部或心前区闷痛，且可引及左侧肩背或左臂内侧，常于劳累、饱餐、受寒、情绪激动后突然发作，历时短暂，休息或用药后可得以缓解，为痰湿、寒凝等痹阻胸阳、心脉不畅所致。

2. 悬饮与胁痛鉴别　两者均可表现为胁痛。而悬饮表现为胸胁闷痛，持续不解，咳唾，转侧、呼吸时疼痛加重，肋间饱满，并有咳嗽、咯痰等肺系证候，为饮停胸胁所致。胁痛表现为胸胁胀痛、刺痛等，疼痛多与咳唾、转侧、呼吸无关，为气滞、血瘀、湿热等，导致肝胆经络气血阻滞所致。

3. 溢饮与风水鉴别　两者均可因外感诱发，表现为肢体肿胀，并伴见恶寒发热表证。而溢饮可由外感或居处失宜引发，临床可表现为肺、脾、肾功能失调，水液代谢失常，不能正常输布，化而为饮，停于身体肢体局部所致，有"饮留局部"特点，主要表现为肢体肿胀、疼痛、沉重等。风水，多继发于风热咽痛，乳蛾红肿，或疮毒未内陷，肺肾功能失调，水液内停，外溢肌肤所致，临床有"水走全身"的特点。可表现为眼睑、颜面浮肿，甚至周身水肿，常伴见尿血，尿多浊沫，甚至尿少。

【辨证要点】

饮证除当辨饮停部位外，应重视明辨标本主次、虚实寒热，并注意病邪的兼夹。

1. 辨饮停部位　饮停胃肠者为痰饮，饮留胸胁者为悬饮，饮停胸肺者为支饮，饮溢四肢者为溢饮。

2. 辨标本主次与虚实寒热　饮证尤其是新病者，以实证居多。本虚标实者也不少，尤其是久病者多虚实夹杂。本虚常见脾肾阳虚；标实可表现为水饮停聚或停饮化热。若饮邪郁久化热、饮热互结者，常表现为身热、口苦、心腹痞满、大便不通、舌苔黄、脉弦滑数等。更有气滞饮停，或兼血瘀饮停者。

3. 辨体质　太阴脾虚体质者，多体弱，食欲差，有腹胀腹泻倾向。少阴阳虚体质者，形寒肢冷，神疲乏力，性功能相对较弱。太阳卫阳不足体质者，腠理疏松，自汗易感。少阳气郁体质者，性喜抑郁，爱生闷气。少阴阴虚体质者，烦热，有失眠倾向。

【治则治法】

《金匮要略》有"病痰饮者，当以温药和之"之论。所以应用温药，是因为饮为阴邪，遇寒则凝，得温始化，所以当以温阳化饮为饮证治疗的基本原则。温阳化饮治法，旨在振奋阳气、开发腠理、通调水道，有利于饮邪的解决。应该注意的是，"温药和之"，不是温热药补之，也不是温药攻之。提示临床上应该分别标本缓急、表里虚实之不同，采取相应的治疗措施。若饮邪壅盛，当祛邪治标，可根据其停饮部位，分别采用发汗、攻逐和分利等法；阳微气虚而饮邪不盛者，则温补脾肾阳气以治本；邪实正虚，治当攻补兼施；饮热相杂者，当温清并用。即使实证，当饮邪基本消除，也须继用健脾温肾以固根本。唯温补不可太过，过则助热为邪；攻邪不可太过，过则伤人正气。

【分证论治】

1. 痰饮

（1）饮邪停胃证

临床表现：心下坚满或疼痛，胃脘部有振水声，恶心或呕吐，呕吐清水痰涎，口不渴或渴不欲饮，或饮入即吐，背冷如掌大，头晕目眩，小便不利，食少，身体逐渐消瘦，舌苔白滑，脉沉弦或滑。

治法：和中蠲饮。

方药可用小半夏加茯苓汤加味。参考处方：桂枝9～12g，白术9～12g，姜半夏9～12g，生姜9～12g，茯苓9～15g，炙甘草6g。若中焦气滞，症见心下痞满者，可配合枳术丸，或加枳实、陈皮等。若脾胃不和，食欲减退者，可加用焦三仙、木香、砂仁等。若饮邪内停，阻隔清阳，症见头晕目眩，或恶心呕吐痰涎者，可用白术泽泻汤加味。若素体太阴脾虚，体瘦，反复发生头晕头痛，呕吐痰涎，或心下悸，可用五苓散方。若太阴脾阳虚体质，饮邪已去，或伏而未尽，脾胃阳虚，症见脘腹冷痛，喜温喜按，纳少，腹胀，喜热饮，便溏，面黄少华，身体消瘦，四肢不温，少气懒言，舌质淡胖有齿痕，脉沉弱者，可用理中丸加味。若少阴阳虚体质，久病饮停者，症见喘促气短，动则尤甚，腰膝酸软，小便频数，畏寒肢冷，小腹拘急，面目及下肢浮肿，舌淡苔白，脉沉弱者，可用肾气丸。

（2）饮热互结证

临床表现：脘腹坚满或灼痛，烦躁，口干口苦，舌燥，大便秘结，小便赤涩，舌质红，苔薄黄腻，或黄腻，或偏燥，脉弦滑而数。

治法：清热逐饮。

方药可用甘遂半夏汤加减。参考处方：甘遂粉0.5～1g（冲服），姜半夏9～12g，赤白芍各12～30g，蜂蜜50mL，炙甘草6g。甘草与甘遂意在相反相成，以增强攻泻之力。但甘遂、甘草毕竟被认定为所谓"反药"，临床上实际操作过程中，可以用大枣代之。而且应注意攻泻之法，为权宜之计，中病即止，切不可过用久用。若饮邪结聚，症见小便不利者，可加用猪苓、茯苓、车前子、泽泻等。病情稳定者，可用调和脾胃之剂善后。

（3）饮留于肠证

临床表现：水走肠间，沥沥有声，腹部坚满或疼痛，脘腹发冷，头晕目眩，或下利清水利后续坚满，小便不利，纳呆，舌质淡，苔白滑或腻。

治法：攻逐水饮。

方药可用己椒苈黄丸加减。参考处方：防己 12~15g，椒目 6~9g，葶苈子 12~30g，熟大黄 9~15g。该方适用于阳明胃热体质，或饮邪化热，饮停于肠者。若胃肠热结，腑气不通，症见腹满痛，大便干结，数日不行者，加芒硝、赤白芍，熟大黄可易以生大黄后下。若饮停气滞突出，症见腹部坚满，或疼痛甚者，可加用枳实、枳壳、木香、槟榔、赤白芍、甘草等。若饮停于内，膀胱气化不利，症见小便不利者，可加用车前子、茯苓、猪苓等。

2.悬饮

（1）邪犯胸胁证

临床表现：寒热往来，身热起伏，咳嗽气急，胸胁疼痛，呼吸、转侧疼痛加重，汗少，或发热不恶寒，有汗而热不解，少痰，心下痞硬，干呕、口苦、咽干。舌苔薄白或薄黄，脉弦数。

治法：和解少阳、宣利枢机。

方药可用柴枳半夏汤加减。临床经验方——柴陷化饮汤，处方组成：柴胡 12~15g，北柴胡 12~15g，黄芩 9~12g，姜半夏 9~12g，瓜蒌 12~30g，黄连 6~9g，枳实 9~12g，百部 9~12g，夏枯草 12~15g，桑白皮 15~30g，地骨皮 12~30g，牡丹皮 12~15g，炒栀子 6~9g，石韦 12~30g，炙甘草 6g。柴胡、黄芩清解清热；半夏、瓜蒌化痰散结；枳壳、桔梗、赤芍理气和络。该方适用于少阳气郁体质、少阴阴虚体质，郁热加饮者。若饮阻气机，症见胸胁疼痛者，可加用香附、丝瓜络、旋覆花、茜草、白芍等。若热盛，症见高热、烦渴、汗出、咳嗽气急者，可加用生石膏、知母、连翘、丝瓜络、忍冬藤等。

（2）饮停胸胁证

临床表现：胸胁胀满疼痛，病侧肋间饱满，甚则胸部隆起，气短息促不能平卧，或仅能患侧卧位，呼吸困难，咳嗽，转侧时胸痛加重，呼吸、转侧疼痛加重，舌质淡，苔白或滑腻。

治法：攻逐水饮。

方药可用椒目瓜蒌汤合十枣汤或控涎丹加减。方中甘遂、大戟、芫花均为峻下逐饮之品，恐伤胃气，故共研细末，取 1.5g 以大枣煎汤送服，可根据服药后吐泻轻重酌情掌握用量，日服 1~2 次。若体质虚弱，不能峻下的可改用葶苈大枣泻肺汤，或瓜蒌椒目汤加减。临床经验方——加味瓜蒌椒目汤，处方组成：椒目9~15g，瓜蒌12~18g，桑白皮12~30g，炒葶苈子12~30g，橘红6~12g，清半夏6~12g，茯苓12~30g，苏子6~15g，白蒺藜9~15g，白芍12~15g，百部9~12g，生姜3片。该方原出《医醇賸义》，若兼低热者，可加用银柴胡、黄芩、丹皮等。其中重用葶苈子开泄肺气、行水消饮，有较好疗效。若饮停气滞，症见胸胁疼痛者，可加旋覆花、丝瓜络、白芍、甘草等。

（3）气滞络阻证

临床表现：胸部灼痛，或刺痛，胸闷，呼吸不畅，咳嗽，甚则迁延日久不已，入夜、天阴时明显。舌质淡暗，苔薄白，脉弦。

治法：理气和络。

方药可用香附旋覆花汤加减。参考处方：香附9~12g，旋覆花12~15g（包煎），苏子9~15g，杏仁9~12g，陈皮9~12g，半夏9~12g，茯苓12~15g，薏苡仁12~30g，瓜蒌12~30g，红花9~12g，黄芩9~12g，百部9~12g，丹参12~30g，白芍12~30g，甘草6g。若久病入络，胸胁疼痛突出，或刺痛者，可加桃仁、红花、制乳香、制没药等。若饮邪未尽者，可加用炒葶苈子、桑白皮、路路通等。

（4）阴虚内热证

临床表现：胸胁灼痛，咳呛时作。口干咽燥，痰黏量少，午后潮热，颧红，心烦，盗汗，手足心热，形体消瘦。舌质红，少苔，脉细数。

治法：滋阴清热。

方药可用泻白散合沙参麦冬汤加减。参考处方：地骨皮12~30g，桑白皮12~30g，沙参9~12g，麦冬9~12g，玉竹9~12g，天花粉9~12g，白扁豆9~12g，黄芩9g，百部9~12g，丹参12~15g，甘草6g。该方适用于少阴阴虚体质，或悬饮恢复期，肺阴受伤者。若仍述胸胁疼痛者，可加用瓜蒌、红花、丝瓜络、白芍等。若阴虚内热，症见午后低热者，可加用青蒿、鳖甲、丹皮、功劳叶等。若肺阴虚，咳嗽明显者，可加用川贝母、知母、前胡、枇杷叶等。若气阴两虚，症见乏力、自汗，或盗汗者，可加用黄芪、党参、五味子、浮小麦、煅龙牡等，或用当归六黄汤加减。

3. 支饮

（1）外寒内饮证

临床表现：咳喘胸满不得卧，痰清稀，白沫量多，面浮肢肿，或经久不愈，平素伏而不作，每遇寒即发，兼见寒热、背痛、身痛等。舌质淡胖有齿痕，苔白滑或白腻，脉弦紧。

治法：温肺化饮。

方药可用小青龙汤加减。参考处方：麻黄9~12g，桂枝9~12g，干姜6~9g，细辛3g，姜半夏9~12g，赤白芍（各）12~30g，五味子6~9g，甘草6g。该方适用于素有内饮，外受风寒，诱发咳喘急性发作者。若饮邪化热，症见烦躁者，可用小青龙加石膏汤加味。若饮热互结，症见气喘胸闷，心下痞满者，可加桑白皮、炒葶苈子等。若饮阻气滞，腑气不通，症见气喘痰多，大便秘结者，可加葶苈子、炒莱菔子、苏子，或加大黄等。

（2）气虚饮停证

临床表现：气喘咳嗽，心胸憋闷，咳逆倚息不得平卧，心下痞坚，面色黧黑，舌淡暗，舌苔水滑，脉沉紧。

治法：益气温阳，通阳化饮。

方药可用木防己汤加减。方中用木防己利水，人参可以益气，桂枝即可通阳利水，更可活血，生石膏清热，发越阳邪。适用于心阳虚衰、血瘀饮停或有化热趋势者。临床常用经验方——益气强心汤，处方组成：黄芪18～30g，人参3～15g（另煎兑），知母9～12g，升麻3～6g，柴胡3～6g，桔梗3～6g，桂枝6～9g，茯苓15～30g，猪苓15～30g，炒葶苈子15～30g，苏子12～15g，车前子12～15g（包煎），当归9～12g，川芎9～12g，丹参15～30g，石韦15～30g，桑白皮15～30g。该方适用于肺心病心衰血瘀饮停者。若血瘀突出，症见心胸闷痛，肌肤甲错，唇舌紫暗者，可加用桃仁、红花、降香等。若兼气滞，症见脘腹胀满者，可加用苏梗、枳壳、香附、乌药、瓜蒌等。若饮邪化热，症见腹满、大便不通，舌苔黄者，可配合厚朴大黄汤。若兼胃气上逆，症见渴不欲饮，恶心呕吐者，可配合小半夏加茯苓汤。若饮邪上冲，症见头晕目眩者，可配合白术泽泻汤。若病情稳定期，脾虚饮停者，可用苓桂术甘汤加味。少阴肾虚，症见腰膝酸冷，小便不利者，可用肾气丸治之。

4. 溢饮

（1）外寒内饮证

临床表现：四肢沉重疼痛浮肿，恶寒无汗，口不渴，或兼见咳喘，痰多白沫，胸闷，干呕，舌质淡胖，苔白，脉弦紧。

治法：解表散邪，通阳化饮。

方药可用小青龙汤加减。参考处方：麻黄9～12g，桂枝9～12g，干姜9～12g，细辛3g，姜半夏9～12g，白芍12～15g，五味子6～9g，炙甘草6g。注意服药后，温覆取汗，以周身微微汗出为宜。该方适用于太阳卫阳不足体质，或素有饮邪内伏，外受风寒诱发急性发作者。若饮邪化热，症见烦躁者，可用小青龙加石膏汤。

（2）外寒内热证

临床表现：四肢沉重疼痛浮胀，或身不痛，仅表现为肢体沉重，时轻时重，伴见恶寒无汗，或有烦躁，舌质红，苔白水滑，脉浮紧或浮缓。

治法：解表清热，通阳化饮。

方药可用大青龙汤加减。参考处方：麻黄9～12g，桂枝9～12g，杏仁9～12g，生石膏15～30g（先煎），生姜9～12g，大枣5～12枚，炙甘草6g。诸药配伍，一是寒热并用，体现着"在表者，汗而发之"之旨。该方适用于太阳卫阳充实体质，外受风寒湿等邪，卫阳被遏，饮邪化热，或饮闭其热者。注意发汗不可太过，以免伤卫阳，导致病情迁延。刘渡舟教授曾用此方治疗一农妇，因河边洗衣受寒，引发手臂肿胀酸痛，一汗而解。

【其他疗法】

中药外敷疗法：用大黄粉、元明粉，混匀加醋，湿敷腹部，可用于饮热互结、腑气不通痰饮证。药用椒目、细辛、桂枝、甘遂粉，外敷神阙，可用于寒饮内结痰饮实证。耳性眩晕，还可采用耳穴疗法。取米粒大小之冰片，放在 0.5cm×0.5cm 的橡皮膏中心，贴于双耳神门、脑、皮质下、交感耳穴，每次 2～3 个穴位，3 天 1 换，4 次为一疗程。悬饮可取十枣汤三味药为细末，外敷治疗。若为癌性胸水，可用椒目、细辛、龙葵、甘遂粉外敷。也可针刺云门、期门、章门、京门，或加温针刺关元、中极、归来、水道。

【预防调护】

饮证的预防，应注意避免暴饮暴食，尤其是过嗜冷饮，注意起居有常，劳逸结合，并顺应四时气候变化，预防感冒，防止引发咳喘痼疾。

饮证患者更应强调预防感冒，以免引动伏饮，加重病情。平素应注意寒热适度，加强身体锻炼，保证充足睡眠，增强机体抵抗力。饮食调护以清淡饮食或稀粥为宜，可酌情选用葱白、生姜丝、豆蔻、砂仁等，以辅助温化饮邪。

【病案举例】

案 1 张某，男，37 岁，农民。因觉腹中肠鸣如雷鸣，大便时结时溏，溏便时夹白色黏液，每天 1～3 次；便结时大便如羊粪，3 天 1 次，夜难成寐。肠镜、大便常规及 B 超等检查，未见异常。诊见：形瘦，面色晦滞，神情忧郁，诉腹中有气走动，腹中肠鸣，难寐多梦，大便秘结，小便黄，口苦，舌质红、尖有红点、苔黄白相间、薄而少津，脉弦数。

中医诊断：饮证，痰饮（饮邪化热，肠道气滞）。

辨证分析：脾主运化水湿，胃肠以通降为顺。脾失健运，水液不归正化，则聚而成饮，饮留肠间，即为痰饮。饮邪阻结于肠道，气机不利，日久化热，胃肠通降不行，故见腹中肠鸣，大便不调，甚至便如羊屎。胃气不和，热扰心神，故见失眠多梦。综合舌脉证，舌质红、尖有红点、苔黄白相间、薄而少津，脉弦数，乃饮停肠道，气机不畅，饮郁化火之证。病位在肠道，有关胃以及心脾。病性以实为主，包括饮邪、郁热等。失治误治，病情加重，有邪结成聚之虞。

治法：利水化饮行气，佐以清心宁神。

方药：己椒苈黄丸加减。

处方：防己 10g，麦冬 10g，葶苈子各 10g，茯苓 30g，大黄 8g，枳壳 8g，厚朴 8g，酸枣仁 20g，合欢皮 15g，黄连 6g，花椒 6g，甘草 6g。每天 1 剂，复煎，分 2 次温服。辅以安定片每次 25 m g，每天 2 次，服 3 天。3 天后，大便已通，肠鸣明显减缓，睡眠稍好，情绪较开朗，守方再进 3 剂，自觉肠鸣消失，睡眠渐好。后间断服用温胆汤加酸枣仁、龙骨等 3 月后，已能从事正常工作。（摘自《〈金匮要略〉与现代临床》）

[**按语**]《金匮要略》的防己椒目葶苈大黄丸，原用治"腹满，口舌干燥，此肠间

有水气"者。实为饮走肠间,古称痰饮。该方药用防己、椒目、葶苈(熬)、大黄各一两,可以温化水饮、攻逐水饮、清泄结热,所以适用于水饮内停肠间,水饮化热,临床表现为"腹满,口舌干燥"者。方后注云:"上四味,末之,蜜丸如梧子大,先食饮服一丸,日三服,稍增,口中有津液。渴者,加芒硝半两"。此用攻逐之法治疗口渴,独具巧思。现代临床应用于胃肠神经官能症、急腹症等属饮邪内结,痰热壅滞的实证,均有一定疗效。

案 2 张某,男,62 岁,农民。1988 年 3 月 12 日初诊。患慢性支气管炎,肺气肿 20 余年。近期肺心病合并心衰,服用西药强心、利尿和氨茶碱治疗无效。症见咳喘不能平卧位,胸闷心悸,面色黧黑,手指变形色黑,口唇紫绀,喉间痰鸣,下肢浮肿,舌质紫黯,舌苔白腻,脉沉细促。查体:P 96 次 / 分钟,R 32 次 / 分钟。桶状胸,两肺满布哮鸣音和湿啰音,在三尖瓣听诊区可闻及Ⅲ级收缩期吹风样杂音,颈静脉怒张,肝颈静脉反流征阳性。X 线胸片示,符合肺气肿,肺心病征象。

中医诊断:支饮(心阳不振,肺肾气虚,水气凌心,心血瘀阻,痰瘀互结)。

辨证分析:肺主气,司呼吸,肺朝百脉;心藏神,心主血脉,心肺共居胸中。肺主呼气,肾主纳气,主蒸腾气化,肺肾金水相生。而宗气出于胸中,可贯通心脉而维持呼吸。患者久患咳喘,肺气受损,宗气虚陷,心阳受累,肾阳亦伤,故见胸闷咳喘、气短心悸、下肢浮肿。肾阳亏虚,故见面色黧黑。血瘀痰结,故见口唇紫绀,喉间痰鸣。综合舌脉证,舌质紫暗,舌苔白腻,脉沉细促,乃心肺肾阳气不足,痰饮血瘀互结之证。病位在心、肺,与肾相关。病性为虚实夹杂。虚证是气虚、阳虚,实证为饮停、血瘀、痰结。失治误治,则有喘脱、悸脱之变。

治法:温通心阳,补气升陷,活血利水,泻肺平喘。

方药:木防己汤合升陷汤加味。

处方:生黄芪 18g,知母 12g,升麻 6g,柴胡 6g,桔梗 6g,木防己 12g,丹参 30g,桂枝 30g,生石膏 30g,红花 12g,陈皮 9g,猪苓 15g,茯苓 25g,车前子 15g,葶苈子 15g。服药 7 剂,咳喘症状减轻。坚持服药月余,咳喘心悸、浮肿症状基本控制。生活基本自理,可以田间散步。(摘自《金匮要略与中医现代临床》)

[**按语**] 肺心病、心肌病、先心病等多种心脏病所致的心衰相当于中医"支饮"等。其临床常表现为胸闷气短、心悸浮肿等,多心气不足,血脉瘀阻,水饮内停。其心悸、胸闷、气短症状突出,气短不足以息,动则喘甚,是宗气虚陷,即张锡纯所谓"胸中大气下陷"。《内经》云:"左乳之下,名曰虚里,其动应衣,宗气泄矣。"又说:"宗气出于胸中,贯心脉而行呼吸焉。"以宗气虚陷,不能贯通心脉而维持呼吸,故见心悸、胸闷、气短等症。所以治疗当用升陷汤加味,加当归、川芎、丹参活血、桑白皮泻肺利水、土茯苓、石韦利湿解毒,缓缓取效。此例即肺心病心衰患者,方用升陷汤可益气升陷,木防己汤可以通阳化饮,可谓对证良方。配合葶苈大枣泻肺汤,能泻肺利水,可治疗"支饮不得息",存在水饮犯肺、肺气壅实者。而所以加丹参、红花,乃可以活血化瘀,而人参、葶苈子现代药理研究结果显示有强心作用,所以治疗肺心病心衰常有卓效。

内伤发热

内伤发热是指以内伤为病因，以脏腑功能失调，或气血阴阳亏虚为基本病机，以发热为主要临床表现的病证。一般起病较缓，病程较长。临床上多表现为低热，但有时也可以是高热，更有表现为自觉发热，而体温正常。可见于西医学的功能性低热，肿瘤、血液病、结缔组织疾病、内分泌疾病以及部分慢性感染性疾病所引起的发热，部分原因不明的发热等。

【沿革】

《内经》有内伤发热相关记载，《素问·调经论》论"阴虚生内热"，即属劳倦内伤发热。《金匮要略·血痹虚劳病脉证并治》以小建中汤治疗手足烦热，可谓是后世甘温除热治法的先声。《太平圣惠方·卷二十九》治疗虚劳烦热的柴胡散、生地黄散、地骨皮散等方剂，在处方的配伍组成方面，为后世治疗阴虚发热提供了借鉴。《小儿药证直诀》在《内经》五脏热病学说的基础上，提出了五脏热证的用方，钱氏并将肾气丸化裁为六味地黄丸，为阴虚内热的治疗提供了一个重要的方剂。金元李东垣对气虚发热的辨证及治疗做出了重要的贡献，以其所拟定的补中益气汤、升阳益胃汤、当归补血汤作为治疗的主要方剂，使甘温除热的治法具体化。李东垣的《内外伤辨惑论》对内伤发热与外感发热的鉴别作了详细的论述。朱丹溪对阴虚发热有较多的论述，强调保养阴精的重要性。明代张介宾的《景岳全书·寒热》对内伤发热的病因作了比较详细的论述，阴虚发热、阳虚发热均有论及，足以补前人之所未及，其以右归饮、理中汤、大补元煎、六味回阳饮等作为治疗阳虚发热的主要方剂，值得参考。秦景明的《症因脉治·内伤发热》最先明确提出"内伤发热"这一病证名称，新拟定的气虚柴胡汤、血虚柴胡汤，可供治疗气虚发热及血虚发热参考。清代李用粹的《证治汇补·发热》将外感发热以外的发热分为郁火发热、阳郁发热、骨蒸发热、内伤发热（主要指气虚发热）、阳虚发热、阴虚发热、血虚发热、痰证发热、伤食发热、瘀血发热、疮毒发热共11种，对发热的类型进行了系统归纳。清代程钟龄的《医学心悟·火字解》更提出"贼火""子火"的概念。指出："外火，风寒暑湿燥火及伤热饮食，贼火也，贼可驱而不可留。内火，七情色欲，劳役耗神，子火也，子可养而不可害。""养子火有四法：一曰达：……所谓木郁则达之，如逍遥散之类是也；一曰滋：……所谓壮水之主，以镇阳光，如六味汤之类是也；三曰温：……经曰：劳者温之，又曰：甘温能除大热，如补中益气之类是也；四曰引：……以辛热杂于壮水药中，导之下行，所谓导龙入海，引火归元，如八味汤之类是也。"可谓要言不烦。《医林改错》及《血证论》两书更对瘀血发热的辨证及治疗做出了重要贡献。中医对内伤发热的认识日趋完善。

【病因病机及其演变】

内伤发热的病因包括体质因素、情志失调、饮食失宜、劳倦内伤以及大病、久病，失治误治等。①体质因素：平素体虚，或体质偏颇，常是内伤发热的发病基础。如少阳气郁体质、厥阴肝旺体质，容易情志失调，情绪波动，常可引发气郁发热。太阴脾虚体质，容易为饮食、劳倦所伤，可导致内伤发热，包括食滞发热、湿阻发热、气虚发热、血虚发热等。少阴肾虚体质，素体阴虚，加以烦劳过度，即可导致阴虚火旺，表现为阴虚发热；素体阳虚，烦劳过度，虚阳浮越，也可发为内伤发热，表现为阳虚发热。②情志失调：情志抑郁，多见于少阳气郁体质，肝气不能条达，气郁化火，则可表现为发热；厥阴肝旺体质，控制情绪能力差，恼怒过度，肝火内盛，也可导致发热。此为气郁发热，古人亦称"五志之火"。更因气血相关，气郁、气滞日久，还可导致血瘀，瘀血壅遏不同，则为血瘀发热。忧思气结，脾气受伤，或思虑过度，心脾两伤，气血不足者，则可表现为气虚发热，血虚发热。③饮食失宜：饮食不节，尤其太阴脾虚体质者，最容易影响脾胃运化功能，饮食停滞，郁而化热，则为食滞发热。脾失健运，水湿不化，湿邪内生，阻遏阳气，则为湿阻发热。日久脾气内伤，清阳不升，浊阴不降，阴火内生，则为气虚发热。脾胃内伤，气血生化无源，血虚阳浮，则为血虚发热。脾阳不足，日久及肾，脾肾阳虚，虚阳浮越，则为阳虚发热。④劳倦过度：劳倦伤脾，正气不足，阴火内生，可为气虚发热。劳倦伤肾，或用心谋略，烦劳过度，暗耗阴血，心火内炽，阴虚火旺，则为阴虚发热。日久阴损及阳，阴阳俱虚，火不归原，虚阳浮越，则为阳虚发热，古称"龙雷之火"。⑤大病、久病，失治、误治：外感热病，热伤阴液，或误用、过用温燥，可导致阴虚。阴虚日久不复，水不制火，则为阴虚发热。久病损伤脾肾，气血阴阳亏虚，则可表现为气虚发热、血虚发热、阴虚发热、阳虚发热。其中，长期慢性失血者，最常导致血虚。血本属阴，阴血不足，无以敛阳而引起血虚发热。正如《证治汇补·发热》所说："血虚发热，一切吐衄便血，产后崩漏，血虚不能配阳，阳亢发热者，治宜养血。"而久病多瘀，或外伤留瘀，瘀血阻滞经络，气血运行不畅，壅遏不通，则可发为血瘀发热。此外，瘀血发热还与血虚失养有关。正如《医门法律·虚劳论》所说："血痹则新血不生，并素有之血，亦瘀积不行，血瘀则荣虚，荣虚则发热。"

内伤发热的核心病机是脏腑功能失调，气、血、食、湿等郁结壅遏化热，或气血阴阳亏虚，阴阳失衡所致。辨证有虚有实。气郁发热、血瘀发热、食滞发热、湿阻发热为实证。气虚发热、血虚发热、阴虚发热、阴虚发热为虚证。阴虚，阴不配阳，水不济火，阳气亢盛，为阴虚发热；血虚，阳无以附，阳气浮越，为血虚发热；或因阳气亏虚，阳不配阴，虚阳浮越，为阳虚发热。而脾胃气虚，李东垣《脾胃论》认为"火与元气不两立，一胜则一负"，脾胃元气不足，则阴火内生，而为气虚发热，李东垣也称之为"内伤热中证"。

其实，临床上气郁发热、血瘀发热、食滞发热、湿阻发热诸实证，气虚发热、血虚发热、阴虚发热、阴虚发热诸虚证，常可相兼为病。如气滞血瘀并见，食滞湿阻并见，或表现为气血两虚、气阴两虚、阴阳俱虚，甚或气血阴阳俱虚者。而且，内伤发热还常可表现为虚实夹杂之证，如气郁发热兼阴虚，气虚发热兼食滞、湿阻，血虚发热兼血瘀等。

一般而言，病程短者，常见实证，久病往往由实转虚，可表现为虚实夹杂。其中以瘀血病久，损及气、血、阴、阳，导致气虚、血虚、阴虚或阳虚者较为多见。而气虚发热日久，病损及阳，阳气虚衰，而发展为阳虚发热，则提示病情加重。个别患者久治不愈，正气虚损劳衰不断进展，或兼夹其他严重病证，如阴阳毒、亡血虚劳、肾劳关格等，或日久生痰留瘀，顽痰死血胶结，积聚瘀毒，癥积形成，或病久脏真之气大虚，虚阳浮越，元神离散者，则预后不良。

【诊断要点】

1. 临床表现 常见长期低热，或自觉发热，或五心烦热，体温不高，较少表现为高热一般不伴有恶寒，或虽有怯冷，但得衣被则温。常兼见头晕、神疲、自汗、盗汗、肢体倦怠等症。

2. 发病特点 起病缓慢，病程长，常有情志失调、饮食劳倦等内伤病因，或有反复发热的病史。

3. 相关检查 血液学、免疫学、内分泌学、X线胸片、腹部B超等相关实验室检查，有利于明确诊断与鉴别诊断。

【类证鉴别】

内伤发热首先应与外感发热相鉴别 内伤发热常表现为低热，或自觉发热，五心烦热，而体温无异常，极少是高热，起病缓，病程长，可有反复发热病史，不恶寒，或仅有怯冷。而外感发热因感受外邪而起，起病较急，病程较短，发热尤其是初期大多伴有恶寒，其恶寒得衣被而不减。发热的热度大多较高，发热的类型随病种的不同而有所差异。初期常兼有头身疼痛、鼻塞、流涕、咳嗽、脉浮等表证表现。内伤发热是情志、饮食、劳倦内伤引起，病机是脏腑功能失调、气血阴阳亏虚，常见虚证。外感发热因感受外邪，正邪相争所致，实证者居多。

【辨证要点】

内伤发热应明辨虚实，其次是病情轻重，并注意脏腑定位。

1. 辨虚实 初期多实证；久病多虚证，或虚实夹杂。实证可表现为气郁、血瘀、食滞、湿阻等，也有表现为气滞血瘀、食滞湿阻并见者；虚证可表现为气虚、血虚、阴虚、阳虚，也常见气血两虚、气阴两虚、阴阳俱虚等。内伤发热日久，因实致虚，可见虚实夹杂；因虚致实，亦可表现为虚实夹杂之证。

2. 辨病情轻重 病程短，表现为低热，或自觉发热，精神好，食欲可，胃气存，正气未大衰者，病情尚属轻症。病程长，热势亢盛，持续发热，或反复发作，迁延不愈，久治无效，精神差，食欲大减，不能进食，胃气衰败，正气虚衰，或兼夹多种复杂病证者，提示病情较重。

3. 辨体质 少阳气郁者多性情抑郁，厥阴肝旺体质者性急易怒，易发生气郁发热等，少阳气郁者也常见血瘀发热；太阴脾虚体质者，食欲差，大便稀，易发生食滞发热、湿阻发热、气虚发热等；少阴肾虚体质者，或思维活跃，有失眠倾向，或精力不足，性功能较差，容易发生阴虚发热、阳虚发热等。

【治疗原则】

实证宜透达清宣，虚证宜补虚益损，虚实夹杂者虚实两治。属实者，宜以解郁、化瘀、消食、化湿为主，适当应用透达清宣之药。属虚者，则应益气、养血、滋阴、温阳、补虚为主，阴虚发热更当配伍清退虚热的药物。对虚实夹杂者，则宜虚实兼顾，标本同治。不可一见发热，即用发散解表及苦寒清泻火之剂。发散之药，易于耗气伤阴，苦寒清泄易伤败脾胃或化燥伤阴，可使病归缠绵，或致病情加重。

【分证论治】

1. 实证

（1）气郁发热

临床表现：发热多为低热，或自觉发热，或潮热，热势常随情绪波动而起伏，精神抑郁，胸胁胀满，烦躁易怒，口干而苦，纳食减少，舌红苔黄，脉弦数。

治法：疏肝理气，解郁清热。

方药可用丹栀逍遥散加减。参考处方：牡丹皮 9～15g，栀子 9～12g，柴胡 9～12g，赤白芍各 9～15g，当归 9～12g，川芎 9～12g，白术 9～12g，茯苓 9～12g，薄荷 6～9g（后下），甘草 6g。此方适用于情志失调所致气郁发热，尤多见于少阳气郁、厥阴肝旺体质者。若肝郁气滞突出，胁痛腹满者，可加用川楝子、元胡索、郁金、香附、青皮、陈皮等。若肝火炽盛，头痛眩晕，目赤口苦，心烦易怒，大便干、小便黄者，可用龙胆泻肝汤加减。若气滞血瘀，妇女月经不调，经血色暗，有血块者，可加用香附、丹参、桃仁、红花、益母草等。若口苦，咽干，目眩，耳鸣，胸胁苦满，心烦喜呕，不欲饮食者，可用小柴胡汤加减。若头晕头痛，目赤、口苦，心烦易怒，胸脘胀满，大便干者，可用大柴胡汤加减。若头晕，口苦咽干，心烦失眠，或有心悸不宁者，可用柴胡龙骨牡蛎汤加减。

（2）湿阻发热

临床表现：发热多低热，午后明显，热难速已，或身热不扬。胸闷脘痞，身重而累，头痛如裹，不欲饮食，渴而不饮，恶心呕吐，大便不爽或稀薄。或见寒热如疟，口苦厌油，身目发黄，舌质红，舌苔白腻或黄腻，脉濡或濡数。

治法：芳化宣畅，除湿清热。

方药可用黄连温胆汤合中和汤或三仁汤加减。参考处方：杏仁 9～12g，白豆蔻 9～12g，薏苡仁 15～30g，清半夏 9～12g，厚朴 9～12g，通草 3～6g，滑石 15～30g，淡竹叶 9～12g，薄荷 6g（后下），甘草 6g。此方适用于湿阻化热证，多见于太阴脾虚湿滞体质者。若头痛如裹者，可加苍术、白芷、佩兰等；如恶心呕吐、脘腹痞满者，可加藿香、佩兰、紫苏叶、陈皮，或配合香苏散加减。若少阳气郁体质，加以湿邪中阻，气郁化热，湿阻生热，症见寒热如疟，口苦，口中黏腻，胸脘痞闷，恶心，或呕吐痰涎，脉弦细滑者，可用蒿芩清胆汤加减。

（3）食滞发热

临床表现：低热，头晕头沉，脘腹痞满，进食后加重，头痛如裹，饮食减退，恶心呕吐，嗳腐吞酸，大便不爽，或大便溏稀，夹杂不消化食物。舌苔白腻或黄腻，脉滑或滑数。

治法：消食导滞，行气清热。

方药可用保和丸加减。参考处方：炒麦芽9～15g，神曲9～12g，焦山楂9～15g，清半夏9～12g，鸡矢藤12～30g，陈皮9～12g，茯苓9～12g，胡黄连9～12g，连翘9～12g，甘草6g。此方适用于食滞化热证，多见于太阴脾虚体质者。若脾虚突出，乏力体倦，食少便溏者，可加苍术、白术、白芷等，或用启脾丸加减。若宿食积滞，烦热，脘腹胀满，大便不通者，可加枳实、大黄、栀子，或用枳实栀子豉汤加减。若是少阳气郁体质，食滞、气滞相兼，腹胀满，得矢气则舒者，可配合四磨汤加减；若食滞、湿阻相兼，症见头重如裹，口中黏腻，胸脘痞闷，恶心呕吐，大便不爽者，可加用薏苡仁、白豆蔻、紫苏叶、荷叶、藿香、佩兰等。

（4）血瘀发热

临床表现：午后或夜晚发热，或自觉身体某些局部发热。口干咽燥而不欲饮，躯干或四肢有固定痛处，或有肿块，或见肌肤甲错，面色萎黄或黯黑。舌质紫暗或有瘀点、瘀斑，脉涩。

治法：活血化瘀。

方药可用血府逐瘀汤加减。参考处方：柴胡12g，赤白芍（各）12～15g，当归9～12g，川芎9～12g，枳壳9～12g，桃仁9～12g，红花9～12g，牡丹皮9～12g，牛膝9～12g，桔梗6g，甘草6g。此方适用于血瘀发热，清代王清任的《医林改错》称为"灯笼热"，少阳气郁体质比较多见。若下焦瘀血，瘀热互结，妇女少腹急结，健忘，心烦失眠，甚至如狂发狂，大便不通，颜面瘀斑，舌暗有瘀斑者，可用桃仁承气汤加减。若久病癥瘕，症见腹部肿块、肌肤甲错、面色黯黑、潮热赢瘦、经闭不行者，可用大黄蟅虫丸加减。

2. 虚证

（1）气虚发热

临床表现：发热或低或高，常在劳累后发生或加剧，兼见头晕乏力，气短懒言，自汗，易于感冒，食少便溏，舌苔薄白，舌边有齿痕，脉细弱。

治法：益气健脾，甘温除热。

方药可用补中益气汤加减。参考处方：人参6g（另煎兑）或党参9～12g，黄芪12～30g，白术9～12g，陈皮6～9g，当归9～12g，升麻3～6g，柴胡3～6g，炙甘草6g。此方适用于内伤劳倦气虚发热，尤其多见于太阴脾虚体质者。若表气不固，自汗突出者，可加用浮小麦、糯稻根、龙骨、牡蛎等。若脾胃气虚，兼湿热，表现为怠惰嗜卧，身体重痛，低热，或兼畏寒，口苦舌干，食不知味，大便不调，小便频数者，可用升阳益胃汤加减。若肺脾气虚，卫阳不足，表现为自汗易感，乏力恶风者，可用玉屏风散加减。若营卫不调，脏无他病，时时发热，自汗出，恶风者，可用桂枝汤加减。

（2）血虚发热

临床表现：低热，头晕眼花，面白少华，倦怠乏力，心悸不宁，唇甲色淡，舌质淡，脉细弱。

治法：补益心脾，养血退热。

方药可用归脾汤加减。参考处方：人参6g（另煎兑）或党参9～12g，黄芪12～30g，白术9～12g，陈皮6～9g，当归9～12g，茯神9～12g，龙眼肉9～12g，酸枣仁12～15g，木香3～6g，制远志9～12g，生姜6～9g，大枣3～6枚，炙甘草6g。此方适用于血虚发热，尤其是思虑劳伤心脾、气血两虚者。若太阴脾虚体质，脾失健运，纳差腹胀者，可加用陈皮、神曲、麦芽等。若兼阴虚，午后低热者，可加鳖甲、龟板胶、生地等。若血虚阳浮发热，表现为肌热面红，烦渴欲饮，脉洪大而虚，重按无力，或妇女经期、产后血虚发热头痛者，可用当归补血汤加味。该方中黄芪与当归配伍比例是5：1，组方特点是补气生血。

（3）阴虚发热

临床表现：午后或夜间发热，手足心热或骨蒸潮热，兼见心烦，少寐，颧红，盗汗，口干咽燥，大便干结，尿少色黄，舌质干红或有裂纹，无苔或少苔，脉细数。

治法：滋阴清热。

方药可用清骨散加减。参考处方：银柴胡9～12g，地骨皮12～30g，胡黄连9～12g，生地12～30g，知母9～12g，青蒿9～15g，秦艽9～15g，甘草6g。此方适用于阴虚发热，尤其多见于少阴阴虚体质者。若阴虚盗汗较甚，可加用五味子、金樱子、浮小麦等。若阴虚火旺，心烦不寐者，可加用百合、黄连、酸枣仁等。若肾阴不足，相火妄动，表现为午后低热，腰酸膝软、遗精等症者，可用知柏地黄丸加减。若气阴两虚，五心烦热者，可用黄芪鳖甲汤加减。

（4）阳虚发热

临床表现：自觉发热而体温多不高，热而欲近衣，形寒怯冷，四肢不温，面色白光白，或面色黧黑，头晕嗜卧，腰膝酸痛，或面色浮红，气短懒言，大便稀溏，舌质淡胖，或有齿痕，苔白润，或苔黑而润，沉细无力或浮大无力。

治法：温阳补肾，引火归源。

方药可用金匮肾气丸加减。参考处方：炮附子6～9g，桂枝6～9g，熟地15～30g，山茱萸12～15g，山药12～15g，茯苓9～12g，牡丹皮9～12g，泽泻9～12g，煅龙骨25～30g（先煎），煅牡蛎25～30g（先煎），白芍12～30g，炙甘草6g。此方适用于阳虚发热，尤其多见于少阴阳虚者。若心肾阳虚，心悸气短，烦热，面红如妆，冷汗，腰膝酸冷，下肢浮肿，脉微细者，可用参附汤、四逆汤加减。若阴阳俱虚，阴阳失和，表现为心烦失眠，烘热汗出，腰腿酸冷，上热下寒，脉沉细者，可用二仙汤加减。若厥阴阳虚肝旺体质，虚阳浮越，表现为头晕目眩，烦热不宁，性急易怒，腰膝酸冷，脉沉细弦者，可用参附龙牡汤合潜阳丸加减。若太阴阳虚体质，中阳不足，脾胃虚寒，阴阳不和，表现为腹中拘急疼痛，喜温喜按，神疲乏力，虚怯少气，或心中悸动，虚烦不宁，面色无华，或伴四肢酸楚，手足烦热，咽干口燥，舌淡苔白，脉细弦者，可用小建中汤加减。

【其他疗法】

针灸疗法，应注意在明辨虚实的基础上辨证取穴。虚证，中气亏虚者，可取足三里、三阴交、公孙、脾俞、关元、气海穴，可取百会灸法。阴血亏虚者，取血海、三阴交、阴郄、足三里、膈俞、关元、公孙、太溪、阴谷穴。兼便秘者加刺支沟、承山，睡眠差者加取神门，心悸者加取内关。实证，气滞血瘀者，取太冲、行间、血海、膈俞、气海穴。烦躁易怒者，可加取神门。

【预防调护】

内伤发热的预防，重点在保持心情舒畅，饮食有节，起居有常，劳逸结合，有病早治。内伤发热既病，更要求调情志，鼓励进食清淡而富有营养的食物，定时作息，避免劳累过度。同时，应该注意顺应四时气候，适当增减衣物，避免新感外邪，导致病情复杂化。若兼夹其他严重病证者，更应积极治疗相关病证，以防治病情恶化。

【病案举例】

案 1 张某，女，36 岁。2016 年 3 月 12 日初诊。主因午后低热 1 月余来诊。患者近期工作压力大，午后常自觉发热，手足心热，测体温 37.6℃，发热症状常随情绪波动而起伏，伴有精神抑郁，眠差多梦，胸闷，太息频频，口干而苦，纳食减少，舌略红，舌苔薄腻，边多浊沫，脉弦细略数。

中医诊断：内伤发热（肝气郁结）。

辨证分析：肝主疏泄，主情志，主气机。患者工作压力大，情志失调，肝气郁结，气郁化热，故见自觉午后发热，症状常随情绪波动而起伏。气郁痰阻，痰热扰心，故见胸闷，太息，眠差多梦。郁热上扰，故见口干口苦；肝气乘脾，故见食欲不振。综合舌脉证，舌略红，舌苔薄腻，边多浊沫，脉弦细略数，乃气郁化热夹痰之证。病位在肝。病性以实为主，实在气郁、痰阻、郁热等。失治误治，可克伐脾胃，或郁热伤阴，恐生他变。

治法：疏肝理气，解郁清热。

方药：丹栀逍遥散加减。

处方：牡丹皮 15g，栀子 9g，柴胡 12g，银柴胡 12g，黄芩 9g，赤芍 15g，白芍 15g，当归 12g，川芎 12g，陈皮 9g，清半夏 12g，白术 12g，茯苓 12g，薄荷 6g（后下），地骨皮 30g，炒麦芽 30g，甘草 6g。14 剂。

复诊（2016 年 3 月 26 日）：自述午后发热明显减轻，口苦消失，睡眠转好。原方减银柴胡、黄芩、陈皮、清半夏。14 剂。其后诸症消失。嘱改用加味逍遥丸巩固疗效。（赵进喜医案）

[按语] 此例为气郁发热，属于"内伤发热"范畴。重用牡丹皮者，是宣透邪热；加银柴胡、黄芩者，可增加解郁清热之用。所以加用大剂量地骨皮者，是针对手足心热用药；加用大剂量炒麦芽，则是消食开胃之意。

案2 李某，女，35岁。得病已数月，心烦口干，气弱食衰，周身发热如同火灼，必须将后背贴靠家中方石筑砌之墙方觉凉爽。月经每来必多，下肢浮肿，动作乏力。大便时有溏泻，小便微黄，脉大而无力，舌质淡苔薄白。曾服滋阴凉血之方，非但无效，反增胸闷而纳呆不食。

中医诊断：内伤发热（气虚发热）。

辨证分析：脾胃为后天之本，气血生化之源。久病脾胃受伤，元气不足，"火与元气不两立，一胜则一负"，所以可以致阴火内生，阴火乘于心胸，故可见周身发热。脾虚气陷，故可见乏力体倦，大便时溏。综合舌脉证，舌质淡，苔薄白，脉大无力，乃气虚下陷"内伤热中证"。病位在脾胃，病性以虚为主，主要是气虚。失治误治，则渐成虚损，缠绵难愈。

治法：益气升陷。

方药：补中益气汤加减。

处方：黄芪9g，人参6g，炙甘草6g，生甘草6g，当归6g，陈皮3g，柴胡3g，升麻3g，葛根3g，生姜3g，大枣3枚。服3剂后，心烦，口干等已去，燥热有所改善。上方加知母、黄柏各3g，连服6剂而热退。改服参苓白术散巩固。（刘渡舟医案）

[**按语**] 气虚发热形成的机制，是脾胃元气亏虚，阴火上冲所致。所谓"阴火"是发生在脾胃元气虚基础上的邪火，既不同于阴虚基础上的虚热，也不同于虚阳浮越的真寒假热。治疗应该在甘温补气基础上，兼以甘寒之品以去阴火。补中益气汤加知母、黄柏，即体现了这种精神，所以投方即效。小剂量用药，即所谓"四两拨千斤"也。

虚 劳

虚劳，又称虚损，是指因先天不足，后天失养，久病积损，久虚不复所致的以多脏腑亏虚，气血阴阳同虚，虚损劳衰不断加重为临床特点的多种慢性虚弱性病证的总称。该病涉及范围广泛，西医学的再生障碍性贫血、粒细胞减少症、席汉综合征、甲状腺功能减退症、皮质醇减退症以及慢性肾衰竭等多种疾病，临床表现为多脏腑气血阴阳亏损者，均可参考本病证进行诊治。

【沿革】

虚劳在《内经》就有论述。《素问·通评虚实论》所谓"精气夺则虚"，《素问·调经论》所谓"阳虚则外寒，阴虚则内热"，是论虚损病机及其阴虚、阳虚临床特点。《素问·至真要大论》更提出了"劳则温之""损则益之"，《素问·阴阳应象大论》所谓"形不足者，温之以气；精不足者，补之以味"。更明确了虚劳的治疗原则。《难经·十四难》则提出了"五损"及其治法："损其肺者，益其气；损其心者，调其营卫；损其脾者，调其饮食，适其寒温；损其肝者，缓其中；损其肾者益其精"，颇有临床价值。东汉张仲景的《金匮要略·血痹虚劳病脉证并治》首先提出了虚劳的病名，名方小建中汤、黄芪建中汤、肾气丸、薯蓣丸、大黄䗪虫丸等至今为临床习用。隋代巢元方的

《诸病源候论·虚劳病诸候》比较详细地论述了虚劳病因以及五劳、六极、七伤等。金元李东垣重视脾胃，长于甘温补中；朱丹溪重视肝肾，善用滋阴降火。各具特色。明代张介宾的《景岳全书》更基于阴阳互根理论，真阴论、大宝论以及名方左归丸、右归丸等，对后世影响深远。李中梓的《医宗必读》重视脾肾，符合临床实际。绮石的《理虚元鉴》作为虚劳专书，对虚劳的病因、病机、治疗、预防及护理更有系统论述。如《理虚元鉴·虚证有六因》所谓"有先天之因，有后天之因，有痘疹及病后之因，有外感之因，有境遇之因，有医药之因"，认识全面。清代吴澄的《不居集》也是虚劳专书，汇集虚劳相关资料，有重要价值。

【病因病机及其演变】

虚劳的病因主要分为先天不足和后天失养、久病积损等。可因虚致病，久病成劳，亦可因病致虚，久虚成劳。①体质因素：尤其是太阴脾虚、少阴肾虚体质较为多见。②饮食失节：尤其是太阴脾虚体质者，最容易损伤脾胃，可导致虚损。③烦劳过度，或房事不节，尤其是少阴肾虚者，容易伤肾，导致虚损。④大病久病，损伤正气，或经失治误治，或药物所伤，可以损伤肝脾肾，或气血不足，或精血亏虚，虚损劳衰，不断加重，即成虚劳。

虚劳的病位主要在五脏，尤以脾、肾为重。病理性质为虚。因五脏相关，气血同源，阴阳互根，所以虚劳为病，常表现为多脏虚损，气血阴阳同虚。因虚致病，因病成劳，或因病致虚，久虚不复，积损成劳。虚损劳衰，可呈不断加重的趋势，最终可导致五脏同衰，气血阴阳俱虚，则病归不治。而正虚之下，更容易外感诸邪，或内生邪毒，则病情更趋复杂。至于肾劳日久，肾元虚衰，气化不行，湿浊邪毒内生，则可进一步败坏脏腑，耗伤气血，阻滞气机升降出入，即成关格危候。

【诊断要点】

1.临床表现 多见神疲体倦、形体消瘦、心悸气短、面容憔悴、自汗盗汗，或五心烦热，或畏寒肢冷，脉虚无力等症。

2.发病特点 病程较长，常久治不愈，虚损劳衰可呈不断加重趋势。

3.相关检查 血常规、血生化、心电图、X线检查、B超声、内分泌、免疫功能测定、骨髓检查等有助于本病的诊断。

【类证鉴别】

虚劳与肺痨鉴别 肺痨多肺阴虚，日久更可见肺、脾、肾同病，气阴两虚甚或阴阳俱虚，所以常与虚劳相混淆，所以需要鉴别。肺痨病因为正气不足，痨虫感染，中心病位在肺，典型表现为咳嗽、咳血、潮热、盗汗等阴虚火旺症状，是一种消耗性的传染病。而虚劳是多种原因久虚成劳、久劳不复所致的一系列虚损性疾病的统称，病位在五脏，中心病位在脾、肾，气血阴阳亏虚，常表现为一系列精气亏耗的虚损症状。

另外，许多内科杂病均可见虚证，如气虚、血虚、阴虚、阳虚等，但这些内科杂病各有各的主症或典型表现，虚证表现相对单纯。而虚劳是一系列虚损性病证的统称，多表现为五脏同病，气血阴阳同虚等复杂症状。

【辨证要点】

虚劳辨证，首先应辨五脏气血亏虚，其次辨有无兼夹病证。

1. 辨别五脏气血阴阳亏虚 虚劳的证候虽多，但总不离乎五脏，而五脏之辨，又不外乎气、血、阴、阳，所以虚劳的辨证应以气、血，阴、阳为纲，五脏虚候为目。气虚多见气短懒言、语声低微、倦怠乏力、自汗、舌淡、脉细软弱；血虚多见面色不华、唇舌、指甲色淡、头晕目花、肌肤粗糙、舌质淡红苔少、脉细；阴虚多见五心烦热、颧红、口干咽燥、潮热盗汗、便秘、舌红少津、脉细数；阳虚多见面色苍白、倦怠嗜卧、形寒肢冷、少气懒言、舌淡胖有齿痕、脉沉迟。其次，明辨五脏虚候。心病虚候，多见心悸怔忡、胸闷心痛、健忘失眠、口舌生疮；肝病虚候，多见头痛眩晕、急躁易怒、胸胁胀满、筋惕肉跳、目干畏光、视物昏花；脾病虚候，多见食少便溏、腹胀胃痛、呕吐泄泻、四肢倦怠；肺病虚候多见咳嗽气促、胸痛咯血、自汗；肾病虚候，多见腰膝酸软、遗精阳痿、小便淋漓、夜尿频多，或肢体浮肿、耳鸣眩晕。一般而言，气虚多为肺气虚、脾气虚、心气虚、肾气虚，尤其是脾气虚最为多见。血虚多为心血虚、肝血虚，心脾血虚比较多见。阴虚多肺阴虚、心阴虚、肝阴虚、肾阴虚，尤其是肾阴虚最为多见。阳虚多心阳虚、脾阳虚、肾阳虚，以肾阳虚最为多见。

但应该指出的是，气、血、阴、阳虚证与心肝脾肺肾虚候，临床上常常是错综互见，常表现为多脏同虚，气血阴阳同虚。一般来说，病程短者，多伤及气血，可见气虚、血虚及气血两虚之证；病程长者，多伤及阴阳，可见阴虚、阳虚、气阴两虚，甚至阴阳两虚之证。气虚者，可表现为肺脾气虚、脾肾气虚。血虚可表现为心肝血虚、心脾血虚。阴虚可表现为肺肾阴虚、心肾阴虚、肝肾阴虚。阳虚可表现为心肾阳虚、脾肾阳虚等。而气血亏虚，多见心脾气血两虚。气阴两虚，多见肺肾、心肾、脾肾，甚至肝脾肾气阴两虚。阴阳俱虚，可表现为心肾、脾肾，甚至肝脾肾阴阳俱虚。因气血亏虚与阴阳亏虚，虽有区别，也有联系，所以也可以互相影响。由于气血同源，阴阳互根，五脏相关，所以各种原因所致的虚损，往往互相影响，所以表现为气血阴阳俱虚，多脏同虚。

2. 辨有无兼夹病证 因病致虚、久虚不复者，应辨明原有疾病是否还继续存在。因虚致病，兼夹他病，应详审兼夹何种继发疾病。如瘿气日久，热伤气阴，阴损及阳，日久阳虚成劳，即为瘿劳。应注意原发病瘿瘤、瘿气是否仍然存在。如因气虚运血无力，形成瘀血；脾气虚不能运化水湿，以致水湿内停；肾元虚衰，气化不行，可导致湿浊邪毒内生。应注意继发病证究竟是否存在。另外，虚劳患者，正气不足，感受外邪，即可表现为内伤兼见外感，痼疾加以卒病。

【治则治法】

虚劳的治疗，根据"虚则补之""损者益之"的理论，当以补益为基本原则。在进行补益的时候，一是必须根据病理属性的不同，分别采取益气、养血、滋阴、温阳等治法；二是要密切结合五脏病位，选用针对性的方药。气血两虚者，当益气养血；气阴两虚者，当益气养阴；阴阳俱虚者，当滋阴壮阳。肺脾气虚者，当健脾益肺；脾肾气虚者，当健脾益肾。心肝血虚者，当养心补肝；心脾血虚者，当补益心脾。肺肾阴虚者，当滋阴益肺；心肾阴虚者，当养阴滋肾；肝肾阴虚者，滋补肝肾。心肾阳虚者，当温补心肾；脾肾阳虚者，当温补脾肾。气血两虚者，当益气养血。气阴两虚者，当益气养阴。阴阳俱虚者，当滋阴壮阳；气血阴阳俱虚者，当气血阴阳同补，多脏同治。

另外，虚劳治疗还应注意以下三点：①重视补益脾肾在治疗虚劳中的作用。因脾胃为后天之本，为气血生化之源，脾胃健运，五脏六腑、四肢百骸方能得以滋养。肾为先天之本，寓元阴元阳，为生命的本元，所以治疗虚劳尤其当重视补益脾肾。②重视填精补肾，应用血肉有情之品龟鹿二仙胶、阿胶、紫河车、冬虫夏草等。③虚中夹实，或兼感外邪者，当标本兼顾，扶正祛邪。至于虚劳有因虚致病，或因病致虚者，更应重视继发病证的处理与原发病的治疗。关键要抓住影响病情进展的主要矛盾，审因论治。

【分证论治】

1. 气虚证 脾气虚、肺气虚、心气虚、肾气虚多见，更可见肺脾气虚、心肺气虚、脾肾气虚证。

若脾气虚，症见倦怠乏力，饮食减少，食后胃脘不舒，肢体倦怠，大便溏薄，面色萎黄，舌淡苔白，脉弱者，治当健脾益气，方药可用四君子汤加黄芪等。若胃失和降，症见胃脘胀满，恶心呕吐者，可加陈皮、半夏等，即六君子汤。若饮食停滞，症见脘闷腹胀，嗳气，苔腻者，可加神曲、麦芽、山楂、鸡内金，即保和丸。若气虚下陷，症见脘腹坠胀，气短，脱肛者，则可用补中益气汤加减。若脾肺气虚，症见短气不足以息，动则益甚，少气懒言，声音低怯，自汗乏力，咳嗽无力，痰液清稀，时寒时热，平素易于感冒，面白，舌淡，脉虚无力者，治当健脾益肺，益气固表，可配合补肺汤加减。若脾肺气虚，表气不固，症见自汗易感，可配合玉屏风散加减。临床常用经验方——补气固表汤，处方组成：炙黄芪 15～30g，炒白术 9～12g，防风 6～9g，党参 12～15g，陈皮 9～12g，清半夏 9～12g，银柴胡 6～9g，白芍 12～30g，五味子 6～9g，乌梅 6～9g，炙甘草 6g。该方适用于太阴脾虚，或久病肺脾气虚，乏力自汗易感者。若肺脾气虚，反复感冒者，可用长期服用薯蓣丸扶正祛邪。若心气虚突出，症见乏力，心悸，胸闷，气短，劳则尤甚，神疲体倦，面色白，自汗，舌淡苔白，脉细弱者，治当补益心肺，益气宁神，方药可用七福饮加味。方中人参、白术、炙甘草益气养心；熟地黄、当归滋补阴血；酸枣仁、远志宁心安神。若宗气虚陷，症见气短，努力呼吸似喘者，方可用升陷汤加味。若脾肾气虚，症见神疲乏力，腰膝酸软，听力下降，小便频数而清，或尿后余沥不尽，或夜尿频多，女子白带清稀，舌质淡，脉沉弱者，治当益气补肾，健脾摄精，方药可用大补元煎加味。若肾气不固，症见尿频较甚，甚至小便失禁者，加菟丝子、五味子、益智仁、乌药、鸡内金等，或配合缩泉丸。

2. 血虚证 心血虚、肝血虚多见，更可见心肝血虚、心脾血虚证。若心血虚，症见心悸怔忡，眩晕健忘，失眠多梦，面色不华，口唇色淡，舌淡苔白，脉细弱者，治当养心补血，方药可用养心汤加减。参考处方：人参 3 ~ 6g（另煎兑），或人参粉 3g（冲服），黄芪 15 ~ 30g，茯苓 9 ~ 12g，五味子 6 ~ 9g，当归 9 ~ 12g，川芎 9 ~ 12g，柏子仁 12 ~ 15g，酸枣仁 12 ~ 15g，远志 9 ~ 12g，肉桂 1.5 ~ 3g，清半夏 9 ~ 12g，炙甘草 6g。该方适用于心血不足，或气血亏虚，心神不宁者。

若血不养神，症见失眠、多梦、心悸者，可加合欢花，夜交藤、龙骨、牡蛎等。若心脾两虚，气血不足，症见乏力神疲，面色无华，心悸，失眠健忘，食少纳呆，或有皮肤发斑，或妇女崩漏，淋漓不尽，爪甲色淡，舌淡，脉细弱者，可用归脾汤加味。可随访加入阿胶、鹿角胶、紫河车等。若肝血虚，症见头晕眼花，耳鸣，视力减退，肢体麻木，筋脉拘急或惊惕肉瞤，妇女月经不调甚则闭经，面色不华，舌淡苔白，脉弦细者，治当补血养肝，柔筋明目，方药可用四物汤加枸杞子、鸡血藤等。若血虚阳浮，症见虚烦不得眠者，可用酸枣仁汤加味。若血瘀内结日久，新血不生，症见羸瘦，腹满，腹部触有癥块，硬痛拒按，肌肤甲错，状如鱼鳞，妇女经闭，两目黯黑，舌有青紫瘀点、瘀斑，脉细涩者，可应用大黄䗪虫丸。

3. 阴虚证 肾阴虚、肺阴虚、心阴虚、胃阴虚、肝阴虚多见，更常见肺肾阴虚、心肾阴虚、肝肾阴虚以及肺肾、心肾、脾肾、肝脾肾气阴两虚证等。若肾阴虚，症见腰膝酸软，眩晕耳鸣，甚则耳聋，两足痿弱，口干，咽痛，颧红，五心烦热，盗汗，男子遗精，女子经少或闭经，舌红少津，脉沉细者，治当滋补肾阴，方药可用左归丸加减。参考处方：熟地 15 ~ 30g，枸杞 12 ~ 15g，山药 12 ~ 15g，山茱萸 12 ~ 15g，枸杞子 12 ~ 15g，菟丝子 12 ~ 15g，续断 12 ~ 15g，桑寄生 12 ~ 15g，茯苓 9 ~ 12g，龟板胶 9 ~ 12g（烊化），鹿角胶 9 ~ 12g（烊化），紫河车粉 1.5 ~ 3g（装胶囊），女贞子 12 ~ 15g，旱莲草 12 ~ 15g。该方适用于少阴阴虚体质，或久病肾阴亏虚者。

若阴虚火旺，相火妄动，症见五心烦热，遗精者，方可用知柏地黄丸，或加水陆二仙丹等。若肺肾阴虚，症见干咳或痰少而黏，咽干口燥，甚或失音，潮热，盗汗，甚则痰中带血，颧红，腰膝酸软，舌红少津，脉细数者，治当养阴润肺，方可配合沙参麦冬汤加减。或用百合固金丸。若肺肾气阴两虚，症见乏力气短，头晕耳鸣，咽干，五心烦热，腰膝酸软者，可用生脉散合六味地黄丸加减。若阴虚火旺，症见乏力，自汗盗汗，可用当归六黄汤加味。若阴虚热灼血络，症见咳嗽、咳血者，可见侧柏叶、地锦草、仙鹤草等。若心肾阴虚，症见头晕耳鸣，心悸，失眠，烦躁，潮热，盗汗，或口舌生疮，颧红，腰膝酸软，舌红少津，脉细数者，治当滋阴养心补肾，方药可用天王补心丹加减。若心肾气阴两虚，症见气短乏力者，可配合生脉散加味。若虚火偏胜，症见心烦失眠，口舌生疮者，可加用黄连、栀子、竹叶等，或配合导赤散加味。若肝肾阴虚，症见头痛，眩晕，耳鸣，目干畏光，视物模糊，急躁易怒，或肢体麻木，筋惕肉瞤，面潮红烘热，舌干红，脉弦细数者，治当滋补肝肾，方药可配合《医学六要》补肝汤加减。若头晕眼花，腰膝酸软者，可用杞菊地黄丸，或明目地黄丸。若阴虚，肝火亢盛，症见躁易怒，尿赤便秘，舌红脉数者，可加丹皮、栀子、夏枯草等。若肾阴虚，胃阴不足，症见口干唇燥，不思饮食，胃脘部灼热隐痛，甚则干呕，呃逆，大便燥结，舌干少苔或无苔，脉细数者，治当养阴和胃，方药可以配合益胃汤加减。若脾胃阴虚，症见不思饮食甚、呃逆者，可加麦芽、扁豆、山药、刀豆子、芦根、竹茹等。若肝脾肾气阴两虚，症见乏力者，可加用太子参、黄芪，或用参芪地黄汤加味。

4. 阳虚证　肾阳虚、心阳虚、脾阳虚多见，更可见心肾阳虚、脾肾阳虚证，有时还可见阴阳俱虚，甚至气血阴阳俱虚者。若脾阳虚证，症见面色萎黄，腹胀食少，腹痛喜温喜按，形寒，神倦乏力，少气懒言，大便溏薄，肠鸣腹痛，每因受寒或饮食不慎而加剧，舌质淡，苔白，脉弱者，方药可用理中汤加味。若脾肾阳虚，畏寒肢冷，腰膝酸冷，五更泻，小便清长者，可用附子理中丸，或配合四神丸加味。若阳虚寒凝，症见脘腹冷痛者，可配合良附丸。若胃寒气逆，症见恶心呕吐者，可加丁香、吴茱萸、砂仁等，或配合吴茱萸汤加味。若心阳虚证，症见心胸憋闷疼痛，心悸自汗，神倦嗜卧，形寒肢冷，面色苍白，舌淡或紫暗，脉细弱或沉迟者，治当补益心阳，方药可用保元汤加味。若阳虚寒滞血脉，症见心悸、畏寒，脉沉迟者，方药可用麻黄附子细辛汤加味。临床经验方——温阳复脉汤，处方组成：红参 6～15g（另煎兑），或红参粉 3g（冲服）、炙黄芪 15～30g，肉桂 3～9g，麻黄 9～12g，细辛 3g，炮附子 6～9g（久煎）、淫羊藿 12～15g，丹参 15～30g，茯苓 12～15g，炙甘草 6g。该方适用于少阴阳虚体质，或久病心肾阳虚，心脉痹阻者。若阳虚血瘀，症见心胸疼痛者，可加当归、川芎、丹参、三七粉（冲服）等。若肾阳虚突出，或阴阳俱虚，症见腰膝酸痛，畏寒肢冷，男子遗精阳痿，或女子宫冷不孕，夜尿频多，舌质淡胖，有齿痕，脉沉弱者，治当补肾温阳，方药可用右归丸加味。若气血阴阳俱虚，症见乏力体倦，面色无华，腰膝酸冷，舌淡脉沉细弱者，可配合当归补血汤加阿胶（烊化）、紫河车粉（冲服），或加服十全大补丸。若肾气不固，症见遗精，甚至滑精者，可加金樱子、桑螵蛸、莲须，或合用金锁固精丸。若肾不纳气，症见喘促短气，动则更甚者，可加人参、沉香粉（冲服）、五味子、蛤蚧粉（冲服）、冬虫夏草粉（冲服），或用人参蛤蚧散（冲服）。若心肾阳虚，水泛，症见浮肿尿少者，可加用猪苓、茯苓、车前子，或用真武汤、五苓散加减。

【其他疗法】

针灸疗法，可选取足三里、肾俞、三阴交、百会、脾俞、肝俞、心俞、关元、气海、太冲、内关等穴位，采用平补平泻，或补法。拔罐疗法，多选五脏背俞穴。耳穴埋豆则可选取耳神门、脾、心、内分泌等穴位。阳虚者，可取丁香、肉桂粉，取神阙敷贴，或艾灸关元、气海等穴。

【预防调护】

避风寒，适寒温，避免感受外邪。调饮食，戒烟酒，忌食辛辣、滋腻、生冷等，加强营养。生活起居要有规律，日常应做到动静结合，劳逸适度。注意节制房事。同时，保持心情舒畅，减少烦恼忧郁。避免情志刺激，保持情绪稳定。并可嘱患者习练内养功。长期坚持，必受其益。

【病案举例】

案 1　王某，女，32 岁。1973 年 9 月 13 日初诊。患者去年因产后大出血休克，经抢救脱险。此后乳汁不下，倦怠乏力，气短自汗，继而毛发脱落，乳房缩瘪，性欲减退，腰膝酸软，畏寒肢冷，白带清稀、淋漓而下，至今年余月事未潮。诊察：阴毛脱稀，宫体缩小，阴道黏膜轻度萎缩，化验尿 17 羟、17 酮低于正常值。西医诊断为席汗综合征。舌淡苔薄，脉沉细无力。

中医诊断：虚劳·亡血虚劳（肾虚精亏，气血两虚）。

辨证分析：肾藏精，内寓元阴元阳；命门为元气之根，水火之宅。五脏之阴，非此不能滋；五脏之阳，非此不能发。而三焦为元气之别使。肾命三焦系统功能，对维持人体生理的作用，至关重要。产后大出血，不仅可导致气血大伤，更可伤及肾元，肾命三焦系统功能失调，冲任失充，所以可见神疲乏力、气短自汗、毛发脱落、乳房缩瘪、性欲减退、闭经等。元阳不足，卫阳失充，故见畏寒肢冷，白带清稀。综合舌脉证，舌淡苔薄，脉沉细无力，乃肾精亏损，命门火衰，气血不足，冲任不充之证。病位在肾命三焦，多脏同病。病性为虚，气血阴阳俱虚，肾与心脾多脏同虚。失治则病情缠绵，或生悸脱之变。

治法：温肾填精，培补气血，调补冲任。

处方：淫羊藿 12g，菟丝子 12g，楮实子 12g，女贞子 12g，枸杞子 12g，石楠叶 9g，炒白术 19g，茯苓 12g，山茱萸 9g，怀山药 15g，吴茱萸 4.5g，制附子 4.5g。24 剂。

二诊（1973 年 10 月 11 日）：服药后体力增加，食纳好转，带下减少，腰酸亦轻。唯感腹胀，下肢酸痛。前方加广木香 3g，络石藤 9g，桂枝 6g。7 剂。

三诊（1973 年 10 月 18 日）：腰酸乏力续有减轻，唯仍无性欲，小腹冷痛，时觉口干。乃肾阳不复，气不化津，寒热兼夹，拟温补肾阳，佐以生津。处方：鹿角霜 15g，淫羊藿 12g，桑寄生 15g，楮实子 12g，女贞子 12g，阳起石 6g，胡芦巴 9g，小茴香 6g，天门冬 12g，石斛 12g，细辛 3g，肉桂 4.5g。

四诊（1973 年 11 月 25 日）：上方连进 20 剂，月经来潮，性欲偶尔萌动，带下已止，食眠均可。四肢欠温，面目虚浮，腰酸溲频，舌淡红，苔薄白，脉沉细较前有力。仍用前法。处方：鹿角霜 15g，淫羊藿 12g，续断 12g，楮实子 12g，女贞子 12g，阳起石 9g，胡芦巴 6g，炒白术 19g，茯苓皮 15g，党参 15g，细辛 3g，吴茱萸 3g，肉桂 4.5g。

五诊（1973 年 12 月 6 日）：精神体力渐趋恢复，四末转温，面肿已消，性欲增，二便调。改丸药缓调。处方：全鹿丸、六味地黄丸、七宝美髯丹。

12 月 15 日月经再次来潮。1974 年 2 月 18 日妇科检查：阴毛脱稀，宫体大小正常，阴道黏膜润滑，有少量分泌物。嘱其继续坚持服用丸药。（摘自《中国现代名中医医案精华——哈荔田医案》）

[按语] 本病例为妇科名家天津哈荔田教授医案，西医诊断为席汉综合征，表现以经闭为主症，属于中医"血枯经闭""虚劳"范畴。乃因产后出血太多，精血亏损，以致冲任不充，而见经闭；精不化气，命门火衰，下元虚冷，故见腰膝酸软，畏寒肢冷，乳汁不下，倦怠乏力，气短自汗，乳房缩瘪，性欲减退，白带清稀。肾藏精，精生血，发为血之余，肾虚毛发失其养，故见毛发脱落，阴毛脱稀。治当温肾填精，培补气血以

调冲任。一方面要注意阴中求阳，一方面要注意补后天养先天。哈荔田教授的处方就体现了这种精神。另外，还应特别注意张景岳所谓"补不可求其速效"，提示治疗虚劳之类的慢性病，关键在于守方，经常需要以丸药以缓缓收功。哈老处方中，石楠叶是特殊用药，《本草纲目》谓其"能令肾强"，前人尚有"久服令妇人思男"的说法。一般认为该药辛苦气平，入肝肾两经，具有较好的强筋骨、助腰膝和兴阳作用。

案2 林某，男，40岁。患者病已经年，初起四肢乏力，头晕而痛，逐渐皮肤黑变，继而口腔、牙龈、舌尖也发黑，腰酸腿软，心慌气短，睡眠多梦，食欲欠佳，饭后恶心，大便溏日行二三次，西医诊断为阿狄森病。遂求中医施今墨先生诊治。舌尖黑，有薄苔，六脉沉弱无力。

中医诊断：虚劳·黑疸（肾精亏虚，气血不足）。

辨证分析：肾为先天之本，主藏精；脾为后天之本，为气血生化之源。患者久病脾肾亏虚，气血不足，故见头晕乏力，腰膝酸软。肾在五色为黑，肾精不足，故见皮肤、口腔、牙龈色黑。脾主运化，脾气不足，胃失和降，故见食欲不振、恶心、便溏。气血不足，心神失养，故见心悸气短、睡眠多梦。综合舌脉证，舌尖黑，有薄苔，六脉沉弱无力，乃脾肾两虚、气血亏损之证。病位在肾，累及于心脾。病性以虚为主，虚为肾精亏虚，心脾气血不足。失治误治，则虚损劳衰不断加重，则病归不治。

治法：补肾健脾，调补气血。

处方：杜仲10g，生地炭15g，沙苑子10g，熟地炭15g，白蒺藜10g，补骨脂10g，山茱萸12g，五味子5g，怀山药30g，酒川芎5g，酒当归15g，苍术炭6g，茯苓10g，炙黄芪20g，白术炭6g，茯神10g，炙甘草3g，6剂。

二诊：服药6剂，自觉身体较前有气力，大便每日1次、软便，食欲好转，遂遵原法丸药缓图。处方：紫河车60g，肉桂15g，鹿角胶60g，石斛60g，附片30g，杜仲30g，生地炭15g，沙苑子60g，酒杭芍60g，熟地60g，川续断30g，白蒺藜10g，补骨脂30g，山茱萸60g，五味子5g，怀山药600g，酒川芎15g，酒当归30g，苍术炭6g，茯苓30g，炙黄芪60g，白术60g，茯神30g，旱莲草30g，车前子30g，血余炭30g，砂仁15g，山楂炭30g，炒内金30g，牡丹皮30g，陈皮15g，炙甘草30g。共为细面，水泛为丸，每日早晚2次，各服10g。

三诊：服药3个月，皮肤黑色减退，口腔、舌尖、齿龈已不黑。精神、体力状态大为好转，腰酸腿软、心慌气短诸症大减，再用丸药，以巩固疗效。（摘自《施今墨临床经验集》）

[按语] 肾者，至阴也，其色为黑。《普济方》云："肾病其色黑，其气虚弱，呼吸少气，两耳若聋，腰痛，时时失精，饮食减少，膝以下清冷。"所论类似本例患者表现，属于广义虚劳病的范畴。其以颜面皮肤色黑为特征性表现，又类似于古人所谓"黑疸"。西医治疗一般采用激素补充疗法，中医治疗关键在于补肾温阳。但应该指出的是：补肾治法应与健脾、养心等治法合参，同时补肾温阳应注意阴中求阳。施今墨先生此案即突出了这种精神，最妙在选用了丸药剂型，治疗这种慢性虚损性疾病尤为适宜。